中华钩活术系列丛书

中华钩活术钩鍉针

治疗颈胸椎退变性及软组织疾病

魏玉锁 著

全国百佳图书出版单位
中国中医药出版社
·北 京·

图书在版编目（CIP）数据

中华钩活术钩鍉针治疗颈胸椎退变性及软组织疾病 / 魏玉锁著 . — 北京：中国中医药出版社，2022.6

（中华钩活术系列丛书）

ISBN 978 – 7 – 5132 – 7547 – 7

Ⅰ . ①中… Ⅱ . ①魏… Ⅲ . ①颈椎—脊椎病—针刀疗法 ②胸椎—脊椎病—针刀疗法 Ⅳ . ①R245.31

中国版本图书馆 CIP 数据核字（2022）第 061382 号

中国中医药出版社出版

北京经济技术开发区科创十三街 31 号院二区 8 号楼

邮政编码 100176

传真 010-64405721

三河市同力彩印有限公司印刷

各地新华书店经销

开本 787 × 1092 1/16 印张 19.5 彩插 0.75 字数 451 千字

2022 年 6 月第 1 版 2022 年 6 月第 1 次印刷

书号 ISBN 978 – 7 – 5132 – 7547 – 7

定价 72.00 元

网址 www.cptcm.com

服务热线 010-64405510

购书热线 010-89535836

维权打假 010-64405753

微信服务号 zgzyycbs

微商城网址 https://kdt.im/LIdUGr

官方微博 http://e.weibo.com/cptcm

天猫旗舰店网址 https://zgzyycbs.tmall.com

如有印装质量问题请与本社出版部联系（010-64405510）

内容简介

本书为中华钩活术系列丛书之一种，主要介绍钩鍉针治疗颈胸椎退变性及软组织疾病的内容，内分8章，包括基础概要、颈椎病、胸椎病、颈胸椎间盘突出症、颈胸段脊柱周围软组织劳伤、颈胸段脊柱周围软组织无菌性炎症、项韧带钙化症、颈胸段韧带骨化症等。各章节中详细介绍了每种疾病的病因病机及病理、诊断、鉴别诊断、辨病、辨证、中医分型钩活术治疗、康复与预防。其中详细阐述了钩活术治疗各种疾病的选穴原则、选穴注意、选钩原则、钩深（深度）、钩角（钩进角）、手法、钩法、钩度以及典型病例，体现了钩活术技术规范、高效、安全，且具备了完整的理论体系。本书内容实用，针对性强，论述客观严谨，可供广大从事中医临床工作的医务人员，尤其是中华钩活术流派医师参考使用。

前 言

中华钩活术系列丛书共九册，内容为使用钩活术技术，利用钩鍉针治疗软组织类疾病。本册是中华钩活术系列丛书的第二册。自1986年至今，钩活术技术历经36年的创新发展，已具备完整的理论体系和丰富的临床经验，随着第一册总论内容的发行出版，尤其是一次性使用钩活术钩鍉针临床应用内容的更新，临床治疗分册亦将陆续出版发行。

中医微创类钩活术技术，突出中医理论特色，融合现代医学的优势，为众多颈肩腰腿痛的患者解除了病痛。钩活术利用特异钩鍉针，在辨证施钩的中医理论指导下，通过医学影像和坐标定位法准确定位，施以钩、割、挑、放血等方法，治疗颈胸椎疾病，体现了钩活术准确、安全、绿色、微创、高效的优势。出版发行治疗各分册，目的在于扩大学术交流，使更多的医务工作者掌握钩活术技术，为更多软组织类疾病患者提供优质的中医医疗服务，使中医药技术与文化更加丰富多彩。

本书共八章，重点内容如下。

①基础篇重点突出一次性使用钩活术钩鍉针钩针的应用，包括操作步骤、名词术语、技术理论、钩度量表等。

②突出了“不及与太过”理论和五钩法、五手法的临床应用。

③4类、86型钩鍉针在颈胸椎退变性及软组织类疾病中的使用规律。

④适应证、禁忌证、注意事项、标准疗程。

⑤运用中华钩活术视觉模拟钩度法的标准体例。

⑥典型病案。

本书反映了钩活术钩鍉针治疗颈胸椎疾病的内容。赵晓明、国凤琴、魏乐为本书的资料收集、内容整理、图表设计、文字校对等做了大量工作，在此表示感谢！

由于作者水平有限，书中不足或不当之处，恳请专家、医界同人和读者给予批评指正。

魏玉锁
真仁中医钩活术总医院
2022年2月

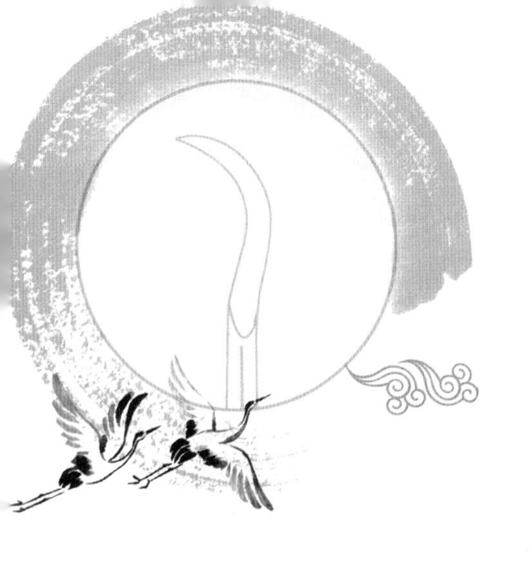

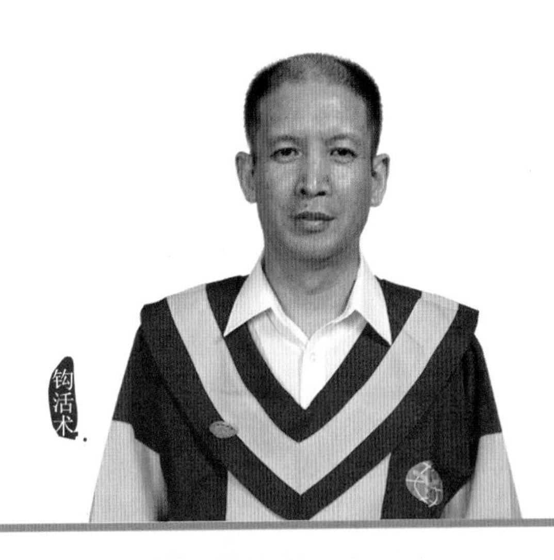

■ 著者简介

魏玉锁，主任中医师，钩活术创始人，钩鍉针发明人，腧穴坐标定位法创始人，钩鍉针君臣佐使系统配伍发明人，新夹脊穴发明人，针法组合解除疾病集合理论的创始人，十针法十治法组合人，视觉模拟钩度法发明人，2009 脊柱侧弯测量法发明人，中华钩活术流派开派人和学术带头人，石家庄真仁中医钩活术总医院院长，全国钩活术治疗退变性脊柱关节病临床教育基地主任，中国民间中医医药研究开发协会钩活术专业委员会会长，国家中医药管理局适宜技术钩活术师资教师，中华中医药学会会员，中国针灸学会会员，中国针灸学会新九针专业委员会副主任委员，中国中医药报社理事会理事，河北省中医药学会钩活术专业委员会主任委员，中国民间中医医药研究开发协会专家委员会专家，中国生命关怀协会非药物疗法专业委员会专家，世界中医药学会联合会互联网健康产业分会副理事长。

2003 年 10 月获第二届河北省青年科技提名奖；2005 年 11 月获全国农村基层优秀中医荣誉称号；2011 年 2 月获“中华中医药学会科技之星”荣誉称号；2017 年 11 月荣获斯里兰卡“世界传统医学创始人金奖”；2017 年 11 月荣获斯里兰卡“世界传统医学优秀成果奖”；2017 年 11 月荣获斯里兰卡“健康大使”荣誉称号；2018 年 11 月荣获澳大利亚“第四届传统中医药国际论坛演讲证书”。著书 16 部：中华钩活术专著 9 部；著作 7 部（其中国家级钩活术标准规范 6 部、科普 1 部）;《中医微创钩活术（钩针）技术诊疗方案和临床路径》主编;《中医钩活术技术操作规范》主编;《中医医疗技术手册》2013 年普及版编委；中华中医药学会科技进步“三等奖”1 项，学术著作“三等奖”1 项；河北省科技成果 6 项；河北省科技进步奖 6 项（三等奖 3 项、二等奖 3 项）；国家专利 13 项（发明专利 2 项，实用专利 11 项）；发表核心期刊论文 40 余篇，其中钩活术相关论文 27 篇；中国中医药报专版钩活术 4 版。

Zhonghua Gouhuoshu

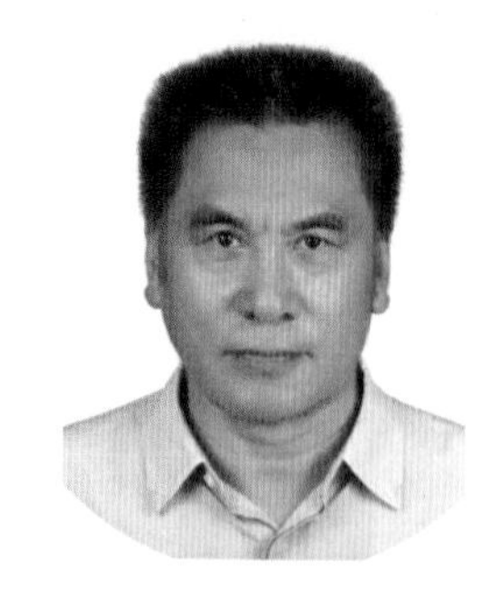

关于钩活术专著的评价

钩活术技术属于中医微创类技术，2013 年 1 月由王国强副主任主编，国家中医药管理局出版发行的 2013 年普及版《中医医疗技术手册》把中医医疗技术共分为 11 类，包括：针刺类技术、推拿类技术、刮痧类技术、拔罐类技术、灸类技术、敷熨熏浴类技术、中医微创类技术、骨伤类技术、肛肠类技术、气功类技术、其他类技术。钩活术正式列入中医微创类技术，中医微创类的钩活术技术刊载于本手册第 266 页。

中医微创类技术是根据中医皮部、经筋、经络、五体及脏腑相关理论，采用特殊针具，对病变部位进行刺、切、割、剥、铲等治疗。常用针具有：针刀、带刃针、铍针、水针刀、刃针、钩针（钩鍉针）、长圆针、拨针和松解针等。其治疗要求是用最小的解剖和生理干预获得最好的治疗效果，以最低的生物和社会负担获得最佳的健康保障。本技术包括微创松解术、微创减张术、微创减压术、微创矫形术、微创剥离术、微创分离术、微创触及术、微创刺激术。中医微创钩活术技术包括面广，因为钩活术技术把钩、割、挑、刺、推、钻、弹、剥、捣、抽科学组合，全部融入技术当中，包含了松解、减张、减压、剥离、触及、刺激，而且安全系数较大，治疗度可大可小，深度可浅可深，刺激量可强可弱，更重要的是减压和减张可同步实施、钝性和锐性分离可同时进行、软组织和硬组织治疗整体兼顾。

在钩活术技术的发展过程中，我参加过多次评审。2013 年 10 月 16 日，钩活术专家论证会讨论钩活术的针具时，提出了针具的刻度问题；2015 年 10 月 15 日，在参加中华中医药学会组织的钩活术技术诊疗方案和临床路径讨论时，在理论上提出了应明确疗程和随访的时间，魏玉锁同志很快落实到了实处，取得了满意的疗效。钩活术技术的快速发展受到了各界人士的关注，得到了广大患者的一致好评。钩活术专著是对钩活术理论和操作的阐述，具有重要的指导作用和参考价值，书中可能还有一些不足之处，个别文字不够精炼，研究内容也需要进一步充实，这都有待作者在今后的工作中继续完善，也希望更多的中医微创医学研究者一起努力，共同推进中医微创类技术的发展。

钩活术专著的问世，对钩活术操作医生科学严谨地从事临床工作提供了极大的便利，尤其是对于帮助初学者打消因知识不足而引起的畏难情绪可起到至关重要的作用。本著作必将对钩活术技术的学科基础建设、钩活术操作医生的科学培训、钩活术疗法的有序推广起到重要的推动作用。

董福慧　中医微创技术协作组组长
《中国骨伤》杂志主编
中国中医科学院主任医师

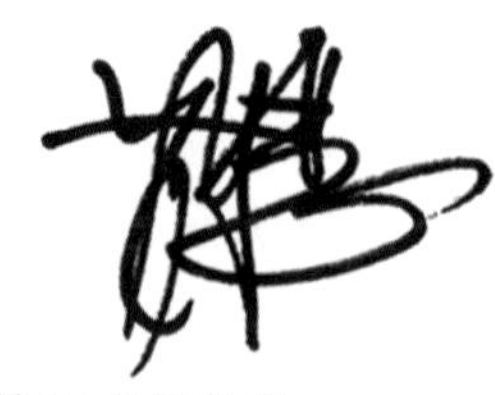

2018 年 1 月 24 日于北京

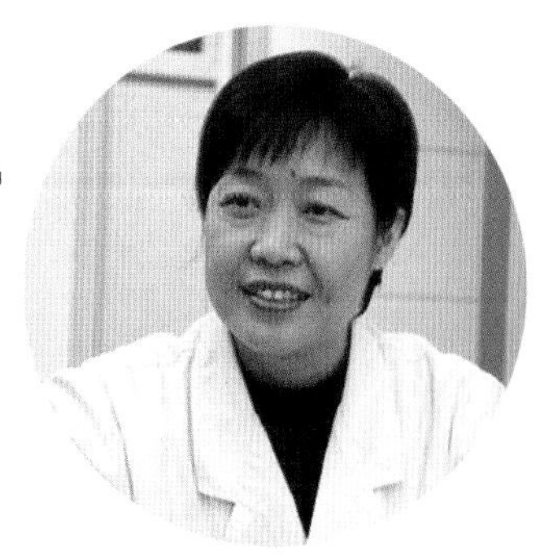

关于对《中华钩活术钩鍉针治疗颈胸椎退变性及软组织疾病》专著的评价

《中华钩活术钩鍉针治疗颈胸椎退变性及软组织疾病》一书，由钩活术疗法的发明人魏玉锁先生独著。其所创立的钩活术疗法，是在古九针和新九针之锋勾针的基础上，以中医学、针灸学理论为指导，结合解剖学、生物力学、影像学、骨伤及软组织外科学等，使用具有自主知识产权的系列钩提针，对相应腧穴进行常规治疗，达到钩治、割治、挑治、针刺、放血、减压、减张、疏松、温补、平衡效果的一种无菌操作技术。

该著作系统阐述了钩活术的理论和临床实践，尤其是在针具、新夹脊穴、坐标定位法及其理论方面做了开创性的工作。钩活术技术针具的创新，源于新弯弧形制的钩提针，从钩头的钩尖、钩刃、钩板、钩弧到钩头、钩身、钩柄、钩尾乃至系统分类，均按君臣佐使的配伍规律进行配伍设计，共5类、83型。系列钩提针是国药准字号医疗针具，共9项专利，1项发明专利，8项实用新型专利。

中医适宜技术是基层中医药的立足之本，钩活术则是国家中医药管理局推荐的10项适宜技术之一。该技术专著由我本人和乔晋琳主任进行了评审，对其语言和文字进行了精密锤炼，如新夹脊穴定位规律是根据脊椎的发病规律而命名的，穴位计数为解剖体位自下向上升序排列。2010年4月，王国强局长主编的《基层中医药适宜技术手册》，由国家中医药管理局推广发行。

2013年4月16日，由中国中医药科技开发交流中心组织专家，对钩活术优势病种的诊疗方案和临床路径进行论证，我和董福慧教授等人参加论证并提出了一些意见和建议：逐步拓展临床治疗的病种，明确其适应证、禁忌证和并发症的处理。2016年1月，钩活术诊疗方案和临床路径出版发行。

该著作针对临床常见的颈胸椎退变性及软组织疾病，科学严谨地阐述了钩活术的辨治理论和操作过程，尤其是在辨证分型、辨证选钩、辨证钩度、辨证用法等方面进行了详细的介绍，是医生进行钩活术操作的实用临床工具书。

该著作立足于临床，条理清楚，图文并茂，结构合理，是一部难得的临床实践指南。我推荐其参评中华中医药学会学术著作奖。

中国中医科学院博士生导师
北京中医药大学教授
中国中医科学院望京医院主任医师
中国中西医结合学会脊柱医学专业委员会副主任委员
北京中医药学会针刀医学专业委员会副主任委员

2018年1月25日于北京

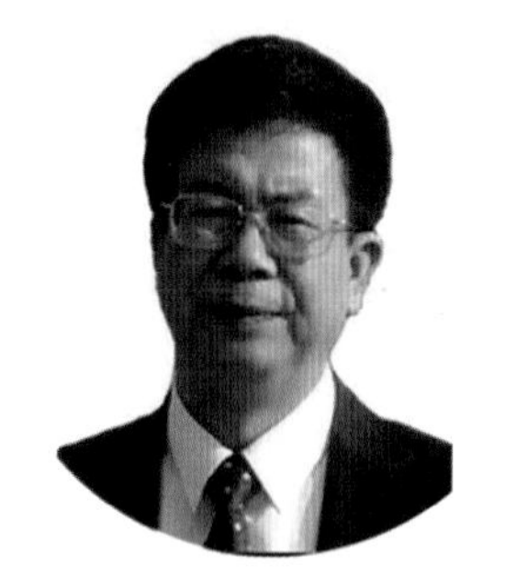

关于对钩活术专著的评价

钩活术疗法的钩鍉针技术是由河北石家庄真仁中医钩活术总医院创始人和院长魏玉锁主任医师在古九针和新九针中锋勾针的基础上创新研发的，该疗法采用中医特异专利钩鍉针（软组织钩鍉针、硬组织钩鍉针），以中医理论和针灸学理论为指导，结合解剖学、影像学、骨伤科学、骨膜学、软组织外科学、生物力学、疼痛治疗学理论，通过辨证施治（钩）的原则，对相应腧穴进行常规治疗（钩、割、挑、刺、推、钻、弹、剥、捣、抽），属于钩治法、割治法、挑治法、针刺法、放血法、减压法、减张法、疏松法、温补法、平衡法十法并用的一种无菌操作技术。

2009 年 5 月 26 日，我应邀参加了由中国中医科学院针灸研究所组织、在北京召开的“钩活术中医特异针疗法临床应用专家鉴定会”。在鉴定会上，听取了魏玉锁主任医师介绍的钩活术创始发展过程，又观看了钩活术操作演示，感觉到该疗法势必是对中医针法治疗骨伤软组织疾病的一种推进和拓展。专家委员会经过充分讨论，一致鉴定认为，本项技术具有一定的学术水平与临床实用价值，临床操作规范，所发明的钩鍉针安全有效，治疗机理较为明确，具有较高的学术价值；本项技术具有较强的科学性、实用性和先进性，在临床有广泛的推广应用前景。当时专家组还建议魏玉锁团队加强有关研究，积极编著钩活术专著，促进这项新兴技术的健康发展。

“暖日晴云知次第，东风不用再相催。”前几天，钩活术专委会秘书长赵晓明同志为我送来魏玉锁主任医师编著的《中华钩活术钩鍉针治疗颈胸椎退变性及软组织疾病》一书，这样一部科学规范的钩活术中医针法专科著作的出现令我感到由衷的高兴。钩活术疗法是系列专著，这次由我评审的是第二册。在系列专著的编著过程中，专家组曾建议在针具命名上由“侧隐窝型钩鍉针”改为“深软型钩鍉针”。该系列专著是编著者长期研究和临床实践的心血结晶，它结合解剖、生理、病理、脏腑经络，有的放矢，发明不同类型的钩鍉针，确定相对应的新夹脊穴，图文并茂、深入浅出，通过病例说明其重点和要点，能助施术者胸有成竹，避免医源性伤害；还加强了对钩活术治疗机理的阐述，促进了学科的发展，可以起到推广中医特异针疗法的作用。钩活术疗法在行业内具有创新性、规范性、实用性和科学性，对于全世界提倡的非药物疗法将起到很好的推动作用。我愿意推荐魏玉锁主任医师编著的《中华钩活术钩鍉针治疗颈胸椎退变性及软组织疾病》参评“中华中医药学会学术著作奖”，并建议授予 B 类技术理论著作一等奖。

中国中医科学院针灸研究所原所长
中国中医科学院首席研究员

2018 年 1 月 24 日于北京

★★ 专家对钩活术专著的评价

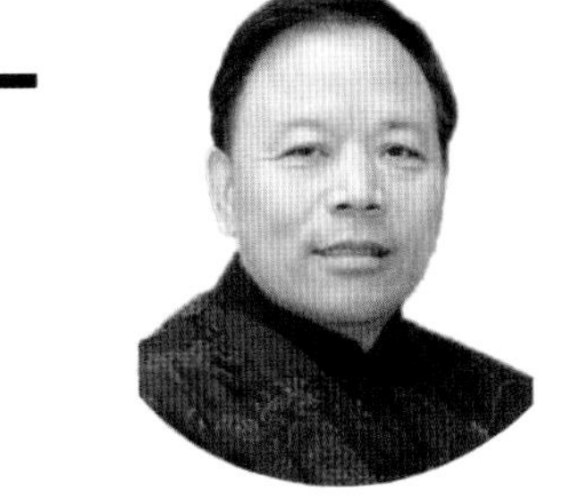

关于对钩活术专著的评价

钩活术技术应用于临床22年，是从古九针和新九针的锋勾针发展而来的新技术。2009年5月26日，通过了中国中医科学院组织的专家鉴定（我亲自参加了鉴定）；2009年6月24日，成为国家中医药管理局第四批在特定医疗条件下的适宜技术推广项目，面向全国推广。

2009年5月13日，中国中医科学院针灸医院组织志愿者进行钩活术鉴定前的演示，我和黄龙祥教授、朱兵教授等观摩了演示过程，并书写了演示观察报告，提交于2009年5月26日的鉴定会上，这是钩活术迈出的第一大步。在标准设定和理论方面，专家组到钩活术总医院进行现场指导，提出了意见和建议：①钩活术技术诊疗方案的目的和意义要明确；②钩活术技术诊疗方案重点谈技术，不谈其他；③钩活术技术诊疗方案对框架性的内容以总则的形式体现，例如补泻的总则、深度的总则、钩度的总则等，具体细节可在病种或证型中体现，如补泻的分度、钩度的分度、深度的分度等，钩治深度要公式化、量化，可考虑按体重或颈围、胸围、腹围等计算；④钩活术技术诊疗方案可从疾病的辨病、辨证、辨经、中医学特征、解剖学特征等着手；⑤明确病种的治疗首选时点和位点。经过调整的钩活术诊疗方案和临床路径于2016年1月出版发行。

医学在于创新，钩活术技术的最大创新是针具的创新。钩活术钩鍉针以全新的弯弧形制展示在医学的海洋中。钩鍉针从钩头的钩尖、钩刃、钩板、钩弧到钩头、钩身、钩柄、钩尾，都是按君臣佐使的配伍规律进行配伍设计；在系统分类方面，分为巨类、中微类、钩活骨减压类、水液类也是按君臣佐使的规律进行划分，共5类、83型。在针具分型方面，按类分型，由大到小。系列钩鍉针是国药准字号医疗针具，共9项专利，1项发明专利，8项实用新型专利。

相信钩活术专著的问世，既是对钩活术技术的总结，也是提供给钩活术操作医生的实用工具书。该系列专著科学严谨地阐述了钩活术的理论和操作过程，尤其是在辨证分型、辨证选钩、辨证钩度、辨证用法方面进行了详细的介绍，对从事钩活术临床工作提供了极大的便利，对中医针灸针具的创新势必起到重要的推动作用。

本书是一部集理论性、科学性、临床性、实用性于一体且独具特色的学术著作，本人愿推荐本书作为优秀医学学术出版专著参加评审。

中国针灸学会经筋分会主委
中央保健会诊专家
国家级名老中医
中国中医科学院教授

2018年1月24日于北京

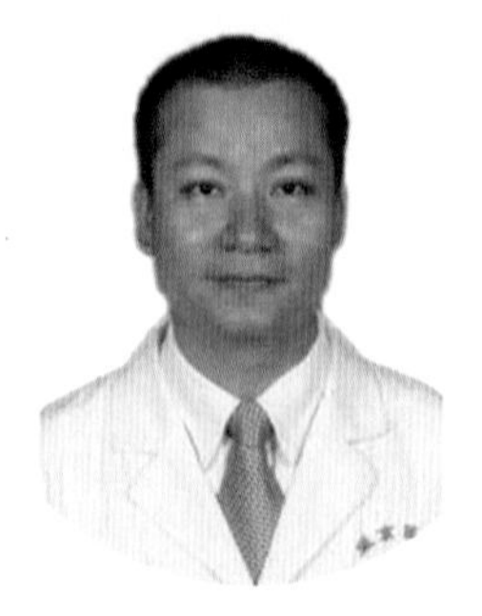

关于对钩活术专著的评价

钩活术疗法是在古九针和新九针的锋勾针基础上发展而来的新技术，历经10年研究，于1996年应用于临床，至今已有22年的历史。2009年5月26日，该技术通过了中国中医科学院组织的专家鉴定；2009年6月24日，成为国家中医药管理局第四批在特定医疗条件下的适宜技术推广项目，面向全国推广。

医学在于创新，钩活术则有四大创新：一是针具，二是新夹脊穴，三是坐标定位法，四是理论。尤其是针具的创新，钩鍉针采用全新的弯弧形制，其设计从钩头的钩尖、钩刃、钩板、钩弧到钩头、钩身、钩柄、钩尾都是按君臣佐使的配伍规律进行配伍设计；在系统分型方面，巨类、中微类、钩活骨减压类、水液类也是按君臣佐使的规律进行分类，共5类、83型。系列钩鍉针是国药准字号医疗针具，共9项专利，1项发明专利，8项实用新型专利。本系列针具中影响最大的是钩活骨减压针，是一个套管钻和直椎钻的组合，限定了骨减压的深度，直接抽吸骨髓液，达到降低骨内压的作用，同时通过钩活骨减压的钩翼分离软组织、刺激骨膜，从而达到皮、筋、肉、骨的四位平衡，充分体现了中医骨伤科学的特点。

我曾两次到石家庄钩活术总医院进行现场操作指导，参与了2015年10月15日中华中医药学会组织的钩活术诊疗方案和临床路径专家论证会，专家论证建议：①明确以中医病名为主要诊断，辅以西医病名解释或对应；②将临床分型改为临床主症；③明确以上病种的治疗首选时点、位点；④明确临床确诊、疗程和随访时间。希望按照以上意见，尽快修改完善，规范临床应用。按建议调整后，钩活术的诊疗方案和临床路径于2016年1月出版发行。

钩活术专著是钩活术操作医生的工具书，其科学严谨地阐述了钩活术的理论和操作过程，尤其是在辨证分型、辨证选钩、辨证钩度、辨证用法方面进行了详细的介绍，本著作必将对中医骨伤科学的临床研究和理论研究起到重要的推动作用。

中国中医科学院
望京医院骨科主任医师

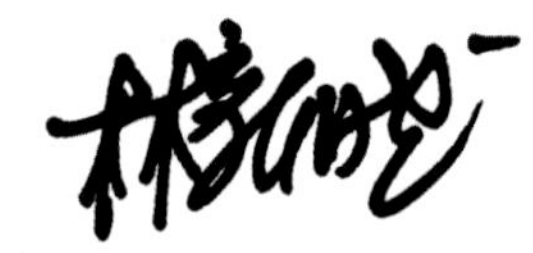

2018年1月24日于北京

目录

第一章　基础概要

颈胸椎周围软组织退变是形成颈胸椎病的重要原因，中华钩活术钩鍉针治疗颈胸椎退变性软组织疾病，通过钩治颈胸椎周围软组织，达到减压（软硬组织）、减张（软硬组织）、疏通、松解、立平衡，从而治疗颈胸椎退变性及软组织疾病的目的。本章内容包括：①颈胸椎的局部解剖、生理病理和有关疾病的中西医检查。②中华钩活术钩鍉针治疗颈胸椎退变性及软组织疾病的基础内容和基本规律；③一次性使用钩活术钩鍉针的适应证、禁忌证、术前检查和注意事项、选穴规律、治疗步骤、异常情况处理及预防、疗程。

第一节　颈胸段周围软组织的生理解剖

一、肌肉

脊柱周围的肌肉从位置上看分别位于脊柱的背侧和前外侧，它们可直接或间接作用于脊柱。颈段肌肉有侧肌群、前肌群、后肌群之分。

1. 背侧组　主要包括颈、背部浅层和深层肌，另有作用于骨盆的臀肌和股后肌（图 1–1–1）。

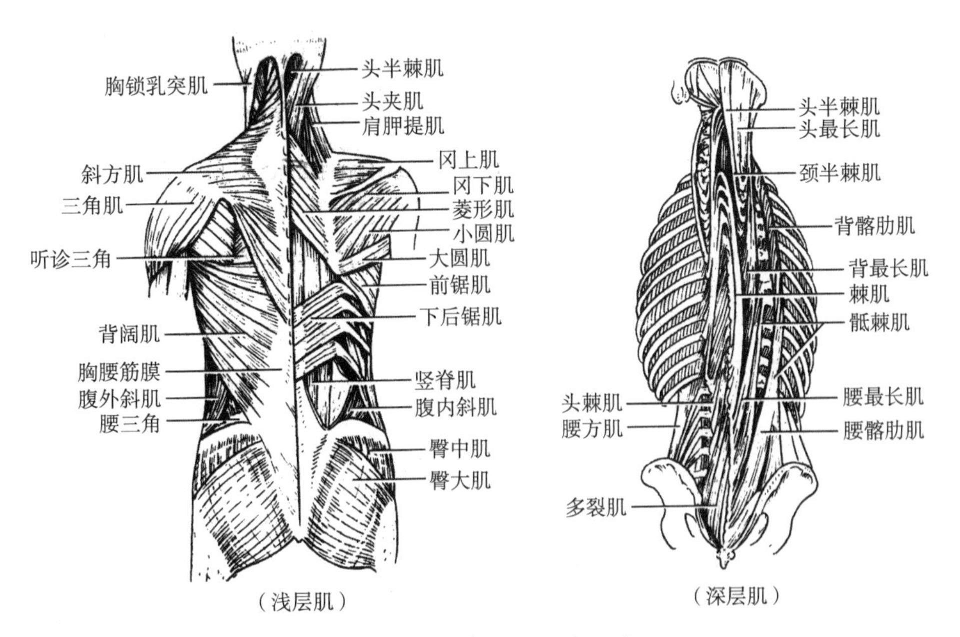

图 1–1–1　颈、背、腰部肌肉

（1）浅层：均起自棘突，止于肱骨上端及肋骨，以运动上肢及肋骨。在项部及背上部有斜方肌，背上部有斜方肌；其前方有肩胛提肌、菱形肌和上后锯肌；在腰部还有下后锯肌。

（2）深层：深层肌主要维持脊柱的挺伸，分为长肌和短肌。长肌有夹肌和竖脊肌（夹肌包括头夹肌和颈夹肌），前者自项韧带和上位胸椎棘突向外上斜行，止于枕骨及颈椎横突，可使颈后伸、侧屈及向对侧转头；竖脊肌亦称骶棘肌，起自骶骨和髂嵴，向上分出多个肌齿，可止于椎骨、肋骨，最长者可达枕骨。全肌可分为外侧的髂肋肌、中间的最长肌和内侧的棘肌。一侧竖脊肌收缩，可使脊柱侧屈；双侧同时收缩，使脊柱后伸、仰头。背短肌包括横突棘肌、棘间肌和横突间肌（包括半棘肌、回旋肌和多裂肌三部分）。在枕部深层有枕下肌，包括头上斜肌、头下斜肌、头后大直肌和头后小直肌。它们可使头旋转和后仰。

2. 前外侧组　在颈段，浅层的胸锁乳突肌可间接作用于脊柱，进行仰头、屈项及向对侧转头等运动。深层（图1–1–2）则位于脊柱的前外和两外侧，前者有头长肌和颈长肌，参与头的前俯和颈前屈。后者包括前、中、后3对斜角肌，它们起自颈椎横突，止于第1和第2肋。前斜角肌可起于第3～6颈椎横突前结节或后结节，故而第3～6颈神经根穿过前斜角肌起点外行。当该肌紧张时可牵拉相应的脊神经根。反之，脊神经根处病变时亦可引起前斜角肌紧张甚至痉挛。

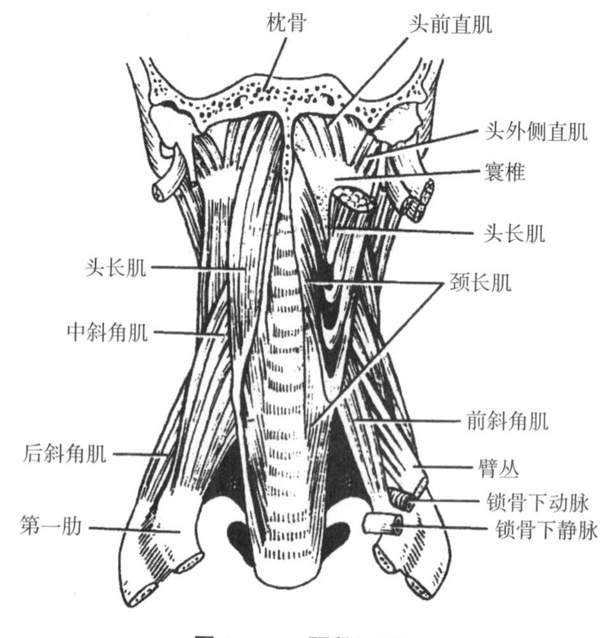

图1–1–2　颈段深层肌

二、韧带

在椎体及椎弓周围有一系列韧带，对脊柱的固定及限制脊柱的运动有重要作用，韧带损伤又是形成颈胸椎病的原因之一。

1. 前纵韧带（图1–1–3）　位于各椎体的前面，很坚韧，是全身最长的韧带，上起自枕骨大孔的前缘，下止于第1或第2骶椎体的前面，与椎体的前面及椎间盘牢固连结。前纵韧带远较后纵韧带坚韧，可限制脊柱过度后伸和椎间盘向前方突出。

前纵韧带在腰部，特别重要，可协助维持腰曲，防止因承重而使腰曲变大。在腰椎压缩骨折中，前纵韧带一般无损伤。

2. 后纵韧带（图1–1–3）　位于椎体的后方，较前纵韧带窄而略薄，起自第2颈椎，可与覆盖颈椎的覆膜相延续，向下可达骶管。后纵韧带可限制脊柱过度前屈，并在一定程度上防止椎间盘向正后方突出。此韧带两侧的部分远比中部薄，所以椎间盘突出发生于外侧者远多于中线附近者。临床上后纵韧带骨化可致脊髓损伤。多见于颈段。

3. 黄韧带又称弓间韧带 位于相应椎骨的椎弓板之间，由弹力纤维构成，弹性良好。两侧黄韧带可在后正中线上融合，平均厚约2.8mm，腰部最厚，呈黄色。黄韧带能限制脊柱前屈。

黄韧带因连续受伤可发生纤维化并增生肥厚，以第4、5腰椎间最常见。肥厚的韧带可压迫通过椎间孔的神经根或突入椎管内引起椎管狭窄，压迫脊髓。严重时在颈段可出现脊髓型颈椎病，在腰段可出现腰痛，疼痛向一侧或两侧臀部扩散，进行蛛网膜下隙造影检查或磁共振检查，可确定病变部位。

4. 棘间韧带 位于相邻两棘突之间，前方与黄韧带相延续，后方与棘上韧带相移行，它可限制脊柱前屈。该韧带在腰部最为强大，故腰部成为棘间韧带损伤的好发部位。

5. 项韧带 位于项部，是片状近似三角形的弹力纤维膜。向上附于枕骨，向下移行为棘上韧带，前缘接颈椎的棘突，后缘游离，项韧带的钙化退变是钩活术判断钩度的一个标准。

6. 棘上韧带（图1–1–3） 起自第7颈椎棘突，上与项韧带移行，下连于各椎骨的棘突末端，前方与棘间韧带相接续，该韧带亦可限制脊柱前屈。临床上此韧带损伤可发生棘上韧带炎，引起相应部位的疼痛。

7. 横突间韧带 位于相邻横突间，颈段的韧带纤维较少，在胸段呈圆索状，腰部则薄如膜状。

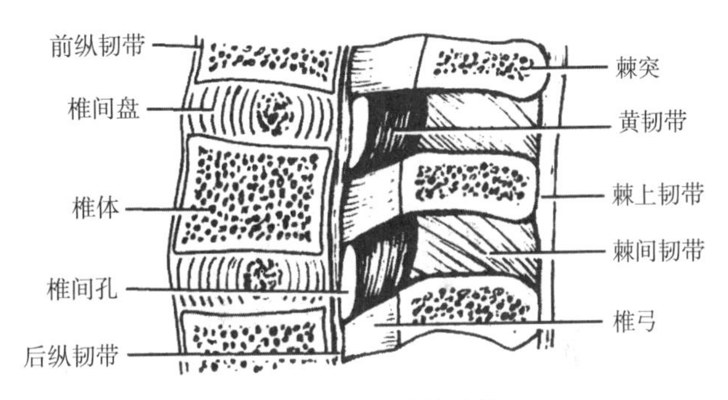

图1–1–3 椎骨的连接

三、筋膜

背侧的筋膜浅层薄弱，遮盖背阔肌和斜方肌的浅面，而深层很发达，尤其在腰部和背部特别发达，可呈腱膜状，称为胸腰筋膜。而项部的固有筋膜称项筋膜。

1. 项筋膜 位于斜方肌、菱形肌和上后锯肌深层，遮盖头夹肌、颈夹肌和头半棘肌的表面。向上附着于上项线，向下与腰背筋膜相移行，内侧与项韧带融合，项筋膜是钩活术钩治的目标。

2. 腰背筋膜（图1–1–1） 包被腰部所有伸展肌群，为一坚韧的纤维膜，可保持肌肉的位置，便于肌群的收缩。腰背筋膜分为浅、深两层；浅层位于斜方肌、背阔肌和下后锯肌的深面，覆盖竖脊肌和背部深层短肌。此层筋膜在腰部，由于背阔肌和下后锯肌的腱膜增强而特别发达。它向上续以项筋膜，向下附于髂嵴等处，内侧与胸腰椎棘突、棘上韧带和骶正中嵴相连，外侧附于肋间筋膜和腹横肌腱膜。此层筋膜在胸背部较薄，略透明。

3. 腹侧筋膜

（1）椎前筋膜：椎前筋膜是项部深筋膜的最深层，在食管和咽的后方遮盖于颈深肌群和颈椎体的前面，此层筋膜向上在颈静脉孔的后方附于颅底，向下与胸内筋膜延续，向外侧遮盖颈外侧三角的底，臂丛神经的根部、颈丛、颈段交感干及副神经均位于椎前筋膜深面。它活动度较大，可达数厘米。

（2）胸内筋膜贴附在胸壁的内表面，随其遮盖的肌肉而命名。

四、神经

脊髓借31对脊神经按体节排列，与身体各部相连，自上而下包括颈神经8对（C_1 ～ C_8）、胸神经12对（T_1 ～ T_{12}）、腰神经5对（L_1 ～ L_5）、骶神经5对（S_1 ～ S_5）和尾神经1对（$C0_1$），此处重点介绍颈胸段脊神经。

1. 脊神经根　脊神经以前、后两根分别在脊髓的前、后外侧沟与脊髓相连。两根在近椎间孔处合成一条脊神经，除C_1后根可发育不良或缺如外，其他脊神经前根均较后根粗大。后根为感觉根或传入根，前根为运动根或传出根。

2. 脊神经的成分　脊神经是混合性神经，其感觉纤维始于脊神经节的假单极神经元，假单极神经元的中枢突形成后根，由脊髓的后外侧沟入脊髓；周围突加入脊神经，分布于皮肤、肌肉、关节及内脏感受器，将躯体和内脏感觉冲动传向中枢。

3. 脊神经根与椎间孔的关系　31对脊神经均经椎间孔离开椎管，具体地看，第1颈神经出枕骨与寰椎之间，其余依次向下，至第8神经出第7颈椎和第1胸椎之间。自此向下，各脊神经均从同序数椎骨及下位椎骨间的椎间孔穿出。当椎间孔狭窄时，可压迫相应神经根而出现症状。

第二节　颈胸段软组织损伤的病理变化与修复

颈胸段软组织损伤，主要指骨骼以外的各种组织损伤，与本书有关的软组织，主要指筋膜、肌肉、韧带、神经等组织。不同原因受损的脊神经和软组织在结构和功能上会自然修复或代偿型修复，其修复的速度和程度受各种因素影响。钩活术就是通过钩治局部的腧穴，促进损伤的脊神经及软组织修复。脊神经及周围软组织有直接受伤和间接受伤之分，有急性损伤和慢性劳损之分，损伤的原因和损伤后的生理及病理变化对其预后尤为重要。

一、神经根损伤的原因

1. 挤压伤　神经根损伤的程度与挤压力的大小、速度、受压范围和时间长短等因素有关。轻者仅引起神经暂时性传导障碍，重者可压断神经纤维，引起神经远端变性。根据挤压伤因素不同，可分为外源性和内源性两种。前者是体外挤压因素致伤，后者是被体内的组织压伤。

2. 牵拉伤　多见于交通事故。如离心力牵引肢体，引起神经撕裂伤。轻者可以拉断神经干内的神经束及血管束，使神经干内出血，最后形成瘢痕化。重者可完全撕断神经干或从神经根部撕脱，如臂丛神经根性损伤等。

3. 摩擦伤　神经绕过骨突、神经沟可引起慢性摩擦伤。表现为神经外膜增厚或神经变细，日久可导致瘢痕形成。

二、神经根损伤的病理变化与修复

1. 损伤反应 神经干外层为神经外膜，在外膜的包围下是神经束，其数量不等。每一神经束又由束膜包裹。每一神经束内包括许多神经纤维，而神经纤维又由神经内膜所包裹。各神经膜之间由显微血管网联系着。神经束膜具有渗透屏障的生理功能，对蛋白质的渗入起到屏障作用，以保持和维护体液和组织代谢的生理性交换。当神经损伤后，神经束膜不能维持正常的屏障作用，渗出液中的清蛋白渗入，这是一种病理性的渗入，从而引起损伤性炎症反应，神经内膜水肿，继而引起神经纤维的损害，以致纤维化和瘢痕形成。神经鞘膜内微血管壁上的肥大细胞，在神经束膜损伤后，释放内源性化学炎性物质，如组胺、血清素、5- 羟色胺等，这些皆为刺激感觉神经纤维的致痛物质。

2. 损伤对微循环的影响 神经根的血供，远端来自脊髓血管，近端来自节段动脉中间支，这两个系统在神经根的外三分之一处相吻合，该部的血管网发育不充分，是一个极易损伤的部位。神经鞘膜的显微血管和外界的微循环相通。神经膜的显微血管，受着交感神经纤维支配，当刺激交感神经链时，可引起显微血管的收缩，甚至部分血管停止血流的通过。一方面神经血供将致不同程度的改变，神经也将因缺血而产生病理变化。初起可以引起麻痹或麻木，当缺血时间延长，随着神经内膜显微血管的缺氧性损害加深，清蛋白漏出增多，神经内膜下出现血肿，神经功能将不能恢复。另一方面，神经损伤后，神经束膜内显微血管的通透性增加，使含有丰富蛋白的渗出物增多并扩散到神经间隙，损伤血管的肥大细胞释放炎性化学介质，这些介质是致炎、止痛的物质，从而临床上以出现剧烈疼痛为主要特点。这说明任何改善神经根微循环的方法，都可能使疼痛症状得以缓解。

3. 神经根受压 神经根受到相对良好的保护，不易受到周围组织的影响及外伤损害。但神经根又因其不具有周围神经那样的结缔组织保护鞘，所以对椎管内病变所导致的直接机械性压迫特别敏感。神经根受压后，首先发生缺血、缺氧，而缺血、缺氧对神经传导功能的影响更甚于压力本身。同时局部神经受压时，对神经的直接机械效应，包括神经纤维变性、郎飞结移位和结周髓鞘剥脱等，即使是低水平的压迫（30mmHg 压力）亦可造成轴突的改变，蛋白由神经细胞体向轴突远端的转运受到损害，而高水平压迫（200mmHg 压力）所引起的改变，是继发于神经营养供应的损害。神经根受到压力和刺激时，引起炎性改变、渗出、肿胀、增生等，更加重了神经根的压迫。

4. 神经根炎 主要是由于椎间盘的纤维环破裂和髓核组织突出，压迫和刺激神经根，引起创伤性炎症。同时纤维环的破裂和神经根压迫都可出现炎性水肿，加重神经的压迫。纤维环外层有脊神经脊膜支（窦椎神经）支配，刺激此神经可引起腰部、臀部的感应痛。坐骨神经根的炎症，使痛觉纤维发生短路，引起剧烈的腰痛和坐骨神经痛。久之，神经根将与破裂口、突出物发生粘连和纤维化，使该神经发生持久性的感觉和运动功能障碍。

5. 神经纤维震荡 神经纤维受到震荡后，组织结构虽无明显变化，电反应仍存在，但可出现传导功能的暂时丧失。如损伤造成神经纤维结构的破坏，则电反应消失，传导功能丧失。

6. 神经纤维的断裂与修复 在严重损伤的情况下，神经纤维发生断裂。神经纤维断裂后，神经远端出现短距离的逆行性变性，经过 4 ～ 10 日，远端神经轴突开始再生。神经远端在外伤 12 ～ 48 小时，出现华勒（Waller）变化。其髓鞘出现收缩碎裂，神经纤维和血管排列混乱和断裂，使轴突呈不规则的块状及颗粒；48 ～ 72 小时，整条轴突同时出现断裂，大量吞噬细胞进入并清除轴突和髓鞘的碎片，一般在 2 周后，大部分碎片被清除，最晚长达 1 个月。在轴突和髓鞘被清除的同时，施万细胞在外伤后 24 小时便开始增生，细胞核增大，出现核仁，胞浆增加，包含有颗粒分裂和增生，沿着神经内膜管形成施万细胞芽。每根近端的神经轴突可长出 3 支以上的枝芽，但只有 1 支枝芽可以长入神经内膜管，并长进终末器官，其余枝芽均萎缩。经过 3 ～ 4 周，长出髓鞘，每段髓鞘由一个施万细胞完成。如果两断端相距很远，或被其他组织隔开，新生的神经轴突在近段断端无规律地长入瘢痕中，形成外伤性神经纤维瘤。而远段断端形成较小的纤维瘤，其中不含神经纤维。这时神经无法自行恢复功能，必须手术切除两端的神经纤维瘤，缝合两断端，方能逐渐愈合。

三、肌筋膜损伤的病理变化

1. 损伤的原因与过程

（1）缺氧：多见于呼吸功能障碍、CO 中毒、处于空气稀薄的环境下等。缺氧可造成机体缺氧，破坏组织细胞的有氧代谢，损害线粒体的氧化磷酸化，使组织发生一系列病理变化。

（2）物理因素：机械、高温、低温等均能使肌筋膜的组织细胞直接和间接受损，也可造成局部的缺血缺氧，影响正常代谢。

（3）化学因素：如局部封闭、肌内或静脉给药、某些药物导入等，均可引起肌筋膜组织的损害。有些化学药物可破坏体内某些酶的正常代谢。

（4）生物因素：某些细菌、病毒感染等，可直接破坏组织细胞的代谢，有些则通过变态反应而引起组织损伤。

（5）先天缺陷：肌筋膜的先天性发育畸形，可造成组织本身的异常，同时还可形成对其他组织（神经、血管）的压迫等。

2. 损伤的病理变化 肌筋膜损伤可分为两大类：一类是组织的断裂，如各种开放性损伤、严重的闭合损伤，均能造成组织细胞的断裂；另一类是组织细胞代谢障碍引起的形态改变。这一类，根据其损伤轻重及形态特征，又可分萎缩、变形及坏死三种。萎缩、变形一般为可复性的，而坏死则是不可复的。组织细胞代谢障碍，主要是组织细胞生物化学反应和生物分子结构的改变，即所谓生化性损害，出现代谢和功能的变化。现以缺血缺氧为例，说明细胞损伤的过程。

由于缺氧使线粒体氧化功能障碍，ATP 产生减少与 ADP 增加，使磷酸果糖激酶活性增强，加速了糖酵解。因此，细胞内糖原减少而乳酸增多，pH 下降。糖酵解产生的

ATP 较少，不能补偿 ATP 的消耗，使细胞肿胀及粗面内质网（RER）扩张。ATP 减少又可使 RER 膜上附着的核蛋白体脱失，并使多聚核蛋白体聚成单个核蛋白体。因此，蛋白合成下降，线粒体发生凝缩，可能与 ATP 及镁离子减少有关。由于钙离子增多，使胞浆内微管、微丝变形和功能障碍，从而使细胞表面变形。若持续缺氧，导致不可逆的改变，此时线粒体肿大，肌间隙扩张，肌断裂、变形，基质颗粒消失，出现絮状物质，并可见钙化。最后由于细胞 pH 进一步下降，使溶酶体膜破裂，释放出 RMA 酶、DNA 酶、蛋白水解酶、酸性磷酸酶等，引起细胞体、细胞核和细胞膜相继溶解消失，使整个细胞解体。

四、软组织的再生与愈合

修复与再生，是组织和器官损伤后产生的缺损由其邻近的相应的健康细胞分裂增生来完成修复的过程。修复与再生均属愈合范畴。再生可分为生理性再生和病理性再生。病理性再生是在病理情况下，组织或细胞受损，由再生的组织、细胞取代。生理性再生，是在生理情况下，经常有些组织、细胞死亡，又被同类组织、细胞代替。完全性再生，由于组织损伤较轻，再生的细胞完全恢复其原有结构和功能。不完全再生，由于组织损伤严重，缺损组织又被肉芽组织代替，不能恢复原有结构和功能，最后形成瘢痕等。

纤维组织的再生：在损伤的刺激下，邻近静止的成纤维细胞或未分化的间叶细胞分裂增殖，当成纤维细胞停止分裂后，开始合成和分泌胶原蛋白，并在细胞周围形成胶原纤维细胞，即变成长梭形的纤维细胞。

骨骼肌组织的再生：肌纤维受损后，如肌纤维膜完好，可由残存的肌细胞核分裂，产生肌浆，融合成带状，先出现纵纹，继而出现横纹。肌纤维完全断裂，破坏了肌纤维膜，则由结缔组织再生来修复。平滑肌的再生能力非常差，主要通过纤维结缔组织再生修复。

五、肌筋膜炎的病理变化

肌筋膜炎较为常见，是一种无菌性炎症，多由寒凉、潮湿、慢性劳损等原因引起。多见于脊柱软组织受累，主要侵及筋膜和肌层。起病初期，致病因素刺激局部组织，引起组织细胞的形态学改变，使局部微循环血流减慢，组织细胞灌流不足，代谢障碍，出现组织细胞充血、水肿、渗出增加等一系列改变。局部的慢性劳损，可直接破坏微循环功能。另外，因局部压迫，使组织细胞代谢障碍，可导致一系列病理改变。当病程继续发展，在肌肉和筋膜的结缔组织内，形成白色的纤维挛缩和瘢痕化，逐渐形成微小的结节，严重者可出现较大的小结节。挛缩的纤维组织和小结节，其中最大者可以用手触及。此种位于筋膜及肌肉间的小结节，实际上是散布于脊柱软组织中的弥漫性小病灶，其不断向四周散发异常冲动，并刺激末梢神经的轴突，再通过反射而产生一系列症状，引起持续性疼痛。

散在的结节亦可连接成块状，如果细小的神经分支被包绕其中，由于白色纤维组织的收缩，可出现末梢神经卡压征，并构成持续性疼痛。临床上的压痛点即在该处。

在白色纤维集结成结节或块状的同时，其间可有裂隙出现，尤其在深筋膜表面处，因而易使其下方张力较大的脂肪组织疝出，有人称之为“筋膜脂肪疝”，以中年以上女性患者最为多见。

六、肌腱、韧带损伤的原因

1. 外因　外因无外乎直接暴力、间接暴力作用于人体部位而引起肌腱、韧带的损伤，多为钝性挫伤。如棍棒打击、撞击、碾压造成的损伤。①直接暴力：直接作用于人体某个部位；②间接暴力：是指远离暴力作用的部位，因暴力的传导而引起的肌腱韧带的损伤，多为撕裂伤。如捩伤（机体在活动时超过正常的生理范围，如过伸、过屈等，肌肉急骤强烈而不协调地收缩）、挤压（机体受到重物或长时间挤压）造成肌肉、肌腱、韧带的撕裂或断裂即属此类；③劳损：主要见于局部的慢性刺激，超出自身的代偿范围。其中一类为长久的行、坐、走、立、卧或长期不正确姿势的劳动、工作或生活习惯，使人体某一部位长时间过度用力，积累性致伤；另一类是由于寒湿等引起的骨关节炎症、增生等，使部分纤维组织受损。

2. 内因　内因是指从内部影响人体的致病因素，如年龄、体质等。不同的年龄，其肌腱、韧带损伤的好发部位和发生率不一样。如颈椎病多发于中老年人，这与其机体的退变有直接关系。而体质的差别，如在运动中受损伤的情况自然不一样，体质强的运动员易发生网球肘、膝盖伤等；而体质弱的人，则易受寒湿而发生关节炎等，造成关节周围软组织的慢性损伤。

七、肌腱、韧带损伤的病理变化

肌腱、韧带损伤，可使腱细胞、纤维组织等组织细胞直接遭到损害，也可由于组织损伤，使其肿胀、缺氧、缺血。组织细胞缺血、缺氧后，使线粒体氧化代谢功能障碍，ATP 产生减少，由于 ATP 减少而 ADP 增加，使磷酸果糖酶活性增强，糖酵解产生的 ATP 减少，使细胞代谢障碍，酸性水解酶增加，使细胞体、细胞核、细胞膜溶解、消失，细胞破坏，导致组织细胞萎缩、变性、坏死，出现肌腱、韧带损伤后，在局部主要引起疼痛、肿胀和功能障碍。疼痛是由于局部组织细胞的代谢物刺激神经末梢而引起。总之，肌腱、韧带损伤后，在局部主要引起疼痛、肿胀和功能障碍。

1. 疼痛　疼痛可出现在损伤的早、中、晚期。早期的疼痛，主要是由于损伤性炎性反应所致，多为刺痛、剧痛，也可为胀痛。而中、晚期的疼痛，则与炎性后期的纤维组织增生，炎性粘连或形成瘢痕组织，影响肢体功能运动有关，故多为一些慢性疼痛、牵拉痛或钝痛。

2. 肿胀　肌腱、韧带损伤后，本身肿胀并不明显，但其周围疏松结缔组织较多，因而周围组织肿胀明显。

3. 功能障碍　脊柱因肌腱、韧带损伤而引起的功能障碍，一般可分两种情况：一是因局部疼痛而产生保护性反应，这种反应占大多数。二是可因肌腱、韧带损伤伴有神经损伤，在其所支配的区域出现感觉和运动功能障碍。肌腱、韧带的损伤亦有完全断裂和不完全断裂损伤之分。完全断裂，功能完全丧失；不完全断裂，则因炎性反应、组织粘连等影响机体的活动。

此外，肌腱、韧带的损伤，由于直接影响了脊柱的生物力学关系，造成脊柱的失稳，可导致脊柱的退行性改变，逐渐形成椎体的骨骼增生等病理改变。

八、肌腱、韧带损伤与修复

肌腱、韧带损伤后，在损伤的刺激下，邻近的成纤维细胞或未分化的间叶细胞开始分裂增殖，幼稚成纤维细胞体膨大，呈圆形、椭圆形及星状形，两端有突起，胞浆丰富，略显嗜碱性，核大而淡染，可见核仁。当成纤维细胞停止分裂后，开始合成和分泌胶原蛋白，并在细胞周围形成胶原纤维，细胞即变成长梭形的纤维细胞。成纤维细胞亦参与基质形成。细胞外基质含有丰富的黏多糖，如透明质酸等。成纤维细胞转化为纤维细胞，毛细血管开始侵入，随后即闭合、退化、消失。周围肉芽组织逐渐转化成瘢痕组织。随着局部的功能锻炼，不断改建，胶原纤维可按原来肌腱纤维方向排列，达到完全再生。受到损伤的肌腱、韧带虽然愈合，但其长度较未损伤者有一定的差异，使骨关节的稳定受到一定的影响，关节应力失去平衡，造成临床上常见的关节脱位和慢性疼痛。

第三节　颈胸段周围软组织退行性病变

人体进入成年之后，在个体发育逐渐停止的同时，所有组织器官的退行性改变亦随之开始，这是一个缓慢的、进行性发展且不可逆的过程。颈胸段脊柱的生理性退行性变有着极其复杂的生理物理学和生物化学机制，至今尚不完全明了。以下几种因素的影响，会加快颈胸椎病理性退变的速度，这是形成颈胸椎疾病及周围软组织疾病的重要原因。

一、退变原因

1. 过度负荷　实验表明，过度负荷可使退变年龄相应提前，尤以重体力劳动为甚。例如，椎间盘最大承受压力为 600 ～ 700kg，某些项目的运动员及脊柱长期处于被压体位的劳动者，如果长时间脊柱承受平均压力在 350kg 以上，则可使纤维环由中心向周围膨出，甚至纤维环破裂，髓核脱出。

2. 不良体位　对椎间盘内压力测量表明，直立位时第 3 腰椎椎间盘内压力负荷量为 70kg，如果腰椎向前屈曲，则可达 120kg。在此情况下再负重 20kg，椎间盘内压力可升至 340kg。但仰卧位时，其压力则是站立位的一半。由此可见体位的变化对脊柱退变有重要意义。

3. 慢性劳损　某些慢性劳损及某些职业，脊柱长期处于震荡状态，使椎间盘受到持续重复的高压冲击，而产生慢性劳损。同时还可使髓核、纤维环对周围韧带造成压力，致其断裂及骨膜下出血，严重者可引起髓核突出。

4. 直接损伤　各种暴力均可引起骨关节、韧带的损伤，加速局部退变的进程。另外若反复脊柱穿刺、大重量牵引、不规范的推拿等，会使脊柱结构受到损害，也具有加速退变的作用。

5. 慢性炎症 脊柱周围的各种炎症，均可直接或间接刺激周围的肌肉、韧带、骨关节，造成脊柱稳定性的改变，加剧其退行性变的进程。

二、退变病理

椎间盘退行性改变，包括①髓核的退变：髓核大部分由水组成，随着年龄的增长，其含水量逐渐下降，髓核功能也随之下降，由于椎间隙内压的增高，髓核的变性速度加快，逐渐退变。②纤维环的退变：无血供的纤维环，经常处于收缩舒张的状态中，最易发生退变，纤维环弹性系数降低，甚至断裂。③软骨板的退变：随着年龄的增长，软骨板开始发生功能的变化，产生软骨囊性变和软骨细胞坏死。

骨关节退行性改变，包括①椎体退行性改变：随着年龄的增长，各种力量反复刺激椎体，椎体本身开始发生内在的化学变化，出现钙盐沉积，最后形成骨赘；②小关节退行性改变：随着椎间盘和椎体的退变，小关节的稳定性遭到破坏，开始发生病理病变，软骨和关节囊开始发生病理性变化，甚至形成关节囊积气和小关节增生。

韧带的退行性改变，包括①黄韧带的退行性改变：黄韧带是连接椎板的桥梁，随着椎体和骨关节的退变，黄韧带也受到了累及，开始增生肥厚，弹性降低，甚至压迫脊髓，产生病理变化；②项韧带退变：项韧带是颈段后方的较大韧带，控制颈椎的前俯和后仰，随着颈椎的退变和长时间的劳损，项韧带开始发生病理变化，一般在 C_5、C_6 椎体的后方开始发生缺血，逐渐性的钙化斑；③其他韧带的退行性改变：前、后纵韧带以及棘间韧带随着椎体的退变，也开始出现缺血、缺氧现象，发生增生、肥厚，甚至钙化、骨化。

第四节　颈胸段部分检查

颈胸段部分检查，包括综合望诊、综合切诊、综合检查和特殊检查共四项，通过这四项检查可综合判断颈胸段的生理病理退变情况。

一、综合望诊

动态观察患者进入诊室，首先要注意患者是步行进来还是被抬进来。步行而来者说明病变较轻，抬进来者提示病情较重。步行而来者要注意头部能否直立，转动是否正常。步行时头部活动僵硬，面部表情呆板，应考虑帕金森病的可能。

正常头部挺直，与地面垂直，若头偏向一侧，表情痛苦，有明显外伤史时，成人要考虑锁骨骨折或颈段扭伤，儿童则应考虑肩关节脱位。无外伤史时，则应考虑落枕或颈椎间盘突出。若下颌偏向一侧，头部不能转动，常用双手扶住颏下加以保护或缓解疼痛，需转动身体才能视侧方物体，有外伤史时，应考虑寰枢关节脱位或椎体骨折，无外伤史时，则考虑颈椎结核或肿瘤破坏椎体。头直立，不能自由后伸，或活动僵硬，多系颈肌劳损或颈椎病。头部不能直立，或直立而不停颤动，多系帕金森病。

对被抬进诊室的患者，要注意观察其能否自己改变头颈的位置，以判明有无强迫体位。另外，要注意四肢有无不自主运动。不能改变头颈位置的患者，提示有颈椎骨折或脱位的可能，伴有四肢不自主运动时提示颅脑严重损伤。

颈段望诊应注意颈椎的生理弧度。颈椎前凸畸形，常是颈椎结核和骨折的佐证。颈椎侧弯常见于斜颈、颈椎病、颈椎间盘突出、先天性椎体畸形及胸廓出口综合征等。若头偏向一侧，下颌偏向同侧，一侧胸锁乳突肌隆突，为先天性斜颈。其次要观察颈段有无窦道、瘢痕和脓肿。颈前三角区不规则的凹陷瘢痕，提示曾患过颈淋巴结核。窦道也是结核的征象。从口腔观察咽后壁，若出现脓肿，提示高位颈椎结核。若颈段出现脓肿，提示低位颈椎结核。

二、综合切诊

1. 颈段切诊时患者最好采取仰卧位，以利颈段肌肉松弛。检查者一手支撑患者颈后基底部，一手由颈前方自上而下地检查。在颌下颈中线上触及的骨突是舌骨，它与第 3 颈椎椎体相对，患者吞咽时可摸到舌骨运动。由舌骨向下触及的骨突是甲状软骨顶喉结，它相当于第 4 颈椎水平，甲状软骨的下部则相当于第 5 颈椎水平。甲状腺覆盖于甲状软骨两侧。正常甲状腺光滑，不易被触及，患者吞咽时可感觉其上下移动。若触及甲状腺增大、压痛，提示其患囊肿或结节。紧靠甲状软骨下缘是第 1 环状软骨环，其平第 6 颈椎，切诊时要轻柔，以免压力过大引起患者窒息。在第 1 环状软骨环侧方 2.5cm 处，手指向后下可触及第 6 颈椎横突前结节（颈动脉结节），颈动脉在此通过，切诊可感到它的搏动，正常两侧搏动相同。切诊时两侧应分别进行，以免引起颈动脉反射。

2. 胸锁乳突肌检查时嘱患者头转向对侧，从起点查到止点，若触及肌痉挛、压痛，有头部过伸史时，提示肌肉损伤。婴幼儿在该肌上出现的局限性棱角肿块，则多为血肿，其能造成斜颈。两侧胸锁乳突肌与颌骨、胸骨上切迹形成的颈前三角区内出现淋巴结肿大，常提示上呼吸道感染。斜角肌位于胸锁乳突肌深面，检查时嘱患者将头倾向一侧，检查者一手将胸锁乳突肌向前推开，另一手食、中指沿此肌与锁骨的交角处向内深压，触及食指般粗细、稍硬、无移动的肌肉，即为前斜角肌。检查者也可用一手的拇指和食指在胸锁乳突肌下部的深面对向轻轻挤压，可感觉到前斜角肌的粗细、大小等，注意有无肥厚和痉挛等。若有肥厚或痉挛，则可能压迫后方的臂丛神经和锁骨下动静脉，引起胸廓出口综合征。

3. 颈外侧三角检查时，深部触及的肿块多为颈肋，其可压迫臂丛神经和锁骨下动静脉，引起胸廓出口综合征。此区触及小的活动肿块多为锁骨上窝淋巴结。若淋巴结异常肿大，提示肺部肿瘤。若该区肿胀，锁骨下窝凹陷消失，有明显外伤史时，提示锁骨骨折。若该区压痛、放射痛，多为臂丛神经炎或其受压迫、刺激所致。

4. 检查颈后部时，检查者双手弯成环状放在颈下，两手指尖在中线相接，并用手托住其头部，以放松肌肉。首先切诊枕骨粗隆，其呈半圆形，位于枕骨中线上，是上项线的中心。斜方肌与项韧带起于枕骨粗隆，若粗隆触及压痛，提示斜方肌与项韧带损伤。从枕骨粗隆向侧方触及一小而横行的骨嵴，是上项线，枕大神经位于线上。上项线压痛并向头顶放射，提示枕大神经炎。寰枢关节损伤和颈肌痉挛时，可刺激和压迫枕大神经，引起头后部疼痛。由上项线向侧方切诊，在耳后下方，可扪及颅骨的圆形乳突，胸锁乳突肌附着在突上。乳突部压痛，常提示胸锁乳突肌损伤，临床见于落枕和颈段扭伤等。咽喉部感染和耳大神经炎时也可出现局部压痛和耳鸣。

5. 颈后部切诊时，从后正中线自上而下，首先触到的是 C_2 棘突。因为 C_1 仅有后结节，位置又深，一般切不到。颈后最长的棘突是 C_7 棘突，低头时十分明显。正常 $C_{2\sim7}$ 的棘突在后前位上排列成一条直线，在侧位上向前形成一平滑的弧线。棘突连线变直和圆滑的侧弯多系颈椎力学平衡的紊乱，常见于劳损性疾病，如颈肌劳损、颈椎病。棘突连线不圆滑的改变，有明显外伤史时，多系棘突骨折和一侧椎间关节脱位；无明显外伤史时，常提示椎体的破坏性病变，如骨转移癌、骨结核等，其常有全身性症状。颈段棘突连线的改变，要注意到棘突生理性分叉的不对称，以及先天性半椎体畸形，必须要有临床症状才考虑病理性改变。在棘突上附着的棘上韧带和棘间韧带，切诊时一般感觉不到，只有当它们劳损时，由于剥离和张力改变，才能感觉到它们，并可切到痛点。

6. 棘突两侧约 2.5cm 部位，在斜方肌深面可触及小球形隆起的椎间小关节。正常关节囊对压力很敏感，切诊时不要用太多的力量。若关节囊压痛明显，或有增大现象，提示椎体有退行性改变。在棘突和横突之间的斜方肌、头夹肌、颈夹肌，以及肩胛提肌，检查时应从其起点到其止点，注意有无压痛点，肌张力是否正常。斜方肌切诊时，患者一般取坐位，检查者位于其身后，双手同时检查两侧肌肉，并进行比较。由于斜方肌的特殊结构，其上部纤维容易受到损伤，特别是内侧部分。斜方肌部分肌张力升高，多系斜方肌深面的头夹肌，颈扭伤时容易受到损伤，出现肌张力升高和局部压痛的症状。切诊时用力要稍大一些，从上项线向下查，并要注意棘突有无旋转现象，棘突、后关节和横突有无压痛，以排除小关节骨折。肩胛提肌在斜方肌的深面，由于负担较重，与冈上肌走行交角又大，临床容易损伤。当肩胛提肌张力升高时，在肩胛骨内上角出现深压痛，横行拨动时可感到其与斜方肌的摩擦感，有时甚至可感觉到其与胸壁的摩擦感，从外上向内下按压时感到其与冈上肌的摩擦感，临床见于肩胛提肌劳损、肩胛胸壁综合征等。

三、综合检查

颈胸椎的活动范围，与患者年龄、性别、职业、体重、是否经常锻炼等多种因素有关。先进行主动运动检查，后进行被动运动检查。主动运动检查受患者神经因素的影响较大，能反映脊柱运动的一般情况；被动运动检查能弥补主动运动检查的不足。

1. 主动运动检查 患者取站立位，立正姿势。检查者两手扶住患者两侧髂嵴，以了解骨盆是否参加了脊柱运动。前屈运动时，嘱患者立正站好，全身肌肉放松，徐徐向前弯曲，颈背部有疼痛或其他感觉则告诉检查者。前屈时注意观察胸的活动度是否正常，活动有无受限，活动过程中有无姿势异常，颈背有无疼痛、疼痛出现及消失的度数等。

旋转运动观察时，患者姿势同上。嘱患者先向一侧旋转，然后再向另一侧旋转，双上肢可随之转动。但骨盆不能动，观察患者运动范围及运动是否协调等。脊柱的各种关节炎，每个方向的活动均出现疼痛，旋转亦不例外。

2. 被动运动检查 前屈和后伸运动检查时，患者取坐位。检查上部胸椎时，检查者右手置患者项部或额部，使患者颈椎前屈或后伸，检查者左手拇指进行胸椎棘突的触诊，观察和感觉胸椎的活动（图 1–4–1）。检查下胸椎时，先将右手绕过患者右腋部，放在其项背部，使头前屈，检查者左手拇指进行切诊，屈曲检查后嘱患者双臂交叉后上举，检查者右手握住其左前臂，并使之抬高，伸胸椎，检查者左手进行切诊，观察和感觉下胸椎屈伸运动情况（图 1–4–2）。

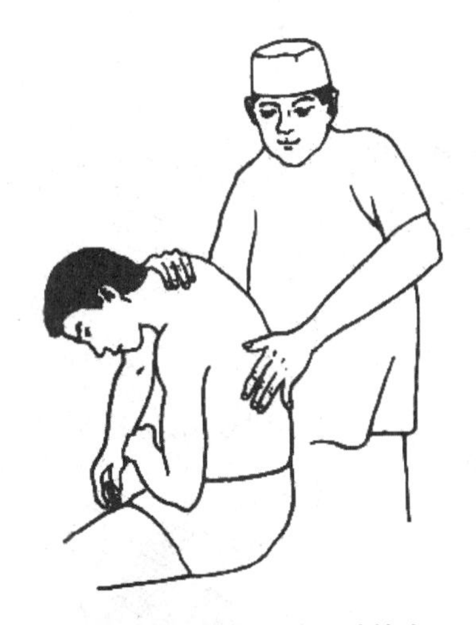

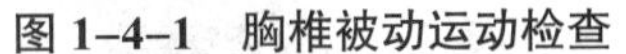
图 1–4–1　胸椎被动运动检查

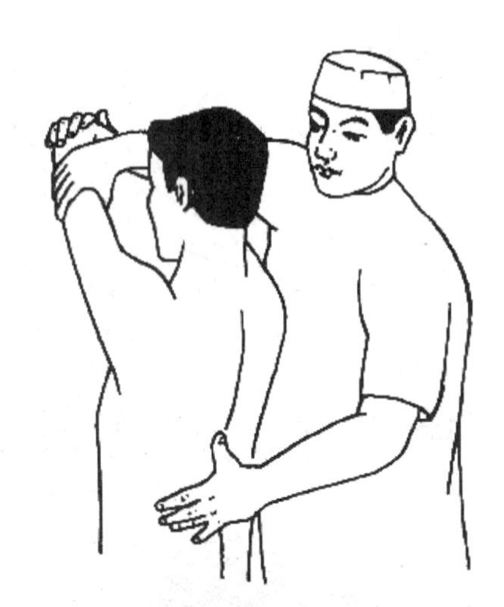

图 1–4–2　胸椎被动运动检查（抬臂）

上部胸椎后伸运动观察时，还可采用“弹性试验”，即让患者俯卧于检查台上，头部微偏，双上肢置于台侧，检查者手掌平放于患者背部胸椎棘突上，向前徐徐按压，然后提起，自上而下反复数次，从而感觉胸椎的弹性活动是否良好。若胸椎局部弹性减少或消失，表示胸椎后伸运动受限。

检查上胸椎被动侧弯运动时，检查者立于患者右后方，右手把住患者头顶做左右侧屈运动，左手拇指进行胸椎棘突切诊，感知胸椎侧弯运动情况。检查下胸椎时，检查者右手把住患者的右肩部做侧屈运动，同样用左手拇指进行切诊。

上胸椎旋转运动检查时，患者取坐位，嘱患者右手抬高，置于头枕部，检查者站在患者右后侧，右手穿过患者的右臂前方，把住患者的项背部，做胸椎的被动旋转运动，同时用左手拇指切诊胸椎棘突，观察和感觉棘突运动的大小（图 1–4–3）。

3. 肌力检查 颈背部的主要伸肌是竖脊肌（脊神经后支，C_1 ～ L_1 支配）。辅助伸肌是腰背髂肋肌。检查时嘱患者俯卧，两手置于体侧，主动抬高上身，检查者同时在患者项背部施加阻力以对抗，并触摸肌肉的收缩，然后根据肌肉收缩情况判断其肌力（图 1–4–4）。

颈段的主要屈肌是胸锁乳突肌（副神经支配），辅助屈肌是斜角肌和椎前肌。检查时检查者一手放在患者胸骨上以防止胸段屈曲，另一手抵住患者的前额。嘱患者屈颈，检查者同时加以阻力以对抗，然后根据肌肉收缩情况判断其肌力（图 1–4–5）。

颈的主要伸肌是头项夹肌、头半棘肌和头长肌（脊神经后支，颈神经前支），辅助伸肌是斜方肌（副神经）。检查时检查者一手放于患者颈后基底中央，以防止躯干后仰，一手放在枕部上方，嘱患者后仰头部，检查者同时加以阻力对抗（图 1–4–6）。当斜方肌收缩时，放在背部的手指可触到其收缩，然后根据肌肉收缩的情况判断其肌力大小。

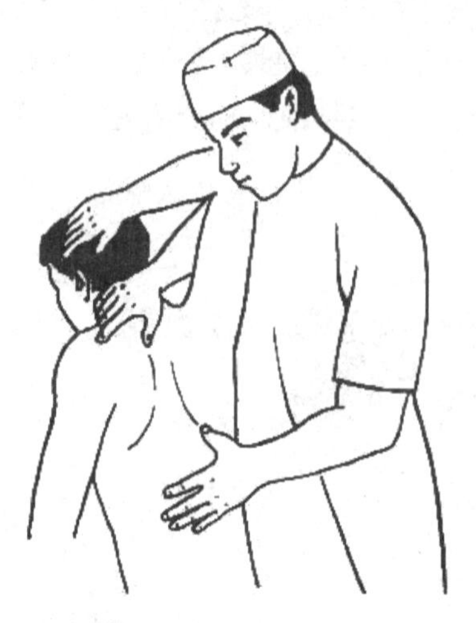

图 1–4–3　上胸椎旋转运动检查

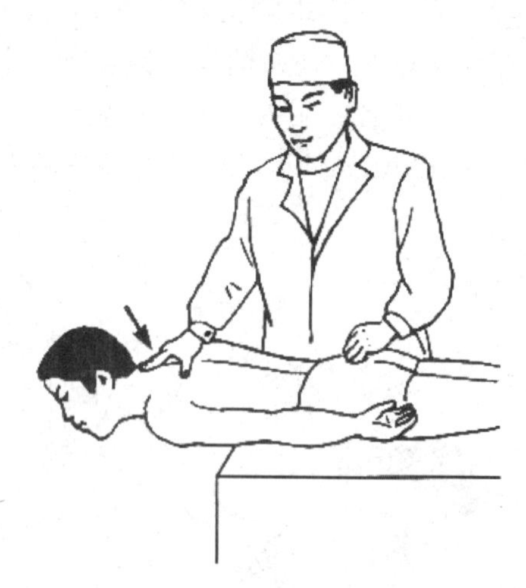

图 1–4–4　腰背伸肌肌力检查

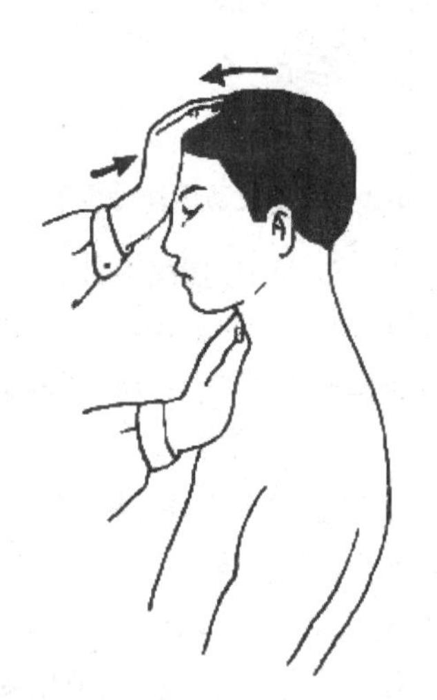

图 1–4–5　颈部肌力检查（屈肌）

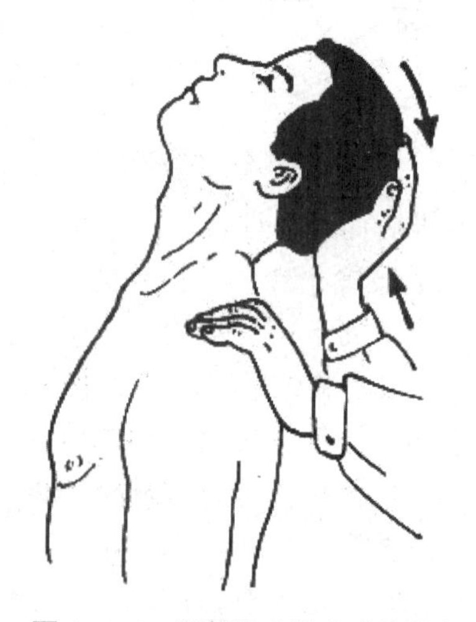

图 1–4–6　颈部肌力检查（伸肌）

颈的主要旋转肌是胸锁乳突肌（副神经），辅助旋转肌是颈段小内在肌。检查时检查者一手放在患者肩部以固定躯干，防止胸腰椎的旋转替代作用，一手放在对侧下颌部，嘱患者向该侧旋转，检查者同时加以阻力对抗，然后根据肌肉收缩情况判断其肌力大小（图 1–4–7）。一侧检查完后再如法检查另一侧，并进行左右比较。

颈的主要侧弯肌是前、中、后斜角肌（臂丛神经，C_4 ～ C_6），辅助侧弯肌是颈段小内在肌，检查者同时加以阻力对抗。然后根据肌肉收缩情况判断其肌力大小（图 1–4–8）。

颈段有屈曲、后伸、旋转和侧弯等四种基本运动，运动间相互协调。50% 的屈伸运动发生在寰枕关节，50% 的旋转发生在寰枢关节。侧弯发生于全部颈椎，同时伴有旋转活动，检查时应有所注意。

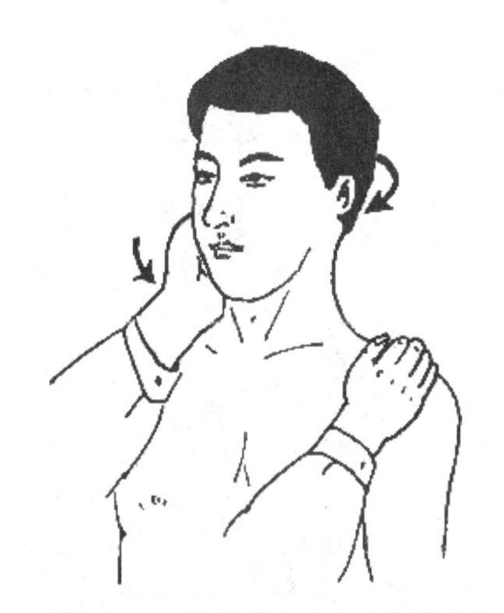

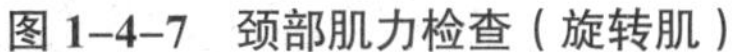

图 1–4–7　颈部肌力检查（旋转肌）

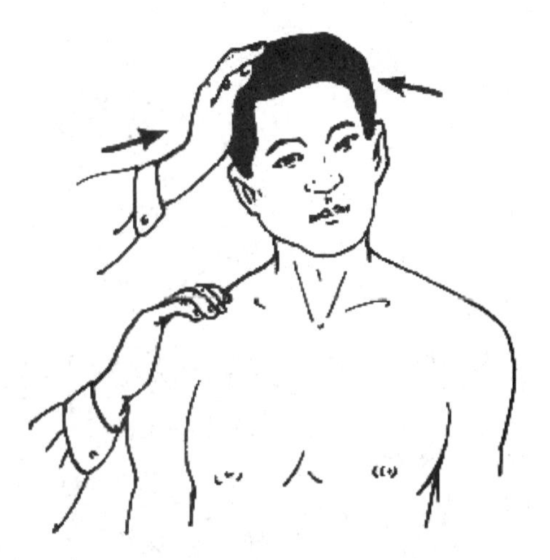

图 1–4–8　颈部肌力检查（侧弯肌）

4. 运动检查　颈椎主动运动检查时嘱患者做点头动作，看其下颏能否触及胸壁，然后嘱患者抬头向上看，看其能否看到天花板。正常人屈曲时下颏能触及胸壁，后仰能看到天花板，运动流畅无停顿。若患者不能到达正常活动范围或活动不流畅，提示活动受限。

屈曲活动检查后，嘱患者将头从一侧转向另一侧，然后嘱其将耳朵向肩部靠近。正常旋转时下颏几乎能达到肩部，侧弯时头能侧斜 45°，运动流畅。若侧弯时患者肩部抬起，旋转时下颏不能达到肩部，表示异常，临床见于斜颈、颈肌痉挛和颈淋巴结肿大等。

颈椎被动运动检查时，检查者两手放在患者头部两侧，向前屈曲其头部，然后抬起头部再使其后伸，最后回到中立位，看其能否达到正常活动范围。屈伸运动检查后，将患者头部向一侧旋转，到极限后回到中立位，再向另一侧旋转，看其能否达到正常范围，同时将左右进行比较，看其是否相等。有明显外伤史和椎体破坏的患者，怀疑椎体失稳时，不宜做被动运动检查，以免损伤脊髓和神经。

四、特殊检查

1. 臂丛神经刺激试验　臂丛神经刺激试验是有选择性地刺激臂丛神经的不同部位，如组成臂丛神经的神经根部位、椎间孔、斜角肌间隙和肋锁间隙等，并观察神经受刺激后的反应，借以判定臂丛神经何部位受到刺激的方法，临床常用如下试验。

臂丛神经牵拉试验（图 1–4–9），又称 Eaten 试验。检查时嘱患者颈段前屈，检查者一手放于头部患侧，一手握住患肢腕部，向下牵引，同时放于头部的手向对侧推，使神经根受到牵拉，若患肢出现疼痛、麻木，或原有症状加重，为试验阳性，提示臂丛神经受到刺激。在牵拉同时使患肢内旋，称为 Eaten 加强试验，意义同前。

2. 头部叩击试验（图 1–4–10）　又称铁砧试验。患者端坐，检查者一手平置于患者头部，掌心向下，一手握拳叩击放于头顶部的手背。若叩击时患者感到颈段不适、疼痛，或有臂丛神经刺激征为试验阳性，提示臂丛神经受到刺激，临床见于颈椎病和颈椎间盘突出。

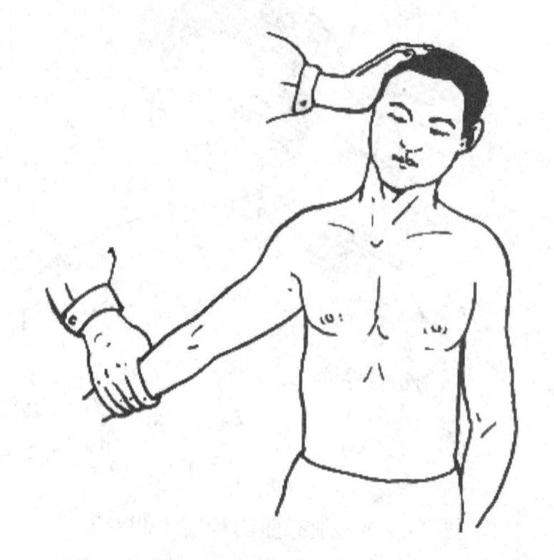

图 1-4-9　臂丛神经牵拉试验（Eaten 试验）

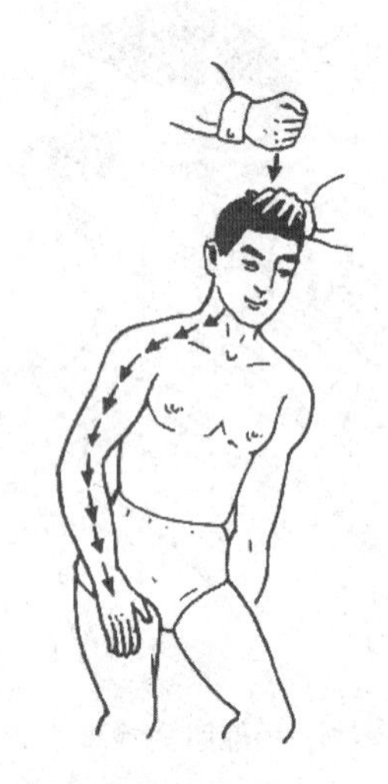

图 1-4-10　头部叩击试验（铁砧试验）

3. 椎间孔挤压试验（图 1-4-11） 又称 Spurling 试验。患者坐位，头微向患侧弯曲，检查者立于患者后方，用手按住患者头顶一侧向下挤压。若挤压时患肢出现放射性疼痛，为试验阳性，临床见于颈椎间盘突出症，臂丛神经在椎间孔受到刺激。

4. 压顶试验 又称 Jackson 试验。患者坐立，头位于中立位，检查者双手交叉，从患者头顶部垂直向下压，然后嘱患者头后伸，再顺颈椎纵轴向下按压。挤压时患肢出现放射性疼痛或原有症状加重为试验阳性。临床意义同上。

5. 肩部下压试验（图 1-4-12） 嘱患者端坐，头部向健侧偏斜，检查者此时握住患肢腕部向下牵引。当颈神经根在粘连时，患侧肩部会抬高以减轻刺激。若牵引时出现患肢放射性疼痛或原有症状加重为试验阳性，临床见于颈椎病和胸廓出口综合征肋锁型。

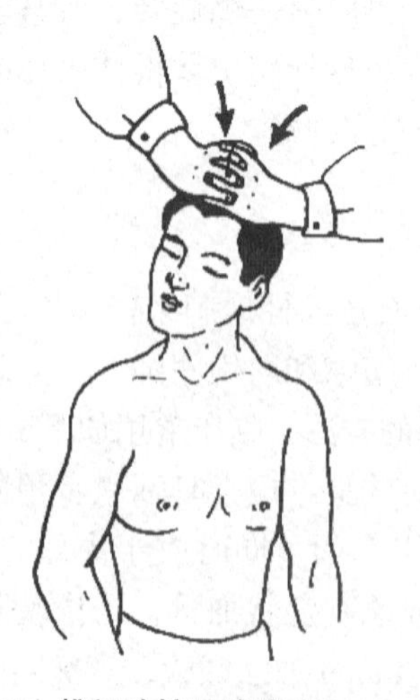

图 1-4-11　椎间孔挤压试验（Spurling 试验）

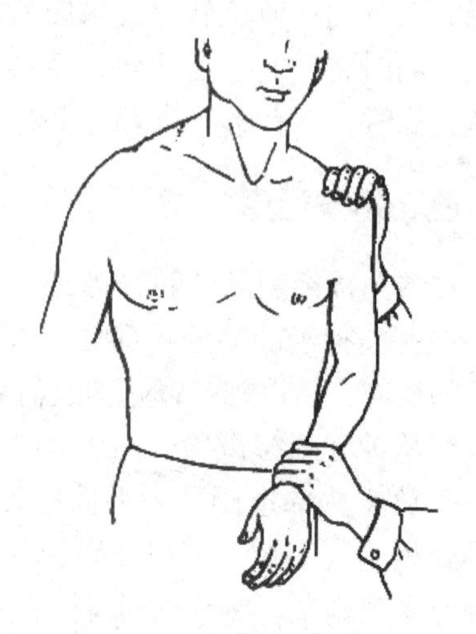

图 1-4-12　肩部下压试验

6. 颈段拔伸试验 患者坐位，检查者将双手分别放于患者头左右侧，稍用力向上拔伸头部，若拔伸患者颈段及上肢疼痛减轻为试验阳性，提示颈神经根在内上方受到刺激，可进行颈椎牵引治疗。

7. Valsalva 试验（图 1–4–13） 患者坐位，嘱其闭嘴，向下用力鼓气，使椎管内压力加大。若腹压增加时出现颈肩部疼痛或臂丛神经刺激征为试验阳性，提示颈椎椎管内有占位性病变，临床见于颈椎间盘突出和颈髓肿瘤。

8. 上肢血管刺激试验 上肢血管刺激试验是有选择性地刺激颈段和胸廓出口部血管的不同部位，观察远端肢体的反应，借以判定血管某个部位受到刺激的一种方法。临床常用下列试验。

（1）深呼吸试验：又称 Adson 试验。患者坐位，双手分别置于膝部，检查者先切左右侧桡动脉搏动，并加以比较。然后嘱患者尽力抬头，深吸气，并将头转向患侧。检查者同时一手下压其肩部，一手切其桡动脉，观察其搏动情况。查完一侧后再查另一侧（图 1–4–14）。活动过程中出现脉搏搏动减弱为试验阳性，提示锁骨下动脉受到挤压。头后仰时出现脉搏搏动减弱多系颈肋，转头和肩下压时脉搏搏动减弱多系前斜角肌综合征。

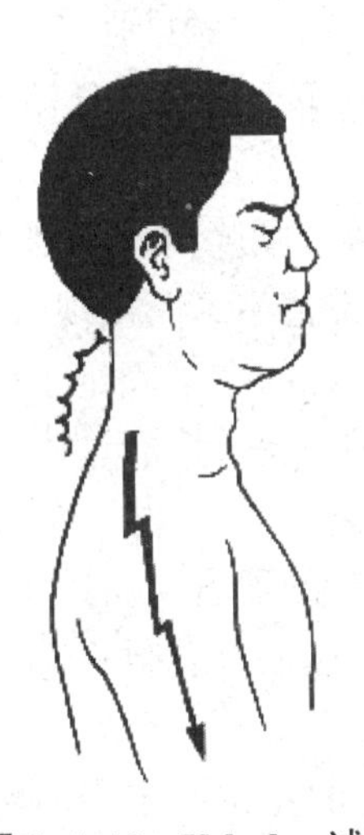

图 1–4–13 Valsalva 试验

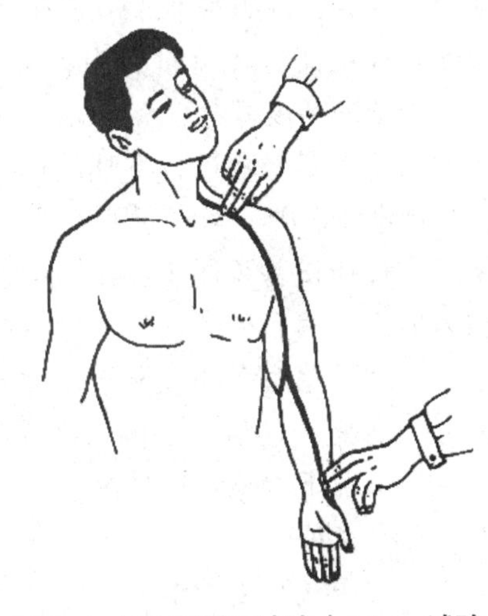

图 1–4–14 深呼吸试验（Adson 试验）

（2）挺胸试验：患者站立，检查者一手握住患者肘部，一手切住桡动脉，嘱患者挺胸，两臂直肘后伸。一侧检查完后再检查对侧，并进行左右比较。若活动时桡动脉搏动减弱或消失，手臂及手部有疼痛麻木为试验阳性（图 1–4–15），提示锁骨下动脉及臂丛神经在第 1 肋骨和锁骨间隙受到压迫，临床见于胸廓出口综合征肋锁型。

（3）超外展试验：患者坐位或站立，检查者一手握住患腕，一手切住其桡动脉，然后将患肢从外侧向上抬起。一侧检查完后再检查对侧，并进行左右比较（图 1–4–16）。若外展过程中出现桡动脉搏动减弱为试验阳性，提示锁骨下动脉在喙突和胸小肌下受到压迫，临床见于胸廓出口综合征喙突胸小肌型。

9. 头颈胸段常用的特殊检查

（1）头前屈旋转试验：又称 Fenz 试验。先使患者头部缓慢前屈，然后再向左和向右旋转。若活动时出现颈段疼痛为试验阳性，提示颈椎有骨关节病。

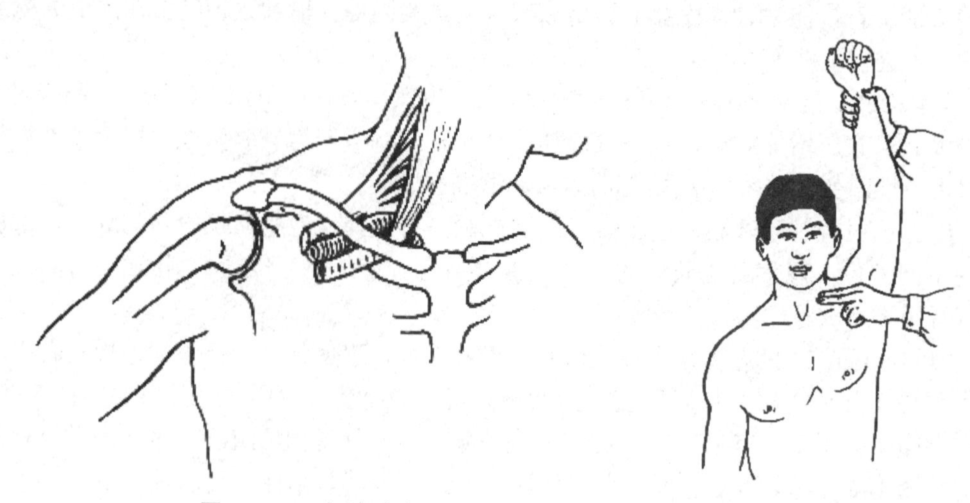

图 1-4-15　挺胸试验　　图 1-4-16　超外展试验

（2）转身看物试验：嘱患者观看自己肩部或身旁某物，若患者不能或不敢贸然转头，或转动全身观看，说明颈椎或颈肌有疾患，如颈椎结核、颈椎强直、落枕等。

（3）拉斯特征：又名 Rust 征，患者常用双手抱着头部，避免头部活动加重颈段疼痛，临床常见于颈椎结核患者。

（4）吞咽试验：嘱患者进行吞咽动作，观察其有无吞咽障碍和咽部疼痛现象。颈椎骨质增生、颈椎前血肿、炎症或肿瘤导致的软组织肿胀患者，常出现试验阳性。

（5）风府穴按压试验（图 1-4-17）：取坐位，用医者的左手固定于前额，右手的大拇指按揉风府穴，然后猛然松开，患者如果出现眼睛发亮、眼目清晰为之阳性，否则为之阴性。原理是用医者的大拇指按揉基底动脉的根部，马上松开后相对调理了小脑和大脑的后三分之一的供血，因眼睛是对供血最敏感的器官，所以眼目有清晰感，在脑供血不足的情况下，感觉比较灵敏，阳性反应，有基底动脉供血不足的可能，可作为钩治风府穴的依据。

（6）风池穴按压试验（图 1-4-18）：取坐位，医者的左手固定于前额，右手的大拇指和食指按揉双风池穴，然后猛然松开，患者如果出现头脑清晰，或头痛缓解，或头脑较前舒适，为之阳性，否则为之阴性。原理是通过医者的大拇指和食指对枕大、枕小神经根部的刺激来判断腧穴瘀滞所在，可作为钩治风池穴的依据。

（7）抬头试验（图 1-4-19）：患者慢慢抬头，至最大幅度，同时观察患者的局部和四肢反应，如果头部在抬高过程中由于抬头的压迫而局部和四肢症状加重者为阳性。

（8）低头试验（图 1-4-20）：患者头部慢慢低下，至最大幅度，同时观察患者的局部和四肢症状，如果头部在低下过程中由于低头的压迫而症状加重者为阳性。

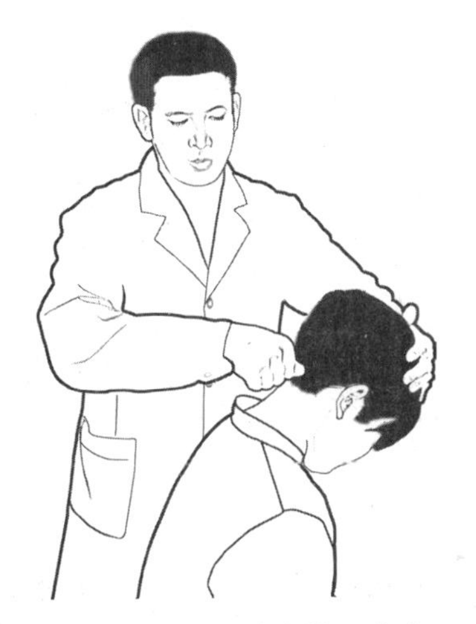

图 1-4-17 风府穴按压试验

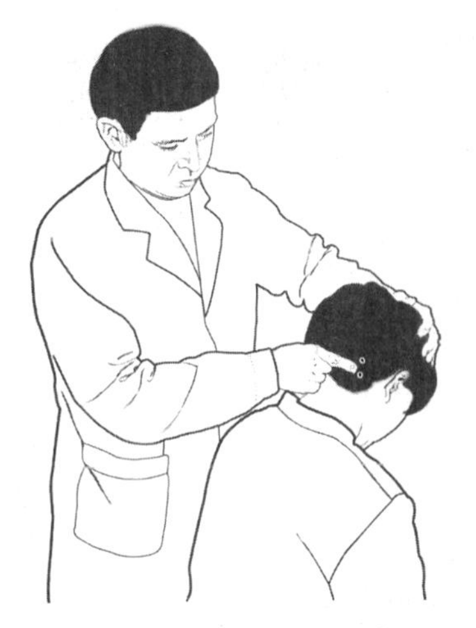

图 1-4-18 风池穴按压试验

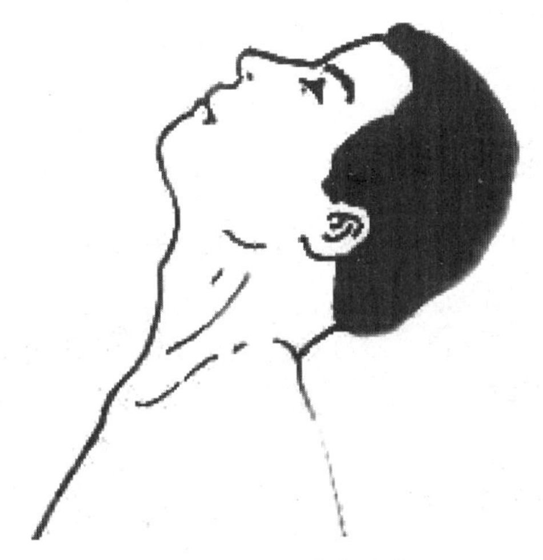

图 1-4-19 抬头试验

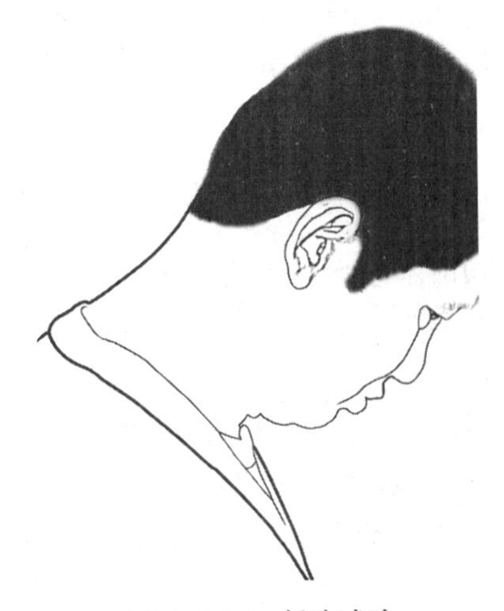

图 1-4-20 低头试验

（9）椎动脉扭曲试验：又称旋转试验。患者头部略后仰，然后自主地向左右旋转，若出现头晕、恶心、呕吐、晕厥、猝倒等椎动脉供血不足的表现即为阳性。

（10）胸椎前屈试验（图 1-4-21）：患者站立位，使胸椎尽量前屈到最大限度，引起或加重背部疼痛，或引起两胁胀痛、放射痛，或胸腹不适等，为阳性，否则为阴性。

（11）胸椎后伸试验（图 1-4-22）：患者站立位，使胸椎尽量后伸到最大限度，引起或加重背部疼痛，或两胁胀痛、放射痛，或胸腹不适等，为阳性，否则为阴性。

（12）胸椎椎间孔挤压试验（图 1-4-23）：患者站立位，嘱其向左或向右最大限度侧屈，引起或加重背部疼痛，两胁痛、放射痛或腰腹部不适，为阳性，否则为阴性。

10. 相关区域检查 头面部病变可在颈段出现异常，如颅脑损伤可引起颈段强直。下颌关节病变，牙齿和口腔的感染，可引起颈段疼痛。颈段病变又常常波及上肢，引起上肢某部的运动、感觉和反射等的异常。因此，头面部检查时应注意颈肩检查，颈段检查时应注意上肢的检查，通过上肢的异常来确定颈椎病变部位和颈脊髓病变平面。

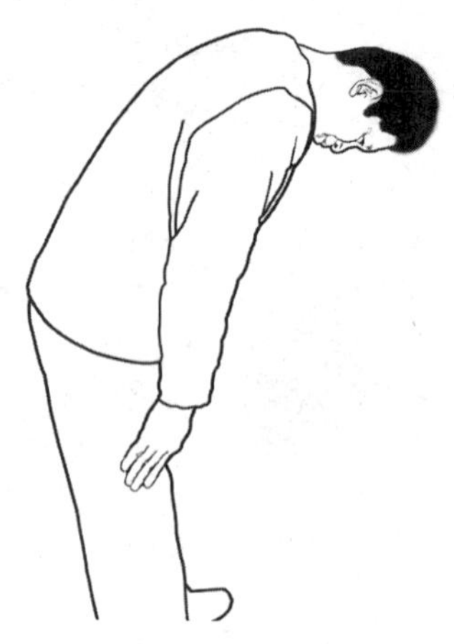

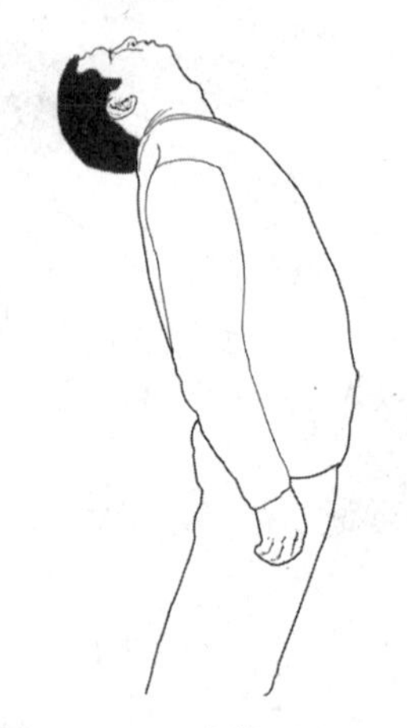

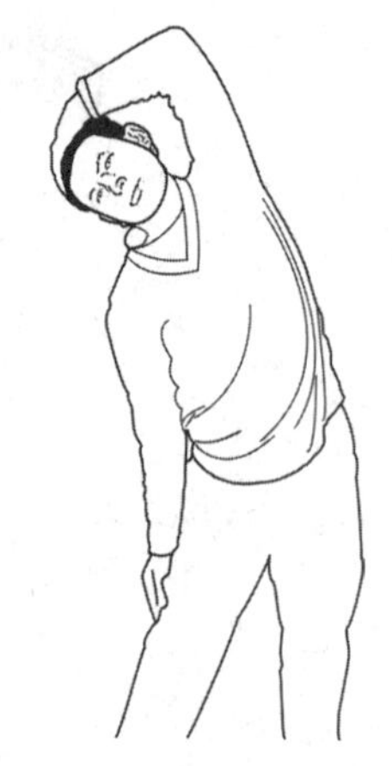

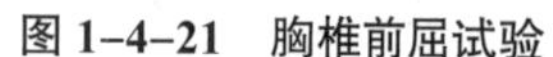

图 1-4-21　胸椎前屈试验　　图 1-4-22　胸椎后伸试验　　图 1-4-23　胸椎椎间孔挤压试验

颈背部望诊时应注意观察肩部与上肢。先天性高位肩胛骨使颈段变短，运动受限；颈背部病变常在肩及上肢出现症状，尤其是颈丛病变引起肩及上肢运动障碍，肌肉萎缩，肌力减弱。

第五节　基础内容

钩活术技术——钩针技术是利用中医特异钩鍉针（专利）针具（软组织钩鍉针、硬组织钩鍉针），以中医理论和针灸学理论为指导，结合解剖学、影像学、骨伤科学、软组织外科学、生物力学、疼痛治疗学等学科知识，通过辨证施治（针），运用钩治法、割治法、挑治法、针刺法、放血法、减压法、减张法、疏松法、温补法、平衡法等多种治疗方法，对相应腧穴进行治疗（钩、割、挑、刺、推、钻、弹、剥、捣、抽等）的常规无菌操作过程。本技术包括钩活术、钩活骨减压术等，这是广义钩活术技术（钩针技术）的概念。

在新（魏氏）夹脊穴、华佗夹脊穴、骨关节特定穴、阿是穴、十二正经腧穴、奇经八脉腧穴、经外奇穴等全身腧穴，根据不同部位，采用不同型号的钩鍉针治疗，通过钩、割、挑、刺、推、钻、弹、剥、捣、抽，达到软组织减压、减张或（和）硬组织减压、减张的目的，疏通松解，建立四维（皮、肉、筋、骨）平衡，所运用的治则治法是钝性与锐性、曲线与直线的科学组合。

钩活术技术也可以说是针灸学的一个组成部分。一般而言，针灸是针刺与艾灸的合称，但是从广义而言，中医针灸包括针法和灸法。针法包括钩、割、挑、刺、推、钻、弹、剥、捣、抽，针具不但包括毫针，还包括三棱针、皮肤针、皮内针、火针、针刀、圆利针、松筋针、铍针、刃针、带刃针、拨针、挑针、割针、鍉针、大针和钩活术的特异钩鍉针等；灸法包括艾灸、盐灸、天灸、火灸、灯草灸、药灸等。

钩活术技术针具多（90 型）、组合多，君臣佐使配伍丰富，采用独立新夹脊穴、坐标腧穴定位、独特手法、弧形钩法等，临床疗效独特，有别于其他特异针疗法。

中华钩活术是传统针灸的创新发展，因为中华钩活术是以传统针法为理论依据、以传统“九针”为施治针具，对针具加以革新改进，增进疗效，针灸学所涉及的十二正经腧穴、奇经八脉腧穴、经外奇穴都可以利用中华钩活术的微类钩鍉针进行钩治。不同的是，针灸通常包括针刺技术和艾灸技术，而中华钩活术疗法不包括艾灸技术，在针刺技术方面，中华钩活术除了针刺法，还包括钩治法、割治法、挑治法、放血法、减压法、减张法、疏松法、温补法、平衡法等。

一次性使用钩活术钩鍉针钩针（巨类颈胸型）是颈胸椎疾病中常用的巨类钩鍉针（图 1-5-1）。

一、一次性使用钩活术钩鍉针钩针

1. 材质、硬度、保养　巨类颈胸型针头由 4Cr13 和 3Cr13MO 材料制成，针柄和针尾由塑料制成。

具有良好的耐腐蚀性能。

包装后应贮存在相对湿度不超过 80%、无腐蚀性气体和通风良好的室内。

2. 结构　由针头、针身、针柄、针尾组成。

头部硬度为 509 ～ 579HV0.3。

刃口 5mm 内和钩身 3mm 处的表面粗糙，不大于 0.8μm。

其余部位粗糙度应不大于 0.4μm。

产品头部和柄的连接牢固，能经受 180N 的拉力而不松动。

对接光滑，美观协调。

针头部由钩尖、钩刃、钩弧、钩板组成。

钩弧为双弧形，钩板为渐尖形弧板。

钩刃为弧形的双锐刃。

3. 消毒方法　一次性使用钩活术钩鍉针钩针采用环氧乙烷灭菌消毒，有效期 2 年。

4. 操作方法　拇、食指持针，针尖垂直皮肤，由浅入深，做钩提动作，按钩度钩治。

5. 钩治腧穴　颈胸段新（魏氏）夹脊穴。

6. 治疗范围　颈胸椎疾患。

7. 注意事项

（1）使用前检查有效期和包装无破损，打开包装后针具完好。

（2）手法轻柔，切忌用蛮力，钩治深度 1cm 左右，针尖的方向与神经走行一致。

（3）操作时与患者交流，以防意外。

（4）颈胸段的神经、血管丰富，应熟悉解剖，准确定位，防止事故。

（5）一次性使用，用后对损伤性医疗废物做毁形处置。

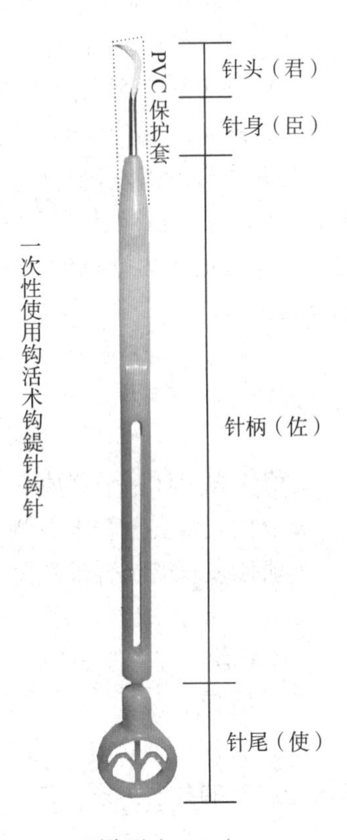

图 1-5-1　巨类颈胸型（JL—01）

二、魏氏坐标定位取穴法

坐标定位取穴法是一种利用影像学检查的结果，建立一个平面直角坐标系，对脊柱椎旁腧穴定位的一种方法，能准确反映脊椎的椎体、棘突、关节突、椎板、横突和所定椎旁腧穴位置的现代定位法，可达到准确定位的目的。

不同于传统的中医针灸腧穴定位取穴法（包括骨度同身寸定位法、自然标志取穴法、手指同身寸取穴法和简便取穴法），坐标定位取穴法利用脊柱的 X 线正位像（1∶1）为标准，结合其固有的骨性标志，在本脊椎体上缘线（由椎体上缘两端点引出的直线）、下缘线（由椎体下缘两端点引出的直线）和棘突下缘点形成的 X 线影像平面上，以棘突下缘为基准点（“0”点），引一条平行于椎体下缘的平行线，建立平面直角坐标系，所引之线为坐标系的 X 轴（图 1–5–2），箭头方向为正值，相反为负值，正值方向代表本脊椎的左侧（L），负值方向代表本脊椎的右侧（R）。在此平面上以基准点（“0”点）为中心，引一条垂直于 X 轴的垂直线为此坐标系的 Y 轴，方向向上，Y 轴的正向（正值）为脊椎的上向，反向（负值）为脊椎的下向，由此推出坐标定位取穴法公式：

$$x=\frac{a+b}{2}$$

x 值代表坐标系平移值。

a 值代表棘突至脊椎右侧下关节突外缘值。

b 值代表棘突至脊椎左侧下关节突外缘值。

1. 坐标定位取穴法取正常脊椎旁腧穴 正常脊椎没有旋转，没有侧摆，X 值为“0”，脊椎旁定位，按照坐标定位取穴法能够准确测量棘突和所定腧穴及脊椎左缘、右缘的准确数值。

测量方法：通过脊柱的 X 线正位像（1∶1）来测定棘突到脊椎左右下关节突外缘和所定腧穴的数值关系，选定准确腧穴位置（图 1–5–3）。

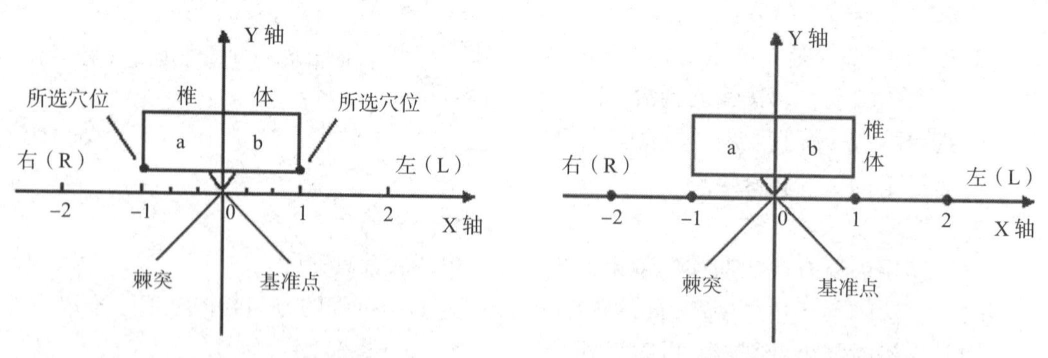

图 1–5–2　坐标定位取穴法示意　　**图 1–5–3　正常脊椎坐标定位取穴**

2. 坐标定位取穴法取水平旋转脊椎旁腧穴 由于人体长久劳损和自然退变的原因，脊柱中脊椎两侧肌肉的拉力产生了不平衡现象，导致脊椎向左或向右水平旋转，在病态情况下给我们的选穴定位带来了一定困难，利用坐标定位取穴法便可解决腧穴定位问题。

脊椎水平旋转是指以人体脊椎垂直轴为中心，发生（左右）旋转。原因在于本脊椎在外力（包括肌肉）的作用下，左右两侧的拉力出现了长期失衡或间断性失衡现象，使棘突向左或向右旋转，迫使脊椎相应旋转，造成棘突向左或向右偏移，本脊椎的下关节突和上关节突发生相应的变化，使本脊椎的上关节突关节和下关节突关节自身的平衡被破坏，关节出现的自身紊乱，影响到整个脊柱的平衡，此关节弹性系数减小，防御功能降低，抗外力功能减弱，成为易损椎，而易产生疾病。

在整个脊柱脊椎（24 椎）中，颈椎的 C_4、C_5、C_6、C_7 和腰椎的 L_3、L_4、L_5，活动度最大，受力最大，其椎间盘退变较早，是脊椎旋转的易损椎。另外，颈椎的 C_4、C_5、C_6、C_7 和腰椎的 L_3、L_4、L_5 是颈椎生理曲度和腰椎生理曲度的形成椎，所以颈椎的 C_4、C_5、C_6、C_7 和腰椎的 L_3、L_4、L_5 是弹性系数最强的脊椎，发生病变的概率最高，发生旋转的机会最多。

旋转后的脊椎，在选穴时如何定位：根据坐标定位取穴法的公式，要进行坐标平移，据平移的数值，来决定腧穴的位置。

被定位脊椎的棘突下缘为基准点（“0”点），在同一平面内，沿基准点画平行于本脊椎的基准线为 X 轴，方向向左（图 1–5–4），在基准点（“0”点）上引一条垂直于 X 轴的垂线为 Y 轴，方向向上，如被定位脊椎出现旋转（左右），按上述坐标定位取穴法，那么就出现了坐标系的平移值：

$$x=\frac{a+b}{2}\text{（坐标平移值）}$$

注：a 为坐标系 X 轴右侧的值。b 为坐标系 X 轴左侧的值。x 为坐标系平移的值。

所求出的值为负值“–”，坐标系向右平移；所求出的值为正值“+”，坐标系向左平移。

例如：设 a=–0.5，b=1.5，求坐标系平移值：

$$x=\frac{a+b}{2}$$

$$x=\frac{(-0.5)+1.5}{2}$$

$$x=0.5$$

所求坐标平移值为 0.5。因是“+”值，所以坐标系向左侧平移 0.5。

3. 侧摆脊椎的椎旁腧穴定位 由于脊柱部分脊椎旋转的原因，脊椎两侧肌肉的拉力产生了不平衡现象，导致脊椎向左或向右水平旋转，由于它们之间相互的连接，就会产生脊椎的侧摆，侧摆和水平旋转基本是同步出现的，就像地球的自转和公转一样，但又因椎体之间连接的相互作用，其旋转和侧摆又受到一定的限制，侧摆后的椎体给我们的选穴定位带来了一定困难，利用坐标定位取穴法便可解决此情况下的腧穴定位问题。

对此侧摆现象后的脊椎，如何定位仍以坐标定位取穴法为基准。

以侧摆后脊椎的棘突为基准点，定为“0”点，仍然以在同一个平面内，沿基准点画平行于本脊椎的基准线为X轴，方向向左，在基准点（“0”点）上引一条垂直于X轴的垂线为Y轴，方向向上，如被定位脊椎出现侧摆现象，按上述坐标定位取穴法，可直接定位（图1–5–5）。

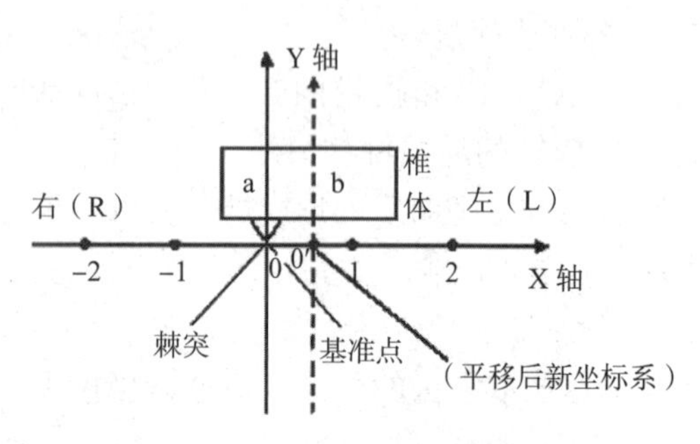

图1–5–4　水平旋转脊椎坐标定位取穴

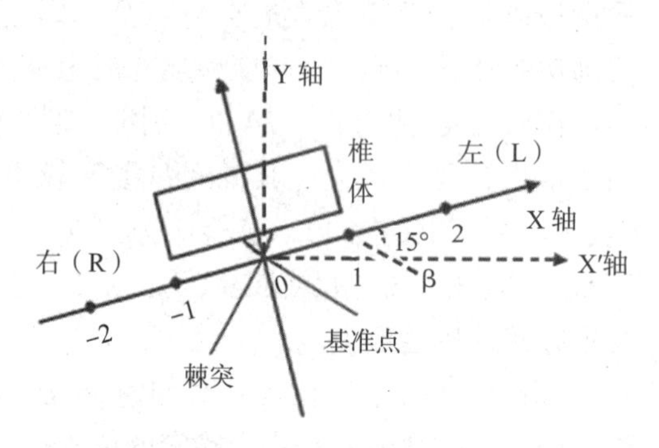

图1–5–5　侧摆脊椎的坐标定位取穴

在坐标系平面内，以“0”点为起点，引一个水平方向向左的射线为X′轴线，X′轴线与X轴线交于“0”点，所形成的夹角β的弧度数，为侧摆的度数，逆时针方向为正弧度数（β），顺时针方向为负弧度数（–β）。

如果脊椎发生旋转和侧摆，就出现了坐标系的旋转和平移值。

4. 脊柱侧弯脊椎旁腧穴定位　脊椎水平旋转是指以人体脊椎垂直轴为中心，发生（左右）旋转。原因是周围软组织的拉力平衡失调，由于相邻脊椎的关系，旋转的过程必然发生侧摆现象，由于生理特点决定旋转必然发生侧摆，连续侧摆就形成脊柱侧弯（正面观）。

侧弯脊柱脊椎旁腧穴定位

水平旋转和侧摆连续后形成脊柱的侧弯，定位取穴同旋转加侧摆（图1–5–6）。

按坐标定位取穴法对发生旋转侧摆现象的脊椎腧穴定位如下：

例如：一个椎体既旋转，又侧摆，设a=–0.3，b=1.7

第一步：求坐标系平移值。

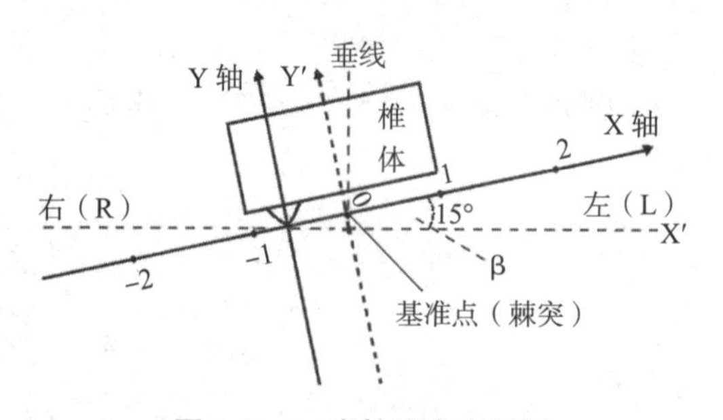

图1–5–6　脊柱稳定度测量

$$x=\frac{a+b}{2}$$

$$x=\frac{(-0.3)+1.7}{2}$$

$$x=0.7$$

所求坐标平移值为 0.7，因是“+”值，所以坐标系向左平移 0.7。

第二步：求旋转角度。

按照侧摆的定位方法，找到“0”点，引一水平线形成 X′轴，形成的 X′轴与 X 轴形成锐角 β=15°，两步完成后即可完成定位。

其实与水平旋转的定位法基本等同，只是在侧摆框架内的旋转值。

三、新夹脊穴（魏氏夹脊穴）与脊椎节段的关系

颈胸椎新夹脊穴的取穴原则是以脊柱的骨形标志为基准，以关节突关节为准绳，随骨形标志的变化而变化，利用坐标定位取穴法定位。

新夹脊穴（魏氏夹脊穴）与脊椎阶段的关系（图 1–5–7）（表 1–5–1）如下。

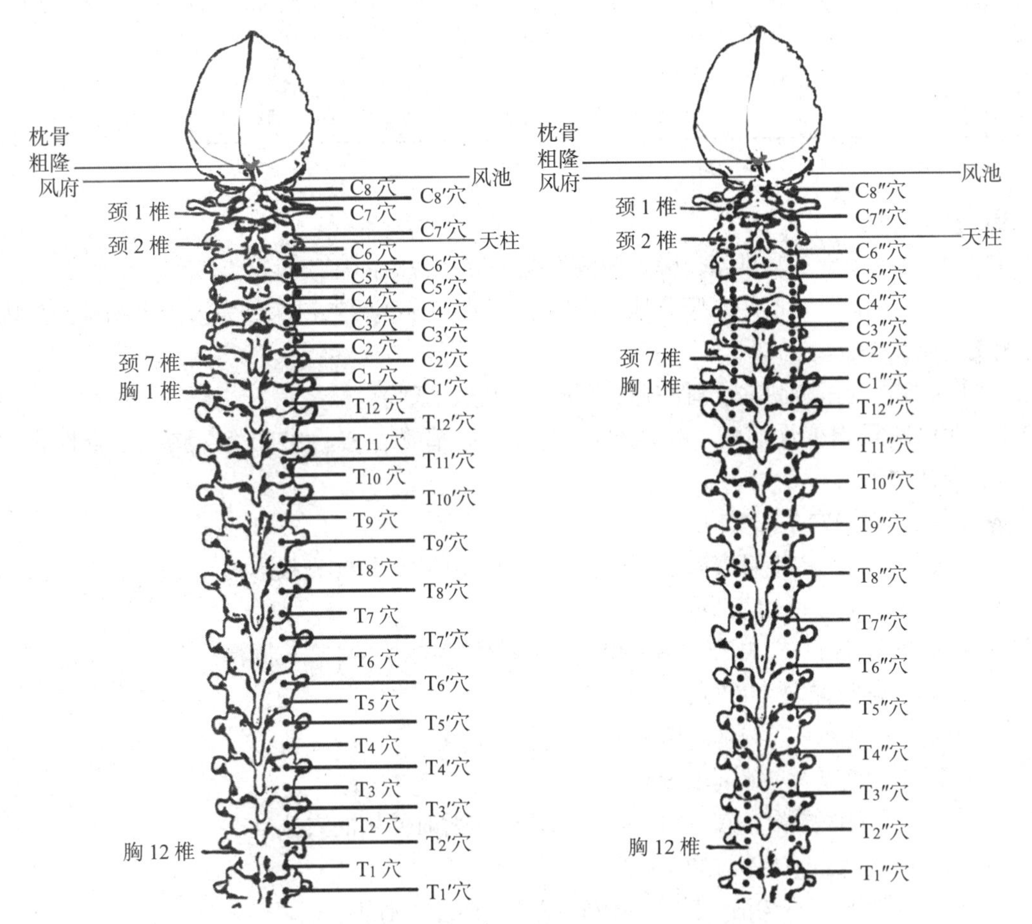

图 1–5–7 魏氏夹脊穴的主穴、撇穴、撇撇穴与相邻椎体的关系

C：颈 T：胸

C_1 穴：颈 1 穴 C_1' 穴：颈 1 撇穴 C_1'' ：颈 1 撇撇穴

魏氏夹脊穴的定位，是以脊柱的骨性标志为基准，以关节突关节为准绳，随骨性标志的变化而变化，利用坐标定位取穴法定位的。

表 1-5-1 新（魏氏）夹脊穴与脊椎节段的关系

部位	魏氏夹脊 83 穴
颈段（24 个腧穴）	颈 1（C_1） 颈 2（C_2） 颈 3（C_3） 颈 4（C_4） 颈 5（C_5） 颈 6（C_6） 颈 7（C_7） 颈 8（C_8）
	颈 1′（C_1'） 颈 2′（C_2'） 颈 3′（C_3'） 颈 4′（C_4'） 颈 5′（C_5'） 颈 6′（C_6'） 颈 7′（C_7'） 颈 8′（C_8'）
	颈 1″（C_1''） 颈 2″（C_2''） 颈 3″（C_3''） 颈 4″（C_4''） 颈 5″（C_5''） 颈 6″（C_6''） 颈 7″（C_7''） 颈 8″（C_8''）
胸段（36 个腧穴）	胸 1（T_1） 胸 2（T_2） 胸 3（T_3） 胸 4（T_4） 胸 5（T_5） 胸 6（T_6） 胸 7（T_7） 胸 8（T_8） 胸 9（T_9） 胸 10（T_{10}） 胸 11（T_{11}） 胸 12（T_{12}）
	胸 1′（T_1'） 胸 2′（T_2'） 胸 3′（T_3'） 胸 4′（T_4'） 胸 5′（T_5'） 胸 6′（T_6'） 胸 7′（T_7'） 胸 8′（T_8'） 胸 9′（T_9'） 胸 10′（T_{10}'） 胸 11′（T_{11}'） 胸 12′（T_{12}'）
	胸 1″（T_1''） 胸 2″（T_2''） 胸 3″（T_3''） 胸 4″（T_4''） 胸 5″（T_5''） 胸 6″（T_6''） 胸 7″（T_7''） 胸 8″（T_8''） 胸 9″（T_9''） 胸 10″（T_{10}''） 胸 11″（T_{11}''） 胸 12″（T_{12}''）

注：颈 1（C_1）代表颈一穴；胸 1（T_1）代表胸一穴

1. 胸一脊穴（T_1 穴）

［定位］第十二胸椎棘突旁，两侧下关节突在背后的体表投影点。

［解剖］有腰背筋膜、竖脊肌：布有肋下动、静脉后支，深层为第十二胸神经后内侧支。

［主治］中医胸胁痛、胃脘痛、呕吐、腹胀、肠鸣。

西医胸椎退变性疾病（胸椎脊神经受累）、脊源性慢性结肠炎、胸段强直性脊柱炎、脊柱相关疾病等。

2. 胸一脊撇穴（T_1'穴）

［定位］第一腰椎棘突旁，两侧椎板中央点在背后的体表投影点。

［解剖］同胸一穴解剖位置。

［主治］同胸一穴主治，用于胸一穴主治疾病的再治疗或巩固治疗。

3. 胸一脊撇撇穴（T_1''穴）

［定位］在胸一穴与胸一撇穴体表连线的中点。

［解剖］同胸一穴解剖位置。

［主治］中医同胸一穴主治，是局部穴位注射时使用的穴位点。

西医胸一穴主治疾病的再治疗或巩固治疗。

注：只注药，不钩治，防止损伤关节囊或神经、血管。

4. 胸二脊穴（T_2 穴）

［定位］第十一胸椎棘突旁，两侧下关节突在背后的体表投影点。

［解剖］有背阔肌、竖脊肌；布有第十一肋间动、静脉后支，深层为第十一胸神经后内侧支。

［主治］中医胸胁痛、腹胀、黄疸、呕吐、泄泻。

西医胸椎退变性疾病（胸椎脊神经受累）、脊源性慢性结肠炎、脊源性慢性胆囊炎、胸段强直性脊柱炎、脊柱相关疾病等。

5. 胸二脊撇穴（T_2'穴）

［定位］第十二胸椎棘突旁，两侧椎板中央点在背后的体表投影点。

［解剖］同胸二穴解剖位置。

［主治］同胸二穴主治，用于胸二穴主治疾病的再治疗或巩固治疗。

6. 胸二脊撇撇穴（T_2''穴）

［定位］在胸二穴与胸二撇穴体表连线的中点。

［解剖］同胸二穴解剖位置。

［主治］中医同胸二穴主治，是局部穴位注射时使用的穴位点。

西医胸二穴主治疾病的再治疗或巩固治疗。

注：只注药，不钩治，防止损伤关节囊或神经、血管。

7. 胸三脊穴（T_3穴）

［定位］第十胸椎棘突旁，两侧下关节突在背后的体表投影点。

［解剖］有下后锯肌、竖脊肌；布有第十肋间动、静脉后支，深层为第十胸神经后内侧支。

［主治］中医胸胁痛、黄疸、口苦。

西医胸椎病退变性疾病（胸椎脊神经受累）、脊源性慢性胆囊炎、胸段强直性脊柱炎、脊柱相关疾病等。

8. 胸三脊撇穴（T_3'穴）

［定位］第十一胸椎棘突旁，两侧椎板中央点在背后的体表投影点。

［解剖］同胸三穴解剖位置。

［主治］同胸三穴主治，用于胸三穴主治疾病的再治疗或巩固治疗。

9. 胸三脊撇撇穴（T_3''穴）

［定位］胸三穴与胸三撇穴体表连线的中点。

［解剖］同胸三穴解剖位置。

［主治］中医同胸三穴主治，是局部穴位注射时使用的穴位点。

西医胸三穴主治疾病的再治疗或巩固治疗。

注：只注药，不钩治，防止损伤关节囊或神经、血管。

10. 胸四脊穴（T_4穴）

［定位］第九胸椎棘突旁，两侧下关节突在背后的体表投影点。

［解剖］有下后锯肌、竖脊肌；布有第九肋间动、静脉后支，深层为第九胸神经后内侧支。

［主治］中医脊背痛、胁痛、黄疸、呕血。

西医胸椎退变性疾病（胸椎脊神经受累）、脊源性慢性胆囊炎、脊源性慢性胃炎、脊源性慢性胰腺炎、胸段强直性脊柱炎、脊柱相关疾病等。

11. 胸四脊撇穴（T_4'穴）

［定位］第十胸椎棘突旁，两侧椎板中央点在背后的体表投影点。

［解剖］同胸四穴解剖位置。

［主治］同胸四穴主治，用于胸四穴主治疾病的再治疗或巩固治疗。

12. 胸四脊撇撇穴（T_4''穴）

［定位］在胸四穴与胸四撇穴体表连线的中点。

［解剖］同胸四穴解剖位置。

［主治］中医同胸四穴主治，是局部穴位注射时使用的穴位点。

西医胸四穴主治疾病的再治疗或巩固治疗。

注：只注药，不钩治，防止损伤关节囊或神经、血管。

13. 胸五脊穴（T_5穴）

［定位］第八胸椎棘突旁，两侧下关节突在背后的体表投影点。

［解剖］有竖脊肌；布有第八肋间动、静脉后支，深层为第八胸神经后内侧支。

［主治］中医脊背痛、胁痛、黄疸、呕血、胃痛、腹胀、腹泻。

西医胸椎退变性疾病（胸椎脊神经受累）、脊源性慢性胆囊炎、脊源性慢性胃炎、脊源性慢性胰腺炎、胸椎强直性脊柱炎、脊柱相关疾病等。

14. 胸五脊撇穴（T_5'穴）

［定位］第九胸椎棘突旁，两侧椎板中央点在背后的体表投影点。

［解剖］同胸五穴解剖位置。

［主治］同胸五穴主治，用于胸五穴主治疾病的再治疗或巩固治疗。

15. 胸五脊撇撇穴（T_5''穴）

［定位］在胸五穴与胸五撇穴体表连线的中点。

［解剖］同胸五穴解剖位置。

［主治］中医同胸五穴主治，是局部穴位注射时使用的穴位点。

西医胸五穴主治疾病的再治疗或巩固治疗。

注：只注药，不钩治，防止损伤关节囊或神经、血管。

16. 胸六脊穴（T_6穴）

［定位］第七胸椎棘突旁，两侧下关节突在背后的体表投影点。

［解剖］有竖脊肌；布有第七肋间动、静脉后支，深层为第七胸神经后内侧支。

［主治］中医胁痛、胸痛、腹胀、腹泻。

西医胸椎退变性疾病（胸椎脊神经受累）、脊源性结肠炎、胸椎强直性脊柱炎、脊柱相关疾病等。

17. 胸六脊撇穴（T_6'穴）

［定位］第八胸椎棘突旁，两侧椎板中央点在背后的体表投影点。

［解剖］同胸六穴解剖位置。

［主治］同胸六穴主治，用于胸六穴主治疾病的再治疗或巩固治疗。

18. 胸六脊撇撇穴（T_6''穴）

［定位］在胸六穴与胸六撇穴体表连线的中点。

［解剖］同胸六穴解剖位置。

［主治］中医同胸六穴主治，是局部穴位注射时使用的穴位点。

西医胸六穴主治疾病的再治疗或巩固治疗。

注：只注药，不钩治，防止损伤关节囊或神经、血管。

19. 胸七脊穴（T_7 穴）

［定位］第六胸椎棘突旁，两侧下关节突在背后的体表投影点。

［解剖］有斜方肌、竖脊肌；布有第六肋间动、静脉后支，深层为第六胸神经后内侧支。

［主治］中医胁痛、脊背痛、胃痛、腹胀。

西医胸椎退变性疾病（胸椎脊神经受累）、脊源性胃病、脊源性肠炎、胸椎强直性脊柱炎、脊柱相关疾病等。

20. 胸七脊撇穴（T_7'穴）

［定位］第七胸椎棘突旁，两侧椎板中央点在背后的体表投影点。

［解剖］同胸七穴解剖位置。

［主治］同胸七穴主治，用于胸七穴主治疾病的再治疗或巩固治疗。

21. 胸七脊撇撇穴（T_7''穴）

［定位］在胸七穴与胸七撇穴体表连线的中点。

［解剖］同胸七穴解剖位置。

［主治］中医同胸七穴主治，是局部穴位注射时使用的穴位点。

西医胸七穴主治疾病的再治疗或巩固治疗。

注：只注药，不钩治，防止损伤关节囊或神经、血管。

22. 胸八脊穴（T_8 穴）

［定位］第五胸椎棘突旁，两侧下关节突在背后的体表投影点。

［解剖］有斜方肌、菱形肌，深层为竖脊肌；布有第五肋间动、静脉后支，深层为第五胸神经后内侧支。

［主治］中医背痛、心痛、惊悸。

西医胸椎退变性疾病（胸椎脊神经受累）、脊源性心绞痛、脊源性冠心病、胸椎强直性脊柱炎、脊柱相关疾病等。

23. 胸八脊撇穴（T_8'穴）

［定位］第六胸椎棘突旁，两侧椎板中央点在背后的体表投影点。

［解剖］同胸八穴解剖位置。

［主治］同胸八穴主治，用于胸八穴主治疾病的再治疗或巩固治疗。

24. 胸八脊撇撇穴（T_8''穴）

［定位］在胸八穴与胸八撇穴体表连线的中点。

［解剖］同胸八穴解剖位置。

［主治］中医同胸八穴主治，是局部穴位注射时使用的穴位点。

西医胸八穴主治疾病的再治疗或巩固治疗。

注：只注药，不钩治，防止损伤关节囊或神经、血管。

25. 胸九脊穴（T_9 穴）

［定位］第四胸椎棘突旁，两侧下关节突在背后的体表投影点。

［解剖］有斜方肌、菱形肌，深层为竖脊肌；布有第四肋间动、静脉后支，深层为

第四胸神经后内侧支。

[主治] 中医背痛、乳房胀痛、乳房肿块、乳房硬结、心痛、胸闷。

西医胸椎退变性疾病（胸椎脊神经受累）、脊源性乳腺增生症、脊源性冠心病、胸椎强直性脊柱炎、脊柱相关疾病等。

26. 胸九脊撇穴（T_9'穴）

[定位] 第五胸椎棘突旁，两侧椎板中央点在背后的体表投影点。

[解剖] 同胸九穴解剖位置。

[主治] 同胸九穴主治，用于胸九穴主治疾病的再治疗或巩固治疗。

27. 胸九脊撇撇穴（T_9''穴）

[定位] 在胸九穴与胸九撇穴体表连线的中点。

[解剖] 同胸九穴解剖位置。

[主治] 中医同胸九穴主治，是局部穴位注射时使用的穴位点。

西医胸九穴主治疾病的再治疗或巩固治疗。

注：只注药，不钩治，防止损伤关节囊或神经、血管。

28. 胸十脊穴（T_{10} 穴）

[定位] 第三胸椎棘突旁，两侧下关节突在背后的体表投影点。

[解剖] 有斜方肌、菱形肌，深层为竖脊肌；布有第三肋间动、静脉后支，深层为第三胸神经后内侧支。

[主治] 中医肩背痛、鼻塞、流涕、头疼、咳嗽、气喘。

西医胸椎退变性疾病（胸椎脊神经受累）、脊源性鼻炎、脊源性支气管炎、胸椎强直性脊柱炎、脊柱相关疾病等。

29. 胸十脊撇穴（T_{10}'穴）

[定位] 第四胸椎棘突旁，两侧椎板中央点在背后的体表投影点。

[解剖] 同胸十穴解剖位置。

[主治] 同胸十穴主治，用于胸十穴主治疾病的再治疗或巩固治疗。

30. 胸十脊撇撇穴（T_{10}''穴）

[定位] 在胸十穴与胸十撇穴体表连线的中点。

[解剖] 同胸十穴解剖位置。

[主治] 中医同胸十穴主治，是局部穴位注射时使用的穴位点。

西医胸十穴主治疾病的再治疗或巩固治疗。

注：只注药，不钩治，防止损伤关节囊或神经、血管。

31. 胸十一脊穴（T_{11} 穴）

[定位] 第二胸椎棘突旁，两侧下关节突在背后的体表投影点。

[解剖] 有斜方肌、菱形肌、上后锯肌，深层为竖脊肌；布有第二肋间动、静脉后支，深层为第二胸神经后内侧支。

[主治] 中医胸背痛、咳嗽、发热、喘憋、头痛。

西医胸椎退变性疾病（胸椎脊神经受累）、脊源性支气管炎、脊源性哮喘、胸段强直性脊柱炎、脊柱相关疾病等。

32. 胸十一脊撇穴（T_{11}'穴）

［定位］第三胸椎棘突旁，两侧椎板中央点在背后的体表投影点。

［解剖］同胸十一穴解剖位置。

［主治］同胸十一穴主治，用于胸十一穴主治疾病的再治疗或巩固治疗。

33. 胸十一脊撇撇穴（T_{11}''穴）

［定位］在胸十一穴与胸十一撇穴体表连线的中点。

［解剖］同胸十一穴解剖位置。

［主治］中医同胸十一穴主治，是局部穴位注射时使用的穴位点。

西医胸十一穴主治疾病的再治疗或巩固治疗。

注：只注药，不钩治，防止损伤关节囊或神经、血管。

34. 胸十二脊穴（T_{12}穴）

［定位］第一胸椎棘突旁，两侧下关节突在背后的体表投影点。

［解剖］有斜方肌、菱形肌、上后锯肌，深层为竖脊肌；布有第一肋间动、静脉后支，深层为第一胸神经后内侧支。

［主治］中医肩背痛、臂痛、指麻、咳嗽、痰多、气短、鼻塞、发热。

西医颈椎病（臂丛神经受累）、胸椎退变性疾病（胸椎脊神经受累）、脊源性支气管炎、脊源性鼻炎、胸段强直性脊柱炎、脊柱相关疾病等。

35. 胸十二脊撇穴（T_{12}'穴）

［定位］第二胸椎棘突旁，两侧椎板中央点在背后的体表投影点。

［解剖］同胸十二穴解剖位置。

［主治］同胸十二穴主治，用于胸十二穴主治疾病的再治疗或巩固治疗。

36. 胸十二脊撇撇穴（T_{12}''穴）

［定位］在胸十二穴与胸十二撇穴体表连线的中点。

［解剖］同胸十二穴解剖位置。

［主治］中医同胸十二穴主治，是局部穴位注射时使用的穴位点。

西医胸十二穴主治疾病的再治疗或巩固治疗。

注：只注药，不钩治，防止损伤关节囊或神经、血管。

37. 颈一脊穴（C_1穴）

［定位］第七颈椎棘突旁，两侧下关节突在颈后体表的投影点。

［解剖］有斜方肌、头夹肌、颈夹肌，深层为竖脊肌、头半棘肌；布有椎动脉、椎静脉，深层为第八颈神经后内侧支。

［主治］中医上肢痛、肩背痛、指痛、咳嗽、气喘、发热、头痛、项强、外感、鼻塞、流涕。

西医颈椎病（以臂丛神经受累为主）、颈段强直性脊柱炎、脊柱相关疾病等。

38. 颈一脊撇穴（C_1'穴）

［定位］第一胸椎棘突旁，两侧椎板中央点在颈后的体表投影点。

［解剖］同颈一脊穴解剖位置。

［主治］同颈一脊穴主治，用于颈一脊穴主治疾病的再治疗或巩固治疗。

39. 颈一脊撇撇穴（C_1''穴）

［定位］在颈一脊穴与颈一脊撇穴体表连线的中点。

［解剖］同颈一脊穴解剖位置。

［主治］中医同颈一脊穴主治，是局部穴位注射时使用的穴位点。

西医颈一脊穴主治疾病的再治疗或巩固治疗。

注：只注药，不钩治，防止损伤关节囊或神经、血管。

40. 颈二脊穴（C_2 穴）

［定位］第六颈椎棘突旁，两侧下关节突在颈后体表的投影点。

［解剖］有斜方肌、头夹肌、颈夹肌，深层为竖脊肌、头半棘肌；布有椎动脉、椎静脉，深层为第七颈神经后内侧支。

［主治］中医上肢痛、肩背痛、指痛、头晕、头痛、恶心、呕吐、项强、咽部异物感、咳喘、心悸。

西医颈椎病（以臂丛神经、交感神经受累为主）、颈段强直性脊柱炎、脊柱相关疾病等。

41. 颈二脊撇穴（C_2'穴）

［定位］第七颈椎棘突旁，两侧椎板中央点在颈后的体表投影点。

［解剖］同颈二脊穴解剖位置。

［主治］同颈二脊穴主治，用于颈二脊穴主治疾病的再治疗或巩固治疗。

42. 颈二脊撇撇穴（C_2''穴）

［定位］颈二脊穴与颈二撇穴体表连线的中点。

［解剖］同颈二脊穴解剖位置。

［主治］中医同颈二脊穴主治，是局部穴位注射时使用的穴位点。

西医颈二脊穴主治疾病的再治疗或巩固治疗。

注：只注药，不钩治，防止损伤关节囊或神经、血管。

43. 颈三脊穴（C_3 穴）

［定位］第五颈椎棘突旁，两侧下关节突在颈后体表的投影点。

［解剖］有斜方肌、头夹肌、颈夹肌，深层为竖脊肌、头半棘肌；有椎动脉的横突部与该部椎静脉的丛环，深层为第六颈神经后内侧支。

［主治］中医臂痛、肩背痛、指痛、颈痛、颈僵、项强、头晕、头痛、失眠、健忘、不寐。

西医颈椎病（以臂丛神经、交感神经受累为主）、颈段强直性脊柱炎、脊柱相关疾病等。

44. 颈三脊撇穴（C_3'穴）

［定位］第六颈椎棘突旁，两侧椎板中央点在颈后的体表投影点。

［解剖］同颈三脊穴解剖位置。

［主治］同颈三脊穴主治，用于颈三脊穴主治疾病的再治疗或巩固治疗。

45. 颈三脊撇撇穴（C_3''穴）

［定位］在颈三脊穴与颈三撇穴体表连线的中点。

［解剖］同颈三脊穴解剖位置。

［主治］中医同颈三脊穴主治，是局部穴位注射时使用的穴位点。

西医颈三脊穴主治疾病的再治疗或巩固治疗。

注：只注药，不钩治，防止损伤关节囊或神经、血管。

46. 颈四脊穴（C_4 穴）

［定位］第四颈椎棘突旁，两侧下关节突在颈后体表的投影点。

［解剖］有斜方肌，深层为竖脊肌、头半棘肌；有椎动脉的横突部与该部椎静脉的丛环，深层为第五颈神经后内侧支。

［主治］中医项强、项痛、头晕、头痛、呕吐、鼻塞、流涕、胸闷、失眠。

西医颈椎病（以颈丛神经、交感神经受累为主）、颈段强直性脊柱炎、脊柱相关疾病等。

47. 颈四脊撇穴（C_4'穴）

［定位］第五颈椎棘突旁，两侧椎板中央点在颈后的体表投影点。

［解剖］同颈四脊穴解剖位置。

［主治］同颈四脊穴主治，用于颈四脊穴主治疾病的再治疗或巩固治疗。

48. 颈四脊撇撇穴（C_4''穴）

［定位］颈四脊穴与颈四撇穴体表连线的中点。

［解剖］同颈四脊穴解剖位置。

［主治］中医同颈四脊穴主治，是局部穴位注射时使用的穴位点。

西医颈四脊穴主治疾病的再治疗或巩固治疗。

注：只注药，不钩治，防止损伤关节囊或神经血管。

49. 颈五脊穴（C_5 穴）

［定位］第三颈椎棘突旁，两侧下关节突在颈后体表的投影点。

［解剖］有斜方肌，深层为竖脊肌、头半棘肌；有椎动脉的横突部与该部椎静脉的丛环，深层为第四颈神经后内侧支。

［主治］中医头项痛、项强、眩晕、耳鸣、目痛、鼻塞。

西医颈椎病（以颈丛神经受累为主）、颈段强直性脊柱炎、脊柱相关疾病等。

50. 颈五脊撇穴（C_5'穴）

［定位］第四颈椎棘突旁，两侧椎板中央点在颈后的体表投影点。

［解剖］同颈五脊穴解剖位置。

［主治］同颈五脊穴主治，用于颈五脊穴主治疾病的再治疗或巩固治疗。

51. 颈五脊撇撇穴（C_5''穴）

［定位］颈五脊穴与颈五撇穴体表连线的中点。

［解剖］同颈五脊穴解剖位置。

［主治］中医同颈五脊穴主治，是局部穴位注射时使用的穴位点。

西医颈五脊穴主治疾病的再治疗或巩固治疗。

注：只注药，不钩治，防止损伤关节囊或神经、血管。

52. 颈六脊穴（C_6 穴）

［定位］第二颈椎棘突旁，两侧下关节突在颈后体表的投影点。

［解剖］有斜方肌，深层为竖脊肌、头半棘肌；有椎动脉的横突部与该部椎静脉的丛环，深层为第三颈神经后内侧支。

［主治］中医颈痛、头项痛、项强、眩晕、耳鸣、目痛、鼻塞。

西医颈椎病（以颈丛神经受累为主）、颈段强直性脊柱炎、脊柱相关疾病等。

53. 颈六脊撇穴（C_6'穴）

［定位］第三颈椎棘突旁，两侧椎板中央点在颈后的体表投影点。

［解剖］同颈六脊穴解剖位置。

［主治］同颈六脊穴主治，用于颈六脊穴主治疾病的再治疗或巩固治疗。

54. 颈六脊撇撇穴（C_6''穴）

［定位］颈六脊穴与颈六撇穴体表连线的中点。

［解剖］同颈六脊穴解剖位置。

［主治］中医同颈六脊穴主治，是局部穴位注射时使用的穴位点。

西医颈六脊穴主治疾病的再治疗或巩固治疗。

注：只注药，不钩治，防止损伤关节囊或神经、血管。

55. 颈七脊穴（C_7穴）

［定位］寰椎后结节旁，两侧下关节面后缘在颈后体表的投影点。

［解剖］有斜方肌，深层为竖脊肌、椎枕肌；有椎动脉的横突部与该部椎静脉的丛环，深层为第二颈神经。

［主治］中医头项痛、项强、眩晕、耳鸣、目痛、鼻塞、癫、狂、痫、热病。

西医颈椎病（以颈丛神经受累为主）、颈段强直性脊柱炎、脊柱相关疾病等。

注：慎钩治，因没有椎弓下椎间孔，第二颈神经裸露在寰椎后结节旁，如钩治只选微类内板 1.2 型钩鍉针。不安全，最好不钩。

56. 颈七脊撇穴（C_7'穴）

［定位］枢椎棘突旁，两侧上关节面后缘在颈后体表的投影点。

［解剖］同颈七脊穴解剖位置。

［主治］同颈七脊穴主治，用于颈七脊穴主治疾病的再治疗或巩固治疗。

注：只注药，不钩治（两侧寰枢关节囊后缘下方有椎动脉第二颈神经通过，如果钩治容易误伤椎动脉、脊神经或关节囊）。

57. 颈七脊撇撇穴（C_7''穴）

［定位］颈七脊穴与颈七脊撇穴体表连线的中点。

［解剖］同颈七脊穴解剖位置。

［主治］中医同颈七脊穴主治，是局部穴位注射时使用的穴位点。

西医颈七脊穴主治疾病的再治疗或巩固治疗。

注：只注药，不钩治（两侧寰枢关节囊后缘下方有椎动脉第二颈神经通过，如果钩治容易误伤椎动脉、脊神经或关节囊）。

58. 颈八脊穴（C_8穴）

［定位］寰椎后结节旁，两侧枕骨髁后缘在枕后部投影。

［解剖］有斜方肌，深层为竖脊肌止点、椎枕肌；布有椎内静脉丛和来自颈深部的

小静脉，深层为第一颈神经。

［主治］中医头晕、目眩、耳鸣、头疼、失眠、多梦、心悸、健忘、精神抑郁、胆怯、烦躁、热病、癫、狂、痫。

西医颈椎病（以椎动脉受累为主）、寰枢关节紊乱综合征、脊柱相关疾病等。

注： 慎钩治，因没有椎弓下椎间孔，第一颈神经裸露在寰椎后结节旁，如钩治只选微类内板 1.2 型钩鍉针。不安全，最好不钩。

59. 颈八脊撇穴（C_8'穴）

［定位］寰椎后结节旁，寰椎两侧上关节凹后缘在颈后部体表投影点。

［解剖］同颈八脊穴解剖位置。

［主治］同颈八脊穴主治，用于颈八脊穴主治疾病的再治疗或巩固治疗。

注： 只注药，不钩治（寰椎后结节两侧上关节面后缘下方有椎动脉、第一颈神经通过，如果钩治容易误伤椎动脉、脊神经）。

60. 颈八脊撇撇穴（C_8''穴）

［定位］颈八脊穴与颈八撇穴体表连线的中点。

［解剖］同颈八脊穴解剖位置。

［主治］中医同颈八脊穴主治，是局部穴位注射时使用的穴位点。

西医颈八脊穴主治疾病的再治疗或巩固治疗。

注： 只注药，不钩治（两侧寰枕关节囊后缘下方有椎动脉、第一颈神经通过，如果钩治容易误伤椎动脉、脊神经或关节囊）。

四、体位选择

钩活术的电动专用手术床：电动升降、前后电动移位、头部带孔、左侧具横梁，落地尺寸高（70cm）、宽（60cm）、长（200cm），前端有直径 15cm 的特殊通气孔，有利于操作、患者呼吸、暴露颈部（图 1–5–8）。

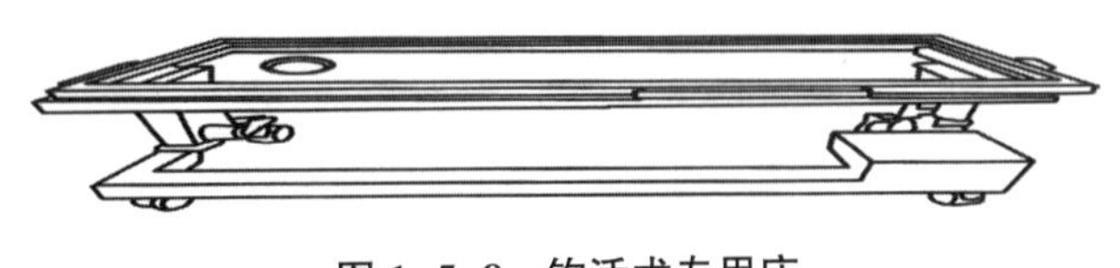

图 1–5–8　钩活术专用床

合理体位的选择，对腧穴的正确定位、钩治时的施术操作以及防止晕针、滞针、弯针甚至折针等都有很大的影响，如重病体弱或精神紧张的患者，钩治时采用坐位，则易使患者感到疲劳，往往易发生晕针，必须采取卧位。因此据病变所在的部位，选择适当的体位，既有利于腧穴的正确定位，又便于钩活施术，临床钩治时常用的体位，主要有以下几种：

1. 俯坐颈位　适宜于不能取俯卧位的患者（如图 1–5–9）。

2. 俯卧颈位　适宜于取颈部腧穴（如图 1–5–10）。

3. 俯卧胸位　适宜于取胸部腧穴（如图 1–5–11）。

在临床上除上述常用体位外，对某些腧穴则应根据腧穴的具体不同要求采取不同的部位。同时也应注意根据病变所取腧穴的位置，尽可能用一种体位，如因治疗需要和某些腧穴定位的特点而必须采用两种不同体位时，应根据患者体质、病情等具体情况灵活掌握。

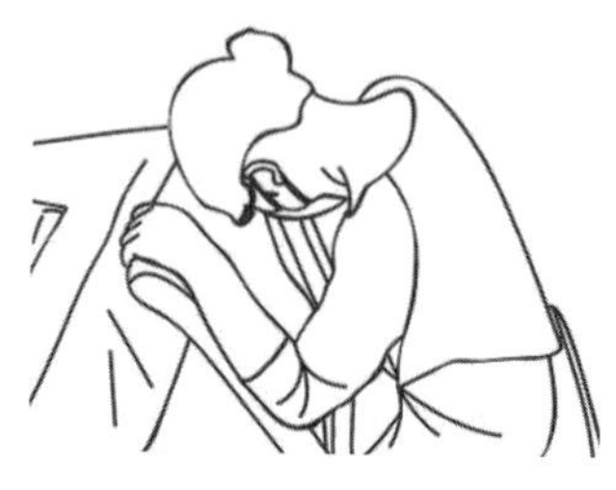

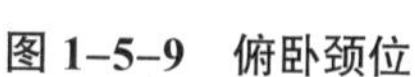

图 1–5–9　俯卧颈位

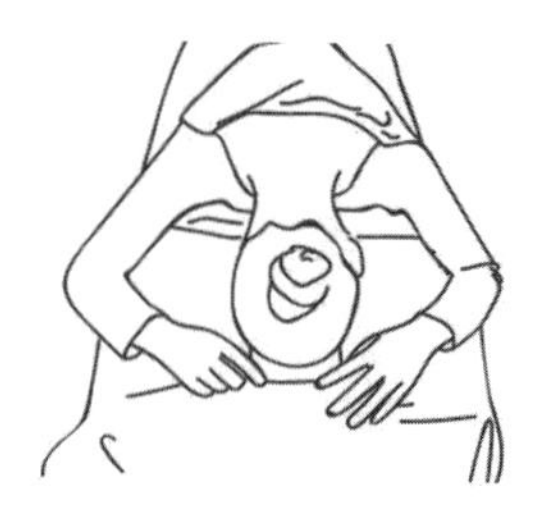

图 1–5–10　俯坐颈位

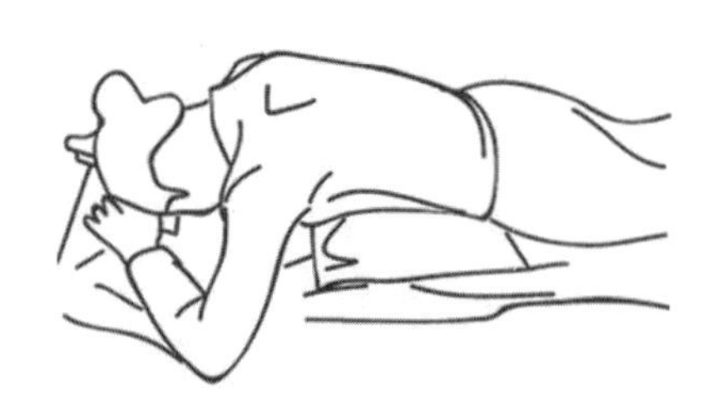

图 1–5–11　俯卧胸位

五、选穴公式（取穴处方）

根据病因、病机、病位、影像，辨证选穴施钩为原则。

下面介绍钩活术在总则指导下治疗脊柱骨关节病及脊椎管狭窄症的一般选穴公式（取穴处方）。

1. 颈椎病

头面部症状为主者

软组织：

第一次：主穴，风府 + 双风池 + 颈 2 穴。

配穴，四神聪、太阳、百会、头维、上关、风池。

第二次：主穴，风府 + 双风池 + 颈 3 穴。

配穴，四神聪、丝竹空、百会、头维、眉中、风池。

第三次：主穴，风府 + 双风池 + 颈 4 穴。

配穴，四神聪、丝竹空、太阳、头维、眉中、风池。

局部和四肢症状为主者

软组织：

第一次：主穴，颈 1 穴 + 颈 2 穴或颈 3 穴 + 颈 2 穴。

配穴，天髎、秉风、臑俞、手三里、曲池。

第二次：主穴，颈 1′穴 + 颈 2′穴或颈 3′穴 + 颈 2′穴。

配穴，天髎、肩髎、臑俞、手五里、曲池。

第三次：主穴，颈 1 穴 + 胸 12 穴 或颈 3 穴 + 颈 2 穴。

配穴，巨骨、肩髃、臑俞、手三里、曲池。

头面部、局部、四肢症状都有者

软组织：

第一次：主穴，风府 + 双风池 + 颈 2 穴或颈 2 穴 + 颈 3 穴或颈 2 穴 + 颈 1 穴。

配穴，百会、风池、肩井、肩髎、臂臑。

第二次：主穴，风府 + 双风池 + 颈 1 穴或颈 2 穴 + 颈 3 穴或颈 2 穴 + 颈 1 穴。

配穴，百会、风池、天髎、秉风、肩髎、手五里。

第三次：主穴，风府＋双风池＋颈3穴或颈2穴＋颈3穴或颈2穴＋颈1穴。

配穴，四神聪、头维、肩髃、天髎、肩髃、臂臑。

2. 胸椎段（以病位在胸6和胸7椎为例）

软组织：

第一次：主穴，胸7穴＋胸6穴。

配穴，膈俞、膈关、心俞、灵台、至阳。

第二次：主穴，胸7′穴＋胸6′穴。

配穴，上脘、下脘、肝俞、胆俞、足三里、三阴交。

第三次：主穴，胸5穴＋胸6穴。

配穴，肺俞、心俞、曲池、合谷、血海。

六、钩速

钩速也就是钩活术进针、出针操作的速度，是钩活术在钩治腧穴过程中弧形进针的速度、出针速度及直线拉出速度，根据临床研究这两个速度确定为6～12秒（抛物线上升2秒，抛物线下降2秒，直线拉出2秒，最快完成时间6秒/次），如果超过这个速度为超速，低于这个速度为低速。

但是在浅单软中完成钩提的时间为常规的3倍，即18～36秒（抛物线上升6秒，抛物线下降6秒，直线拉出6秒，最快完成时间18秒/次）。弧线钩迹的速度在浅单软钩法中体现“轻”，直线钩迹的速度体现“慢”，1/3的钩量体现“少”。

钩速：颈椎部，6～12秒。胸椎部，18～36秒。

七、钩角

钩活术的钩角是钩活术操作过程中进针、钩治、出针时钩鍉针与皮肤之间的角度，包括抬起角和钩进角。钩弧抬起的角度是以钩弧与钩身交界点为基准点、按照相应的进钩角度进入皮下组织后，所抬起弧形进针的角度，如（图1–5–12）；钩针与所钩治腧穴表皮进针的角度为钩进角度，由钩进角形成倒八字钩治法。

钩进角：颈椎40°～45°。胸椎50°～55°。

抬起角：颈椎25°～30°。胸椎10°～15°。

具体的椎列、腧穴、钩进角、抬起角如下表（表1–5–2）所示：

表1–5–2 各夹脊穴椎列、钩进角、抬起角

新夹脊穴	脊椎	钩进角 α 角度	抬起角 β 角度
C_7穴	颈$_1$椎	30°	10°
C_6穴	颈$_2$椎	32°	15°
C_5穴	颈$_3$椎	40°	20°
C_4穴	颈$_4$椎	41°	25°
C_3穴	颈$_5$椎	45°	30°
C_2穴	颈$_6$椎	45°	30°

续表

新夹脊穴	脊椎	钩进角 α 角度	抬起角 β 角度
C_1 穴	颈$_7$椎	46°	30°
T_{12} 穴	胸$_1$椎	47°	15°
T_{11} 穴	胸$_2$椎	48°	15°
T_{10} 穴	胸$_3$椎	49°	12°
T_9 穴	胸$_4$椎	50°	10°
T_8 穴	胸$_5$椎	55°	10°
T_7 穴	胸$_6$椎	60°	10°
T_6 穴	胸$_7$椎	65°	10°
T_5 穴	胸$_8$椎	70°	10°
T_4 穴	胸$_9$椎	72°	15°
T_3 穴	胸$_{10}$椎	75°	15°
T_2 穴	胸$_{11}$椎	78°	15°
T_1 穴	胸$_{12}$椎	80°	20°

八、钩向

钩向是指钩活术在操作过程中的方向，包括操作向（前进直向、前进弧向、正向、反向、提拉直向、拉出弧向）、抬起角向、钩进角向等。操作向是指钩鍉针进入皮肤后操作过程中钩尖的方向；抬起角向是指钩鍉针进入皮肤后准备操作时钩尖的方向；钩进角向是指未进入皮肤、准备钩治时钩鍉针与所钩治腧穴表皮所形成角度的方向（图1–5–12）。

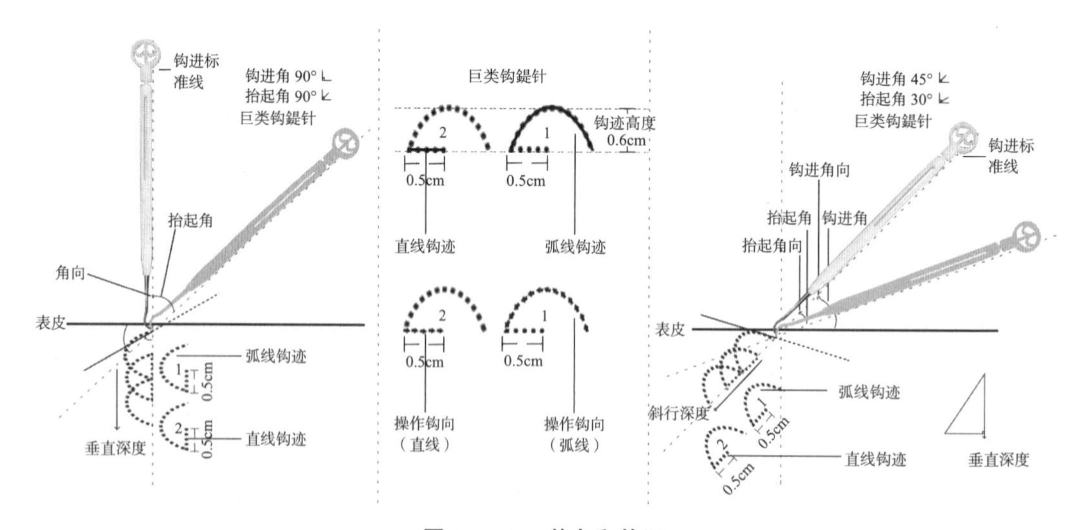

图 1–5–12　钩角和钩深

九、钩迹

钩活术在操作中是弧形进入软组织，达到深度后进行直线提拉，钩迹是指弧线进入直线提拉的轨迹（图 1–5–13）。

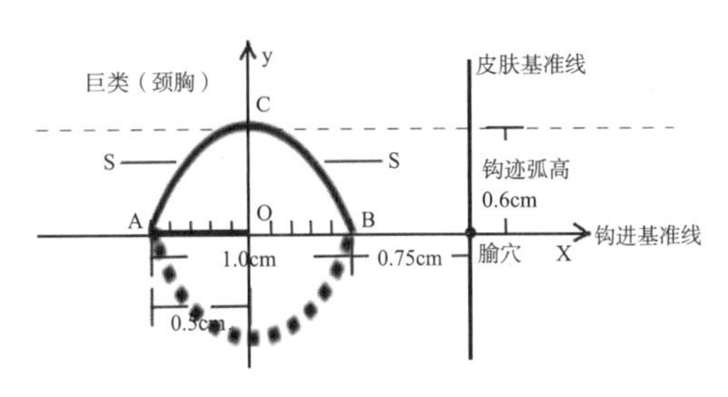

图 1–5–13　坐标钩迹

钩迹：颈胸段都为先弧线后直线的钩迹，分为弧线形、直线形两种，同一个腧穴操作的钩迹基本等同，因为是弧线与直线的重复，弧线与直线的夹角，也就是钩角中的抬起角。直线形钩迹的长度 ≤ 0.5cm，钩迹弧高 =0.6cm，根据圆周长公式 C=dπ 求得弧形钩迹的长度（C/2=1.2×π/2=1.2×3.14159/2=1.8849 ≈ 1.88）S ≤ 1.88（图 1–5–13）。

巨类的钩鍉针直线形钩迹的长度 0.4 ～ 0.5cm，钩迹弧高 0.6cm，为抛物线型轨迹，以钩进基准线为基准，其反向为 X 轴的正向，由抛物线钩迹弧高的顶点引一垂直于 X 轴的垂直线相交于 0 点，弧高的顶点为正向建立坐标系：

根据图中所示：

A 点在坐标系中是 –0.5，即 x=-0.5

B 在坐标系中是 0.5，即 x=0.5

C 在坐标系中是 0.6。即 y=0.6

根据抛物线公式为：

$$y = ax^2 + bx + c$$

将 x、y 代入抛物线公式得到 a、b、c 的数值，然后求得 y 值公式，利用微积分公式求得钩迹（S）弧长值为 1.63cm。

$$y = ax^2 + bx + c$$

$$a = \frac{12}{5},\ b = 0,\ c = \frac{3}{5}$$

$$y = \frac{-12}{5}x^2 + \frac{3}{5}$$

y 的导数 y' 为

$$y' = \frac{-24x}{5}$$

$$S = 2\int_0^{0.5}\sqrt{1 + (y')^2dx}$$

设$\frac{24}{5}x = \tan t$，所以$dx = \frac{5}{24}\tan t$

所以

$$S=2\int_0^{0.5}\sqrt{1+\tan^2 t}d\frac{5}{24}\tan t$$

$$=2\times\frac{5}{24}\times\int_0^{0.5}\sqrt{1+\tan^2 t}d\tan t$$

$$=2\times\frac{5}{24}\times\int_0^{0.5}\sec t\cdot\sec^2 tdt$$

$$=2\times\frac{5}{24}\times\int_0^{0.5}\sec t\cdot d\tan t$$

$$=2\times\frac{5}{24}\times\int_0^{0.5}(\sec t\cdot\tan t-\int\tan t\cdot d\sec t)$$

$$=2\times\frac{5}{24}\times\int_0^{0.5}(\sec t\cdot\tan t-\int\sec^3 tdt+\int\sec tdt)$$

所以 $S=\frac{1}{2}\times 2\frac{5}{24}\times\int_0^{0.5}(\sec t\cdot\tan t+\frac{1}{2}\times 2\times\frac{5}{24}\times\frac{1}{2}\times ln\frac{1+\sin t}{1-\sin t}$

因为 $\tan t=\frac{24}{5}x$，$\sec t=\sqrt{1+(\frac{24}{5}x)^2}$，$\sin t=\frac{\tan t}{\sec t}$ $x=0.5$

代入上式，所以 $S=1.63$

通过勾股定理 $a^2+b^2+=c^2$ 验证

所以弧形钩迹长度

$$S(c)=2\sqrt{a^2+b^2}$$

根据钩迹设定的弧高和直线钩迹的长度

则 $a=0.6$，$b=0.5$

代入公式

所以$S=2\sqrt{0.6^2+0.5^2}=1.56$

与微积分数值 1.63 接近，这样核准了 1.63 的准确度，确定为 1.63。

中类钩鍉针直线形钩迹的长度依然是 0.40 ～ 0.50cm，钩迹弧高 0.35cm，为抛物线形轨迹，如下图（图 1–5–14）所示：

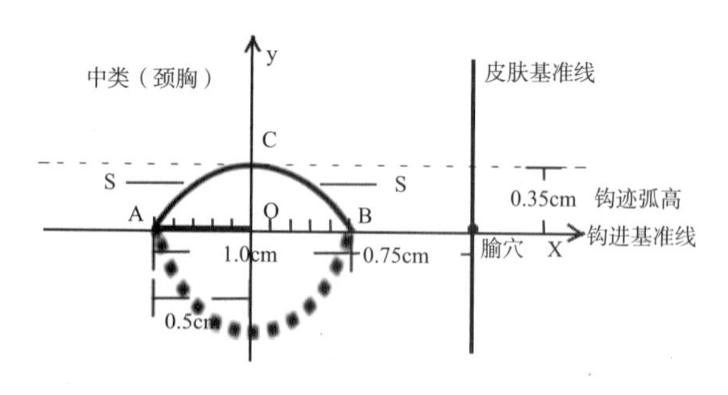

图 1–5–14

根据图中所示：

A 点在坐标系中是 –0.50，即 $x=-0.50$

B 在坐标系中是 0.50，即 $x=0.50$

C 在坐标系中是 0.60。即 y = 0.35

根据抛物线公式：

$$y = ax^2 + bx + c$$

将 x、y 代入抛物线公式得到 a、b、c 的数值，然后求得 y 值公式，同巨类钩鍉针的推算办法，利用微积分公式求得钩迹（S）弧长值 1.27cm。

$$y = ax^2 + bx + c$$

$$a = -\frac{7}{5},\ b = 0,\ c = \frac{7}{20}$$

$$y = -\frac{-7}{5}x^2 + \frac{7}{20}$$

y 的导数 y′为

$$y' = \frac{14x}{5}$$

$$S = 2\int_0^{0.5}\sqrt{1+(y')^2}\,dx$$

设 $\frac{44}{25}x = \tan t$，所以 $dx = \frac{25}{44}\tan t$

$$S = 2\int_0^{0.5}\sqrt{1+\tan^2 t}d\frac{25}{44}\text{tant}\ t$$

所以

$$= 2\times\frac{25}{44}\times\int_0^{0.5}\sqrt{1+\tan^2 t}\text{d tant}\ t$$

$$= 2\times\frac{25}{44}\times\int_0^{0.5}\sec t\cdot\sec^2 tdt$$

$$= 2\times\frac{25}{44}\times\int_0^{0.5}\sec t\cdot \text{d}\tan t$$

$$= 2\times\frac{25}{44}\times\int_0^{0.5}(\sec t\cdot\tan t - \int\tan t\cdot \text{d}\sec t)$$

$$= 2\times\frac{25}{44}\times\int_0^{0.5}(\sec t\cdot\tan t - \int\sec^3 tdt + \int\sec tdt)$$

所以 $S = \frac{1}{2}\times 2\frac{25}{44}\times\int_0^{0.5}\sec t\cdot\tan t + \frac{1}{2}\times 2\times\frac{25}{44}\times\frac{1}{2}\times\ln\frac{1+\sin t}{1-\sin t}$

因为 $\tan t=\frac{44}{25}$ x，$\sec t=\sqrt{1+(\frac{44}{25}x)^2}$，$\sin t=\frac{\tan t}{\sec t}$，x = 0.5 带入上式，

所以 S = 1.12

通过勾股定理 $a^2+b^2=c^2$ 验证

所以弧形钩迹长度

$$S(c)=2\sqrt{a^2+b^2}$$

根据钩迹设定的弧高和直线钩迹的长度

则 $a=0.35$，$b=0.5$

代入公式

所以 $S=2\sqrt{0.35^2+0.5^2}=1.22$

与微积分数值 1.27 接近，这样核准了 1.27 的准确度，确定为 1.27。

微类钩鍉针直线形钩迹的长度依然是 0.40 ～ 0.50cm，钩迹弧高 0.22cm，为抛物线行轨迹，如下（图 1–5–15）

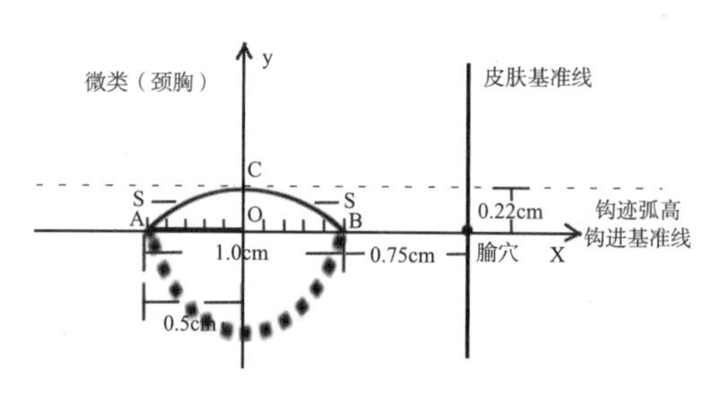

图 1–5–15

根据图中所示：

A 点在坐标系中是 –0.50，即 $x=-0.50$

B 在坐标系中是 0.50，即 $x=0.50$

C 在坐标系中是 0.60。即 y =0.22

根据抛物线公式为：

$$y=ax^2+bx+c$$

将 x、y 代入抛物线公式得到 a、b、c 的数值，然后求得 y 值公式，同巨类钩鍉针的推算办法，利用微积分公式求得钩迹（S）弧长值 1.115cm。

$$y=ax^2+bx+c$$

$$a=-\frac{22}{25},\ b=0,\ c=\frac{11}{50}$$

$$y=-\frac{22}{25}x^2+\frac{11}{50}$$

y 的导数 y′为

$$y'=\frac{44X}{5}$$

$$S=2\int_0^{0.5}\sqrt{1+(y')^2}\,dx$$

设$\frac{44}{25}$x =tan t，所以 dx = $\frac{25}{44}$ tan t

$$S = 2\int_0^{0.5}\sqrt{1+\tan^2 t}d\frac{25}{44}\tan t$$

$$= 2\times\frac{25}{44}\times\int_0^{0.5}\sqrt{1+\tan^2 t}d\tan t$$

$$= 2\times\frac{25}{44}\times\int_0^{0.5}\sec t\cdot\sec^2 t dt$$

所以

$$= 2\times\frac{25}{44}\times\int_0^{0.5}\sec t\cdot d\tan t$$

$$= 2\times\frac{25}{44}\times\int_0^{0.5}(\sec t\cdot\tan t-\int\tan t\cdot d\sec t)$$

$$= 2\times\frac{25}{44}\times\int_0^{0.5}(\sec t\cdot\tan t-\int\sec^3 t dt+\int\sec t dt)$$

所以 $S=\frac{1}{2}\times 2\times\frac{25}{44}\times\int_0^{0.5}(\sec t\cdot\tan t+\frac{1}{2}\times 2\times\frac{25}{44}\times\frac{1}{2}\times\ln\frac{1+\sin t}{1-\sin t}$

因为 $\tan t=\frac{44}{25}x$，$\sec t=\sqrt{1+(\frac{44}{25}x)^2}$，$\sin t=\frac{\tan t}{\sec t}$，x = 0.5 带入上式，所以 S=1.12

通过勾股定理 $a^2+b^2=c^2$ 验证

所以弧形钩迹长度

$$S(c)=2\sqrt{a^2+b^2}$$

根据钩迹设定的弧高和直线钩迹的长度

则 $a=0.22$，$b=0.5$

代入公式

所以$S=2\sqrt{0.22^2+0.5^2}=1.10$

与微积分数值 1.12 接近，这样核准了 1.12 的准确度，确定为 1.12。

超微钩鍉针直线形钩迹的长度依然是 0.40 ～ 0.50cm，钩迹弧高 0.13cm，为抛物线行轨迹，如下（图 1–5–16）

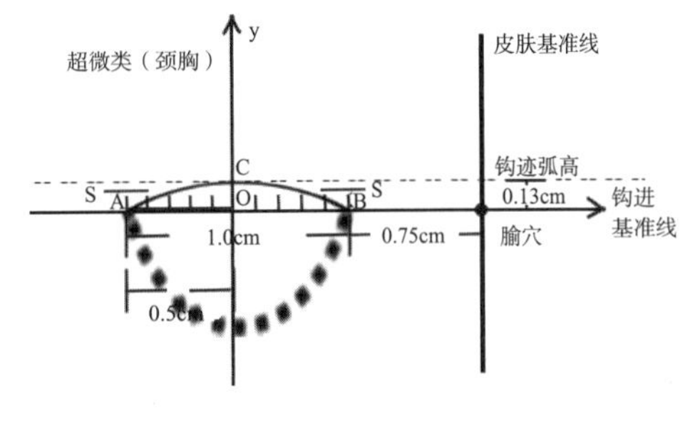

图 1–5–16

根据图中所示：

A 点在坐标系中是 –0.50，即 $x=-0.50$

B 在坐标系中是 0.50，即 x =0.50

C 在坐标系中是 0.60。即 y =0.13

根据抛物线公式为：

$$y = ax^2 + bx + c$$

将 x、y 代入抛物线公式得到 a、b、c 的数值，
然后求得 y 值公式，同巨类钩鍉针的推算办法，
利用微积分公式求得钩迹（S）弧长值 1.045cm。

$$y = ax^2 + bx + c$$

$$a = -\frac{13}{25},\ b = 0,\ c = \frac{13}{100}$$

$$y = -\frac{13}{25}x^2 + \frac{13}{100}$$

y 的导数 y′为

$$y' = \frac{26x}{25}$$

$$S = 2\int_0^{0.5}\sqrt{1+(y')^2}\,dx$$

设 $\frac{26}{25}x = \tan t$，所以 $dx = \frac{25}{26}\ \tan t$

所以

$$S = 2\int_0^{0.5}\sqrt{1+\tan^2 t}\,d\frac{25}{26}\tan t$$

$$= 2\times\frac{25}{26}\times\int_0^{0.5}\ \sqrt{1+\tan^2 t}\,d\tan t$$

$$= 2\times\frac{25}{26}\times\int_0^{0.5}\ \sec t\cdot\sec^2 t\,dt$$

$$= 2\times\frac{25}{26}\times\int_0^{0.5}\ \sec t\cdot d\tan t$$

$$= 2\times\frac{25}{26}\times\int_0^{0.5}\ (\sec t\cdot\tan t - \int\tan t\cdot d\sec t)$$

$$= 2\times\frac{25}{26}\times\int_0^{0.5}\ (\sec t\cdot\tan t - \int\sec^3 t\,dt + \int\sec t\,dt)$$

所以 $S = \frac{1}{2}\times 2\times\frac{25}{26}\times\int_0^{0.5}(\sec t\cdot\tan t + \frac{1}{2}\times 2\times\frac{25}{26}\times\frac{1}{2}\times\ln\frac{1+\sin t}{1-\sin t}$

因为 $\tan t=\frac{26}{25}x$，$\sec t=\sqrt{1+(\frac{26}{25}x)^2}$，$\sin t=\frac{\tan t}{\sec t}$，x = 0.5 带入上式，所以 S=1.05

通过勾股定理 $a^2+b^2=c^2$ 验证

所以弧形钩迹长度

$$S(c)=2\sqrt{a^2+b^2}$$

根据钩迹设定的弧高和直线钩迹的长度

则 a=0.13，b=0.5

代入公式

所以$S=2\sqrt{0.13^2+0.5^2}=1.04$

与微积分数值 1.05 接近，这样核准了 1.05 的准确度，确定为 1.05。

5. 小结 中、微、超微类钩鍉针治疗脊柱退变性疾病的钩迹都是类抛物线型。

根据各类钩鍉针的设计，通过抛物线公式和微积分求得钩迹的数值：

巨类弧高 0.60cm、直线钩迹 0.50cm、弧线钩迹 1.63cm；

中类弧高 0.35cm、直线钩迹 0.50cm、弧线钩迹 1.27cm；

微类弧高 0.22cm、直线钩迹 0.50cm、弧线钩迹 1.12cm；

超微类弧高 0.13cm、直线钩迹 0.50cm、弧线钩迹 1.05cm；

并通过勾股定理进行了数值再核准。

注：各个数值以 cm 为单位，小数点后保留两位数，采取四舍五入的办法，如 1.115 ≈ 1.12。

十、钩量

钩量是钩着的量，也就是钩治病灶的量，钩量的大小在浅单软钩法中体现为“少”。浅单软的轻、慢、少通过钩速和钩量来体现。在量比上为 1∶3 的比例，如钩速和钩量比正常减少 3 倍为浅单软。

在钩角的正常范围内钩着病灶（软组织）量的分度：45°钩进角弧形（各类钩鍉针）进入应有垂直深度，垂直向外提拉 0.5cm 时，钩量定为 5 分量，无论手感模拟有无病灶（钩没钩着阻力），都定为 5 分钩量，按此标准成比例增加或缩小，产生以下钩量数轴，即手感模拟钩量（图 1–5–17）。

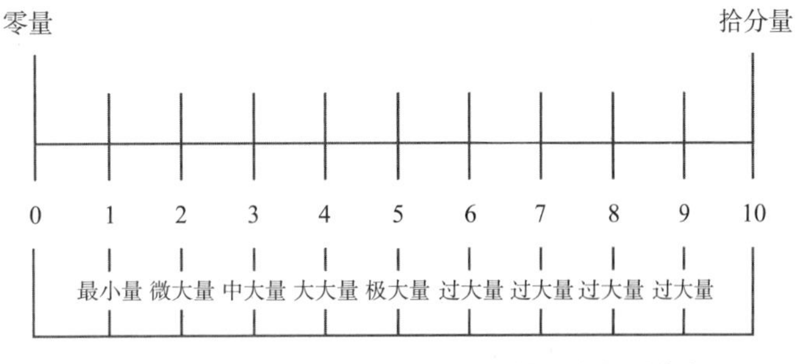

图 1–5–17 手感模拟钩量（钩着模拟病灶量表）

（Feel Analog Hook，简称 FAH）

钩量：颈椎部 4 ～ 5 分量（大大量～极大量）。

胸椎部 1 ～ 2 分量（最小量～微大量，因微内板钩鍉针）。

风府、双风池 0.5 ～ 1 分量（最小量，因只扎不钩）。

十一、钩深

钩深就是钩活术进入皮肤的深度，钩深包括两个方面：一是进针的深度，即倾斜进针深度；二是垂直深度，即垂直于腧穴皮肤为基准垂直入内的深度。新夹脊穴大部分腧穴在钩治中都有钩进角度，根据勾股定理测算垂直深度。深浅度的大小是保障安全的前提，根据所钩治的部位和胖瘦高矮的不同而有不同的深度，所选择钩鍉针的类别不同，也有不同的深度。

以巨类钩鍉针、身高 1.66 ～ 1.75m、体重 60 ～ 70kg 为例，其深度如下表（表 1–5–3）所示。

表 1–5–3 巨类钩鍉针钩深举例

新夹脊穴	脊椎	倾斜深度（c=b/sina cm）	垂直深度（b=c sina cm）
C_7 穴	颈 1 椎	1.20	0.60
C_6 穴	颈 2 椎	1.15	0.61
C_5 穴	颈 3 椎	1.17	0.75
C_4 穴	颈 4 椎	1.18	0.78
C_3 穴	颈 5 椎	1.24	0.88
C_2 穴	颈 6 椎	1.25	0.89
C_1 穴	颈 7 椎	1.49	1.07
T_{12} 穴	胸 1 椎	1.37	1.00
T_{11} 穴	胸 2 椎	1.49	1.10
T_{10} 穴	胸 3 椎	1.47	1.10
T_9 穴	胸 4 椎	1.43	1.10
T_8 穴	胸 5 椎	1.34	1.10
T_7 穴	胸 6 椎	1.15	1.00
T_6 穴	胸 7 椎	1.00	0.91
T_5 穴	胸 8 椎	1.01	0.95
T_4 穴	胸 9 椎	1.00	0.95
T_3 穴	胸 10 椎	1.13	1.10
T_2 穴	胸 11 椎	1.38	1.35
T_1 穴	胸 12 椎	1.53	1.50

十二、钩度

钩活术的钩度包括钩的深度、钩起的度、割开的度、分离的度、钩着的量度、钩速的刺激度等，是钩活术的核心，也是各种量度的总和，用手感模拟钩度法来表示（图 1–5–18）如下。

钩度：颈段（4 分）轻单软、（5 分）中单软、（6 分）重单软、（7 分）双软（巨类颈胸型）；

胸段（3 分）浅单软（巨类颈胸型）。

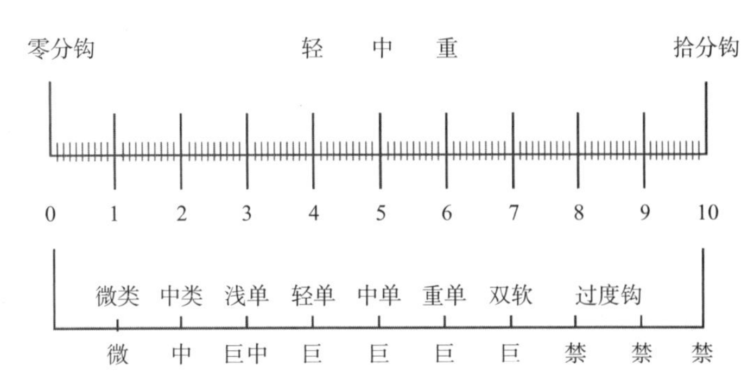

图 1–5–18　手感模拟钩度法（钩度数轴巨中微类内板）
（The simulation Method of hand Hook，简称 TMH）

十三、颈段轻中重单软止痛分度

胸段只有浅单软，颈段有轻、中、重单软之分，根据手感模拟疼痛钩度法，轻度的痛麻用轻单软，中度的痛麻用中单软，重度的痛麻用重单软（图 1–5–19）。

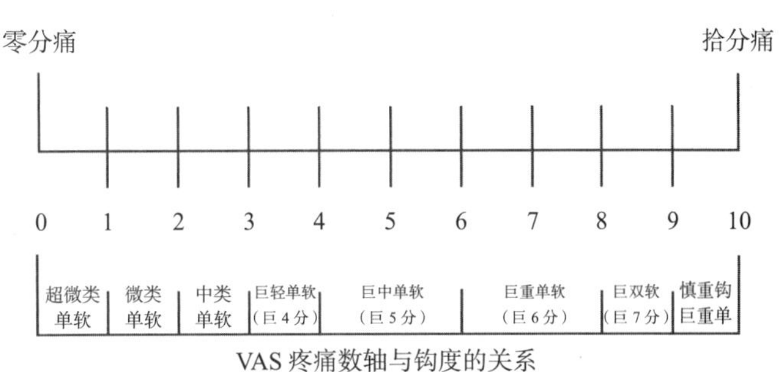

图 1–5–19　手感模拟疼痛钩度法（总）
（Hand feel analog Pain hook Method，简称 HPM）

十四、颈段单软双软

颈段钩活术根据具体症状可用单软，可用双软。

单软：前六型颈椎病用单软钩法。

双软：脊髓型颈椎病、脊髓变性、脊髓损伤、颈椎管狭窄等踩棉感者用双软钩法。如图（图 1–5–20）所示：

十五、麻木分度

颈胸段钩活术在治疗麻木方面参照《中华钩活术基础理论与专用钩鍉针》第二章的有关内容进行分度治疗。

十六、颈胸段度量表

颈胸段各种度量和角度如下（图 1–5–21）。

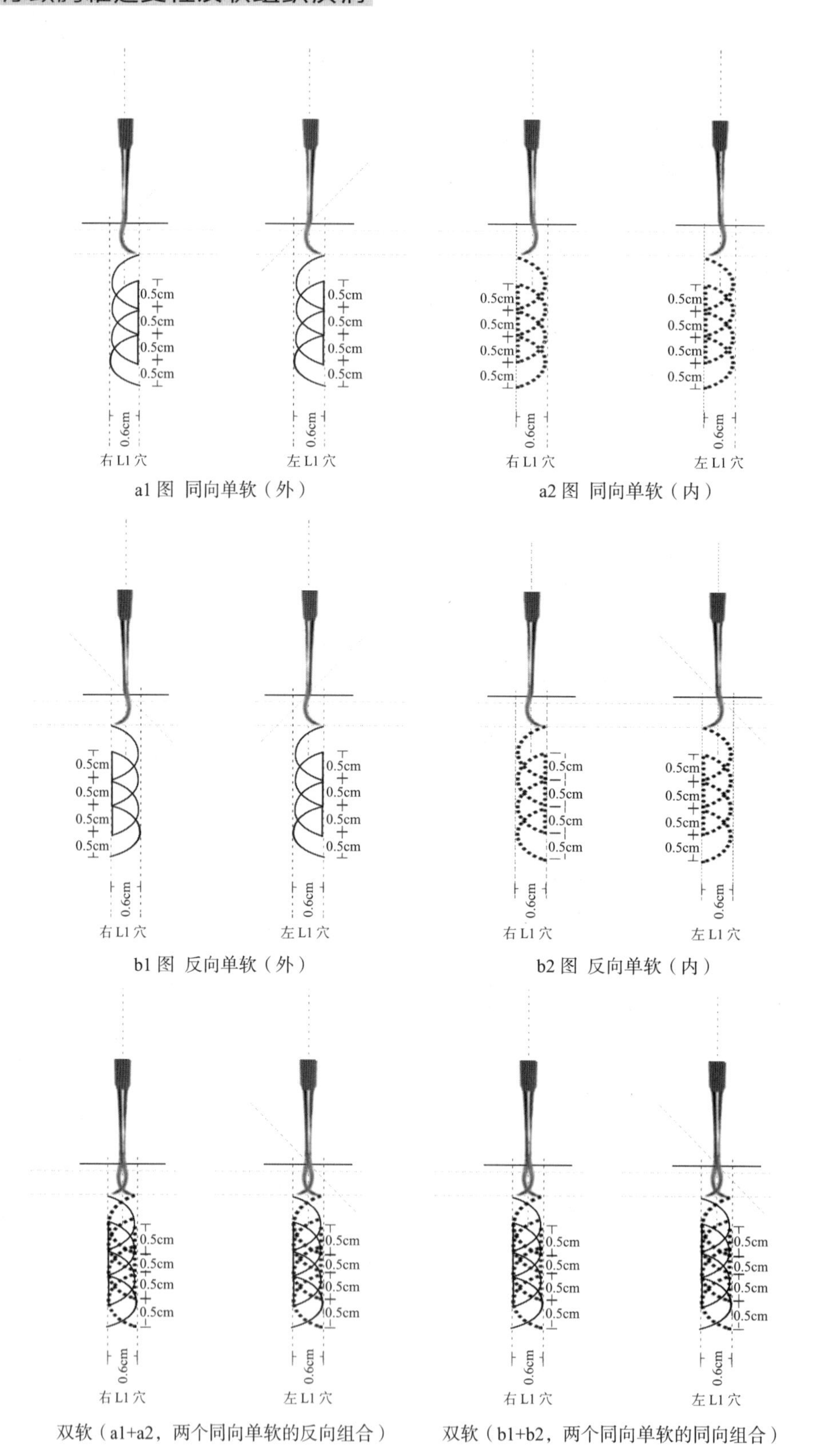

图 1-5-20 单软法和双软法

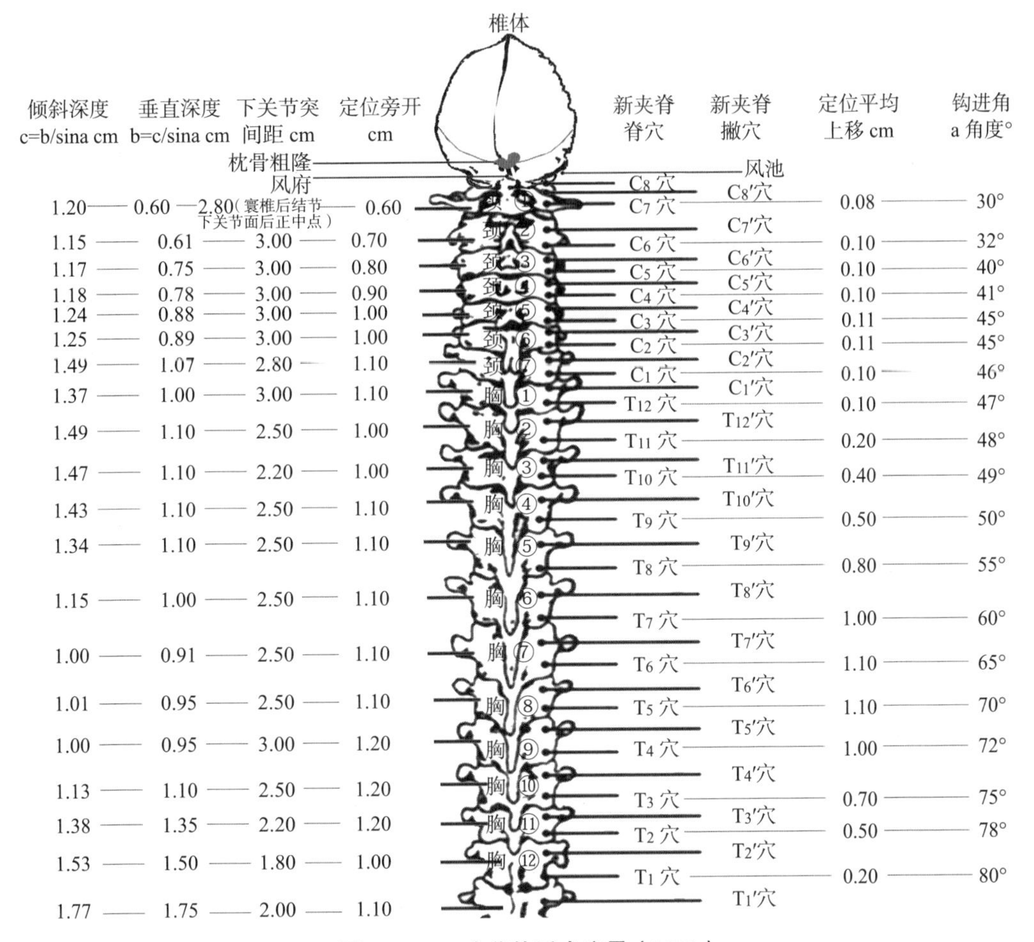

图 1–5–21 中华钩活术度量（2020）

十七、头面部症状治疗

胸段不涉及头面部症状，颈椎的交感型和椎动脉型有头面部症状。

方法：风府 + 双风池，微内板垂直 1cm 深分离法。

十八、钩欲

颈胸段钩活术钩欲，是指钩活术操作者大脑思维中钩治的欲望值。

钩欲：颈段根据不及与太过原理，钩欲宁小不大；胸段依然是宁小不大，胸椎浅单软（轻慢少）对钩欲的要求更加严格。

欲望值过大就会形成过度操作，欲望值过小会影响疗效，但是钩活术的不及与太过原理中，明确了欲望值宁小不大的原则，为保证临床安全而设定。

第六节 适应证和禁忌证

中华钩活术钩鍉针治疗颈胸段疾病适应证包括：

1. 绝对适应证（无其他兼证者）；

2. 相对适应证（有其他兼证而控制在正常值范围内的）或通过治疗后能控制在正常值范围内，不影响其钩活治疗。

一、适应证（颈胸段）

1. 颈椎病 中医的痹证型、痿证型、眩晕型、头痛型、失眠型、胸痹型、风厥型、颈痛型、脾胃型九型。

西医的颈型、神经根型、交感型、椎动脉型、脊髓型、食管压迫型、混合型共七型。

2. 胸椎病 中医的痹证型、痿证型、肝郁气滞型三型胸椎病。

西医的胸椎骨软骨病。

3. 颈胸椎间盘突出症 中医的痹证型、痿证型、气滞血瘀型三型。

西医的颈椎间盘突出症和胸椎间盘突出症的膨隆型（膨出型）、突出型、脱出型。

4. 颈胸段脊柱周围软组织劳伤 中医的痹证型、劳损瘀滞型、外伤瘀血型三型。

颈胸段扭挫伤、落枕、肌肉肌腱及其附着点筋膜或骨膜的急慢性损伤。

5. 颈胸段脊柱周围软组织无菌性炎症疾病 中医的痹证型、劳损瘀滞型、外伤瘀血型三型。

西医的颈胸段肌筋膜炎。

6. 颈胸段脊柱周围韧带劳伤 中医的外伤瘀血型、痹证型、劳损瘀滞型三型。

颈胸椎棘上韧带、棘间韧带、项韧带的劳伤。

7. 项韧带钙化症 中医的痹证型、劳损瘀滞型、外伤瘀血型三型。

西医的项韧带钙化。

8. 颈胸段韧带骨化症 中医的痹证型、痿证型、亏损血瘀型三型。

西医的后纵韧带骨化症、黄韧带骨化症。

二、禁忌证（颈胸段）

钩活术的禁忌证是指某些疾病不能用钩活术治疗、某些疾病的存在影响钩活术治疗、钩活术治疗后影响某些疾病，为钩活术禁忌证：

1. 结核、肿瘤。

2. 心脑血管病急性期。

3. 急慢性感染性疾病。

4. 各种代谢紊乱综合征。

5. 凝血功能障碍的血液病。

6. 各脏器功能的衰竭。

7. 风湿、类风湿疾病的急性期。

8. 其他全身性疾病的急性期，伴有血象异常或发热者。

9. 糖尿病患者血糖未能控制者。

10. 肝肾功能不全、慢性消耗性疾病。

11. 妇女妊娠期、围生期。
12. 青光眼发作期、癫痫病发作期、精神分裂症发作期。
13. 施钩部位神经、血管不能避开者。
14. 局部溃疡、瘢痕、皮损、感染、肿物等。
15. 椎间盘炎。
16. 外伤后骨折 100 日内。
17. 软组织外伤、肌腱韧带断裂、重要脏器破裂出血等。
18. 有法律纠纷或精神障碍的患者。
19. 脊髓炎或两次钩活无效者。

另外：①年老体弱和高血压、冠心病患者要慎钩活。
　　　②妇女哺乳期、月经期慎钩活。

第七节　术前检查及注意事项

钩活术术前检查排除其他病和禁忌证，包括常规检查和影像学检查两部分；注意事项包括治疗前、治疗中、治疗后。

一、钩活术术前检查（颈胸段及软组织）

1. 血、尿常规检查，凝血功能、血糖、心电的检查；
2. 中医四诊和西医四诊的检查；
3. 颈胸椎局部及骨性标志的检查；
4. 步态、起坐、上下床功能检查；
5. 压痛及功能位的检查；
6. 激发点、疼痛点、敏感点的检查；
7. 颈背部软组织、结节、条索状物、肌力、病理征及相关试验的检查；
8. 影像学检查：X 线（颈椎 2 或 4 位片）、CT、MRI 检查。

注意：在查体时要轻巧灵活，对颈胸段外伤者不能随意按揉挤压颈胸椎，搬动时尽量仰卧，减少对颈胸段的震动，对有脊髓压迫征象时，首先做影像学检查，谨慎查体，防止加重脊髓损害。

二、注意事项（颈胸椎及软组织）

包括各类各型钩鍉针的使用保养及操作步骤、术前辨证、术中操作、术后处理，在《中华钩活术基础理论与专用钩鍉针》中已有介绍，下面重点介绍中华钩活术钩鍉针治疗颈胸椎及周围软组织疾病过程前、中、后各阶段有关注意事项。

1. 治疗前

（1）选择适应证，综合判断确定钩治腧穴；
（2）了解腧穴或激发点的局部解剖，排除其他不利因素；
（3）消除患者的思想顾虑，准备好相关钩鍉针及影像学资料；

（4）整理好患者的服装及有关饰物，穿戴有关鞋帽衣服；

（5）注意相关的体位，充分暴露钩活位置，清除局部异物及毛发；

（6）钩活术治疗室，须具备相关抢救药品，有意外情况发生，及时救治；

（7）注意无菌操作，局部麻醉前询问患者有无利多卡因过敏史；

（8）颈胸椎疾患发作期为最佳治疗时点；

（9）外伤后96小时内不能钩活，48小时内冷疗。

（10）颈背部软组织疾患在选择腧穴方面以敏感点（激发点）为首选腧穴。

2. 治疗中

（1）在钩治过程中，操作者必须精力集中，全身心投入。

（2）风府＋风池一定注意深度和角度，防止误伤延髓；

（3）胸段注意浅单软的钩度；

（4）严格注意钩进角和抬起角的角度；

（5）操作手法要轻柔、灵活、快捷、准确，绝对不能用蛮力。

（6）严格执行“宁可不及，不能太过”的原则。

（7）无菌操作，规范操作，防止感染和损伤。

（8）注意盐酸利多卡因的过敏现象。

（9）根据病情选择巨、中、微类钩鍉针。

（10）防止滞针、断针、折针、晕针，损伤正常组织和器官等，如有发生，全力抢救。

（11）注意深度，防止钩伤，如刺入硬膜腔等。

3. 治疗后

（1）联合应用富血小板血浆（PRP）治疗术；

（2）加压包扎，防止渗血，局部避风；

（3）治疗后局部干热敷，谨防劳损，4日内不能做保健操；

（4）7日后好转≥75%时，不再做下一次；

（5）密切观察其反弹情况；

（6）辅助理疗；

（7）慎牵引、按摩、正骨等；

（8）效果欠佳，考虑手术疗法；

（9）手术失败，仍可采用中华钩活术钩鍉针治疗。

第八节　操作步骤

由于颈胸段生理解剖的特点，中华钩活术钩鍉针治疗颈胸椎退变性及软组织疾病是有一定规律的，疾病急性期和持续期选择对应的新夹脊穴（魏氏夹脊穴）的脊穴或撇穴，首次选用脊穴，二次选用撇穴。

疾病急性期和持续期选用巨类钩鍉针；缓解期或好转60%～70%选用中类钩鍉针；康复期或好转80%～90%选用微类钩鍉针；配穴选用微类钩鍉针。

五钩法、五手法、十治法视病情需要可多法并用。但注意钩度，严格按照“宁可不及，不能太过”的原则。

【操作步骤（颈胸段）】

使患者颈俯位于手术床上，或颈俯坐位在手术床旁，根据骨性标志采用适宜的体位，准确定位后，按无菌操作进行。

第一步：局部消毒。根据骨性标志，确定相应腧穴位置，对腧穴局部进行常规局部消毒。

第二步：局部麻醉。0.50% 盐酸利多卡因 3 ～ 4mL 局部浸润麻醉，3 ～ 5 分钟即可操作，同时注意观察有无过敏反应。

第三步：无菌操作。按照常规无菌操作技术进行准备。

第四步：进入皮肤。在无菌操作的前提下，左手固定腧穴局部皮肤，确保刺入的准确位置，右手持灭菌后的钩鍉针，使钩鍉针的钩尖垂直穿透表皮、真皮，进入皮下组织，然后使钩鍉针直立，做好钩提准备。

第五步：进行钩治。通过钩进角进入皮下组织，通过抬起角做钩提动作，边钩提边深入至相应深度，达到钩度，即可停止操作。

第六步：退出皮肤。完成钩治后，左手固定腧穴局部皮肤，使钩鍉针在皮肤内稳定地按照进针路线原路返回，退出皮肤表面。

第七步：排出瘀血（放血疗法）。对于钩治后的腧穴，采取放血疗法，排出局部针孔内瘀血，术者采用双手“倒八字”挤压法，挤压腧穴周围的组织，使腧穴针孔内的所有瘀血排出，达到瘀血祛、新血生的目的。

第八步：使用 PRP 增加疗效。针孔内也可局部注射富血小板血浆（PRP），每一针孔内局部注射 0.5 ～ 1mL，用于增加疗效。

第九步：无菌包扎。对针孔进行局部加压包扎，加强局部 PRP 吸收和局部组织修复，防止渗血和局部血肿形成。对肌肉丰富的腧穴包扎后进行局部加压（3kg 压力），压迫 15 分钟，防止软组织渗血或形成血肿。

钩活术钩治颈胸椎及周围软组织疾病，按常规九步钩活法，每一步又是下一步的基础，下一步是对上一步的补充和对下一步的延续，每一步都非常重要，严格规范每一步。

第九节　术中异常情况的处理与预防

颈胸段退变性及软组织疾病常见于中老年人，脊柱变形侧弯、椎体旋转等现象，因此在治疗过程中更应该加强科学化、标准化、可视化和数字化的意识。

钩活术治疗疾病选定相应的腧穴，大部分是经外奇穴，尤其是新（魏氏）夹脊穴，严防钩刺于椎管内，损伤脊髓、神经根、神经干、血管等重要器官，一旦发生，应妥善处理，否则将会给患者带来不必要的痛苦，甚至危及生命。现将钩治时偶见的异常情况分述如下。

一、晕针

晕针是在钩治过程中患者发生的晕厥现象。

症状：患者突然出现头晕目眩，面色苍白，心慌气短，出冷汗，恶心欲吐，精神疲倦，血压下降，脉象沉细。严重者会出现四肢厥冷，神志昏迷，二便失禁，唇甲青紫，脉细微欲绝。

原因：多见于初次接受治疗的患者，可因神经紧张、体质虚弱、过度劳累、饥饿，或大汗、大泻、大失血之后，或体位不适，以及施术手法过重，而致钩治时发生此症。

处理：立即停止钩治，将已刺入之针迅速原路退出，患者平卧，头部稍低，松开衣带，注意保暖。轻者静卧片刻，给予糖水或温开水饮之，一般可渐渐恢复。重者在进行上述处理的基础上，选取水沟、素髎、内关、合谷、太冲、涌泉、足三里等穴指压或针刺，亦可灸百会、气海、关元等穴，即可恢复，必要时可考虑配合其他急救措施。

预防：主要根据晕针发生的原因加以预防，对于初次接受中华钩活术钩鍉针治疗和神经紧张者，应先做好解释工作，消除疑虑。患者尽量采取卧位，并正确选择舒适自然且能持久的体位。取穴不宜过多，手法切勿过重。对于饥饿、过度疲劳者，应在其进食、体力恢复后再进行钩治。医生在钩治过程中，应谨慎细心，密切观察患者的神态变化，询问其感觉。一旦出现晕针先兆，应及早采取处理措施。

二、滞针

滞针是指在钩治过程中钩针下方有涩滞的感觉，而患者则感觉疼痛的现象。由于巨、中、微钩鍉针的针体较大，此现象的发生率很低，但也必须引起注意。

现象：钩鍉针在体内，勉强钩治，患者感到严重不适或疼痛。

原因：患者精神紧张、病痛体弱、肌肉痉挛、手法不当、体位移动均可出现滞针。

处理：若因患者神经紧张、肌肉痉挛而引起的滞针，可嘱患者不要紧张，稍延长时间，医者用手指在邻近部位做循按或叩弹动作，或在附近再刺一毫针，以缓解痉挛。因体位移动后引起的滞针，要恢复原来的体位，顺应缓解，将针取出。

预防：对于初诊患者和精神紧张者，要做好解释工作，消除顾虑。操作时手法宜轻巧，钩治前让患者选好体位。

三、弯针

弯针是指进钩时或钩治入腧穴后，钩身或钩头在体内形成弯曲的现象。钩身或钩头变形，操作手法不能正常进行，其钩治的角度和方向发生了变化，达不到治疗的目的，甚至损伤正常组织。

现象：直视下针体折弯。

原因：进钩手法不熟练、用力过猛过速、钩下碰到坚硬组织、患者体位不适、钩柄受外力碰击、滞针处理不当等，而造成弯针，巨类钩鍉针发生率较低，中、微钩鍉针操作过程都可能发生，长钩身的钩鍉针更易发生。

处理：出现弯针后，不得再行操作，应停止各种手法。如系轻度弯曲，可按一般退钩法，将钩鍉针慢慢退出。若钩身弯曲较大，应注意弯曲的方向，顺着弯曲方向将针退出。如弯曲不止一处，须视钩柄扭转倾斜的方向，逐渐分段退出。切勿急拔猛抽，以防断针。如患者体位改变，则应嘱患者恢复原来体位，使局部肌肉放松，再行退针。退出弯曲的钩鍉针列入废钩鍉针范围，绝对不能通过钳夹变直后再使用。

预防：医者施术手法要熟练，指力要轻巧，避免进针过猛、过速。患者的体位要舒适，钩治期间不得随意更动体位。钩治部位和钩柄不得受外物碰压。

四、断针

断针又称折针，是指钩鍉针钩头或钩身折断在人体内。

现象：钩治时或退针时出现钩头弧部或钩身部折断，或部分浮露于皮肤之外，或折断于皮肤之下。

原因：一次性钩鍉针使用后再使用或残品；操作者钩身刺入太快或太深、操作蛮力、钩度太大、刺激太强、钩治正常组织或骨骼等；患者体位改变、精神紧张、肌肉痉挛；意外的弯针、滞针处理不当，外物碰压。均可出现断针。

处理：医者态度必须镇定，并嘱患者不要惊慌，保持原有体位，以防残端向深层陷入。若折断处钩身尚有部分露于皮肤之外，可用持针器钳出。若折断钩身残端与皮肤相平或稍低，尚可见到残端者，可用左手拇、食两指在钩身旁按压皮肤，使残端露出皮肤之外，随即右手用持针器将折断部分全部拔出。若折断部分全部深入皮下，则须在C型臂下定位，施行外科手术取出。

预防：钩治前必须认真仔细检查针具，对不符合要求的钩鍉针要剔除不用。选用钩鍉针钩身的长度必须比此穴允许刺入的深度稍长些，钩治时切勿将钩身全部刺入，应留部分在体外，避免过猛、过强的刺激。如发现弯针时，应立即出针，不可强行刺入，对滞针和弯针应及时处理，不可强行硬拔。

五、盐酸利多卡因过敏

这是局部注射盐酸利多卡因后可能出现的异常反应。

现象：局部注射盐酸利多卡因后罕见过敏反应以皮肤黏膜症状为主，可表现为急性荨麻疹、皮疹、皮肤瘙痒，严重的患者可以出现喉头的水肿，引起胸闷、呼吸困难，甚至由于支气管的痉挛，引起窒息等情况，也会出现面色苍白、出冷汗、血压下降、脉搏细弱，严重时会导致大小便失禁、晕厥以及神志丧失等情况。临床上常见的是利多卡因中毒，以中枢神经系统症状为主，舌或唇麻木、头痛、头晕、耳鸣、视力模糊，注视困难或眼球震颤、言语不清、痉挛性抽搐、语无伦次、意识不清、惊厥、昏迷和呼吸停止。

原因：变态反应；使用量过多或者误注入血管内导致血内局麻药浓度骤然升高而引起的一系列毒性症状。

处理：轻者对症支持治疗；一旦出现严重的利多卡因过敏，必须立刻停止用药，吸氧，就地抢救。予以抗过敏药物（盐酸肾上腺素、盐酸异丙嗪、地塞米松）。如果有明显的喉头水肿，要立刻进行气管插管，甚至是气管切开，以恢复通气。

预防：用药前询问患者药物过敏史，防止利多卡因局麻时注入血管内，必须备有急救药品，配备全套氧气设备。

六、局部肿物

这是指钩治部位出现的皮下出血而引起局部肿物。

现象：出钩后，钩治部位出现高出皮肤的肿物，继则皮肤呈现青紫色。

原因：刺伤血管所致。

处理：出钩后立即用无菌敷料按压针孔，然后通过挤压针孔周围的组织，排出孔内积血，再压迫针孔，反复进行，达到排出瘀血、充分止血的目的，最后加压包扎。

预防：仔细检查针具，熟悉人体解剖部位，避开血管钩治。钩治手法不宜过重，切忌超范围、超深度、超强度、超角度操作，并嘱患者不可随便移动体位。

七、出血

这是指钩治腧穴出现局部出血或治疗出血。

现象：出钩后，钩治针孔出现出血，或挤压出现小血珠或渗出血。

原因：刺伤血管、口服抗凝药过程中（口服华法林）、凝血功能障碍等所致。

处理：出钩后立即用无菌敷料按压针孔，然后通过挤压针孔周围的组织，排出孔内积血，再压迫针孔，反复进行，达到排出瘀血的目的；口服抗凝药的患者不能完成止血时，可使用华法林拮抗剂维生素 K 进行肌内注射，充分止血，最后加压包扎。

预防：准确掌握钩进角、抬起角的角度，询问患者有无口服抗凝药病史，完善术前病史资料和检查报告，仔细检查针具，熟悉人体解剖部位，避开血管钩治。

八、交叉误用 PRP

这是指 PRP 的使用出现“张冠李戴”现象。

现象：把“张三”的 PRP 注射于“李四”，造成异物反应。

原因：误用。

处理：按照过敏反应的流程对症处理，密切观察患者的生命指征。

预防：在注射前，医护人员应反复校对 PRP 液的相应患者姓名；制备人员在抽取静脉血前应准备好标有患者姓名的不干胶纸签，贴于备用注射器上；抽取静脉血时校对姓名；制备过程中其纸签跟随每一个制备步骤，严防交叉；制备完成后、注射前，护士应首先校对姓名，医生再校对一次，方可注射。

九、钩伤正常肌肉、韧带、筋膜

钩治时正常的肌肉、韧带、筋膜受到了损伤。

现象：腧穴局部疼痛，功能受限等。

原因：钩治时选择钩鍉针不当、手法掌握不准、钩度太大或过度强求效果所致。

处理：如损伤较小，注意休息，多能修复；如损伤较大，根据损伤情况，进行相应处理，之后进行功能锻炼康复治疗。

预防：准确定位，规范手法，操作要轻柔灵活，不能掉以轻心，要全身心投入，严防事故发生。

十、钩伤神经

钩活过程中，触及或损伤神经鞘，甚至神经受损，出现局部或相应神经支配区域的异常麻木疼痛、感觉异常或窜麻放电感，影响功能甚至造成严重的不良后果。

现象：延神经走行路线的异常麻木、疼痛、感觉异常或窜麻放电感。

原因：局部解剖位置不熟悉，定位不准，钩活手法不规范，蛮行、过度、超范围操作。

处理：马上停止操作，原路退出皮肤，观察患者的病情变化。轻者不用特殊处理，调养即可恢复；重者积极处理局部伤口，同时应用营养神经的药物配合理疗，尽量减少后遗症的发生。

预防：端正态度，高度重视治疗过程，钩治前要熟悉腧穴的局部解剖，明确局部神经的走行路线及周围软组织结构等，选择恰当的治疗手法，轻柔细心操作，绝对不能超出操作范围。

十一、钩伤血管

在钩治过程中触及或损伤血管（动静脉），甚至钩断动静脉。

现象：在钩治过程中，患者突然感觉一过性局部疼痛，继而出现针孔内血液外溢，甚至波动性出血。如果钩伤椎动脉会有严重后果，甚至危及生命。

原因：对局部解剖位置不熟悉，定位不准，操作不规范等。

处理：马上停止操作，及时采取止血措施。轻者压迫止血即可；重者用2%的利多卡因2mL加一滴盐酸肾上腺素注射液，注射到针孔内，再压迫止血。如果钩伤椎动脉，借助外科全力抢救。

预防：定位时宁窄勿宽，同时熟悉局部解剖，在钩治过程中一定轻柔、规范操作，精力集中，避开腧穴周围动静脉，严防事故发生。

十二、钩伤骨骼

在钩治过程中，破坏骨膜甚至骨质，或使骨骼的固有位置发生了变化，影响了功能。

现象：局部深处疼痛和功能障碍（如麻木、疼痛、异样感、跛行、肌力降低等）。

原因：定位不准，钩治过深，违规操作。

处理：钩治过程中，钩尖有“钩骨”的感觉，可能是钩鍉针到达了椎间孔，或破坏了骨膜、破坏了骨质，必须马上原路返回，调整宽度及深度；骨骼位置发生变化的，马上复位，恢复功能；破坏骨膜骨质者，休息康复。

预防：准确定位（有条件者可视化定位），规范操作，钩治深度宁浅不深。

十三、创伤性气胸

创伤性气胸是指钩治时刺伤胸腔及肺脏，使空气进入胸腔，而导致的外伤性气胸。

症状：患者突感胸痛、胸闷、心慌、呼吸不畅，严重者出现呼吸困难、心跳加快、发绀、冷汗、血压下降等休克现象。体检时，肋间隙变宽，听诊肺呼吸音减弱或消失，气管移位。X线片可见肺组织被压缩现象。有的病例，钩治当时并无明显异常现象，而过了几小时后，才渐渐出现胸痛、呼吸困难等症状。

原因：钩治胸背、腋胁、锁骨附近的腧穴过深，腧穴定位不准，或因改变体位，或因外力碰撞，使刺于胸背、腋胁、锁骨附近的钩身移动，刺穿了胸腔和肺组织，气体积聚于胸腔所致。

处理：发生气胸，应立即退钩，使患者半卧位休息，嘱其切勿恐惧而反转体位。同时输氧，一般少量气体能自行吸收。医者要密切观察，随时对症处理，予以止咳镇痛对症治疗，抗生素预防感染，以防止肺组织因咳嗽扩大创口，加重漏气和感染。对严重病例需及时组织抢救，如胸腔穿刺抽气减压、吸氧、抗休克等。

预防：钩治时根据患者体形肥瘦，选择适当体位，准确定位，掌握进钩角度、深度、手法幅度。最主要的是深度，宁浅不深，尤其是胸背部腧穴。

十四、刺伤重要脏器

钩治某些腧穴时，医者对进钩的角度、方向和深度掌握不当，会误伤一些重要脏器而引起严重后果。

1. 刺伤内脏

现象：刺伤肝、脾，可引起内出血，肝区或脾区疼痛，有的可向背部放射。如出血不止，腹腔聚血过多，会出现腹痛、腹肌紧张，并有压痛及反跳痛等急腹症症状；刺伤心脏时，轻者可出现强烈刺痛；重者有剧烈撕裂痛，引起心外射血，即可导致休克等危急情况；刺伤肾脏，可出现腰痛、肾区叩击痛、血尿，严重时血压下降、休克；刺伤胆囊、膀胱、胃、肠等空腔脏器时，可引起腹痛、腹膜刺激征或急腹症等症状。

原因：主要是施术者缺乏解剖学知识，加之钩治过深，或操作幅度过大，造成相应内脏受伤。

处理：损伤内脏，轻者卧床休息后，一般能自愈，如果有出血征象，则应严密观察，使用止血剂或局部冷敷，并密切注意病情及血压的变化。如果损伤严重并休克时，必须迅速借助外科急救处理。

预防：术者必须学好解剖学知识，明确腧穴下的脏器组织，钩治胸腹、腰背部的腧穴时，应控制钩进角度、深度，操作幅度不宜过大。其他脏器如胆、膀胱、肠胃等在某些病态的情况下，如胆囊肿大、尿潴留、肠粘连时，也有被刺伤的可能，应予注意。刺伤大的血管时可引起大出血，也须注意防范。

2. 刺伤脑脊髓　误伤延髓及脑部时，可出现危及生命的急症。

现象：误伤脑组织时，可出现头痛、恶心、呕吐、呼吸困难、休克和神志昏迷等。误伤脊髓，可出现触电样感觉向四肢放射，甚至可引起暂时性肢体瘫痪，或危及生命。

原因：对于风府、风池、哑门、大椎以及背部正中线第1腰椎以上的腧穴，钩治过深，钩治方向、角度不当，均可出现误伤，造成严重后果。

处理：应立即出钩。轻者安静休息，渐可恢复；重者立即抢救。

预防：钩治第1腰椎以上的督脉腧穴、华佗夹脊穴、魏氏夹脊穴，必须严格规范操作，以免引起事故发生。

第十节　术后异常情况的处理与预防

钩活术治疗中，如果在适应证选择不准确、查体遗漏、定位不准、操作不当、钩活后包扎不到位、个体差异、相对禁忌证不稳定等情况下进行了钩活术治疗，会有治疗后异常情况出现。

一、局部疼痛

治疗后24～48小时，针孔局部胀痛不适为正常表现，一般48小时后自然消失。5日后的皮肤表面看不到异常情况，也摸不到异常征象而自感局部疼痛（不包括局部感染、硬结等），或局部皮肤表面、针孔周围肌肉组织、针孔深部组织等活动或静止时有不同程度的疼痛表现，属正常现象。

原因：使用代用品钩鍉针、过期钩鍉针、退役钩鍉针、带病钩鍉针所致。使用此类不合格的钩鍉针钩治时，由于钩刃的锐利性降低而损伤了周围的软组织，使损伤的软组织之间出血、水肿、粘连而致局部疼痛，或因局部麻醉不到位、表皮神经卡压、周围肌肉等软组织无菌性炎症、钩治太深刺激骨膜等。

处理：根据病因采用局部轻度按揉的方法、局部湿热敷、口服抗炎活血药、毫针针刺局部腧穴等。7～14日，大部分局部疼痛都能消失，少数可长达90日，此现象必然影响疗效。

预防：绝对不能应用“病钩”，规范无菌操作，严格掌握钩度和深度；PRP注射要准确缓慢，不能注射于肌腱内。

二、针孔疼痛

治疗后24～48小时针孔疼痛，属正常现象，48小时之后或更长时间针孔局部仍有不同程度的疼痛，为针孔疼痛。

原因：无菌操作不到位，局部有感染现象，操作不当，损伤正常组织。

处理：抗感染和活血化瘀药物治疗，局部理疗。

预防：严格无菌操作，规范钩活程序。

三、低颅压头痛

治疗后24～48小时头痛，坐位站立时头痛加重，平卧后缓解，为低颅压性头痛。

原因：深软型钩鍉针进行黄韧带减压时刺穿了硬膜囊，脑脊液外漏，导致颅内压降低，形成低颅压疼痛综合征。

处理：去枕平卧 6 小时，0.9% 生理盐水 2000mL 静脉滴注，连续 3 ～ 5 日可恢复。

预防：严格掌握深软型钩鍉针深度，操作手法深软至重深软的深度≤ 1cm。

四、局部异样感

治疗后 5 日以上，局部皮肤有异常的感觉如麻木不仁、蚁行感、异样感等，局部皮肤颜色及其局部功能均正常。

原因：在钩治过程中，刺激了局部的皮神经所致。

处理：一般 2 ～ 3 周自然消失，最长 3 个月，或通过轻度按揉和热敷，促使症状消失。

预防：钩鍉针进入皮肤要轻柔直刺，退针时原路返回。

五、局部皮肤青紫

4 日后去除敷料，出现针孔周围青紫，青紫处无硬结肿痛，局部皮肤没有任何异常感觉，不影响正常功能。

原因：局部止血不到位，或未能排出针孔内的积血而造成皮下瘀血，或使用过期钩鍉针而损伤周围组织及血管。

处理：局部热敷，以加快瘀血吸收。

预防：操作结束后，认真排出针孔内积血，彻底止血后加压包扎，杜绝使用过期及“退役”钩鍉针。

六、局部结节

治疗后 5 ～ 7 日，针孔部出现小硬结疙瘩，按之坚硬疼痛，但不影响正常功能，自感局部稍有不适。

原因：操作时钩治不当，加压包扎不到位，治疗后活动度太大等。

处理：轻轻按揉局部，每日 1 次，每次 1 ～ 2 分钟；局部热敷，每日 1 ～ 2 次，每次 10 ～ 15 分钟；口服抗炎活血药。一般 15 ～ 30 日吸收。

预防：钩治术要轻柔，钩通即止，加压包扎要到位，前 4 日少量活动度或卧床休息。

七、血肿

治疗后数小时或 1 ～ 2 日，局部出现隆起的肿物，高出皮肤，或伴青紫，局部有肿胀感，影响正常功能。

原因：止血不到位、加压包扎不到位、治疗后活动度太大、凝血功能障碍等。

处理：数小时内小血肿，疼痛不明显，功能不受限，徒手按压 15 分钟，之后 3kg 沙袋按压 30 分钟，2 日后局部热敷，每日 1 ～ 2 次，每次 10 ～ 15 分钟，7 ～ 14 日自行消散；若局部肿胀疼痛较剧，血肿较大而且影响到局部功能时，有波动者，在无菌操作下抽出瘀血或切开排出瘀血，加压包扎；无波动者，48 小时后热敷，辅助抗炎、活血化瘀的药物以促使局部瘀血消散吸收。

预防：排出针孔内积血和有效止血，术前须查凝血四项。

八、局部化脓

治疗 3 ～ 5 日，局部针孔红肿热痛甚至有脓液渗出，属局部感染现象。

原因：消毒或无菌操作不到位，局部清洁不到位，治疗前局部或全身有感染现象。

处理：有效排脓，局部和全身抗感染治疗。

预防：彻底清洁皮肤、严格消毒，无菌操作。治疗前排除局部皮肤及全身感染，并结合实验室检查明确有无潜在性炎症。

九、局部瘙痒

治疗后几小时或更长时间局部皮肤瘙痒、发红、丘疹等现象。

原因：胶布、酒精、碘伏、金属、药物过敏等。

处理：及时去除过敏原，局部或全身抗过敏治疗。

预防：询问患者有无过敏史，是不是过敏体质，然后针对性预防。

十、伤口迟缓愈合

治疗后 5 日，伤口不愈合，或有渗液外溢。

原因：糖尿病、免疫力低下、局部轻度感染、脂肪液化等。

处理：根据情况控制血糖、进行热疗、使用提高免疫力药物加抗感染治疗。

预防：钩活前必须查血糖，空腹血糖控制在 7.0mmol/L 以下；对免疫低下的人，不进行钩活治疗；肥胖患者，脂肪层不用手法。每一个环节都要严格执行无菌操作。

十一、伤口局部凹陷

治疗 5 日后，局部针孔出现凹陷，或有渗液溢出，无痛，不影响正常功能，一般出现在比较肥胖的人群中。

原因：在钩治过程中，刺激皮下脂肪，皮下脂肪出现液化，或有结核菌感染（皮肤结核）。

处理：属皮下脂肪液化者，可用神灯热疗，治疗 3 周左右，渗液消失，伤口愈合，凹陷由深变浅。皮肤结核者局部和全身抗结核治疗。

预防：对肥胖患者钩治操作时，尽量减少对脂肪的刺激，动作要轻柔。有皮肤结核或其他结核的患者慎重钩活，或改用他法治疗。

十二、伤口局部皮肤变白

治疗后 14 日或更长时间，针孔局部皮肤慢慢变为白色，不影响正常功能，患者无任何不适感。

原因：白癜风患者钩活刺激皮肤后，局部白癜风扩散。或皮肤免疫功能低下的患者，钩活刺激皮肤后，局部黑色素脱失。

处理：抗白癜风治疗。

预防：动作轻柔，尽量减少对皮肤的刺激。

十三、发热

治疗后12～48小时，少数（1%）患者发生不同程度的体温升高（腋下37～38℃），48小时以后，体温大部分恢复正常，48小时不能恢复者，考虑有感染情况发生，视为钩活后发热。

原因：由于钩活的刺激、患者精神紧张等原因而产生生理性发热，属正常反应，48小时之后体温不能自然恢复正常者，有感染情况发生，寻找感染源或热源。

处理：自然恢复者无须特殊处理，或多饮热水，有感染者予以针对性抗生素治疗。

预防：治疗前认真检查，排除其他感染，在操作过程中严格无菌操作，钩活治疗后让患者适当饮水。

十四、症状加重

治疗后所表现的症状较治疗前明显加重，如椎间盘突出症的腰腿痛，治疗后疼痛未见缓解反而加重，24小时后逐渐缓解，48小时后较治疗前症状减轻，此属于自然反跳现象，48小时后症状不缓解者为治疗不对症，或有其他原因。

原因：由于钩活术对神经根部（腧穴）的刺激，少数人（1%）的应激反应而出现症状加重的自然反跳现象，为生理现象。48小时症状不缓解者，属适应证不准确、适应证“时限”掌握有问题或其他原因等。

处理：生理性自然反跳无须特殊处理，其他情况应对症处理。

预防：治疗前严格筛查适应证，操作过程中手法轻柔，严禁误伤。

十五、过时反弹

钩活治疗后症状明显缓解或即刻见效，1日或更长时间（7日）原症状再度出现，但较治疗前症状为轻，其规律是1日、4日、7日、14日、30日、90日出现反弹。

原因：钩活后解除了卡压、解除了粘连、畅通了经络、加速了血运，过时又出现粘连而反弹。

处理：反弹症状较轻者，待时观察，近期内消失者不需再处理。反弹症状较重者酌情钩活第二次或第三次，反弹的程度是再次钩活的标准。

预防：钩活治疗后遵守其相应的注意事项。

十六、痉挛性抽搐

治疗中或治疗后出现的意识障碍、眼睛上翻、牙关紧闭、四肢不自主痉挛性抽搐现象。

原因：精神紧张、伤及重要脏器、误伤脊髓或神经、利多卡因过敏反应。

处理：症状较轻者，3～5分钟症状逐渐消失，对因对症处理，误伤者立即抢救。

预防：治疗前排查有无痉挛性疾病和药物过敏史，对精神紧张者，治疗前可采用适当用药，如口服地西泮（安定）2.5mg等。严格规范操作，操作中观察患者生命体征，防止误伤神经、脊髓、血管等。

第十一节　疗程

疗效评估根据2017年版中华人民共和国中医药行业标准《中医病证诊断疗效标准》综合判定。

一、一般疗程的标准（颈胸段退变性及软组织疾病须住院治疗）

以患者自觉原有的症状好转≥75%为临床控制。

同一椎体中华钩活术钩鍉针治疗2～3次为1个疗程，间隔7～14日治疗1次，治疗1次临床控制者不需第2次治疗，治疗2次临床控制者不需第3次治疗。

二、再次钩治的标准（同一椎体或关节）

第1次中华钩活术钩鍉针治疗后住院观察（同时辅助其他治疗）：临床症状未见好转，等待第2次治疗；如好转≥75%，可暂不做第2次钩活术治疗，需出院观察10～20日复诊，如有反弹，可行第2次住院钩活术治疗。

第2次钩活术治疗后住院观察（同时辅助其他治疗）：症状未见好转或加重改用他法；如好转≥75%可暂不做第3次钩活术治疗，需出院观察20～30日复诊，如有反弹，可行第3次住院钩活术治疗。

第3次钩活术治疗住院观察（同时辅助其他治疗）：症状好转≥75%可出院修复观察，需院外观察20～60日复诊，如症状反弹好转＜50%，可行下一疗程的住院钩活术治疗。

特殊疾病：如椎管狭窄症、椎体滑脱等失去或不接受开放性手术的患者，经钩活术3次治疗后自觉症状好转5%～10%或未见加重，也可按照疗程出院修复观察（症状继续加重者改用他法）。需院外观察20～60日复诊，可继续下一疗程的住院钩活术治疗。

一般3个月后反弹概率减少，达到了预期治疗的目的。

三、钩治不同椎体或关节的标准

同一椎体7～14日钩活术治疗1次，2～3次为1个疗程，两个疗程之间间隔20～60日；不同椎体间隔3～4日；脊柱和四肢关节可以同时钩治；腰骶、颈胸椎可交替钩治。对脊柱退变性疾病和脊柱相关疾病及四肢关节病复发者，可再进行住院钩活术治疗。

第二章　颈椎病

颈椎病也称为颈部综合征或颈椎综合征，因为它是指由于颈部的骨骼、间盘、韧带、周围组织的退行性变，或生理曲度的改变而累及周围或邻近的脊髓、神经根、血管及软组织，并由此而引起的一组症候群症状，称为颈椎综合征，故而国内外专家一致认为此命名更为准确，但临床医生仍习惯称颈椎病，虽然习惯称之为颈椎病。

因其病理改变及病理机制的不同，临床表现有很大的差异，临床上除颈痛、后枕痛及颈部活动受限等一般性颈椎病症状外，还可出现因颈脊神经根被压迫和刺激所致的神经根性疼痛、感觉和运动功能障碍；因脊髓受压所致的锥体束征及自主神经功能紊乱；因颈椎动脉血管受压所致的椎－基底动脉供血不足引起的猝倒等中枢神经功能障碍及自主神经功能失调等。

颈椎病的发病率为 3.8% ～ 17.6%，大多数发生在 40 岁以后，50 岁以后就占人口的 25% 左右，60 岁就可高达 50%，而 70 岁后就几乎达 100%。随着时代的发展，现代化的生活方式和生活节奏影响，颈椎病正朝着现代化、知识化、年轻化进军，已不再是中老年人的专利，中青年人的颈椎病发病率呈迅猛的上升趋势。至 21 世纪的今天，颈椎病已成为类似感冒的常见病和多发病。

颈椎病在中医学中没有相应的病名，根据其临床表现，本病属中医学“颈肩痛”“痹证”“眩晕”“痿证”的范畴，近年来，中医学把颈椎病统归为“项痹病”。中医学对本病从理论探讨、实验研究及临床研究等方面作了大量的工作。在临床治疗上，除传统的药物内治、外治、推拿和针灸治疗等治疗颈椎病的研究进展外，尚有与西医学及现代科学相结合而创造出来的中药药物离子导入、小针刀疗法、硬膜外中药治疗等新疗法的出现，这不仅使颈椎病的临床治疗疗效显著提高，而且大大丰富了中医治疗学的内涵。中医疗效的新成果和上述新疗法的研究进展已成为医界瞩目的共识。在这里仅介绍具有 30 余年历史的中医特异针疗法——钩活术技术。钩活术治疗颈椎病目前实验研究方面的资料尚少，但相信随着理论研究、实验研究、临床研究的进一步开展，会有更深入的实质性进展。

第一节　病因病机

颈椎病的病因病机相对比较复杂，以退变、老化、劳损而影响其正常功能为其主要因素，具体包括年龄、环境、劳损、外伤、气血不足、先天因素及瘀血痰湿等。

一、年龄关系

《素问·上古天真论》云："女子七岁，肾气盛……四七筋骨坚……六七，三阳脉衰于上。""丈夫八岁，肾气实……二八肾气盛，五八肾气衰。"又"脏腑盛乃能泻，令五脏皆衰，筋骨解堕……故身体重，行步不正"，这里突出了肾为先天之本，受五脏六腑之精藏，所以五脏精气足，肢体劲强；反之，则步履不稳，久而气血不畅，肢体关节出现疼痛、麻木、发凉、畏冷及活动不灵。当然机体的这些病理变化与年龄的变化有直接关系。又如汉代医学家张仲景在《金匮要略》中指出："人年五六十，其病脉大者，痹挟背行。"这与近代研究相吻合，近代学者对不同年龄、工种、工龄组的颈椎病患者情况做了统计，患病率在年龄组之间差异非常显著，50 ～ 59 岁组发病率最高，为 42.84%。1932 年 Schmarl 等对 4253 例尸体脊柱的解剖发现，60 岁以上的女性和 50 岁以上的男性，90% 有椎体骨刺形成，这与张仲景的认识完全吻合。

年龄关系：随着年龄的增长，一般人在 20 岁左右椎间盘就开始发生退行性改变，纤维环的韧性及弹性均逐渐减低。25 岁左右继发髓核的变性，软骨终板、小关节面、关节囊受到损伤，继发韧带松弛，颈部失稳，而出现一系列病理变化。有调查显示，50 岁左右的人有 25% 患过或正在患颈椎病，60 岁达 50%，70 岁则更多。

二、风寒湿邪侵袭

颈部或全身感受风寒湿邪可引起颈椎病。中医学在 2000 多年前就有详细论述，历代医学家针对这一病因多有发挥，研究更深入。《素问·至真要大论》说："诸痉项强，皆属于湿。"还说"湿淫所胜……病冲头痛，目似脱，项似拔，腰似折，髀不可以回，腘如结，腨如别。"这一学说对后世医家研究颈椎病的病因病机奠定了基础。又如《素问·痹论》曰："风寒湿三气杂至，合而为痹也。"这对颈椎病的病因病机及临床表现作了进一步的论述。同时强调颈椎病有虚实之分，实者风寒湿邪客于筋脉，注于经络，留于关节，气血失和而痹阻，久之瘀血痰湿痹阻经络。

明·龚廷贤在《古今医鉴·卷十·臂痛》中指出："病臂痛为风寒湿所搏；或睡后手在外，为寒邪所袭，遂令臂痛；及乳妇以臂枕儿，伤手风寒而致臂痛者。……有血虚作臂痛，盖血不荣筋故也；因湿臂痛，因痰饮流入四肢，令人肩背酸痛，两手软痹。"这里指出风寒湿为病因，但与睡后手在外为寒邪所袭有关，与哺乳期妇女让小孩枕于胳膊有关，也与受伤有关。

风寒湿邪侵袭：患者在发病前常有暴露在寒冷和（或）潮湿空气的历史，故本病冬季发病较多。如夜间睡于寒冷、潮湿的环境中，过时发生项背部疼痛。在坐卧当风时，肩背部未盖好，可造成局部循环障碍而发本病，故本病患者对天气变化十分敏感，但对气候影响的个体差异较大。

三、慢性劳损

《素问·宣明五气》说："五劳所伤：久视伤血，久卧伤气，久坐伤肉，久立伤骨，久行伤筋，是谓五劳所伤。"其中久坐伤肉与现代医学认为颈椎病与久坐低头伏案工作有关，完全符合。《金匮要略方论·血痹虚劳病脉证并治》也说："五劳虚极，……劳伤，经络荣卫气伤内有干血，肌肤甲错。"不但说明了颈椎病与慢性劳损有关，而且为后世治疗颈椎病应用补气活血化瘀的治则指明了方向。明·张璐在《张氏医通·卷五》中说："肾气不循故道，气逆挟脊而上，致肩背痛，……或观书对弈久坐致脊背痛。"这里也指出了长期伏案工作，颈部负荷过度可导致颈椎病。

慢性劳损：慢性劳损较常见，多发生于以下几种情况：①不良的工作姿势，如长期从事刺绣、缝纫、绘画、书写、电脑、脑力劳动者，由于长期低头工作，不但颈椎关节因受力不当而出现过早退变，还可因长期的颈部牵拉造成颈项、背部的肌肉劳损。②不良的睡姿，主要见于枕头过高、沙发上睡觉等，因睡眠姿势不当，使颈椎间盘内部受力不均，加速髓核脱水，促使颈椎间盘退变，颈部肌肉关节亦平衡失调。③不良的生活习惯，如长时间低头打麻将、玩扑克，躺着看书、长时间看电视等，颈项部肌肉长期处于紧张状态，易于造成颈部肌肉韧带劳损。④不适当的体育锻炼，如大幅度转颈摇颈、头着地倒立等，可导致颈部的急性或慢性劳损。⑤不恰当的医疗行为，如重力按摩、牵引、扳颈等，可导致颈部肌肉反应性紧张和颈椎关节囊的松弛，诱发或加重颈椎间盘、颈椎关节及颈部软组织的劳损。

四、急性损伤

《灵枢·百病始生》说："用力过度，则络脉伤。阳络伤则血外溢，……阴络伤则血内溢。"过度用力，络脉极度充血，会导致血外溢或内溢（溢即渗出之意），形成瘀血，产生像外伤瘀血一样的病理变化。《灵枢·邪气脏腑病形》说："有所用力举重，若入房过度，汗出浴水，则伤肾。"这里着重指出颈椎病的发生与肾虚有关，而肾虚的原因与"用力举重，入房过度，汗出浴水"有着直接关系，从而告诫人们注意这方面的原因，就可以预防颈椎病。《素问·生气通天论》说："因而强力，肾气乃伤，高骨乃坏。"《素问·经脉别论》说："持重远行，汗出于肾，疾走恐惧，汗出于肝，摇体劳苦，汗出于脾。"这些均说明劳伤过度不但影响到内脏，还可影响到脊柱，这与现代的脊柱与内脏相关疾病相一致。明代医学家王肯堂在《证治准绳·杂病》载："戴云：颈痛非是风邪，即是气挫，亦有落枕而成痛者，……由挫闪及久坐落枕而致颈项不可转移者，皆由肾气不能生肝，肝虚不能养筋，故机关不利。"认为在老年肝肾虚亏、筋骨失养的基础上，诸如挫闪、久坐、落枕等慢性劳损因素，均可致颈椎病。

急性损伤：临床上有部分颈椎病的患者有急性外伤史，虽然直接引起发病的并不多见，但的确是引起颈椎病的主要因素之一。因为外伤造成的颈椎间盘和颈椎软组织损伤，当时无明显症状（甚至有的患者不能叙述外伤病史），一定时间后才出现颈椎病的临床症状。有资料报道，青少年时代的颈椎外伤是中年后发生颈椎病的重要原因之一。

五、气血与风

《素问·至真要大论》有"诸风掉眩，皆属于肝"、《灵枢·口问》有"上气不足"、《灵枢·海论》有"髓海不足"，论述了眩晕一证的病因病机。《素问玄机原病式·五运主病》认为眩晕的发生是由于风火，有“风火皆属阳，多为兼化，阳主乎动，两动相搏，则为之旋转”，所以后世医家在此基础上治疗颈椎病的眩晕有息风补气降火的治则，而且均取得一定疗效。

明·王肯堂在《证治准绳·诸痛门》云：“有风，有湿，有寒，有热，有闪挫，有血瘀，有气滞，有痰积，皆标也；肾虚，其本也。”这里则认为风寒湿热、闪挫血瘀、气滞痰积皆为标，而肾虚是本。《景岳全书·眩运》指出：“眩晕一证，虚者居其八九，而兼火、兼痰者不过十中一二耳。”强调了“无虚不能作眩”，在治疗上认为“当以治虚为主”。清·李用粹《证治汇补·眩晕》说：“血为气配，气之所丽，以血为荣。凡吐衄崩漏，产后亡阴，肝家不能收摄荣气，使诸血失道妄行，此眩晕生于血虚也。”说明气血亏虚可导致眩晕，这类似于贫血所致眩晕头昏的症状，所以治疗以补气养血为主。

明·王肯堂在《证治准绳·杂病》说：“颈项强急之证，多由邪客三阳经也，寒搏则筋急，风搏则筋弛，左多属血，右多属痰。”这里不但指出了颈项强急之证是由风寒邪气侵于三阳经所致，而且指出其病症为一侧肌张力紧张，一侧肌张力松弛，这与现代颈椎力学的失衡致颈椎关节错位而发生颈椎病的论点一致。

六、骨枯髓虚

骨枯髓虚致痿，这一关于痿证的论述，中医学早就有研究，如《素问·痿论》云：“肾者水脏也，今水不胜火，则骨枯而髓虚，故足不任身，诊为骨痿。”这里明确指出了痿证的原因与肝肾有关，在治疗时应以滋养肝肾为主。又如《素问·逆调论》指出：“骨痹，是人当挛节也。帝曰：人之肉苛者，虽近衣絮，犹尚苛也，是为何疾？岐伯曰：荣气虚，卫气实也。荣气虚则不仁，卫气虚则不用，荣卫俱虚则不仁且不用，肉如故也，人身与志不相有，曰死。”其中“肉苛”是指肌肉麻木；“不仁”是指不知痛痒寒热；“不用”是指肢体运动障碍；“肉如故”是指肌肉没有萎缩等变化；“人身与志不相有”是指人的肌肉虽然完好，但已经不仁不用，人的意志不能指挥它了。脊髓型颈椎病的表现与这些描述十分类似，如功能障碍、机体麻木、感觉减退，但无明显的肌肉萎缩（肌肉如故）。

痿证的病因病机：各种原因引起的肝肾阴亏、脾阳不振是痿证的病因病机，此为引起颈椎病的内因，包括椎间盘、椎间关节退变、椎旁软组织慢性劳损，以及颈椎先天性病变，都是颈椎病发病的内在基础。

七、瘀血、痰湿

瘀血与痰湿既是病因，又是病理性产物。

1. 瘀血　瘀血形成的原因有三：一是正气虚衰，气虚运血无力，血脉瘀滞；二是肝气郁结，气滞血瘀，或肝火内郁，灼伤津液，血液黏稠，滞而不畅，而为血瘀；三是跌仆损伤，瘀血留滞经络。

瘀血作为病理产物和继发病因，阻滞经络气血，筋骨失于正常气血的濡养，进一步导致颈椎（椎间盘、韧带、小关节）的退变。

此外，颈椎手术之后，亦可导致气滞血瘀，络脉阻塞，余邪留滞，致使颈椎原发病因未尽而瘀血又生，造成久病不去。

2. 痰湿　人到中年之后，由于精血的损耗，各脏腑功能均有不同程度的衰减。若脾胃失于健运，水湿内停，聚而为痰湿，所谓“脾为生痰之源”是也；肾气虚损，气化失职，津液输布不能，关门不利，津液代谢失常，内停而化为痰饮；若肝肾阴虚，阴不制阳，阳亢化热，亦可炼液为痰；肝失疏泄，津液代谢失常，停聚体内而化生痰湿。

痰湿留滞经络，血流受阻，而生血瘀；瘀血留滞经络，遏阻气机，津液失于输布，则聚生痰湿。痰瘀乃成交阻之势，相兼为患，致使病情十分复杂。

若气滞化火，与痰湿相结，则化生痰火、湿热；若肝阳化风，夹痰湿上行，则风痰上逆。

痰湿阻滞气血，则筋骨、肌肉失于濡养而加剧颈椎的退变；痰湿留滞肌肉、筋骨间，阻滞气血的濡养，可见四肢、颈部的麻木、强直、沉重乏力；痰湿上行于头部，则蒙蔽清窍而成眩晕、头痛等；若湿热遏阻阳明，或灼伤肺气，则可成痿证；若风痰上逆，可成头痛、眩晕，甚则晕厥、昏仆。

第二节　西医学常用分型与诊断

西医学对颈椎病的分型目前较为认可七型分法，根据病理改变的部位及程度不同，被累及的组织不同，所产生的临床症状不同，把颈椎病分为颈型、神经根型、脊髓型、椎动脉型、交感型、食管压迫型、混合型七种类型。

诊断：按照颈椎病的定义诊断。

①典型的病史、症状和体征；

②符合影像学检查的诊断，并与①相符；

③综合判断排除其他病。

①+②+③= 颈椎病

诊断标准如下。

1. 反复发作的颈肩臂背部疼痛合并根性上肢痛、麻木、运动和感觉障碍。

2. 颈部肌肉痉挛，颈肩部肌腱、韧带附着点发现深在的压痛区，放射或不放射。

3. 反复发作的头痛、头晕、视力障碍，与头颈部活动姿势有关。

4. 患侧上肢的表皮温度降低、发凉、水肿、汗腺分泌异常等血管营养障碍征象。

5. 缓慢的进行性的双下肢无力，步态不稳，脚踩棉花感，胸部和（或）下肢的束带感。

6. 臂丛神经牵拉试验、头顶叩击试验、引颈试验、旋转试验、病理反射等阳性体征。

7. 影像学检查：X 线、CT、MRI 符合颈椎病的表现。

8. 排除其他病。

（1 ～ 6 任何一项）+7+8= 颈椎病。

西医学常用分型及其病因病理、诊断及鉴别诊断如下。

一、颈型

此型颈椎病比较常见，急性发作时常被群众俗称为“落枕”。该病多因睡眠时，头颈位置不当，枕头过高，睡眠深沉，致长时间固定于一定的姿势，以及受风着凉，或颈部骤然扭转而诱发。医学上又称为韧带关节囊型颈椎病。此型可反复发作或时轻时重。慢性病程者主诉在头部转动时发出异响，此系项韧带钙化所致。

1. 病因病理 该型颈椎病的病因多数情况下为颈椎组织结构刚刚开始退变，椎间隙和椎间关节失稳，纤维环内的压力增高，拉动纤维环外围的窦椎神经，而反射性引起头、颈、肩部的疼痛和肌肉痉挛。

因上述病理因素的存在，在一定诱因下即急性发病。其诱因有睡眠时头颈部位置不当；长期伏案工作造成颈肌的痉挛；偏头工作；颈部骤然扭转或寒冷刺激等。

2. 临床诊断

（1）疼痛：颈型颈椎病突出的表现为颈项部疼痛，常在清晨睡醒后或起床时出现。疼痛的性质一般呈现持续性酸痛或钻痛，头部呈偏向一侧的强迫体位，活动时疼痛加剧。疼痛部位较深在，且不局限，可以累及颈项部、肩部和上背部。严重者累及枕部和上肢，但无根性区域的放射性疼痛。

（2）颈部活动受限：颈部僵硬感，抬头困难，为缓解肌痉挛和不适感，头部常偏向一侧。

（3）体征：①患侧颈部肌肉（如胸锁乳突肌等）明显的痉挛；②在胸锁乳突肌后缘、乳突后下方、斜方肌、肩胛提肌外缘肌腱附着点、肌筋膜等部位有明显的局限性压痛；③无神经功能障碍的体征。

（4）影像学检查

X线检查：颈椎生理曲度改变不明显或有轻度的变直及轻、中度退行改变。

CT检查：颈椎椎间盘有轻度的突出及退变，或相应椎体轻度骨质增生。

MRI检查：颈椎脊髓无异常改变，椎间盘轻度退变。排除脊髓病变和椎管内肿物等。

诊断：根据病史、临床表现、体征、影像学诊断、排除其他病。

3. 鉴别诊断 应与颈部肌纤维组织炎、颈部炎症性病变、局部肿瘤等进行鉴别诊断。

颈部肌纤维组织炎：疼痛多局限于颈后部，以颈两侧为重，尤以晨起为重，活动后减轻，遇冷加重，遇热减轻，与天气变化有关。同时伴有深在持续性酸、胀、疼痛，患者自己能明确指出最疼痛或僵硬的部位。

颈部炎症性病变、颈部结核、类风湿关节炎等也有颈部疼痛，也可造成颈椎失稳，实验室检查常有血沉增快。影像学检查如X线、CT、MRI等可鉴别。

局部肿瘤：颈部可有疼痛，肿瘤疼痛呈持续性，一般与颈部姿势无关，颈部X线、CT、MRI易于鉴别。

二、神经根型

神经根型颈椎病是一种最为多见的颈椎病，主要是臂丛神经（图2–2–1）受压所引起的病理变化，临床以脊神经根分布区相一致的感觉、运动及反射障碍为主。其发病率占颈椎病的50%～60%。发病年龄亦早于其他类型，好发于40岁左右。

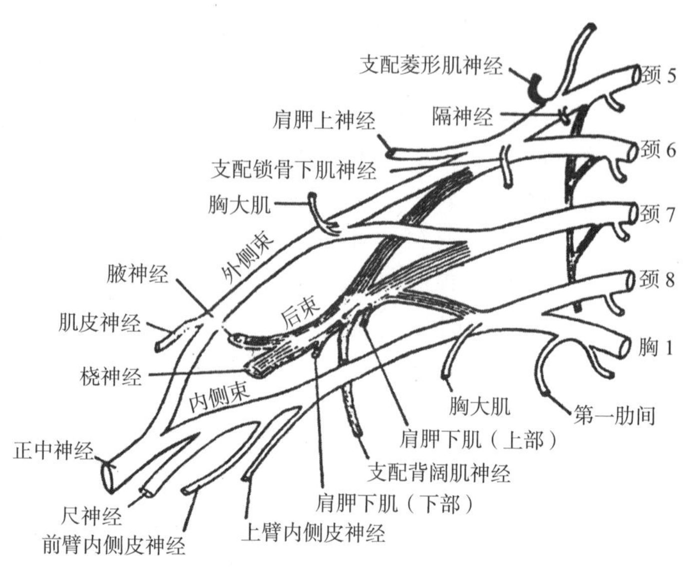

图2–2–1　臂丛的组成（图中“隔神经”应改为“膈神经”）

脊神经离开脊髓后，横行或斜行于蛛网膜下腔，到达相应的椎骨平面后，神经纤维在此汇聚成前根和后根，穿过蛛网膜和硬脊膜囊，走行于硬膜外隙。在硬膜处借助于硬脊膜鞘紧密连接在椎间孔附近，以固定硬脊膜囊和保护神经根不受到牵拉。椎间孔的上下壁为椎弓根的上下切迹，前壁为椎间盘和椎体，后壁为关节突关节。当椎间盘向侧后方突出时，此处最容易受压，从而形成神经根型颈椎病解剖上的病理学基础。

1. 病因病理　常见的病因是向后外侧突出的椎间盘、椎间关节或关节突关节处的骨赘或神经鞘处粘连、纤维组织挛缩等，压迫或刺激了颈脊神经根。尤以下部颈椎（$C_{4/5}$、$C_{5/6}$、$C_{6/7}$）最多见。

疼痛产生的机制：颈脊神经根型颈椎病引起的疼痛机制较为复杂。常见原因有：突出的椎间盘和增生的骨赘直接压迫了脊神经根，引起神经根的水肿，水肿后的神经根与神经鞘相摩擦，发生炎症反应，表现为根性痛；神经鞘处的软组织发生纤维化、粘连，牵拉刺激了神经鞘的硬脊膜囊壁上的窦椎神经分支，引发疼痛；颈椎节段的失稳，应力作用的不平衡，周围软组织肌肉受到牵拉，引起痉挛性疼痛。上述三种机制在神经根型颈椎病的疼痛产生过程中同时存在，很难区分，往往是一种机制为主，多数表现为根性疼痛明显。

感觉障碍产生的机制：由于突出的椎间盘、肥厚的黄韧带、增生的骨赘等主要压迫了脊神经后根所致。可出现麻木、蚁行感、痛觉减退等。

运动障碍产生的机制：是由于上述致压物对脊神经前根的压迫较重，运动神经纤维的传导通路传导发生障碍，神经－肌肉营养不良，进而出现肌力减弱、肌肉萎缩等。

在颈椎间盘退行性变的基础上，由于慢性劳损、头颈部外伤及咽喉部炎症等，使颈椎间盘的压力突然增加，致使髓核突出或脱出。椎体后缘、椎体后方小关节的骨质增生，钩椎关节的骨刺形成，以及其相邻的三个关节（椎体间关节、钩椎关节及后方关节）的松动与移位，这些均可对脊神经根造成刺激与压迫。此外，根管的狭窄、根袖处的粘连性蛛网膜炎和周邻部位的炎症与肿瘤等亦可引起本病所出现的各组症状。

（1）颈椎间盘突出：髓核从纤维环的裂隙向后方或侧后方突出，导致后纵韧带隆起，刺激该处的硬脊膜，出现较持续的颈部症状。如果突出的髓核压迫或刺激脊神经根，则显示根性症状。在椎管矢径狭小者，亦可刺激或压迫脊髓及其血管而出现脊髓症状。

（2）颈椎间盘脱出：脊髓穿破后纵韧带的裂孔进入椎管内。以根性受压者较为多见，少数在后纵韧带裂口处形成粘连、狭窄性嵌顿时，表现为脊髓受累症状，并出现相应的锥体束征。

（3）颈椎骨质增生：椎间盘发生退行性变后，随着变性的髓核突向后纵韧带下方，有可能引起韧带连同骨膜与椎骨间的分离而形成间隙。随着间隙内血肿的机化、钙盐的沉积，最后形成突向椎管或突向椎体前缘的骨赘（或称之为骨刺）。同时，在髓核变性后，由于椎间盘间隙内的压力增高，以致对周围的前纵韧带或后纵韧带等形成牵拉，此种牵拉力可以直接刺激局部而形成骨刺。骨赘的形成以 $C_{4/5}$、$C_{5/6}$ 和 $C_{6/7}$ 最为多见。

①椎体侧后方的骨刺：椎体后缘的侧后方是脊髓与含有脊神经根的套袖前壁处。此处的骨刺形成后，通过神经反射在早期即出现症状。此处是代偿间隙较宽的部位，症状一般较轻。

②钩椎关节的骨刺：钩椎关节又称 Luschka 关节（图 2-2-2）。在钩椎关节的外后方为颈脊神经根穿过的椎间孔，此孔与椎体矢状径呈 45° 角。其前内壁为钩椎关节，后外壁为小关节的上关节突，上下壁均为骨性的椎弓根。因此，凡造成钩椎关节、小关节及软组织水肿、充血、炎性渗出等各种占位性病变时，均使此管道狭窄，刺激与压迫脊神经根而造成症状。

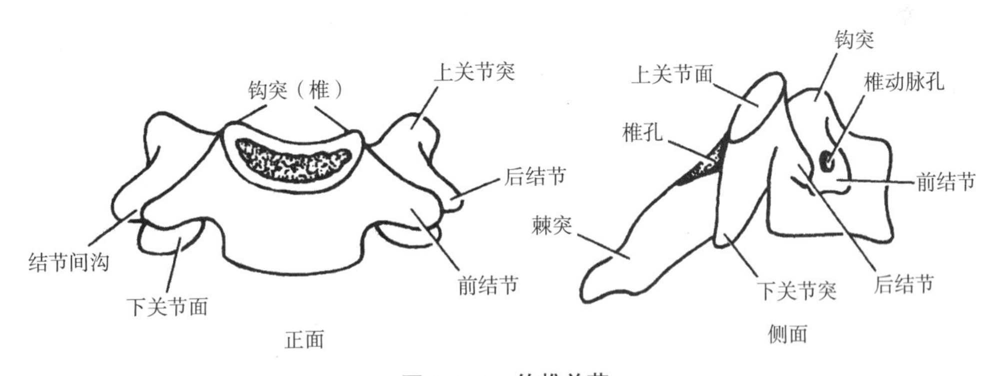

图 2-2-2　钩椎关节

2. 临床诊断

（1）症状

①年龄与特点：多在 20 岁以上发病。起病缓慢，病程长，反复发作。

②根性神经痛：其麻木和疼痛范围与受累椎节的脊神经分布区域相一致。此种疼痛可以为持续性隐痛或酸痛，亦可为阵发性剧痛。下颈椎病变可向前臂放射，手指呈神经根性分布的麻木及疼痛。与根性神经痛相伴随的是该神经分布区的其他感觉障碍，

其中以麻木、过敏、感觉减弱等为多见。有时患肢及手握力减弱，手中握物有突然掉落现象。多为单侧，也可以为双侧。有些病例伴有头痛、头晕、视物模糊、耳鸣等。

③根性肌力障碍：以前根先受压者为明显，早期肌张力增高，但很快就减弱并出现肌萎缩征。其受累范围也仅局限于该神经所支配的范围。在手部以大小鱼际肌及骨间肌为明显。

④颈部症状：多伴有明显的颈部僵硬、疼痛、压痛、活动受限，当颈部活动或腹压增加时，则症状加重。此外，颈椎挤压试验阳性，尤以急性期为明显。

（2）体征

①颈部有不同程度的畸形、僵硬、肌紧张、活动受限，以颈部后伸和向病侧弯曲受限明显。

②病变椎间盘相应棘突都可有压痛点。压痛可向远隔部位放射。

③感觉改变：神经受压的节段早期疼痛过敏，受压加重或时间长，则相应部位感觉减退。

④肌肉变化：轻者所支配的肌肉力量减弱，重者肌肉萎缩。

⑤腱反射改变：受累神经根所参与的反射弧出现异常。早期呈现活跃，而中、后期则减退或消失。

（3）特殊试验：凡是增加脊神经根张力的牵拉性试验大多阳性。

①臂丛神经牵拉试验（Eaten）阳性。但在诊断上应注意，臂丛损伤及前斜角肌症候群者亦可呈现阳性结果。

②肩部下压试验阳性。

③椎间孔挤压试验阳性。这是因为使椎间孔瞬间受压而变小，加重对神经根的压迫和刺激所致。

④颈椎挤压试验阳性。若患者头部处于中立或后伸位时出现加压试验阳性者，则称之为 Jackson 压头试验阳性。

（4）影像学检查

①X 线平片：若为颈椎间盘突出者，X 线平片一般无明显变化；若为颈椎间盘脱出者，颈椎 X 线平片可显示生理曲度消失、椎间隙变窄及梯形变；若为椎体侧后方骨刺所致者，则 X 线平片显示椎体后缘有骨赘形成；若为钩椎关节骨刺所致者，则 X 线片在正位上显示钩椎增生明显，斜位片除骨质增生外，椎间孔变小，其部位与临床表现相一致。

②CT 及 MRI 检查：若为颈椎间盘突出者，MRI 检查可清晰显示髓核后突的部位及形态；若为颈椎间盘脱出者，则在 MRI 片上可清楚显示髓核脱至椎管的部位、体积及深度；若为椎体侧后缘骨刺所致者，则 CT 及 MRI 图像可发现椎体后缘骨质增生偏向一侧。

3. 鉴别诊断

（1）急性颈椎间盘突出症：急性颈椎间盘突出症是在颈椎间盘存在退行性变的情况下，因受外伤后所致。颈椎过伸性损伤，可引起近侧椎体向后移位；屈曲性损伤可使双侧小关节脱位或半脱位。其结果皆可使椎间盘后方张力增加，导致纤维环和后纵韧带破裂，髓核突出，从而引起颈髓或神经根受压的临床改变。临床表现可因突出的髓核压迫的部位和程度而异。若髓核从后侧方突出（多见），则主要表现为神经根症状；若髓核从椎体后方中央突入椎管（少见）而压迫脊髓，则可出现相应的脊髓受压症状，又如同脊髓型颈椎病，故须与颈椎病相鉴别。其鉴别要点如下。

①病史：本病大多数病例有明显的头颈部外伤史，而极少数是因轻度损伤，如睡醒后伸懒腰而引起的。神经根型颈椎病则少有外伤病史。

②影像学检查：本病可见颈椎间盘突出的表现，但其椎间隙则多无明显异常（年龄大者亦可有）。而颈椎病者则大多椎间隙有明显的异常，病变椎间隙可出现变窄、前窄后宽或等宽，且多有程度不同的骨赘形成。

（2）尺神经炎：尺神经由 $C_{7、8}$ 和 T_1 脊神经参与组成。本病以老年者为多见。易与 C_8 脊神经受累者相混淆。其特点如下。

①肘后尺神经沟压痛，且常可触及条索状变性的尺神经。

②感觉障碍：其感觉障碍分布区较 C_8 脊神经分布区为小（图 2-2-3），前臂尺侧处多不涉及。

③本病常呈典型之“爪形手”，主要因骨间肌受累所致。

（3）正中神经受损：正中神经由 C_7 ～ T_1 参与构成。本病因外伤或纤维管道受卡压所致，前者易于诊断与鉴别，后者则易与第 7 颈椎脊神经根受压相混淆。其特点如下。

①感觉障碍：分布区主要为背侧指端及掌侧 1 ～ 3 指处（图 2-2-4）。

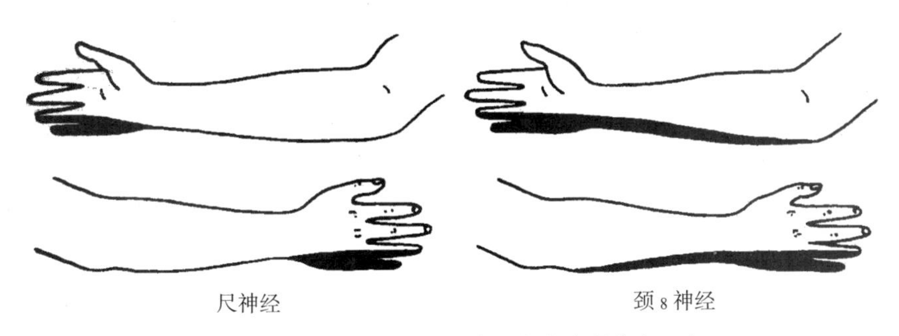

图 2-2-3　尺神经与颈 8 神经感觉障碍分布示意

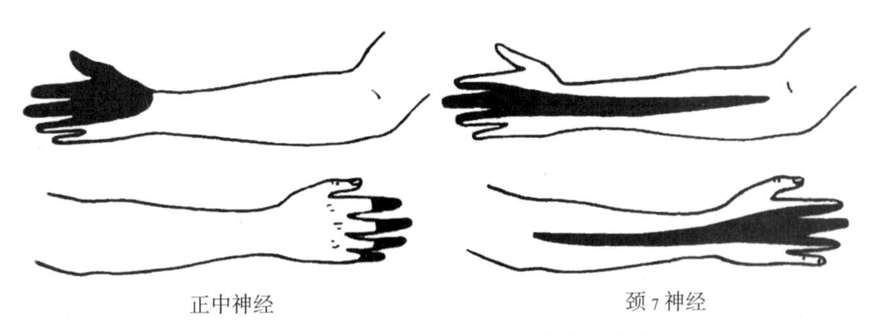

图 2-2-4　正中神经与颈 7 神经感觉障碍分布示意

②肌力改变：呈“猿状手”，乃因大鱼际肌萎缩所致。

③自主神经症状：表现为潮红、多汗等，疼痛常伴有“灼痛”感。这是因正中神

经中混有大量交感神经纤维之故。

（4）桡神经受损：桡神经由 $C_{5\sim7}$ 和 T_1 脊神经组成。须与 C_6 脊神经受累相区别。本病特点如下。

①垂腕征：伸腕及伸指肌失去支配。高位桡神经受累者，伸肘功能亦受影响。

②感觉障碍：其与第 6 颈神经不同的是，感觉障碍区主要表现为除指尖部以外的手背侧（1 ～ 3 指）及前臂背侧，而 1、2 指掌侧则无障碍（图 2–2–5）。

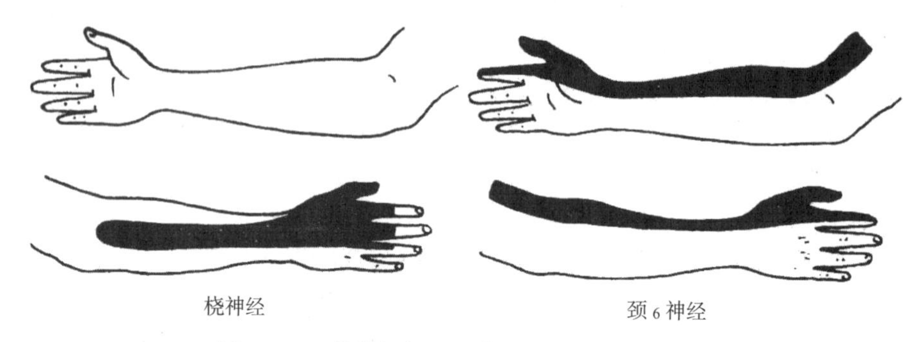

图 2–2–5　桡神经与颈 6 神经感觉障碍分布示意

③反射改变：多无影响。而颈 6 神经受累者则肱二头肌与肱三头肌反射均减弱或消失（早期亢进）。

（5）胸廓出口综合征：此综合征是由于先天畸形如脊肋等原因，臂丛神经出口处形成障碍而造成的臂丛神经受压，通过检查可以作出鉴别诊断，不是根性的压迫，而是干性的障碍。

（6）腕管症候群：此为正中神经通过腕管时受压所致，其主要特点如下：

①腕中部加压试验阳性：用手压迫或叩击腕中部，相当腕横韧带近侧端处，如出现了 1 ～ 3 指麻木或刺痛时即属阳性。此具有诊断意义。

②腕背屈试验阳性：让患者向背侧屈曲持续 0.5 ～ 1 分钟，如出现上述症状则为阳性。

③封闭试验：用 2% 利多卡因 1 ～ 2mL 局部封闭有效，而对于颈椎病则该方法无效。

（7）肿瘤：侵及脊神经根的肿瘤，可引起根性或丛性症状，可能被误诊为神经根型颈椎病。其主要鉴别要点如下。

①症状：肿瘤所致的颈部和神经根性疼痛是持续性、进行性加重，并夜间加重，疼痛多为烧灼样疼痛、麻痛、锐痛。休息、卧床及头颈部体位的改变不能减轻。而神经根型颈椎病则多为间歇性或阵发性疼痛。经休息、卧床或头颈部的体位改变有可能减轻。恶性肿瘤往往较早地出现恶病质及贫血。

②体征：颈部可能触及肿块或脊柱畸形，颈部附近可触及淋巴结。

③实验室检查：血液的常规检查和生化检查对二者的鉴别有积极的意义。原因不明的贫血、白细胞及血小板的减少、凝血酶原时间升高，均可提示身体某些部位或系统有出血或占位性病变。

④影像学检查

X 线检查：X 线体层摄影较平片能较正确地显示病变的范围、较小的病灶及被邻近组织掩盖的病变。

CT 检查：能显示出肿瘤对椎管的压迫、椎体轻度边缘破坏、各个突起的异常等，此与颈椎病的图像有着显著的差异。

MRI 检查：T_1 加权图像可清楚地显示脊髓及椎体受累的大小、范围，T_2 加权图像可清楚地显示瘤体的大小、形状。但对于椎体骨质的改变，诊断效果不如 X 线及 CT 检查。

三、脊髓型

脊髓型颈椎病主要是因压迫或刺激脊髓而出现髓性感觉、运动与反射障碍，故称之。脊髓型颈椎病发病率较低，居于其他各型颈椎病之后，但其可发展成各种类型的瘫痪，故应早期诊断和治疗。本型好发于 40 ～ 60 岁，因其疾病痛苦的程度低于脊神经根型颈椎病，常出现患者直至运动功能发生障碍时才就诊，手术及非手术治疗的效果、预后均不及脊神经根型显著。

1. 病因病理 颈椎椎体后缘形成的骨赘、向中央突出的椎间盘、肥厚的后纵韧带、前突的黄韧带等均可使椎管变得更窄，对脊髓构成直接的压迫。在颈部的频繁活动中，颈髓不断受到这些病理性产物的刺激和摩擦。与此同时，间接压迫或刺激了脊髓周围的血管，使脊髓前动脉发生痉挛、栓塞，引起脊髓的供血不足、缺血、变性、坏死，间接地影响脊髓的功能。另外，颈椎管狭窄也是引起脊髓型颈椎病的重要原因。

因颈椎病所致脊髓受压（或刺激）的主要病理机制有以下四种。

（1）动力性因素：由于椎节的不稳与松动、后纵韧带的膨隆、髓核的后突、黄韧带的前凸以及其他有可能突向椎管的因素对脊髓致压，又可因体位改变而消失。

（2）机械性因素：因骨质增生及髓核脱出后形成粘连，对脊髓形成持续压迫。骨刺对脊髓组织的压迫，主要是骨赘位于椎体后方中部的中央型骨刺。因其直接压迫脊髓及其血管，而引起以运动障碍为主的一系列症状（图 2-2-6）。其病变特点是：多呈隐性发作，并因压迫脊髓前中央动脉等而出现下肢运动障碍症状。

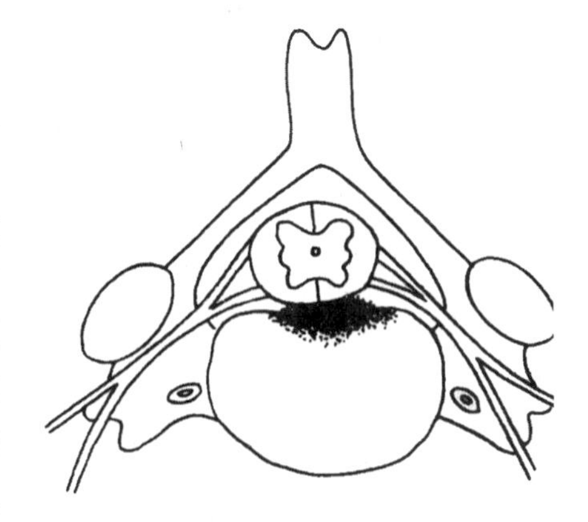

图 2-2-6　中央型骨刺压迫脊髓示意

（3）血管因素：脊髓某组血管遭受压迫或刺激时则可出现痉挛、狭窄，甚至血栓形成，以致减少或中断对脊髓的血供，其相应支配区表现出各种脊髓缺血症状：脊髓前中央动脉受压引起下肢重于上肢的四肢瘫，脊髓沟动脉受压引起的脊髓中央管前方缺血而出现的上肢瘫（也可波及下肢）。软脊膜缺血时主要引起脊髓的刺激症状，脊髓后动脉闭塞主要引起感觉障碍，如因颈段大的根动脉受阻，则可引起脊髓的严重受损。

（4）椎管先天性发育性狭窄：椎管矢状径狭窄是前三者的病理解剖基础。

2. 临床诊断

（1）症状

①锥体束征：由于致压物对锥体束（皮质脊髓束）的直接压迫或局部血供的减少与中断，出现上肢或下肢的单纯运动障碍、单纯感觉障碍或同时存在。

周围型：因压力先作用于锥体束表面，先从下肢开始，出现下肢无力、双腿发紧（如缚绑腿感）、抬步沉重等，渐而出现跛行、易跪倒（或易跌倒）、足尖不能离地、步态笨拙及束胸感（检查时同时可见反射亢进、肌肉阵挛、萎缩等）。这是临床最多见的类型。

中央型：由于锥体束深部（近中央管处，故称中央型）先被累及，先从上肢开始，出现手部持物易于坠落（此表示锥体束深部已受累），逐渐呈现为典型的痉挛性瘫痪。一侧受压表现一侧症状，双侧受压则双侧出现症状。

前中央血管型：由于脊髓前中央动脉受累所致，而出现上、下肢同时发病。

②肢体麻木：由于脊髓丘脑束同时受累所致。部位及分布与前者一致。

③头部症状：头痛、头晕或头皮痛。

④排尿、排便功能障碍：多在后期出现，起初以尿急、尿频、排尿不尽及便秘为多见，逐渐引起尿潴留或大小便失禁。

⑤病程长，呈进行性加重或反复发作。

（2）体征

①分离性感觉障碍：即受累肢体的痛、温觉障碍明显，而触觉可能完全正常。这是因在脊髓丘脑束内的痛、温觉纤维分布不同，受压迫后的反应所出现的差异。

②反射障碍

生理反射异常：上肢的肱二头肌、三头肌和桡反射，下肢的膝反射和跟腱反射，早期多为亢进或活跃，后期则减弱或消失。此外腹壁反射、提睾反射和肛门反射可减弱或消失。

病理反射，如 Hoffmann 征（即霍夫曼征，将患者前臂旋前，向掌侧弹拨中指端指甲，引发拇指及其余手指快速屈曲为阳性）（图 2–2–7）、Babinsky 征（即巴彬斯基征，用针在足底外缘自后向前划过，可引发踇趾背伸，其余各趾扇形散开为阳性）（图 2–2–8）、髌阵挛、踝阵挛等病理反射。脊髓病手是脊髓型颈椎病的特有体征，表现为手指内收肌无力，严重者出现手指骨间肌麻痹。令患者手臂前伸，手掌向下，手指伸直时，小指略外展，甚至食指、无名指不能向中指靠拢，另外手指握拳的速度慢，10 秒握拳在 20 次以下，即为脊髓病手征。

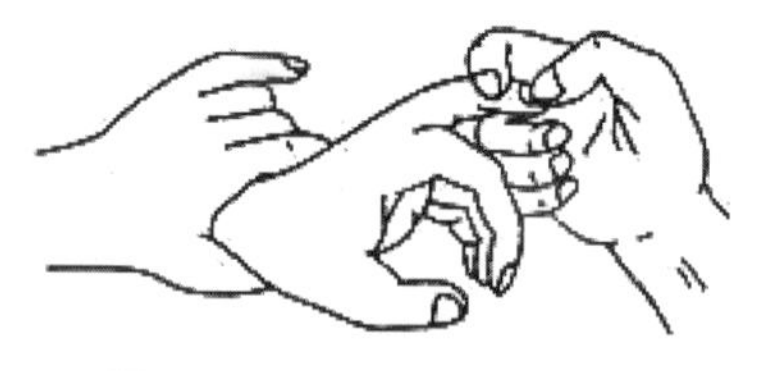

图 2–2–7　巴宾斯基征检查

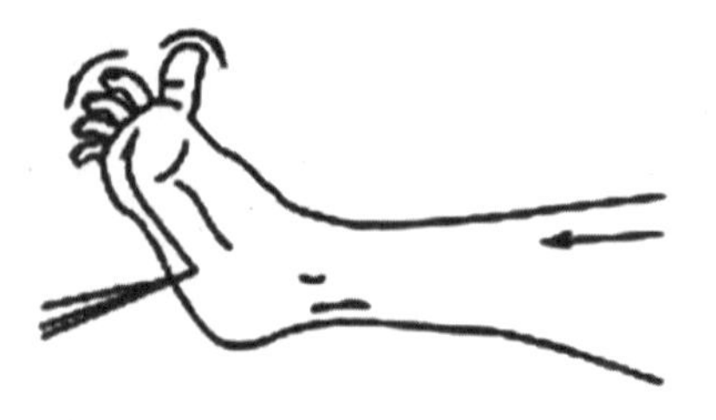

图 2–2–8　霍夫曼征检查

（3）特殊检查

屈颈试验：患者如突然将头部前屈，双下肢可有“触电”样感觉。这主要是由于在前屈情况下，不仅椎管前方的骨性或软骨致压物可直接“撞击”脊髓及其血管，且硬膜囊后壁向前方形成的张应力更加重了对脊髓的压迫。

（4）影像学检查

①X线平片：一般多有以下特点。椎管矢状径小，如C_6椎管矢径与硬膜囊矢径的比值多低于1∶0.75，椎管矢径多低于13mm，约半数患者矢状径小于12mm；骨刺形成：约80%以上病例于患节椎体后缘可见较明显的骨刺；其他改变：某些病例可见后纵韧带钙化、先天性椎体融合（以$C_{3\sim4}$为多）及前纵韧带钙化等。

②CT检查：CT检查可以直接观察椎体后缘的骨刺、椎管矢状径的大小、后纵韧带骨化、黄韧带钙化、椎间盘的突出以及致压物的位置。三维CT还可判断致压物的大小和方向。

③MRI检查：在T_1加权图像上可以清楚反映出蛛网膜下腔变窄、闭塞、脊髓受压、变形等。在T_2加权图像上可清楚辨明韧带的肥厚及骨质增生与蛛网膜下腔的区别。在横断面上对椎间盘突出及韧带肥厚程度的观察较CT成像更加满意，显示椎间盘从前方压迫硬膜囊，使硬膜囊呈局限性弧形后压切迹，在T_1加权图像上，在盲囊中形成中等强度的团块。在T_2加权图像中，由于脊髓受压出现的水肿、软化，髓内可呈现局限性信号增强区。横轴位T_1加权图像上可以较好显示侧隐窝、上关节突及椎间孔部位神经根管的狭窄，较清楚地显示增生的小关节突及肥厚的黄韧带，由此产生椎管狭窄。

3. 鉴别诊断

（1）肌萎缩型脊髓侧索硬化征：在临床上主要引起以上肢为主或四肢性瘫痪，因此易与脊髓型颈椎病相混淆。其鉴别要点如下。

①年龄：脊髓型颈椎病患者多在50岁以上发病，而本病则常在40岁左右。

②感觉障碍：脊髓型颈椎病一般均有不同程度的感觉障碍及感觉障碍分离征；而本病一般无感觉障碍，部分病例可有感觉异常。

③起病速度：脊髓型颈椎病发病缓慢；而本病则多无任何原因突然发病，常先从肌无力开始，且病情发展快。

④肌萎缩：脊髓型颈椎病肌肉萎缩多在肩部以下；而本病虽可发生于身体任何部位，但以上肢先发者为多，尤以手部小肌肉明显。大小鱼际、蚓状肌萎缩，掌骨间隙凹陷，双手可呈鹰爪状，并迅速向前臂、肘关节发展，甚至引起颈部肌肉无力与萎缩。

⑤自主神经症状：脊髓型颈椎病常有，而本病少有。

⑥CT、MRI检查：脊髓型颈椎病可显示脊髓受压征，而本病则无。

（2）原发性侧索硬化征：较为少见。其主要临床表现为进行性、强直性截瘫或四肢瘫痪，无感觉及膀胱症状。如病变波及皮层延髓时，可有假性球麻痹现象。余鉴别要点同肌萎缩型脊髓侧索硬化征。

（3）进行性脊肌萎缩症：进行性脊肌萎缩症系指神经元变性局限于脊髓前角细胞而不波及上神经元者。肌萎缩症先从部分肌肉开始，渐而累及全身。表现为肌无力、肌萎缩及肌束颤动，强直征不明显。其与脊髓型颈椎病之鉴别要点同上述二病。

（4）脊髓空洞症：多见于青壮年，病程进展缓慢，早期影响上肢，呈节段性分布。临床上易与脊髓型颈椎病混淆。其鉴别要点如下。

①感觉障碍：痛觉、温觉的丧失，而触觉及深感觉则基本正常，此现象称为感觉分离。而颈椎病无此症。

②营养性障碍：局部易产生溃疡、烫伤、皮下组织增厚及排汗功能障碍等病变，且关节处可引起过度增生、磨损性改变，甚至出现超限活动，但无痛觉，称为沙尔科关节（又名夏科关节）。

③影像学检查：X线平片中，本病则无特殊显示。脊髓型颈椎病可见矢状径狭窄、骨刺形成等；CT、MRI显示本病可见中央管扩大。脊髓型颈椎病有脊髓受压征，而本病无。

（5）颅底凹陷症：本病属先天性畸形，可引起脊髓压迫症，故应予以鉴别。其临床特点如下。

①本病发病年龄多较早，可在20～30岁开始发病，临床上多表现为四肢痉挛性瘫痪，且其部位较脊髓型为高，程度较重；多伴有短颈外观，此因上颈椎凹入颅内所致。

②影像学检查：上颈椎动力性点片（颈1、2为中心侧位屈伸的点片）、CT、MRI检查对二者的鉴别有着重要意义。

（6）多发性硬化症：本病是一种不明原因的中枢神经脱髓鞘疾患，因其可出现锥体束症状及感觉障碍，易与脊髓型颈椎病相混淆。其鉴别要点如下。

①年龄：脊髓型颈椎病多在50岁前后发病，而本病多在20～40岁，女性多于男性。

②精神症状：如呈欣快状，情绪易冲动，脊髓型颈椎病无此类症状。

③其他：本病当病变波及小脑时可出现发音不清，甚至声带瘫痪或共济失调。脊髓型颈椎病皆无。

（7）颈椎结核：因其出现类似颈椎病一样的颈椎疼痛，活动受限，尤其是出现脊髓压迫样症状而易与脊髓型颈椎病相混淆。其鉴别要点如下。

①全身症状：本病一般有持续发热、盗汗等，若伴有肺结核时，可出现咳嗽、咳痰带血、咯血、胸痛等；而脊髓型颈椎病则无。

②叩击痛：本病在叩击颈部棘突时可引起疼痛。而脊髓型颈椎病大多数在轻度的叩击时反而有舒适感。

③实验室检查：淋巴细胞增高，血沉增快，咳痰、脓肿穿刺液及窦道分泌物可见抗酸杆菌阳性，这是和脊髓型颈椎病的重要区别。

④影像学检查：是二者鉴别诊断的重要依据。

X线平片上颈椎结核一般可见溶骨性破坏，可有圆环状和不规则形的破坏区，早期可表现为骨质疏松，呈磨砂玻璃样改变，椎体可呈楔形或扁平样改变。但脊髓型颈椎病则无上述的骨质的破坏性改变。

CT检查能更早地显示出颈椎结核早期椎体破坏的程度、范围、椎旁脓肿的大小，可以准确显示出X线平片上不易发现的病灶。

（8）周围神经炎：本病系由于中毒、感染，以及感染后变态反应等引起的周围神经炎性病变，常表现为肢体运动、感觉及自主神经障碍，故有时易与脊髓型颈椎病相混淆。其鉴别要点如下。

①运动障碍：本病常表现为对称性的、四肢远端为重的弛缓性不全瘫痪，脊髓型颈椎病常呈不对称性痉挛性瘫痪。

②感觉障碍：本病可出现上肢或下肢双侧对称性、似“手套”或“袜子”样感觉减退，脊髓型颈椎病则无。

（9）肿瘤：由于可能会出现脊髓压迫症等类似脊髓型颈椎病的临床表现，例如四肢的痉挛性瘫痪、肌肉萎缩、感觉障碍（甚至出现感觉分离障碍）、Babinski 征阳性等。其鉴别要点如下。

①全身症状：本病晚期出现恶病质，而脊髓型颈椎病则无。

②MRI 是鉴别二者最重要的依据。

（10）颈髓过伸性损伤：本病为颈部外伤所致。因其脊髓中央管周围损伤，与颈椎病的脊髓前中央动脉症候群极易混淆，其鉴别要点如下。

①病因与发病机制：本病是在头颈部外伤后因过伸损伤所致。由于被拉长的脊髓被嵌顿于黄韧带和前方骨纤维性管壁之中，引起脊髓中央管周围损伤；而脊髓前中央动脉症候群者，则是在椎体后缘骨刺或髓核突出的基础上，由于头颈部暴力性损伤时，引起脊髓前中央动脉的痉挛与狭窄，出现供血不全的症状。

②运动障碍：本病由于最先累及上肢的神经传导束而出现上肢瘫痪，或上肢重而下肢轻的四肢瘫痪；而脊髓前中央动脉症候群则完全相反，其瘫痪是下肢重于上肢。

③X 线片检查：本病可见患节椎间隙前方呈裂开状，且椎体前软组织阴影增宽，多超过正常值一倍以上。而脊髓前中央动脉症候群则可见骨赘的存在和椎管狭窄等典型的颈椎病的特征。

（11）吉兰－巴雷（格林－巴利）综合征：是周围神经自身免疫病。患者病前 1 ～ 4 周多有胃肠道或呼吸道感染症状或疫苗接种史。急性或亚急性起病，四肢对称性弛缓性瘫痪，主观感觉异常或末梢型感觉障碍，双侧面神经瘫痪、自主神经症状，病后 3 周蛋白增高最明显。脑脊液（CSF）蛋白－细胞分离，电生理检查异常等。

四、椎动脉型

该型颈椎病发病较低，亦称为“颈性眩晕”“椎动脉压迫综合征”等，是因椎动脉受压或刺激而造成椎－基底动脉供血不全而出现的症候群。其中最常见的有头痛、眩晕和视觉障碍等症状。

1. 病因病理 椎动脉经锁骨下动脉分出后，从 C_6 横突孔进入各颈椎的横突孔，走行于各椎体旁，向上经寰椎的椎动脉切迹进入枕骨大孔，于颅内左右椎动脉合成基底动脉，参与构成脑－基底动脉环，在颈椎的横突孔中，由于颈椎（尤其是 $C_{4\sim5}$ 或 $C_{5\sim6}$ 水平）的钩椎关节有向侧方增生的骨赘，或椎体半脱位或上关节突向前方滑脱时，压迫椎动脉或刺激椎动脉周围的交感神经丛，使得椎动脉痉挛或扭转，管腔狭窄，导致完全或不全阻塞，影响椎－基底动脉的血液供应，引起一系列的临床症状。

（1）机械性因素

①椎间盘脱出：当变性的髓核沿着破裂的纤维环并穿破后纵韧带裂孔进入椎管内，可达到椎间孔处，在压迫脊神经根的同时，亦可传递压迫至椎动脉。

②钩椎关节失稳：当在一定外力的作用下，失稳的钩椎关节出现移动而刺激或压迫椎动脉，引起椎动脉的痉挛、狭窄或折曲改变。

③钩椎骨质增生：当钩椎骨质增生，骨刺直接压迫椎动脉，以致出现狭窄、折曲及痉挛性改变。

（2）动力性因素：主要因各种原因造成血管发生动力性改变，致使血流受阻，从而引起椎－基底动脉供血不足。

①血管退变及硬化：使管腔变得狭窄，血流受阻。

②椎间隙变窄：由于颈椎的退行性变，使颈椎间隙变窄，引起椎动脉相对过长，而出现折曲、弯曲，以致血流受阻。

2. 临床诊断

（1）症状

①偏头痛：侧支循环血管扩张所致，为多见症状，约占 80%，常因头颈部突然旋转而诱发，以颞侧部为剧，多呈跳痛或刺痛。一般均为单侧（即患侧），有定位意义，有的还可伴有后枕痛；如双侧椎动脉同时受累则表现双侧症状。

②迷路症状：由于内耳动脉血供不全，出现耳鸣、听力减退及耳聋。其发生率为 80% ～ 90%。

③前庭症状：颈部旋转时可出现眩晕，约占 70%。这是因为头颅的旋转主要在 $C_{1\sim2}$ 间，椎动脉在此处受压所致。发生眩晕时的旋转方向为健侧。病变在对侧。

④视力障碍：约有 40% 的病例出现视力减退、视力模糊、复视、幻视及短暂的失明等，此主要由于大脑枕叶视觉中枢，以及第三、四、六脑神经核和内侧束缺血所致。

⑤精神症状：约 40% 出现精神抑郁、近事健忘、失眠多梦现象。

⑥猝倒：系椎动脉痉挛引起突然缺血所致。当患者头颈部转动时，突然感到头痛、头晕，患者立即双手抱头，双下肢似失控而发软无力，随即跌倒（坐）在地。在发作过程中无意识障碍，跌倒后可自行爬起。其发生率约占本型病例的 5% ～ 10%。

⑦自主神经症状：由于椎动脉周围附有大量交感神经的节后纤维，因此当椎动脉受累时必然波及此处的交感神经而引起自主神经症状。临床上以肠胃、呼吸及心血管紊乱症状为多；个别病例可出现 Horner 征，表现为瞳孔缩小、眼睑下垂及眼球内陷等。

⑧颈椎病一般症状：如颈痛、后枕痛及颈部活动受限等。

（2）体征：在锁骨下动脉与椎动脉交界处可闻及血管杂音，或一侧上臂动脉的动脉压较另一侧偏低。

（3）特殊检查：旋颈诱发试验（又称椎动脉扭曲试验）。患者头部略向后仰，嘱患者行头颈部左右旋转（要注意保护），若患者出现一侧或两侧偏头痛，且以颞部为剧烈，呈跳痛或刺痛；或出现眩晕；或出现猝倒，而无意识障碍，可自行爬起。出现上述症状者为阳性。但要注意，除椎动脉型颈椎病外，血管疾患亦可出现阳性。

（4）影像学检查：X线片显示钩椎关节增生、椎间孔狭小（斜位片）、椎节不稳及椎骨畸形等异常所见。CT和MRI检查亦有助于本病的诊断。椎动脉造影，可看到受压迫的椎动脉狭窄或扭曲现象，有定位意义，但不能作为诊断依据。

3. 鉴别诊断

（1）梅尼埃病：本病因内耳淋巴回流受阻引起水肿所致，在临床上具有以下三大特点：发作性眩晕，耳鸣，波动性和感音性听力减退。椎动脉型颈椎病亦可出现类似上述的症状，但其两耳前庭功能正常，因此对两耳前庭功能加以检查，则不难除外。

（2）眼源性眩晕：本病多因眼肌麻痹、屈光不正（尤以散光）所致。其与颈性眩晕的鉴别主要依据为：闭目时眩晕消失，而椎动脉型颈椎病则眩晕依然存在。

（3）颅内肿瘤：颅内肿瘤可直接侵犯前庭神经，并多引起颅内压升高。眩晕若伴有颅内压升高者，不难鉴别，若无颅内压升高，则需进行CT或MRI检查方能鉴别。

（4）药物中毒性眩晕：以链霉素中毒为多见，多在用药后2～4周出现眩晕。同时还可出现耳蜗症状、平衡失调、口周及肢体麻木，后期可有耳聋。前庭功能检查可资鉴别。

五、交感型

交感型颈椎病的发病率较低，它是在患有颈椎病时出现了明显的交感神经功能的紊乱。但是由于病理特点、临床症状比较复杂，交感型颈椎病所引起的特殊症状在临床难以用其他原因解释，所以很多怪病是交感型颈椎病，如不明原因的高血压、不明原因的心动过缓、不明原因的心动过速，不明原因的症状性心绞痛、症状性咽炎、失眠等称为颈性高血压、颈性心动过缓、颈性心动过速、颈性心脏病、颈性咽炎、颈性失眠等。

1. 病因病理　交感神经在颈部有三个神经节，分布在颈部的上中下不同部位。

颈上神经节：在C_2、C_3横突之前，头长肌表面，颈内动脉之后。颈上神经节后神经纤维分为颈内动脉丛、海绵窦丛、大脑中动脉丛、眼丛、睫状神经节、迷走神经颈静脉神经节、结状神经节、舌咽神经岩神经节等。

颈上神经节还发出神经纤维，分布于咽喉、食管、心脏、膈等。

颈中神经节：位于C_6椎横突前，节后纤维分布于C_4、C_5、C_6神经、甲状腺、心脏等。

颈下神经节：位于锁骨下动脉后方，靠椎动脉起始部位，常与第1胸节融合形成颈胸神经节。颈下神经节节后纤维分布于心脏、椎动脉及C_6、C_7、C_8神经等。

颈部受到损害，刺激颈部硬脊膜、后纵韧带、小关节、颈神经根、椎动脉等组织，均可影响交感神经而发病。

2. 临床诊断

（1）症状：本型颈椎病表现复杂，症状差别较大，甚至症状互相矛盾。

头部症状：头痛可表现为偏头痛、枕部痛、颈项肩部痛，感冒、受凉、疲劳、失眠及月经期易于诱发头痛，头痛与头颈部活动无关，按摩可使疼痛减轻。也可表现为头晕、头胀、头重，头皮发麻，有时触摸头发感觉头皮疼痛。

五官症状：①眼部：睁眼无力、瞳孔扩大、眼球胀痛、流泪、视物模糊、飞蚊症、眼前冒金星，或眼球内陷、眼干涩、眼睑下垂、瞳孔缩小等；②鼻咽部：鼻腔疼痛、咽部不适或有异物感，慢性鼻炎或咽炎等；③耳部：耳鸣、听力减退或耳聋，耳内疼痛等；④其他：如舌麻、面部充血、无汗、流涎等。

血管：交感神经受刺激，在血管可表现为痉挛或扩张。血管痉挛表现为肢体发凉发木，局部皮温下降，遇冷可出现刺痒感或麻木疼痛，肿胀；血管扩张表现为肢端发红肿胀、烧灼感、喜冷怕热、疼痛或痛觉过敏等。

心脏：心律失常，可见心动过速或心动过缓，或两者交替出现，胸前不适、胸闷、心前区疼痛，心电图及胸部X线片正常。

血压异常：表现为高血压，或为低血压，或血压不稳定，忽高忽低。

汗腺分泌异常：多汗或少汗。可以是局部，可以是全身，可以是一个肢体，也可以是半侧或半截身体。常伴有半身酸痛、胀麻，以手部胀显著，夜间或晨起较重，起床活动后减轻。

括约肌异常：发作时出现尿频、尿急、排尿不尽，发作后消失。

其他：三叉神经痛、眼阵发性跳动、共济失调、胃肠功能紊乱、闭经、对气候变化的适应能力差等。

（2）体征

①临床检查时可在患侧的颈肩部肌腱、韧带附着点、肩关节周围发现深在的压痛区，并伴有肌肉痉挛、强直反应。

②患侧上肢的表皮温度降低，发凉、发绀、水肿、汗腺分泌异常、皮肤变薄等血管营养障碍征象。

（3）特殊检查：风府穴按压试验阳性，通过按压风府穴，刺激牵拉交感神经，暂时使原头面部症状改善或消失，过时症状又出现。

（4）特殊试验

星状神经节阻滞：用1%利多卡因10mL于C_6横突前行星状神经节阻滞，可以使症状减轻或消失。

（5）影像学检查：颈椎X线检查在侧位片上可见生理前凸减小或曲度变直，椎间隙变窄，椎体后缘也可见骨质增生、骨赘形成，常为两个以上的多个椎骨改变。关节突向前或向后滑脱。正位片上可见钩椎关节和椎间隙变窄。斜位片及过伸、过屈位片上可见椎间孔边缘骨质增生，椎间孔变小、变窄和变形。

尽管颈椎病的颈椎X线检查多有改变，但有1/3患者无自觉症状。相反有些患者颈椎X线改变很轻，但症状却很明显，说明骨质改变与症状的轻重并不完全一致。CT和MRI检查均有助于诊断。

3. 鉴别诊断 包括偏头痛、三叉神经痛、心绞痛、胆囊疾病、胰腺疾病、胃肠疾病等。

偏头痛：包括几类，如组胺性头痛：偏头痛无“风池”穴压痛，无颈痛，影像学无颈椎病特征。组胺性头痛：多夜间发作，常剧烈头痛惊醒，疼痛持续时间短，影像学无颈椎病特征。集丛性头痛：头痛、怕光、流泪同时出现。枕大枕小神经痛：头痛，自风池穴向太阳穴方向放射痛，局部刺激会加重或减轻头痛，但无怕光、流泪现象。

三叉神经痛：中老年多发，女性多见，疼痛多见于一侧三叉神经2～3分支区，为电击、针刺、刀割或撕裂样发作性剧痛，持续数秒至1～2分钟，可有扳机点。

心绞痛：心绞痛的心前区疼痛较剧烈，疼痛的时间较短，疼痛的性质为紧缩压榨感、窒息感、刺痛、锐痛，甚至刀割样痛，患者可有濒死样恐惧，患者常立即停止一切活动；休息或服用硝酸甘油后常在3分钟内缓解；发作期心电图检查常可发现S–T段压低和T波改变。

胆囊疾病：常有发病时在上腹部胆囊区疼痛且向肩背部放射，Murphy征阳性，血象升高，B型超声检查可鉴别。

胰腺疾病：慢性胰腺病表现背痛及上腹痛，常与暴饮暴食有关，胰腺B型超声及CT检查可鉴别。

胃肠疾病：胃肠疾病常出现反射背痛，疼痛与饮食有关，胃肠道检查可鉴别。

胸带状疱疹痛：带状疱疹早期或无疱疹型带状疱疹可有肋间神经痛、背痛，但带状疱疹肋间神经痛伴有烧灼感，X线片无异常。

胸椎小关节紊乱综合征：表现为肋间神经痛、季肋部疼痛不适，胸闷、胸部有压迫感和堵塞感，受损神经相应支配区的感觉和运动功能障碍。影像学检查可以鉴别。

胸椎结核：本病与胸椎小关节紊乱综合征均可出现背痛、胸痛，本病在背部可见冷脓肿，X线片可见骨质破坏。

胸椎肿瘤：本病早期疼痛与胸椎小关节紊乱综合征有相似处，但本病疼痛较重且呈持续性加重。CT、MRI检查有助于鉴别诊断。

六、食管压迫型

此指椎体前方骨赘压迫或刺激食管，以致引起机械性梗阻或食管痉挛而造成吞咽困难者。食管受压型颈椎病的发病原因和病理改变也是由于颈椎的退行性病变造成，但其骨质退变增生以椎体前缘明显，且向前突出，若骨赘过大，会压迫、刺激其前方的食管，产生吞咽困难，尤其是发生于下段颈椎，在C_6（相当于环状软骨水平）处，食管较为固定，如发生骨赘增生时易发病。

1. 病因病理 由于骨刺形成而出现食管的吞咽受阻，多是以下情况所致。

（1）骨刺过大：超过椎体前间隙及食管本身所承受的缓冲与代偿能力时，则会引起食管吞咽受阻症状。

（2）食管异常：若食管存在炎症（如食管周围炎），即使较小的骨刺亦可因刺激食管而引起症状。

2. 临床诊断

（1）症状

①吞咽困难：早期主要为吞咽硬质食物时有困难感及食后胸骨后的异常感（烧灼、刺痛等）。渐而影响软食与流质饮食。

②一般颈椎病症状：可有一般颈椎病症状，如颈部疼痛、僵硬，活动受限，或伴有脊髓受压、神经根受压或椎动脉受压症状。

（2）体征：屈颈时症状缓解或消除，伸颈时症状加重。食物下咽困难。

（3）影像学检查：X线钡餐检查，可见食管于下颈椎处充盈缺损或梗阻，还可观察食管变化的范围及程度，约有一半的病例可有两个椎间隙的病变，颈椎X线可见颈部椎体前缘有骨赘形成或成唇样改变，呈喙突样突起多见于$C_{5\sim6}$或$C_{6\sim7}$椎体。

3. 鉴别诊断

①食管炎：本病多因吞咽食物不慎被鱼刺、骨块刺伤有关。必要时，作食管钡餐（透视或摄片）即可鉴别。

②食管癌：食管癌一般吞咽困难发生在食管中、下部（亦可发生在颈部的食管），且发病多较缓慢，以中老年人为多见。影像学检查可明确诊断。

七、混合型

混合型颈椎病，顾名思义不是单一型的颈椎病，是两型或两型以上颈椎病混合出现，这是临床最多见的。在实际临床中，单一型颈椎病存在的概率很少，大部分混合出现。但是，在混合型颈椎病中，其症状、体征侧重某一型，如食管压迫型颈椎病，同时具有交感型颈椎病的症状，侧重于食管压迫型；椎动脉型颈椎病同时具有交感型颈椎病的症状，侧重于椎动脉型颈椎病；神经根型颈椎病同时具有椎动脉型颈椎病的症状，侧重于神经根型颈椎病等等。

1. 病因病理　其病因病理符合颈性颈椎病、神经根型颈椎病、椎动脉型颈椎病、交感型颈椎病、脊髓型颈椎病、食管压迫型颈椎病的病因病理。

2. 临床诊断

（1）其症状符合以上六型颈椎病任何一型。

（2）同时兼有其他五型颈椎病的相关症状。

（3）其症状是以上六型颈椎病的二合一、三合一或四合一。

3. 鉴别诊断　以上六型颈椎病的鉴别诊断均需与混合型颈椎病相鉴别。

颈椎部位的损伤和劳损通常不是某一组织，而是多种组织同时受累，因而产生颈椎病的临床症状错综复杂，诊断困难，但只要对颈椎病有全面深入的了解，抓住各型颈椎病的特点及鉴别要点，就能变复杂为简单。如症状较典型的神经根型、脊髓型、食管受压型等，加用X线、CT、MRI就可以明确诊断，注意与其他病相鉴别，如神经炎、脑血管病、食管炎等；临床注意患者职业、年龄、环境、发病特点、有无治疗史，有无心脏病、胃肠病、肝病、脊髓病、结核病、高血压病、高血脂病、眩晕病、遗传病、血液病、癌症等病史，结合影像检查的结果，综合判断才能诊断无误。

第三节　辨病与辨证

西医辨病与中医辨证相结合，明确辨证、诊断、分型、分期，准确选钩、选穴、定位、手法、钩法。

一、辨病

按照西医对颈椎病的诊断，进行辨病。符合颈椎病的病史、症状、体征、影像学检查，排除其他病的过程，为辨病。

首先与肿瘤类疾病、颈椎结核、脊髓炎、脊髓空洞、先天性发育异常、周围神经病、运动神经元病、脑血管疾病、风湿及类风湿等疾病进行鉴别。

其次抓住七型颈椎病的特点。

（1）颈型颈椎病：是颈椎组织结构刚刚开始退变，椎间隙和椎间关节失稳，纤维环的压力增高，拉动纤维环外围的窦椎神经，反射性引起头、颈、肩部的疼痛和肌肉痉挛。临床以颈部僵硬疼痛不适为主要症状。

（2）神经根型颈椎病：是颈椎椎间盘向后外侧突出，钩椎关节或关节突关节处的骨赘，或神经鞘处粘连、纤维组织挛缩等压迫或刺激了颈脊神经。尤以下部颈椎（$C_{4/5}$、$C_{5/6}$、$C_{6/7}$）最多见，临床以臂丛神经疼痛为主要症状。

（3）脊髓型颈椎病：颈椎椎管的前后径窄于横径，呈类椭圆形，颈髓于 $C_{5/6}$ 处为颈膨大，由于此解剖结构的存在，颈椎椎体后缘形成的骨赘、向中央突出的椎间盘、肥厚的后纵韧带、前突的黄韧带等均可使椎管变得更窄，对脊髓构成直接的压迫，在颈部的频繁活动中，颈髓不断受到这些病理性产物的刺激和摩擦。与此同时间接压迫或刺激了脊髓周围的血管，使脊髓前动脉发生痉挛、栓塞，引起脊髓的供血不足、缺血、变性、坏死，间接影响脊髓的功能。临床主要症状是踩棉感和不能自主运动。

（4）椎动脉型颈椎病：椎动脉经锁骨下动脉分出后，沿 C_6 横突孔逐个上行，于颅内左右椎动脉合成基底动脉，参与构成脑－基底动脉环。在颈椎的横突孔中，由于颈椎（尤其是 $C_{4/5}$ 或 $C_{5/6}$ 水平）的钩椎关节有向侧方增生的骨赘，或椎体半脱位或上关节突向前方滑脱时，压迫椎动脉或刺激椎动脉周围的交感神经丛，使得椎动脉痉挛或扭转，管腔狭窄，导致完全或不全阻塞，影响椎－底动脉的血液供应，引起头晕、头痛、记忆力减退等一系列的临床症状。

（5）交感型颈椎病：当颈椎退行性改变直接压迫或间接反射性刺激到颈椎旁的交感神经，使其受累而表现出范围广泛的，包括患侧头部、上肢及上半部躯干（即颈交感神经所分布的所谓“上象限区”）和一系列的临床复杂症状，有人认为椎动脉周围有大量交感神经纤维，故可能与椎动脉型颈椎病同属一类。故而认为此型的症状是脑缺血引起的，手术治疗松解椎动脉后，交感型症状可缓解，临床以头痛、头晕、失眠、心悸为主要症状。

（6）食管受压型颈椎病：发病原因和病理改变也是由于颈椎的退行性病变造成，但其骨质退变增生以椎体前缘明显，且向前突出，使前纵韧带钙化、骨化，若骨赘过大会压迫、刺激其前方的食管，造成吞咽困难，尤其是发生于下段颈椎的 C_6 处，食管较为固定，如发生骨赘增生时易发病。临床以吞咽困难为主要症状。

（7）混合型颈椎病：颈椎病的发病原因是颈椎及邻近组织的退行性改变，压迫或刺激周围的脊髓、脊神经根、椎动脉和交感神经而出现（引起）一系列综合的临床症状。

二、辨证

根据望闻问切四诊合参，综合分析辨认其颈椎病的症候。包括八纲辨证、经络辨证、分期辨证、分型辨证。为中医特异针疗法钩活术治疗颈椎病打下基础。

1. 八纲辨证 八纲即指阴、阳、表、里、寒、热、虚、实八类症候，其中阴阳又是八纲中的总纲，表、热、实证属阳；里、寒、虚证属阴。

八纲辨证是中医辨证方法的基础和核心，通过八纲辨证把四诊获得的材料综合分析，进而用阴、阳、表、里、寒、热、虚、实这八类症候归纳说明病变的部位、性质及病变过程中正邪双方力量对比等情况。故八纲辨证是各种辨证的总纲，对疾病的辨证具有普遍的指导意义，对诊断颈椎病有执简驭繁、提纲挈领的作用，可为临床治疗提供理论依据。临床上尽管颈椎病的病因很多，症候多变，尤其是交感型颈椎病，症状复杂，变化多端，奇特表现，但基本上都可以归纳于八纲之中，其临床类别不外阴证、阳证；其病位深浅不在表，就在里；其病邪性质不是热证，便是寒证；其邪正的盛衰，不外乎邪气盛之实证和正气衰之虚证。

由于疾病的变化往往不是单纯的，在一定条件下可出现不同程度的转化，还可以出现一些与疾病性质相反的假象，因此，进行八纲辨证，不仅要熟练掌握颈椎病各类症候的特点，还要注意它们之间的相兼、转化、夹杂、真假，才能正确而全面地认识和治疗颈椎病。

2. 病因病机辨证 颈椎病症状比较复杂，与五脏六腑都有关系，但最主要的病因病机有如下几条。

（1）肝肾阴亏，气血不足：颈背部酸沉，四肢无力，肌肉萎缩，无法行走，关节不利，灵敏度下降，重则瘫痪、大小便失禁；或眩晕（即头晕、目眩），甚则恶心、呕吐痰涎或胃内容物，如坐车船，只能闭目安静，时作时止。舌淡有齿痕，苔薄白或厚腻，脉沉细无力。

（2）外邪侵袭，经络不通：风、寒、湿邪侵袭，痹阻经络，气血运行不畅，而致颈部肌肉筋骨发生酸痛、麻木、重着、活动不利。常与天气变化有关，晨僵明显，得热则减，遇寒则重。舌淡，苔薄白，脉浮弦或沉弦。

（3）跌仆损伤，劳损瘀滞：颈椎或头部直接遭受外力，形成局部瘀血；固定姿势时间太长，疲劳工作，形成劳损瘀滞。颈部僵硬，头痛头晕，视物昏花，失眠多梦，情绪不稳，记忆力减退，手足麻木疼痛，活动受限等。舌淡红或有瘀斑，苔薄白或薄黄，脉弦浮或滑而无力。

3. 经络辨证 经络内系脏腑，外络肢节，通过经络辨证可以判断疾病发生的经络、脏腑及病因、病机之所在，对指导临床治疗有重要的意义。

颈椎病虽病在颈椎，但牵及头、肩背、上肢以及下肢，尤其疼痛的特点与经络有着密切联系。一般来说，颈椎病局限于颈部或颈背部症状者，主要与督脉、足太阳经有关；局限于肩部症状者，与手三阳经关系密切；若颈、肩、上肢同时出现症状者，则与督脉、足太阳膀胱经、手三阴经、手三阳经皆关系密切；若出现头部症状，由于"头为诸阳之会"，足厥阴肝经上达于颠顶，故头部症状与手足三阳经、足厥阴经关系密切。

（1）督脉

循行部位:《素问·骨空论》:"督脉者，起于少腹以下骨中央，……其络，循阴器，合篡间，绕篡后，别绕臀，至少阴与巨阳中络者，合少阴上股内后廉，贯脊属肾，与太阳起于目内眦，上额交颠上，入络脑，还出别下项，循肩髆内，夹脊抵腰中，入循膂络肾。”

主要病证:《素问・骨空论》:“督之为病，脊强反折。”即项背强痛。

（2）足太阳膀胱经

循行部位:“起于目内眦，上额交颠。其支者，从颠至耳上角。其直者，从颠入络脑，还出别下项，循肩髆内，夹脊抵腰中，入循膂，络肾，属膀胱。”

主要病证：头顶及后枕部疼痛、项背强痛。《灵枢・经脉》:“是主筋所生病者，……项背腰尻腘踹脚皆痛，小指不用。”

（3）手阳明大肠经

循行部位:《灵枢・经脉》:“起于大指、次指之端，循指上廉，出合谷两骨之间，上入两筋之中，循臂上廉，入肘外廉，上臑外前廉，上肩，出髃骨之前廉，上出于柱骨之会上，……其支者，从缺喷上颈贯颊，入下齿中。”

主要病证:《灵枢・经脉》:“肩前臑痛，大指、次指痛不用。”上肢症状以外侧前廉为主。

（4）手太阳小肠经

循行部位:《灵枢・经脉》:“起于小指之端，循手外侧上腕，出踝中，直上循臂骨下廉，出肘内侧两筋之间，上循臑外后廉，出肩解，绕肩胛，交肩上，……其支者，从缺盆循颈上颊，至目锐眦，却入耳中。”

主要病证:《灵枢・经脉》:“是动则病嗌痛颔肿，不可以顾，肩似拔，臑似折。……颈颔肩臑肘臂外后廉痛。”

（5）手少阳三焦经

循行部位:《灵枢・经脉》:“起于小指、次指之端，上出两指之间，……上贯肘，循臑外上肩，而交出足少阳之后，……其支者，从膻中上出缺盆，上项，系耳后，出耳上角。”

主要病证:《灵枢・经脉》:“颊痛，耳后肩臑肘臂外皆痛，小指、次指不用。”项背痛，耳鸣耳聋。

（6）手太阴肺经

循行部位:《灵枢・经脉》:“从肺系横出腋下，下循臑内，行少阴心主之前，下肘中，循臂内上骨下廉，入寸口，上鱼，循鱼际，出大指之端。”

主要病证:《灵枢・经脉》:“缺盆中痛，甚则交两手而瞀，此为臂厥。”项背部寒冷疼痛。

（7）手少阴心经

循行部位:《灵枢・经脉》:“下出腋下，下循臑内后廉，行太阴心主之后，下肘内，循臂内后廉，抵掌后锐骨之端，入掌内后廉，循小指之内出其端。”

主要病证:《灵枢・经脉》:“臂内后廉痛厥，掌中热痛。”项背痛，心悸失眠。

（8）手厥阴心包经

循行部位:《灵枢・经脉》:“上抵腋，下循臑内，行太阴少阴之间，入肘中，下臂行两筋之间，入掌中，循中指出其端。”

主要病证:《灵枢·经脉》:“是动则病手心热，臂肘挛急。”项背疼痛，心悸心痛。

（9）头部经络：头为诸阳之会，大抵太阳经头痛，多在头顶及后部，下连于项；阳明经头痛，多在额部及眉棱等处；少阳经头痛，多在头之两侧，并连及耳部；厥阴经头痛，则在颠顶，或连于目系。

颈椎病中，头部症状除疼痛外，尚有眩晕、目视昏花、耳鸣耳聋、昏仆、晕厥等，这须和颈项、上肢等病症结合起来进行综合分析，方能全面掌握其病症部位的本质所在，疾病的病因、性质，为临床治疗提供依据。

4. 分型辨证　西医的分型已在上节中作了介绍。

中医根据颈椎病的临床特点和颈椎病所影响的脏腑经络之不同，在临床分为九型：痹证型、痿证型、眩晕型、头痛型、失眠型、胸痹型、风厥型、颈痛型、脾胃型。

（1）痹证型（风寒湿热痹）：痹证是由于风、寒、湿、热、痰、瘀等邪气滞留颈部筋脉、关节、肌肉，经脉闭阻，不通则痛，是痹证的基本病机。患者平素体虚，阳气不足，卫外不固，腠理空虚，易为风、寒、湿、热之邪乘虚侵袭，痹阻筋脉、肌肉、骨节，而致营卫失和，筋脉不通，发生疼痛、肿胀、酸楚、麻木，或颈椎体活动不灵。可因人的禀赋素质不同而有寒热转化。素体阳气偏盛，内有蓄热者，感受风寒湿邪，易从阳化热，而成热痹。

①行痹：肢体关节、肌肉疼痛酸楚，屈伸不利，可涉及肢体多个关节，疼痛呈游走性，初起可见恶风、发热等表证。舌苔薄白，脉浮或浮缓。

证机概要：风邪兼夹寒湿热，留滞经脉，闭阻气血。

西医分型：颈型，神经根型。

②痛痹：肢体关节疼痛，痛势较剧，部位固定，遇寒则痛甚，得热则痛缓，关节屈伸不利，局部皮肤或有寒冷感。舌质淡，舌苔薄白，脉弦紧。

证机概要：寒邪兼夹风湿，留滞经脉，闭阻气血。

西医分型：神经根型。

③着痹：肢体关节、肌肉酸楚、重着、疼痛，肿胀散漫，关节活动不利，肌肤麻木不仁。舌质淡，舌苔白腻，脉濡缓。

证机概要：湿邪兼夹风寒，留滞经脉，闭阻气血。

西医分型：神经根型，脊髓型。

④痰瘀痹：痹证日久，肌肉关节刺痛，固定不移，或关节肌肤紫暗、肿胀，按之较硬，肢体顽麻或重着，或关节僵硬变形，屈伸不利，有硬结、瘀斑。面色黯黧，眼睑浮肿，或胸闷痰多。舌质紫暗或有瘀斑，舌苔白腻，脉弦涩。

证机概要：痰瘀互结，留滞肌肤，闭阻经脉。

西医分型：脊髓型，神经根型。

（2）痿证型：该型多与《素问·痿论》所提到的“筋痿”“肉痿”“骨痿”有关。病变多累及脾胃、肝肾。

①湿热浸淫：外感寒湿之邪，营卫运行受阻，郁遏生热，久则气血运行不利，筋脉肌肉失却濡养，弛纵不收而发为痿证。《素问·痿论》云：“有渐于湿，以水为事，若

有所留，居处相湿，肌肉濡渍，痹而不仁，发为肉痿。”即指此类。湿热内郁，遏阻脾胃，运化失职，筋脉肌肉失养；阳明湿热不清，亦可灼伤肺气，加重痿证；湿热困脾，久则伤及中气，脾虚湿热，虚实互见；或湿热流注于下，伤及肾阴，筋骨失养而发为痿证。

证机概要：湿热浸淫，营卫受阻，弛纵不收。

西医分型：脊髓型，神经根型。

②肝肾亏损：肝阴素虚，或烦劳过度，或久病及肾，精血亏虚，水亏火旺，筋脉失养；或精血不足，虚火上扰，灼伤肺金，肺失治节，不能通调水道以溉五脏、肢体而为痿。《儒门事亲•指风痹痿厥近世差互说》所云：“痿之为病，……肾主两足，故骨髓衰竭，由使内太过而致热。”即指此类而言。此外，脾虚湿热不化，流注于下，久则损伤肝肾，筋骨失养。正如《脾胃论•脾胃虚弱随时为病随病治方》所云：“夫痿者，湿热乘于肾肝也，当急去之，不然则下焦元气竭尽而成软瘫。”

证机概要：肝肾阴虚，精血亏损，筋脉失养。

西医分型：脊髓型。

③脾胃虚弱：素体脾胃虚弱，加之久病成虚，中气受损，则受纳、运化、输布的功能失常，气血津液生化之源不足，无以濡养五脏运行气血，以致筋骨失养，关节不利，肌肉消瘦，肢体痿废不用。若已成痿证，经久不愈，亦可导致脾胃更虚，则痿证更加严重。

证机概要：脾胃虚弱，肌肉消瘦，肢体痿废。

西医分型：交感型。

④痰瘀致痿：颈椎病的痿证，虽由上述原因所致，但上述病因常可互相传变影响，不能仅局限于一脏一腑之变，简单对待。痿证形成，还有一些诱因，如痰浊、瘀血等，不可忽视。尤其是夹瘀致痿，在本病中是一个最常见的诱因。如在神经根型颈椎病中，一些患者的肢体麻木、无力、功能障碍等常随疼痛而加重就是一个很好的例子。此外，颈椎病中痿证的出现，若急骤而发者，多因实邪所致，务要急救，免成痼疾，若属渐发而成者，多属脏腑已衰，沉痼难治，当中西医结合，希冀有望，不可拘于成见。

证机概要：痰浊瘀血，阻滞经络，肢麻无力，功能障碍。

西医分型：神经根型。

（3）眩晕型：颈椎病眩晕的产生可分为虚实两类，虚证可因气血亏虚、肾精不足等致脑髓失养；或肝肾阴虚，肝阳上亢，或风阳上扰。实证可因痰浊蒙蔽清阳等。

①气血亏虚：颈椎病久病不愈，耗伤气血，或患者素本脾胃虚弱，运化失职，或素本气血亏虚者，致清阳不振，脑失所养，皆可发生眩晕。《灵枢•口问》云：“故上气不足，脑为之不满，耳为之苦鸣，头为之苦倾，目为之眩。”清代医学家沈金鳌对《灵枢•卫气》所说“上虚则眩”的“上虚”认为是“肝虚”，即肝血不足、脑失所养所致。

证机概要：气血虚弱，不能上荣头目，清阳不振。

西医分型：椎动脉型。

②肝肾阴虚：“脑为髓之海”，肾主骨生髓，通于脑。若先天不足，肾精不充，或因后天久病、房劳，肾精耗伤，或老年肾气虚衰，肾精虚竭，皆可造成骨髓失养，脑

海不充，上下俱虚，而发为眩晕。久病肾阴亏损，或素禀肾阴不足，水不涵木，肝失所养，以致肝阴不足，阴不制阳，致肝阳上亢而发为眩晕。甚者肝阳化风，风阳上冒，则可出现突然晕厥而跌仆。

证机概要：精血亏损，肝肾阴虚，肝阳上亢，虚阳上越。

西医分型：椎动脉型。

③痰浊：颈椎病之痰浊内生，多因年老后天失健，水谷不化，聚湿生痰；或瘀血阻滞经络，气机失畅，津液输布失常，内聚而生痰湿。痰湿遏阻中焦气机，清阳不升，浊阴不降，或痰时随风阳上逆，风痰上扰，或痰湿郁久化热，痰与火结。痰火上扰，皆可发为眩晕。故《丹溪心法•头眩》提出“无痰则不作眩”的命题，得到了后世医学家们的认可。

证机概要：痰浊阻滞，气机失畅，清阳受蒙。

西医分型：椎动脉型，交感型。

从颈椎病眩晕出现的临床规律上看，痰瘀交阻者为多，但可为虚证所兼夹，亦可为痰瘀交阻而兼有虚者，虚实相兼者多，纯虚纯实者少，而虚实相交，则虚多实少。《景岳全书•眩运》所云：“眩运一证，虚者居其八九。”信不虚也。

（4）头痛型：可分为外感和内伤两大类。外感头痛多为外邪上扰清空，壅滞经络，络脉不通。头为诸阳之会，手足三阳经皆上循头面，所谓“伤于风者，上先受之”，“高颠之上，唯风可到”，外感头痛以风邪为主，且多兼夹他邪，如寒、湿、热等。若风邪夹寒邪，凝滞血脉，络道不通，不通则痛；若风邪夹热，风热炎上，清空被扰，而发头痛；若风夹湿邪，阻遏阳气，蒙蔽清窍，亦可致头痛。内伤头痛多为肝阳上亢、气血不足、气滞血瘀等，使清窍空虚瘀滞因而头痛，情志所伤，肝失疏泄，郁而化火，肝阳上亢，上扰清窍，发为头痛；或由肾阴不足，水不涵木，脑髓空虚，发为头痛；或由禀赋不足，脾胃虚弱，气血化源不足，营血亏虚，不能上荣于脑而致头痛；或外伤或久病入络，气滞血瘀，瘀血阻于脑络，不通则痛，头痛随之而发。

①风性头痛：头痛时作时止，遇风加重，兼寒者，头痛连及项背，常有拘急收紧感，或伴恶风畏寒，遇风尤剧，口不渴，苔薄白，脉浮紧；兼热者，头痛而胀，甚则头胀如裂，发热或恶风，面红目赤，口渴喜饮，大便不畅，或便秘，溲赤，舌尖红，苔薄黄，脉浮数；兼湿者，头痛如裹，肢体困重，胸闷纳呆，大便或溏，苔白腻，脉濡。

证机概要：风寒热湿上蒙头窍、窍络失和、凝滞经脉。

西医分型：交感型。

②肝阳头痛：头昏胀痛，两侧为重，心烦易怒，夜寐不宁，口苦面红，或兼胁痛，舌红苔黄，脉弦数。

证机概要：肝失条达，气郁化火，阳亢风动。

西医分型：交感型。

③虚性头痛：头痛隐隐空空，时时昏晕，心悸失眠，腰膝酸软，面色少华，神疲乏力，遇劳加重，舌质淡，苔薄白，脉细弱无力。

证机概要：气血不足，肾精亏虚，不能上荣，窍络失养。

西医分型：脊髓型。

④痰瘀头痛：头痛晕蒙，痛处固定不移，放射性头痛如锥刺，或有头部外伤史，胸脘满闷，纳呆呕恶，舌质紫暗，或有瘀点，舌苔白腻，脉滑或弦滑。

证机概要：痰瘀阻窍，络脉滞涩，不通则痛。

西医分型：交感型，椎动脉型。

（5）失眠型：失眠又称不寐，病因虽多，但其病理变化，总属阳盛阴衰，阴阳失交。一为阴虚不能纳阳，一为阳盛不得入于阴。其病位主要在心，与肝、脾、肾密切相关。因心主神明，神安则寐，神不安则不寐。而阴阳气血之来源，由水谷之精微所化，上奉与心，则心神得养；受藏于肝，则肝体柔和；统摄于脾，则生化不息；调节有度，化而为精，内藏于肾，肾精上承于心，心气下交于肾，则神志安宁。若肝郁化火，或痰热内扰，神不安宅者，以实证为主。

①肝火扰心：失眠多梦，甚则彻夜不眠，急躁易怒，伴头晕头胀，目赤耳鸣，口干而苦，不思饮食，便秘溲赤，舌红苔黄，脉弦而数。

证机概要：肝郁化火，上扰心神。

西医分型：交感型。

②痰热扰心：心烦不寐，胸闷脘痞，泛恶嗳气，伴口苦，头重，目眩，舌偏红，苔黄腻，脉滑数。

证机概要：痰热扰动心神。

西医分型：交感型。

（6）胸痹型：胸痹是指以胸部闷痛，甚则胸痛彻背、喘息不得卧为主症的一种疾病，轻者仅感胸闷如窒，呼吸欠畅，重者则有胸痛，严重者心痛彻背，背痛彻心。

病因与寒邪内侵、饮食失调、情志失节、劳倦内伤、年迈体虚等因素有关。其病机有虚实两方面，实为寒凝、血瘀、气滞、痰浊，痹阻胸阳，阻滞心脉；虚为气虚、阴伤、阳衰，肺、脾、肝、肾亏虚，心脉失养，在本病证的形成和发展过程中，大多先实而后致虚，亦有先虚而后致实者。

①气滞血瘀：心胸疼痛、入夜为甚或痛引肩背，伴有胸闷，与情绪变化有关，可因暴怒、情绪激动，劳累而发作或加重。舌质紫暗，苔薄白，脉弦细涩。

证机概要：气滞血瘀，胸阳不振，心脉不畅。

西医分型：交感型。

②寒痰凝闭：胸闷重而心痛微，痰多气短，肢体沉重，形体肥胖，遇阴雨天而易发作或加重，伴有倦怠乏力，纳呆便溏，咯吐痰涎，舌体肥大且边有齿痕，苔浊腻或白滑，脉滑。

证机概要：痰浊盘踞，胸阳失展，气机痹阻，脉络阻滞。

西医分型：交感型，脊髓型。

③气阴两虚：心胸隐痛，时作时休，心悸气短，动则益甚，伴倦怠乏力，生息低微，易汗出，舌质淡红，舌体胖且边有齿痕，苔薄白，脉虚细缓或结代。

证机概要：心气不足，阴血亏耗，血行瘀滞。

西医分型：交感型，脊髓型。

（7）风厥型：风指中风，主要是指中经络，头晕、半身麻木、行走基本正常，时轻时重。厥指厥证，患者突然昏仆，不省人事，过时即醒，一如常人，或一过性晕蒙、一过性失神。无抽搐或痉挛现象。

①风阳上扰（半身麻木）：平素时而头晕头痛，耳鸣目眩，逐渐发生半身麻木，或手足重滞，甚则半身不遂等症，语言流利，思维清楚，舌质红，苔黄，脉弦。

证机概要：肝火偏旺，阳亢化风，横窜络脉。

西医分型：交感型。

②肝亢脾虚（厥证）：平素时而头晕头痛，稍有疲乏无力，全身不适，突然晕仆，不省人事、过时即醒，或晕蒙失神，过时一如常人，逐渐加重，舌淡红，苔薄黄，脉弦紧而弱。

证机概要：脾气虚弱，肝木偏亢。

西医分型：椎动脉型。

（8）颈痛型：颈部疼痛，颈部僵硬，活动受限，或一侧或两侧，局部肿胀压痛，或有结节，或肌肉痉挛，有外伤史或劳损史，X线照片排除颈部骨折或脱位，符合颈椎病的X线结果。

证机概要：瘀血内停，经络不通。

西医分型：颈型。

（9）脾胃型：颈部僵硬不适，头晕头痛，恶心呕吐，胃脘胀满，不欲饮食，泄泻，情绪不稳，通过现代医学检查未发现肝胆胰胃肠等消化性疾病。

①肝郁气滞：情绪波动，情绪不稳，胃脘不适，嗳气吞酸，两胁胀痛，不欲饮食，呃逆，嘈杂，胃痛与情绪变化有关，月经前后期或更年期症状明显，精神抑郁，头目不清，记忆力下降，口苦咽干，目眩，舌淡，苔薄黄，脉弦。

证机概要：肝郁气滞，肝阳偏亢，脾胃不和。

西医分型：交感型。

②湿热瘀滞：胃脘疼痛，时作时止，颈部劳累后加重，痛势急迫，脘闷灼热，口干口苦，口渴而不欲饮，纳呆恶心，小便色黄，大便畅，四肢乏力。舌红，苔黄腻，脉滑数。

证机概要：湿热蕴结，胃气痞阻。

西医分型：脊髓型，交感型。

③寒湿阻滞：胃痛，恶寒喜暖，得温痛减，遇寒加重，遇湿加重，按揉挤压则缓，口淡不渴，或喜热饮，小便清长，大便溏滞。舌淡，苔厚腻，脉弦涩。

证机概要：寒湿客胃，阳气被遏，气机阻滞。

西医分型：交感型。

④脾胃虚寒：胃痛隐隐，绵绵不休，喜温喜按，空腹痛甚，得食则缓，劳累或受凉后发作或加重，泛吐清水，神疲纳呆，四肢倦怠，手足不温，大便溏薄，四肢乏力。舌淡苔白，脉虚弱或迟缓。

证机概要：脾虚胃寒，失于温养。

西医分型：脊髓型，交感型。

5. 分期辨证　根据颈椎病的发病规律分为急性期、持续期、缓解期、康复期、反复期，共五期。

①急性期：颈肩臂痛，呈放射性，或头痛、头晕（交感神经功能障碍），或下肢无力，走路不稳，活动受限逐渐加重，甚至不能站立、行走不利，肌肉痉挛。专科检查大多阳性体征明显。舌淡，或兼有瘀斑，苔薄白，或薄黄。脉弦紧，或浮紧。

②持续期：各种症状持续，专科检查大多出现阳性体征。舌淡，苔白，或苔薄黄，脉沉迟，或有力或无力，或沉迟而滑。

③缓解期：各种症状缓解，专科检查阳性体征有不同程度改善。舌淡，苔白，脉沉迟，或沉滑。

④康复期：各种症状基本消失，但仍有不同程度的残留症状。专科检查阳性体征消失。舌淡，或有齿痕，苔薄白，脉细沉无力，或沉迟稍滑。

⑤反复期：各种原因或无明显诱因，原有症状反复。专科检查阳性体征再现或较之前加重。舌淡，或兼有瘀斑，苔薄白，或薄黄。脉弦紧，或浮紧。

6. 轻重判断 颈椎病的轻重不能从一方面来判断，应从多角度来考量。一般认为功能下降、脊髓受累者较重，反之功能基本正常、脊髓没有明显受累者较轻，总体有轻、中、重度之分。

（1）轻度：年龄轻，病程短，初次发病，酸胀不适，压迫症状明显，功能受限，疼痛，麻木而不影响功能，阳性体征多，无踩棉感，无跛行，无肌肉萎缩，无先天畸形，无冷凉，二便无异常，与天气变化无关，昼夜无明显变化，肌力和肌张力正常，温觉、触觉、痛觉正常。

影像学检查：轻度退变，单椎体发病，X 线表现曲度异常或正常，项韧带无钙化斑，关节突无肥大，椎体无旋转，椎间孔无变形，椎间隙无变窄。CT 显示椎间盘突出而无钙化，黄韧带无肥厚，脊髓无受压。

（2）中度：年龄中，或年龄较轻多次发病，病程相对较长（1～2 年），初次或再次发病，酸胀不适，压迫症状明显，功能受限，疼痛麻木，或麻木重于疼痛，头晕目眩，头痛，视物模糊，记忆力下降，情绪不稳，心悸、胸闷，局部功能略有下降，或轻度肌肉萎缩，肌力和肌张力略有异常，轻度踩棉感，“打软腿”偶尔出现，四肢冷凉，与天气变化有关，昼轻夜重，二便基本正常，温觉、触觉、痛觉略有异常。

影像学检查：有轻中度椎体退变，单椎体或多椎体发病，斜颈或畸形，X 线表现曲度异常或正常，椎间孔变小，项韧带钙化斑或大或小，关节突略肥大，椎间隙变窄，椎体旋转，椎体压缩。CT 显示椎间盘突出或有钙化，黄韧带部分肥厚。MRI 显示硬膜外间隙消失，或脊髓轻度受压。

（3）重度：年龄大，或年龄较轻而多次发病，病程长，反复发作，麻木重于疼痛，压迫症状明显，功能下降，阳性体征较少，踩棉感，跛行，肌肉萎缩无力，抽搐，冷凉，二便异常，与天气变化有关，夜重昼轻，肌力和张力异常，皮肤敏感度下降或异常，定向困难，共济失调，晕倒，半身不遂，行走困难，重则瘫痪。

影像学检查：中重度退变，斜颈或畸形，骨质疏松，X 线表现项韧带钙化，椎间孔变小，椎间隙变窄，椎体压缩，CT 显示椎间盘突出钙化，黄韧带肥厚。MRI 显示脊髓受压，椎管狭窄，或脊髓变性。

7. 手术和钩活术的辨证

（1）手术适应证的辨证：经过 6 周以上非手术（包括钩活术）治疗无效。不仅症状不缓解，而且功能在下降。尤其是脊髓型颈椎病和颈椎间盘脱出患者，需要手术治疗。

（2）钩活术适应证的辨证：手术适应证之外的颈椎病无论在何期，都是钩活术的适应证，发病后的 24 ～ 48 小时是钩活术的最佳钩治时间，接受钩活术治疗时间越早，效果越好，治疗时间可直接影响其疗效。钩活术治疗颈椎间盘突出症应该是非手术疗法中的第一选择，也可配合其他疗法综合治疗。

第四节　中医分型钩活术治疗

钩活术属中医特异针疗法，是利用系列特异钩鍉针（巨类颈胸型配合其他型）在辨证施治的前提下，选择相应的腧穴，进行钩、割、挑、刺、推、弹、拨、捣，达到钩治法、割治法、挑治法、针刺法、放血法、减压法、减张法、疏通法、温补法、平衡法多法并用的目的。钩活术治疗颈椎病，四诊合参，综合分析颈椎病的病因病机和临床特点，把颈椎病归纳为痹证型、痿证型、眩晕型、头痛型、失眠型、胸痹型、风厥型、颈痛型、脾胃型共九型，根据中医分型的证候特点选取相应腧穴，运用钩活术的相应手法进行治疗。

通过相关检查符合颈椎病的诊断，排除禁忌证，综合辨证分析确定所选腧穴。

1. 选穴原则　根据影像学检查的结果，确定病位，准确选取新（魏氏）夹脊穴。

基本公式：

[颈脊穴]

颈$_1$穴 + 颈$_2$穴 =C_1穴 +C_2穴

颈$_2$穴 + 颈$_3$穴 =C_2穴 +C_3穴

颈$_3$穴 + 颈$_4$穴 =C_3穴 +C_4穴

颈$_4$穴 + 颈$_5$穴 =C_4穴 +C_5穴

颈$_5$穴 + 颈$_6$穴 =C_5穴 +C_6穴

颈$_6$穴 + 颈$_7$穴 =C_6穴 +C_7穴

[颈脊撇穴]

颈$_1$'穴 + 颈$_2$'穴 =C_1'穴 +C_2'穴

颈$_2$'穴 + 颈$_3$'穴 =C_2'穴 +C_3'穴

颈$_3$'穴 + 颈$_4$'穴 =C_3'穴 +C_4'穴

颈$_4$'穴 + 颈$_5$'穴 =C_4'穴 +C_5'穴

颈$_5$'穴 + 颈$_6$'穴 =C_5'穴 +C_6'穴

颈$_6$'穴 + 颈$_7$'穴 =C_6'穴 +C_7'穴

[特定取穴]

风府穴

风池穴

2. 选穴注意 根据影像和临床表现综合辨证，选取相应腧穴组合，二次钩活术应选取对应的撇穴组合。根据临床情况，如需辅以配穴，选 1 ～ 2 穴为宜，也可不选。

由于颈椎的退变畸形，在取穴定位时必须使用坐标定位法定位。

3. 选钩原则 根据疾病轻重辨证选择巨类颈胸型、中类、微类钩鍉针，根据补泻法辨证选择内板型、内刃型钩鍉针。

①钩活术所用钩鍉针均为一次性使用钩活术钩鍉针。

②“巨颈胸型”代表巨类颈胸型钩鍉针；下面出现的“中内板 2.5 双或单”代表中类内板 2.5cm 型钩鍉针双软或单软钩法；“补或泻”代表补法或泻法，依此类推。

③颈椎病有虚实之分，根据具体情况，采用平补平泻，或内刃钩鍉针补法，或内板钩鍉针泻法。

4. 钩深（深度） 进入皮肤，深达病灶，为钩治深度。因患者胖瘦差异的不同，其深度也不同。

进入深度为 1.00 ～ 1.50cm；

垂直深度为 0.71 ～ 1.06cm。

一定注意安全，防止损伤软组织、脊髓、神经而造成事故。

5. 钩角（钩进角） 钩活术操作过程中，钩针与所钩治腧穴表面形成的角度为钩进角度，简称钩进角。颈段，45°。

6. 手法与钩法

手法：新（魏氏）夹脊穴倒八字钩提法。

阿是穴钩提法。

钩法：新（魏氏）夹脊穴颈椎单软或双软。

阿是穴单软。

7. 钩度 3 分～ 7 分为准，严格执行“宁可不及，不可太过”的原则。

一、痹证型颈椎病

由于颈椎病的发生，通过中医病因病机辨证为痹证：外邪侵袭人体，闭阻经络，气血运行不畅，颈部及上肢或四肢肌肉、麻木、屈伸不利，甚至颈部活动严重受限。

1. 诊断

（1）症状：局部僵硬不适、沉重、转动不利，局部疼痛，肩部上臂疼痛，有放射疼痛，肩部或上臂活动受限，近衣被，遇风、遇冷、遇寒、遇湿加重，与天气变化有关，肩及上臂疼痛大部分单侧发作，或双侧发病但一侧重于另一侧，重则被迫抬举上肢，夜晚加重，白昼减轻，偶有头痛，头目不清。

（2）舌脉：舌淡，苔薄白或薄黄，脉弦紧。

（3）体征：颈部僵硬、肌紧张、活动受限，部分棘突压痛，或椎旁压痛可向远隔部分放射。臂丛神经刺激试验多为阳性，局部按揉、理疗、热疗可缓解。

（4）影像学检查：X 线、CT 及 MRI 检查可见相应的结构改变，与症状、体征相符。

（5）排除其他病：综合判断排除其他原因引起的以上症状。

符合以上5条并排除其他疾病即可确诊为痹证型颈椎病。

包括现代医学的神经根型颈椎病和颈型颈椎病。

诊断要点：在影像学检查结果的支持下，并见疼痛僵硬不适与天气变化有关，遇冷加重，遇热减轻，晨僵，活动按揉后减轻，固定休息后加重，上肢症状抬举患肢减轻，下落加重。

2. 鉴别诊断

（1）颈部肌筋膜炎：可有颈背部的疼痛或上肢的麻木感，但无放射痛、感觉障碍、腱反射障碍。局部痛点阻滞可有明显的疗效。

（2）单纯性痹证：包括顽痹和脊痹，西医的风湿病、风湿热、类风湿关节炎、强直性脊柱炎等。以上疾病除了上述症状外，还有上肢关节的疼痛、变形、功能受限、上举不能，风湿四项有相应的变化等，而痹证型颈椎病（神经根型颈椎病）患肢上举不受影响，反而缓解疼痛。

（3）颈部炎症性病变：颈部结核可造成颈椎失稳，实验室检查常有血沉增快，X线片、CT、MRI检查可鉴别。

（4）肩周炎：肩周炎是单侧发病，以肩部活动不利、功能受限为主要表现，一般发生在50岁左右的人群，具有晨僵、遇热减轻、遇冷加重的特点，自愈率比较高，肌力一般不减，上举困难，没有颈部症状。

（5）颈部肿瘤：有上述症状，并且出现痿证现象，或消耗性全身症状，通过影像学检查可以鉴别。

3. 钩活术选穴 痹证型颈椎病的选穴，根据痹阻的部位和影像学检查的结果进行选穴。

主穴：新（魏氏）夹脊穴。

配穴：循经取穴或阿是穴，根据具体情况，取双侧穴或单侧穴，单侧取患侧腧穴。

方义提要：主穴取颈部新（魏氏）夹脊穴，配穴循经取穴，旨在疏通经络气血，调和营卫，使风寒湿邪无所依附而痹痛得解。针对痹证的性质，随症配以不同腧穴，如行痹为风胜，取风池、大椎祛风散寒，膈俞、血海活血养血，含“治风先治血，血行风自灭”之意。寒胜为痛痹，痛痹日久，可致阳气衰惫，取肾俞、关元温阳散寒，理气止痛，大椎振奋阳气，祛散寒邪，风门专攻散风。湿胜为痹，取大椎祛风散寒，膈俞活血以通络，阴陵泉、足三里、脾俞健脾除湿，通络止痛。

4. 钩活术治疗 痹证型颈椎病的钩活术治疗应以平补平泻法为主，利用巨、中、微类内板或内刃钩鍉针进行轻、中、重双软或单软常规九步钩活。

5. 病案举例

（1）[产后着风，风邪为主]

杨某，女，34岁，石家庄市新华区人。

初诊：2015年5月9日

主诉：右上肢疼痛，影响睡眠10日。

现病史：1年前围生期过于通风，因门窗对开“穿堂风”而引起头痛、颈部疼痛不适，右上肢麻木胀痛，经调理，头痛消失，但右上肢疼痛逐渐加重，昼轻夜重，影响睡眠。

查体：颈部僵硬，抬头试验（+），低头试验（+），转头试验（-），捶顶试验（+），风府穴按压试验（-），臂丛神经牵拉试验（+），臂丛神经牵拉加强试验（+），引颈试验（+），双上肢功能正常，双手握力V级。心、肺、腹未见异常，血压130/80mmHg，舌淡，苔薄白，脉滑无力。

辅助检查：血、尿常规、心电图检查无异常。

影像学检查：X线（图2-4-1、图2-4-2、图2-4-3、图2-4-4）。

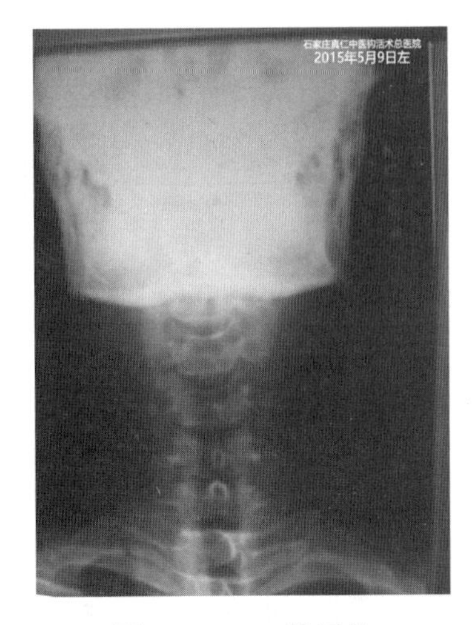

图2-4-1　X线正位

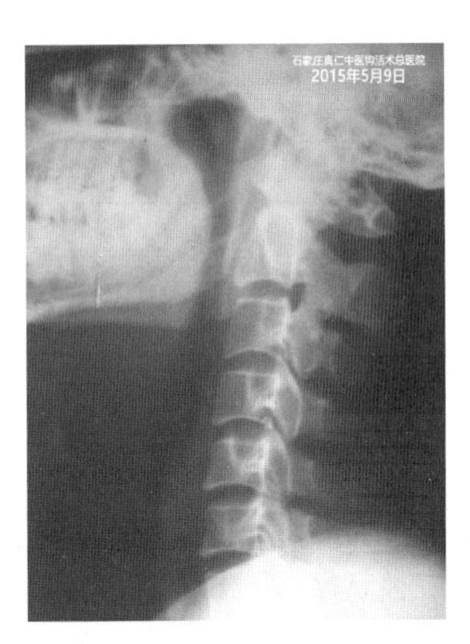

图2-4-2　X线侧位

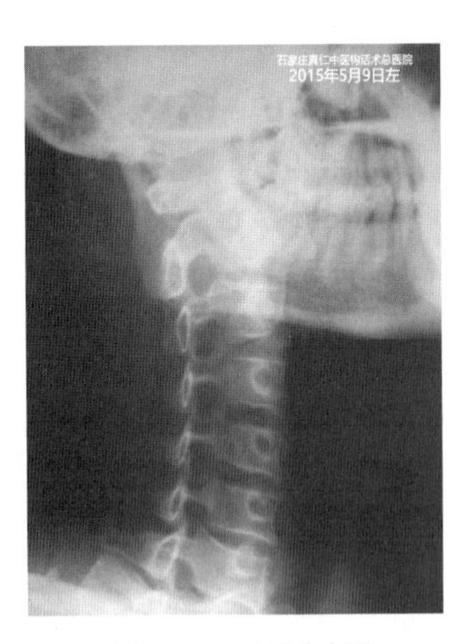

图2-4-3　X线左斜位

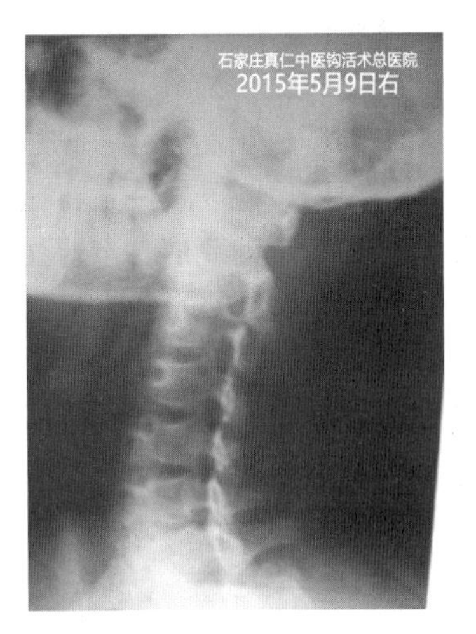

图2-4-4　X线右斜位

X线表现：颈椎顺列整齐，生理曲度变直，各椎间隙未见明显变窄，双斜位$C_{3/4}C_{4/5}C_{5/6}$椎间孔狭窄，C_5椎体前下缘变尖，C_5、C_6脊椎旋转，椎小关节可见双边双突征，项后软组织未见异常密度影。

印象：颈椎病。

诊断：痹证型颈椎病（中医）。

神经根型颈椎病（西医）。

分析：患者女性，围生期是人生中最易受风寒的特殊时期，由于患者未能保护好自己而门窗对开，风邪穿过，侵犯颈部及上肢，颈部的经络受阻，临床出现颈部疼痛、头痛、上肢麻痛，遇冷加重，遇热减轻，昼轻夜重，影响睡眠。

治则：祛风除湿，活血通络。

治法：钩活术疗法。

表 2-4-1　痹证型颈椎病钩活术操作 1

	选穴	钩鍉针	钩法与钩度	手法与钩角
主穴	C_1 穴 +C_2 穴	巨类颈胸型	单软 5 分	钩提法 45°
配穴	右肩贞 + 右曲池	微类内板 2.5 型	单软 1 分	钩提法 90°

按照《中医钩活术技术操作规范》完成钩活术操作。

二诊：2015 年 5 月 16 日

颈部不适消失，右上肢胀痛缓解 80% 左右，嘱其 7 日后复诊。

三诊：2015 年 5 月 23 日

颈部不适消失，右上肢胀痛基本消失。

随访：2016 年 5 月 23 日电话随访：1 年间颈痛及右上肢疼痛未见反复，嘱其避风寒，慎劳作，注意保养。

【按语】此病例是以风邪为主的痹证型颈椎病，乃围生期受风所致，产后多虚多瘀，此期正是风邪入侵之机，中于颈部，使颈部经络不通，传导受阻，而出现颈部僵硬不适，右上肢疼痛憋胀，采用根部（C_1 穴 +C_2 穴）+ 局部（循经取穴）的取穴方式，直达病所，畅通气机，祛风通络，一次治愈。随着年龄的增长，此型颈椎病易反复发作，应加以预防，其方法主要是避开风邪。

（2）[就地着湿，湿邪为主]

李某，男，21 岁，河北邢台宁晋县人。

初诊：2014 年 3 月 11 日

主诉：颈部沉重不适 2 年。

现病史：患者 2 年前经常外出打工，就地而卧，出现颈部不适。口服非甾体类抗炎药，症状有所缓解，间歇发作，过时发现与就地而卧着湿有关，改变原环境，症状未见好转，颈项部沉重不适，呈逐渐加重的趋势，各种方法治疗效果不佳，于 2014 年 3 月 11 日来我院就诊。

查体：颈椎旁压痛，抬头试验（–），低头试验（–），转头试验（–），捶顶试验（–），风府穴按压试验（–），臂丛神经牵拉试验（–），引颈试验（–），双上肢功能正常，双手握力Ⅴ级。心、肺、腹未见异常，血压 120/70mmHg，舌淡，苔薄白，脉弦滑濡有力。

辅助检查：血、尿常规、心电图检查无异常。

影像学检查：X 线（图 2–4–5、图 2–4–6、图 2–4–7、图 2–4–8）。

X 线表现：颈椎前后顺列明显变直，生理曲度消失，各椎间隙无明显变窄，双斜位 $C_{3/4}$ 椎间孔略变小，C_3、C_4 椎体下缘变尖，C_4、C_5 脊椎旋转，椎小关节可见双边双突征，寰枢间隙左右对称，项后软组织未见异常密度影。

印象：颈椎病。

诊断：痹证型颈椎病（中医）。

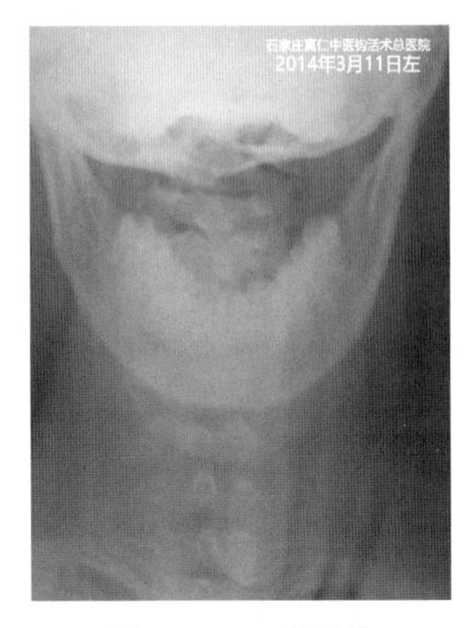

图 2-4-5　X 线正位

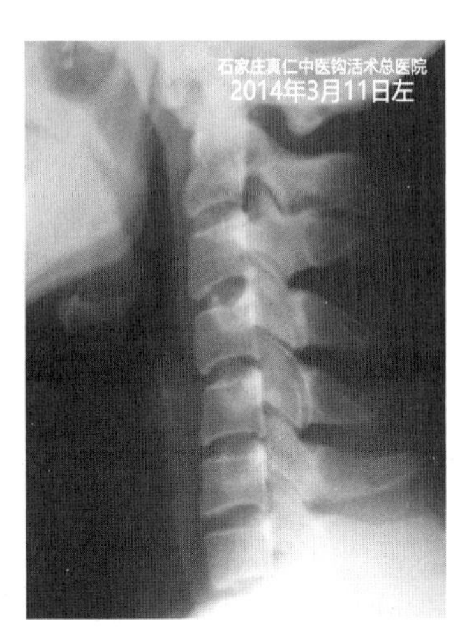

图 2-4-6　X 线侧位

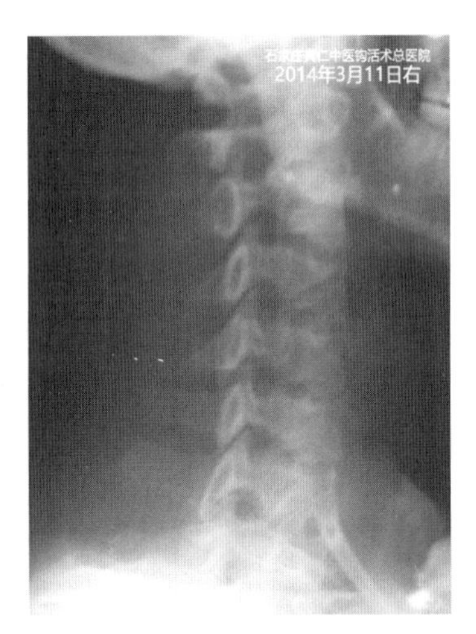

图 2-4-7　X 线右斜位

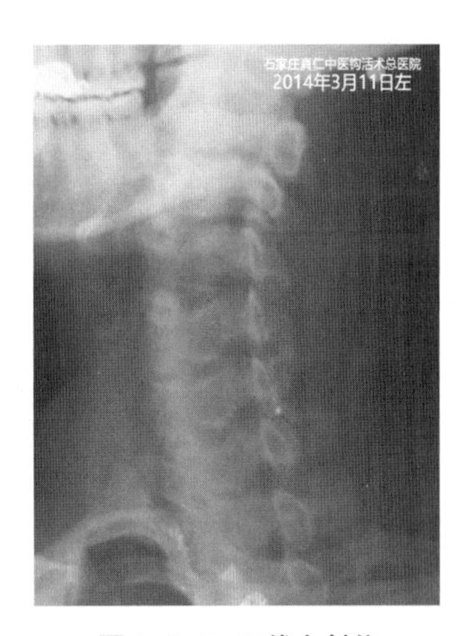

图 2-4-8　X 线左斜位

颈型颈椎病（西医）。

分析：男，青少年，平时身体健壮。外出打工，入寝湿地，反复着湿，正气渐虚，湿邪侵入，颈部沉重而僵硬，口服药物症状缓解，而入寝湿地，环境未能改善，症状时好时坏。当发现与入寝湿地有关时，湿邪已滞留于颈部经络，随着时间的推移，呈逐渐加重的趋势。

治则：祛湿活血，疏通经络。

治法：钩活术疗法。

表 2-4-2　痹证型颈椎病钩活术操作 2

	选穴	钩鍉针	钩法与钩度	手法与钩角
主穴	C_3 穴 +C_2 穴	中类内板 2.5 型	单软 5 分	钩提法 45°
配穴	双阴陵泉 + 双脾俞	微类内刃 4.5 型	单软 1 分	钩提法 90°

按照《中医钩活术技术操作规范》完成钩活术操作。

二诊：2014 年 3 月 18 日

颈项部沉重好转 50% 左右。

治疗方法如下。

表 2-4-3　痹证型颈椎病钩活术操作 3

	选穴	钩鍉针	钩法与钩度	手法与钩角
主穴	C2′穴 +C3′穴	中类内板 2.5 型	单软 3 分	钩提法 45°
配穴	无	无	无	无

按照《中医钩活术技术操作规范》完成钩活术操作。

三诊：2014 年 3 月 25 日

颈部无不适感，复查影像与治疗前无改变。

随访：2015 年 3 月 25 日电话随访，1 年间颈部沉重无反复。嘱其避风寒，慎劳作，注意保养。

【按语】此病例是以湿邪为主的痹证型颈椎病，由于寝室湿气过重而感湿邪，湿邪阻碍气机，经络不通而颈部沉重不适，阴雨天气，湿气较重，症状明显，法当祛湿通络，采用根部（C_3 穴 +C_2 穴）+ 局部（循经取穴）的取穴方式，巨类颈胸型钩鍉针直达病所，辅配祛湿的阳陵泉和脾俞。

因湿邪沉着黏滞，缠绵难愈，所以钩活第一次当日无效果，4 天后开始出现效果，又经祛湿活血的神灯理疗，症状全部消失。湿邪可“乘虚而入”，一定要增强体质，提高机体免疫力，起居有常，远离湿处，谨防湿气，防止复发。

（3）［感受空寒，寒邪为主］

李某，男，25 岁，石家庄市鹿泉人。

初诊：2014 年 8 月 8 日

主诉：颈部疼痛 6 小时。

现病史：患者素体健壮，易欲贪凉，因天气炎热而入冷室（空调室，空调温度 16℃，昼夜不停），连续 3 日未离开，前两日自感非常爽快，3 日过后，晨起时突然颈部疼痛难忍，活动严重受限，局部热敷后，症状稍有好转，过时依旧，6 小时后就诊。

查体：颈部活动严重受限，四肢活动正常，抬头试验（+），低头试验（+），旋转试验（–），捶顶试验（–），风府穴按压试验（–），臂丛神经牵拉试验（–），引颈试验（–）。心、肺、腹未见异常，血压 120/80mmHg，舌淡，苔薄白，脉弦紧有力。

辅助检查：血、尿常规、心电图检查无异常。

影像学检查：X 线（图 2–4–9、图 2–4–10、图 2–4–11、图 2–4–12）。

X 线表现：颈椎顺列尚可，生理曲度变直，各椎间隙未见变窄，C_3、C_4 椎体轻度阶梯样向后错位，双斜位椎间孔未见变小，C_3、C_6 小关节可见双边双突影，项后软组织未见异常影。

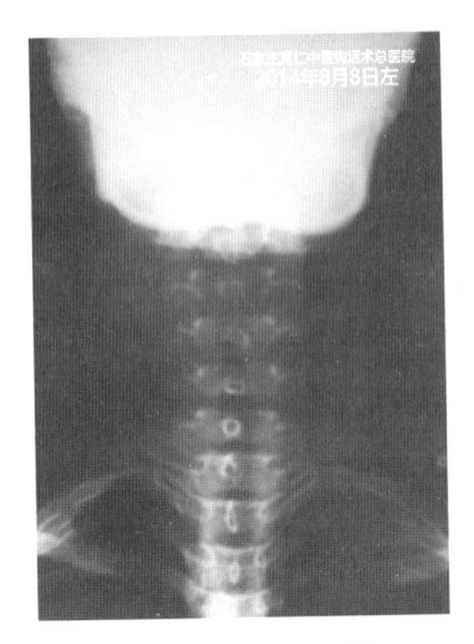

图 2–4–9　X 线正位

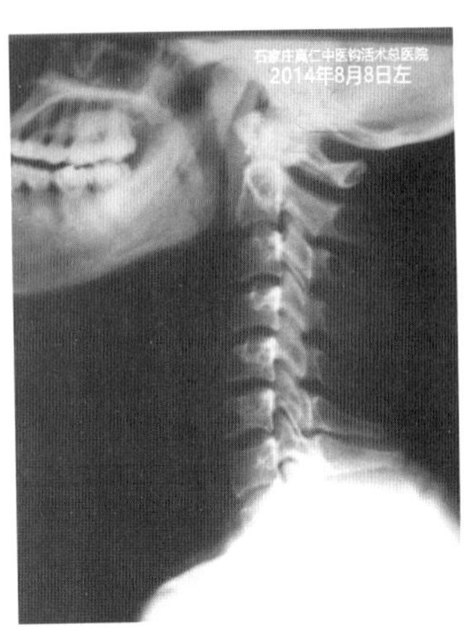

图 2–4–10　X 线侧位

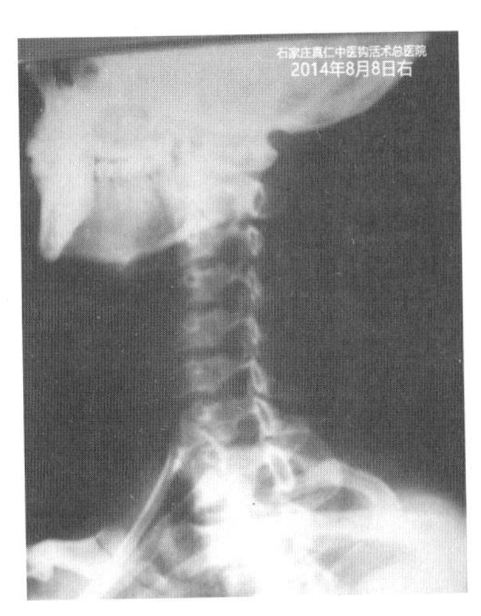

图 2–4–11　X 线右斜位

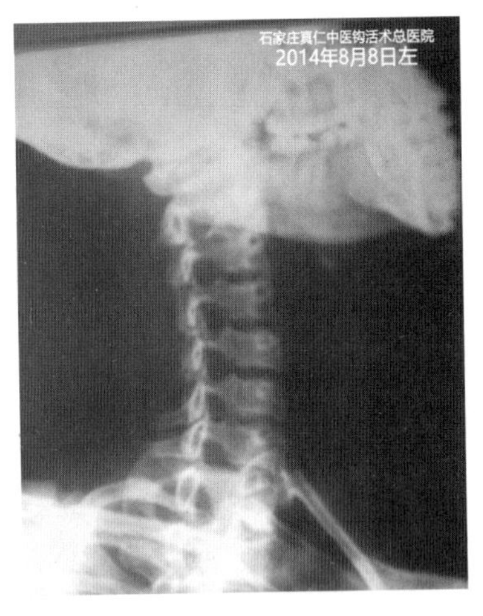

图 2–4–12　X 线左斜位

印象：颈椎病。

诊断：痹证型颈椎病（中医）。

颈型颈椎病（西医）。

分析：患者男性，身体健壮。炎热夏季，汗孔开放，排泄热量，调整体温。正当汗孔开放之际，患者却入冷室 3 日之久，寒邪顺汗孔入侵经络，阻碍气机，寒主收引，颈部疼痛难忍。寒邪遇热则缓，所以热敷后症状稍有缓解。

治则：散寒祛湿，温通经络。

治法：钩活术疗法。

表 2-4-4 痹证型颈椎病钩活术操作 4

	选穴	钩鍉针	钩法与钩度	手法与钩角
主穴	C_1 穴 +C_2 穴	中类内板 2.5 型	单软 3 分	钩提法 45°
配穴	无	无	无	无

按照《中医钩活术技术操作规范》完成钩活术操作。

二诊：2014 年 8 月 15 日

颈部疼痛消失，无任何不适。

随访：2015 年 8 月 15 日电话随访，患者自述钩活 20 日后因受凉“落枕”一次，但未治而过时自愈，至今上述症状无反复。

【按语】此病例长时间居于寒冷之室，较短时间内正气尚强，能抗御寒邪，3 日过后正气渐虚，邪气（寒气）盛而侵犯颈部经络（因在夜间未覆盖颈部，其他部位有毛巾被遮掩），寒主收引，阻滞气机，经络不通，不通则痛，收引则活动受限。由于治疗及时而见效很快，后又有反弹“落枕”一次，由于正气实而病不治自愈。因病程短，颈椎部症状明显，未影响上肢经络，采用根部（C_1 穴 +C_2 穴）的取穴方式，故只有主穴而无局部配穴。

由此病例可以看出，颈椎病及时治疗，则见效快、钩活次数少、反弹率低；病久则难愈，见效慢、治疗次数多、反弹率高。所以颈椎病应看作急症，防止邪气入里，损伤正气而难愈，钩活越早越好，发病 24 小时之内钩活为最佳。为防止复发，必须严防受风着凉，最好不要老待在空调室。对于正常人来说也是如此，炎热时节，夜晚空调应间断开放，推荐健康空调温度 28℃。

6. 其他疗法 药物内服法、中药外用法、推拿、针灸、熏蒸疗法、小针刀疗法、硬膜外药物疗法、牵引疗法、介入疗法、电疗、热疗、封闭、手术疗法。

附方：

独活寄生汤［《备急千金要方》)］化裁：羌活 9g，川芎 9g，葛根 15g，秦艽 15g，桑寄生 15g，杜仲 12g，桂枝 9g，细辛 3g，防风 9g，当归 9g，川芎 9g，赤芍 9g，熟地黄 18g，党参 9g，茯苓 9g，炙甘草 6g。

二、痿证型颈椎病

由于颈椎病引起的四肢痿软，通过中医病因病机辨证为痿证：肢体筋脉弛缓，软弱无力，不能随意运动，或伴有肌肉萎缩。

1. 诊断

（1）症状：颈椎病出现肢体筋脉弛缓不收，抬头无力，下肢或上肢、一侧或双侧软弱无力，甚则瘫痪，伴有肌肉萎缩。由于肌肉痿软无力，可有睑废、视歧、声嘶低喑等症状，甚则影响呼吸、吞咽，二便失常。

（2）舌脉：舌淡，苔薄白，脉沉迟无力。

（3）体征：颈部可有不同程度的畸形，臂丛神经刺激试验多为阳性。腱反射异常。感觉障碍，病理征阳性，局部症状按揉、理疗、热疗无缓解，局部功能下降，肌肉外形异常。

（4）影像学检查：X 线、CT 及 MRI 检查可见相应的结构改变，与症状、体征相符。

（5）排除其他病：综合判断排除其他原因引起的以上症状，如周围神经病变、脊髓病变、肌肉萎缩侧索硬化、周期性麻痹、脑血管后遗症、脑萎缩、脑外伤、脑肿瘤等。

符合以上 5 条并排除其他疾病，即可确诊为痿证型颈椎病。

包括神经根型颈椎病上肢肌肉萎缩和脊髓型颈椎病上、下肢功能下降肌肉萎缩。

诊断要点：在影像学检查结果的支持下，并见受累的肢体软弱无力，或局部肌肉萎缩，功能下降，甚至进行性加重，与天气变化无关。

2. 鉴别诊断

（1）痹证：以疼痛、僵硬、功能障碍为主要表现，活动后症状减轻，与天气变化有关；而痿证疼痛不明显，功能下降，痿废不用，与天气变化无关。

（2）周期性麻痹和周围神经病变：一般情况是对称性肌肉萎缩，功能下降，伴有麻木，无颈部神经根受压和颈髓受压的颈椎病病史。

（3）运动神经元疾病

①进行性肌萎缩症：以脊髓前角细胞变性为主，受累肌群有明显的肌束颤动，呈弛缓性瘫痪，无颈部板僵，颈部影像学无异常。肌电图对此有鉴别意义，颈椎病肌肉萎缩可出现去神经电位和多相电位；本病萎缩肌肉出现高振幅电位及同步电位。

②原发性侧索硬化：椎体束受损为主，表现为慢性进行性痉挛性截瘫或四肢瘫，有假性球麻痹征，如吞咽困难、发音不清、咽喉反射活跃、强笑等。

③肌萎缩侧索硬化：脊髓前角及椎体束均受损，上述两型损害混合存在。

（4）颈脊髓炎：有感染病史，多发于青壮年，起病急，症状重，急性期下肢多呈迟缓性瘫痪，1 ～ 2 周可出现硬瘫，多伴括约肌障碍。脑脊液蛋白升高。

（5）颈部肿瘤：多发于老年人，形体消瘦或恶病质，起病缓慢，呈进行性加重，无自行缓解，影像学检查常能发现异常。

3. 钩活术选穴 痿证型颈椎病的选穴，根据劳伤部位之不同和影像学检查的结果进行选穴。

主穴：新（魏氏）夹脊穴。

配穴：“补其荥”，根据不同的位置，选用不同正经五输“荥穴”。

［阳经五输“荥穴”］

手阳明大肠经	二间
手少阳三焦经	液门
手太阳小肠经	前谷
足阳明胃经	内庭

足少阳胆经　　　　侠溪
足太阳膀胱经　　　足通谷
［阴经五输“荥穴”］
手太阴肺经　　　　鱼际
手厥阴心包经　　　劳宫
手少阳心经　　　　少府
足太阴脾经　　　　大都
足少阴肾经　　　　然谷
足厥阴肝经　　　　行间

根据“治痿独取阳明”的法则，配穴中多选用阳明经腧穴。

上肢：肩髃、曲池、合谷、阳溪。

下肢：髀关、梁丘、足三里、解溪。

以上配穴根据具体情况，取双侧穴或单侧穴，单侧取患侧腧穴。

方义提要：以新（魏氏）夹脊穴颈部腧穴为主穴，配穴采用痿证的取穴原则进行取穴，《素问·痿论》曰：“各补其荥而通其俞，调其虚实，和其逆顺。”“补其荥”，选择内刃针具和补法。“通其俞”，循经取穴和“五输穴”取穴；局部症状明显者取阿是穴。

4. 钩活术治疗　痿证型颈椎病钩活术治疗应以补法为主，利用巨、中、微类内板或内刃钩鍉针进行轻、中、重双软或单软常规九步钩活。

5. 病案举例

（1）［寒湿浸淫，弛纵不收］

张某，男，64 岁，内蒙古人。

初诊：2017 年 11 月 25 日

主诉：双下肢无力、踩棉感 10 日。

现病史：风湿病史 20 年，双下肢肌肉逐渐萎缩。近日因气温骤降，风湿痹痛症状加重，采用抗风湿药物治疗后，症状缓解，而双下肢肌肉萎缩明显加重，并双下肢无力、走路不稳、行走时踩棉感 10 日。

查体：抬头试验（-），低头试验（-），捶顶试验（-），臂丛神经牵拉试验（-），屈颈试验（+）；双手握力Ⅳ级，腓肠肌萎缩；双上肢腱反射活跃，双膝腱、跟腱反射亢进；双霍夫曼征（±），双巴宾斯基征（±）。心、肺、腹未见异常，血压 140/80mmHg，舌淡，苔白腻，脉沉滑无力。

辅助检查：血尿常规、心电图检查无异常，RF（+），ASO（+）。

影像学检查：X 线、CT、MRI（图 2-4-13、图 2-4-14、图 2-4-15）。

X 线表现：颈椎顺列尚可，生理曲度变直，$C_{5/6}$ 椎间隙变窄，C_5、C_6 椎体前缘增生变尖，椎后可见项韧带骨化影，C_4 双边双突征。

CT 表现：$C_{5/6}$ 间盘向后突出，相应的硬膜囊脊髓受压。

MRI 表现：$C_{5/6}$ 椎间盘明显向后方突出，硬膜囊脊髓受压，继发局部椎管狭窄。

印象：颈椎病。

诊断：痿证型颈椎病（中医）。

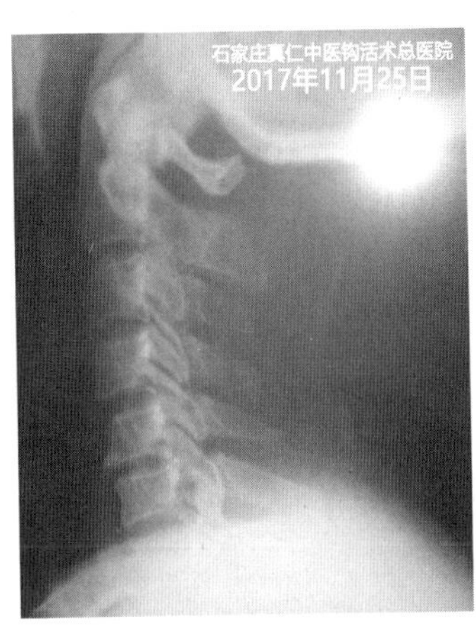

图 2-4-13　X 线侧位

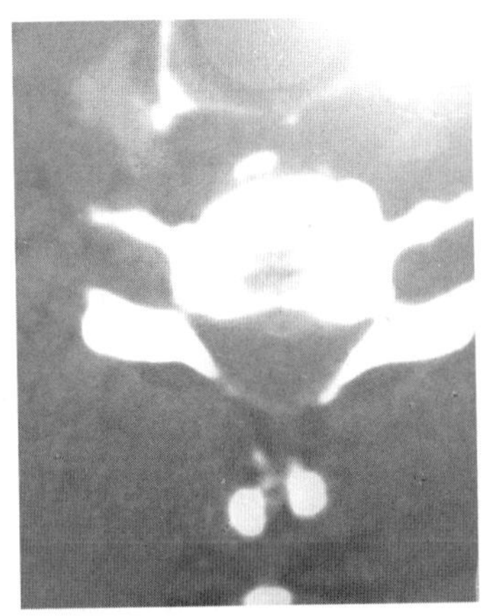

图 2-4-14　颈椎 CT 平扫

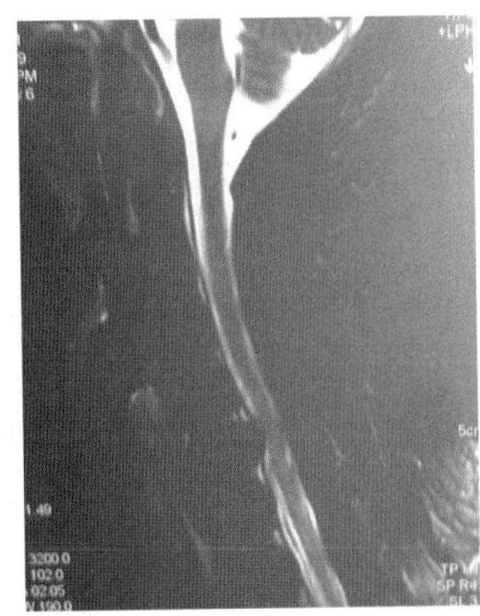

图 2-4-15　颈椎 MRI

脊髓型颈椎病（西医）。

分析：久病寒湿，气滞血瘀，阳气不足，免疫力低下，湿久伤脾，病久伤肾，脾肾两虚。脾主肌肉四肢，肾主骨生髓，二者不足，弛纵不收，则双下肢肌肉萎缩无力、走路不稳、行走踩棉感。

治则：祛湿散寒，益气活血。

治法：钩活术疗法。

表 2-4-5　痿证型颈椎病钩活术操作 1

	选穴	钩鍉针	钩法与钩度	手法与钩角
主穴	C_2 穴 +C_3 穴	巨类颈胸型	双软 7 分	钩提法 45°
配穴	双环跳 + 双委中	微类内刃 4.5 型	单软 1 分	钩提法 90°

按照《中医钩活术技术操作规范》完成钩活术操作。

二诊：2017 年 12 月 2 日

患者踩棉感较治疗前好转，双手握力稍增加。

治疗方法如下。

表 2-4-6　痿证型颈椎病钩活术操作 2

	选穴	钩鍉针	钩法与钩度	手法与钩角
主穴	C_2' 穴 +C_3' 穴	巨类颈胸型	单软 5 分	钩提法 45°
配穴	双承扶 + 双足三里	微类内刃 4.5 型	单软 1 分	钩提法 90°

按照《中医钩活术技术操作规范》完成钩活术操作。

三诊：2017 年 12 月 9 日

第二次钩活术效果较满意，踩棉感和下肢肌力都有改善，好转 50% 左右。

治疗方法如下。

表 2-4-7　痿证型颈椎病钩活术操作 3

	选穴	钩鍉针	钩法与钩度	手法与钩角
主穴	C_2 穴 +C_3 穴	巨类颈胸型	单软 5 分	钩提法 45°
配穴	双股门 + 双承山	微类内刃 2.5 型	单软 1 分	钩提法 90°

按照《中医钩活术技术操作规范》完成钩活术操作。

四诊：2017 年 12 月 24 日

走路的稳定性增加，口服益气活血、祛风除湿的中药汤剂康复治疗。

随访：2018 年 12 月 24 日电话随访，入冬后风湿症状较明显，口服抗风湿药，症状即刻消失。双下肢未受影响，踩棉感和双下肢无力无反复，肌肉萎缩无发展，嘱其避风寒，慎劳作，注意保养。

【按语】此病例是以寒湿浸淫为主的痿证（弛纵不收）型颈椎病，病因与受湿着凉有关，风寒湿痹是引发痿证型颈椎病的原因，久痹不愈而致痿。采用根部（C_2 穴 +C_3 穴）+ 局部（循经取穴）的取穴方式，直达病所，畅通气机，祛风除湿，散寒通络，因病久而三次钩活。

风寒湿痹类疾病易反复发作，久则致痿，痿则气虚，功能下降，本例钩治三次才有明显疗效，予益气活血、祛风除湿的中药巩固治疗，次年未再发作。随年龄增长，此证有再发的可能，注意调养，病情反复可再以钩活术治疗。生活应起居有常，饮食规律，避免受风着凉，增强自身免疫力。

（2）[肝肾阴亏，筋脉失养]

栗某，男，86 岁，石家庄市鹿泉人。

初诊：2016 年 3 月 18 日

主诉：双下肢无力，踩棉感 1 年。

现病史：近 1 年不明原因出现双下肢无力，走路不稳，行走时踩棉感，偶有打软腿现象，并下肢冷凉，小便频数，有时不能自控，大便饮食尚可。颈椎病反复发作，两肩及背部压沉感，有慢性胃炎、冠心病、高血压、前列腺增生肥大病史。

查体：形体消瘦，弯腰驼背，抬头试验（-），低头试验（-），捶顶试验（-）；双手握力Ⅴ级，双上肢腱反射活跃，双膝腱、跟腱反射亢进，双下肢腓肠肌萎缩；霍夫曼征（+），巴宾斯基征（+）；心、肺、腹未见异常，血压 120/80mmHg。舌淡，苔白腻，脉沉滑无力。

辅助检查：血、尿常规、心电图检查未见明显异常。

影像学检查：X 线，MRI（图 2-4-16、图 2-4-17、图 2-4-18、图 2-4-19）。

X 线表现：颈椎顺列欠佳，生理曲度变直，钩突关节退变，左侧 $C_{6/7}$ 右侧 $C_{3/4}$、$C_{5/6}$、$C_{6/7}$ 椎间孔变小，C_{4-7} 椎体骨质增生，椎小关节模糊增生，关节面硬化，项后软组织未见异常密度影。

MRI 表现：$C_{5/6}$、$C_{6/7}$ 椎间盘明显向后方突出，硬膜囊脊髓受压，相应节段后方黄韧带肥厚，继发局部椎管狭窄。

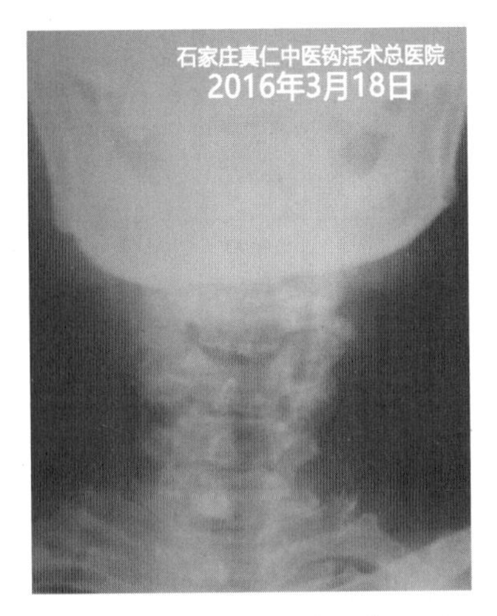

图 2-4-16 X 线正位

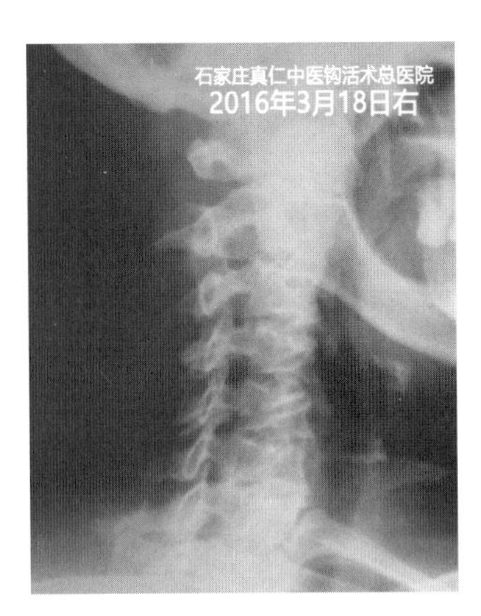

图 2-4-17 X 线右斜位

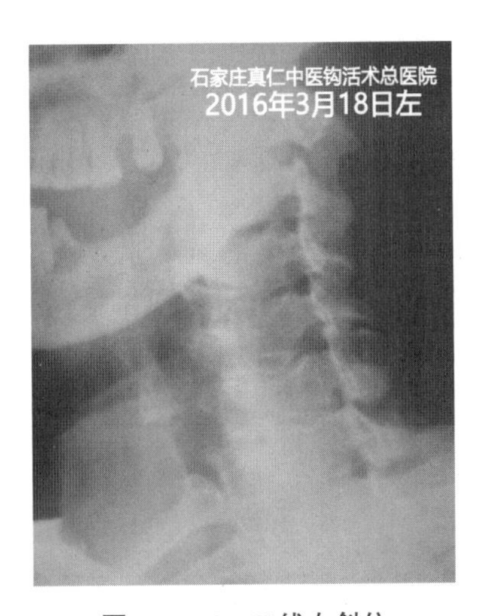

图 2-4-18 X 线左斜位

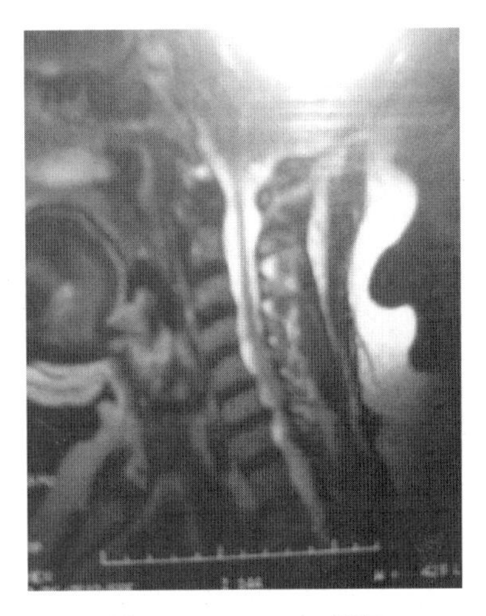

图 2-4-19 MRI 纵扫

印象：颈椎病。

诊断：痿证型颈椎病（中医）。

脊髓型颈椎病。

分析：年老体弱多病之体，年龄 86 岁，肝肾阴亏必然存在，加之多病（胃病、高血压、冠心病），肝肾阴亏会日渐加重，形体消瘦弯腰驼背，依然是肝肾阴亏的表现。肝主筋，肾主骨，人之行，筋骨主之，肝肾不足，筋脉失养，双下肢肌肉萎缩，双下肢无力。肾司二便，必然小便频数，肾阳不足，则下肢冷凉，治则必用补法温法。

治则：补益肝肾，营养筋脉。

治法：钩活术疗法。

表 2–4–8　痿证型颈椎病钩活术操作 4

	选穴	钩鍉针	钩法与钩度	手法与钩角
主穴	C_1 穴 +C_2 穴	巨类颈胸型	双软 7 分	钩提法 45°
配穴	双环跳 + 双足三里	微类内刃 2.5 型	单软 1 分	钩提法 90°

按照《中医钩活术技术操作规范》完成钩活术操作。

二诊：2016 年 3 月 25 日

双下肢无力无变化，走路稳定性有改善，小便频数也稍有缓解。

治疗方法如下。

表 2–4–9　痿证型颈椎病钩活术操作 5

	选穴	钩鍉针	钩法与钩度	手法与钩角
主穴	C_1'穴 +C_2'穴	巨类颈胸型	单软 6 分	钩提法 45°
配穴	双风市 + 双下巨虚	微类内刃 2.5 型	单软 1 分	钩提法 90°

按照《中医钩活术技术操作规范》完成钩活术操作。

三诊：2016 年 4 月 1 日

走路不稳、小便频数等临床症状缓解 30% 左右。

治疗方法如下。

表 2–4–10　痿证型颈椎病钩活术操作 6

	选穴	钩鍉针	钩法与钩度	手法与钩角
主穴	C_3 穴 +C_4 穴	巨类颈胸型	单软 5 分	钩提法 45°
配穴	双血海	微类内刃 2.5 型	单软 1 分	钩提法 90°

按照《中医钩活术技术操作规范》完成钩活术操作。

四诊：2016 年 5 月 1 日

好转 70% 左右，下肢肌力有所好转，下肢冷凉基本消失，饮食佳，二便尚可。口服补益肝肾中药汤剂，进一步调理，适当功能锻炼。

随访：2017 年 5 月 1 日电话随访，患者自述双下肢稍有无力，双下肢肌肉萎缩较前有缓解。病情较稳定。

【按语】 病久年迈，肝肾不足，1 个疗程（3 次）才有明显效果，由于体质问题，休养 30 日后肝肾亏虚好转，肾阳逐渐恢复，下肢冷凉及小便频数好转。

弯腰驼背，脊柱稳定性明显下降，不能抵抗外力和外邪的干扰，严防受风着凉、外伤和劳损，可用中药定时调理。随年龄增长，此痿证型颈椎病反弹率非常高，须在各方面加以调养保护，如膳食起居、穿衣戴帽、生活习惯等，如有复发，及时就诊。

（3）[痰瘀所致，筋脉废枯]

魏某，男，28 岁，山东德州市人。

初诊：2017 年 8 月 27 日

主诉：左肩及上肢肌肉萎缩 7 日。

现病史：3 个月前因受风着凉引发颈椎病，左上肢疼痛难忍，影响睡眠，各种方法治疗效果不明显，7 日前不明原因疼痛开始好转，出现左肩部肌肉萎缩并逐渐向上臂发展，抬举困难，左手无力。

查体：左上肢抬举困难，抬头试验（-），低头试验（-），捶顶试验（-），臂丛神经牵拉试验（-）；左手握力Ⅲ级，右手握力Ⅴ级，左上肢三角肌、肱二头肌萎缩；病理征未引出。心、肺、腹未见异常，血压 120/80mmHg，舌淡红兼有瘀斑，苔薄白，脉弦紧。

辅助检查：血尿常规、心电图检查无异常。

影像学检查：X 线、MRI（图 2-4-20、图 2-4-21、图 2-4-22、图 2-4-23）。

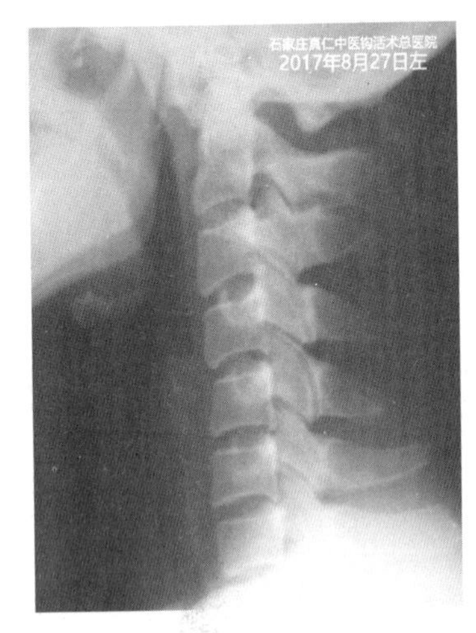

图 2-4-20　X 线侧位

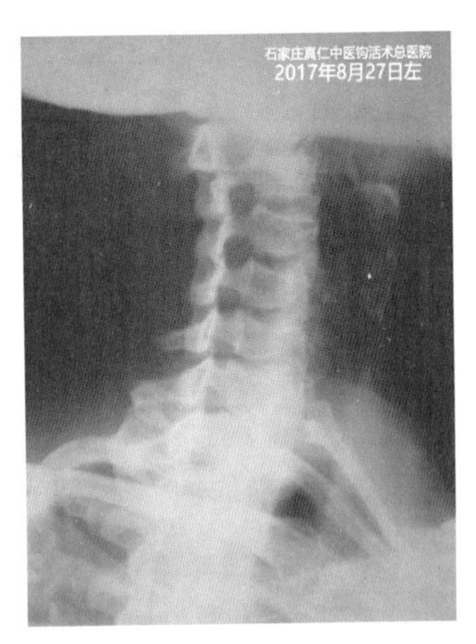

图 2-4-21　X 线左斜位

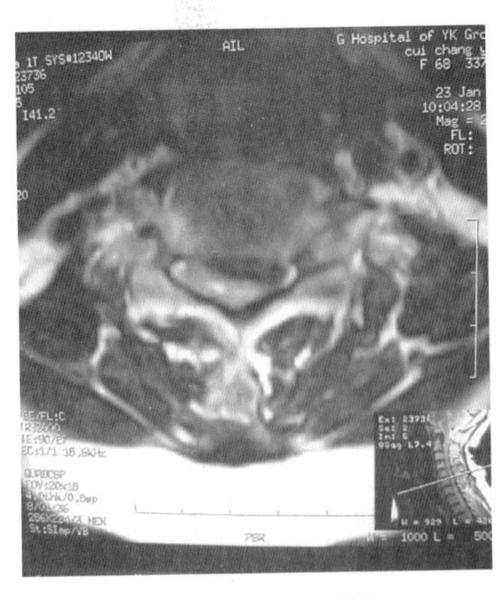

图 2-4-22　MRI 平扫

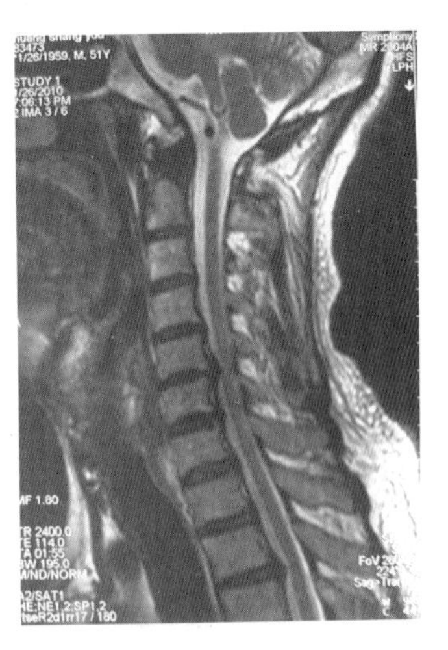

图 2-4-23　MRI 纵扫

X 线表现：颈椎顺列不整，生理曲度轻度反弓，各椎间隙前窄后宽，左侧 $C_{6/7}$ 椎间孔变小，C_5、C_6椎体后下角变尖，C_4、C_5椎小关节可见双边双突征，项后软组织未见异常密度影。

MRI 表现：$C_{4/5}$、$C_{5/6}$、$C_{6/7}$椎间盘向左后突出，硬膜囊脊髓受压，以$C_{5/6}$为著，相应节段后方黄韧带略肥厚，继发局部椎管狭窄。

印象：颈椎病。

诊断：痿证型颈椎病（中医）。

神经根型颈椎病（西医）。

分析：受风诱发颈椎病，经络不通则疼痛难忍。治疗不当，邪气滞留，留久则生瘀，风寒湿邪，日久则生痰。痰瘀留滞于肩部，则出现肩部肌肉萎缩，由于痰瘀未能及时祛除，则逐渐发展，抬举困难，握力下降。

治则：祛痰活血，营养筋脉。

治法：钩活术疗法。

表 2-4-11　痿证型颈椎病钩活术操作 7

	选穴	钩鍉针	钩法与钩度	手法与钩角
主穴	C_1穴+C_2穴	巨类颈胸型	单软 5 分	钩提法 45°
配穴	左臂中＋左合谷	微类内刃 2.5 型	单软 1 分	钩提法 90°

按照《中医钩活术技术操作规范》完成钩活术操作。

二诊：2017 年 9 月 3 日

左上肢活动幅度较前增加，症状稍所缓解。

治疗方法如下。

表 2-4-12　痿证型颈椎病钩活术操作 8

	选穴	钩鍉针	钩法与钩度	手法与钩角
主穴	C_1'穴+C_2'穴	巨类颈胸型	单软 5 分	钩提法 45°
配穴	左风市＋左下巨虚	微类内刃 2.5 型	单软 1 分	钩提法 90°

按照《中医钩活术技术操作规范》完成钩活术操作。

三诊：2017 年 9 月 10 日

近几天左上肢肌力明显增加，肌萎缩同前，功能在逐渐恢复。

治疗方法如下。

表 2-4-13　痿证型颈椎病钩活术操作 9

	选穴	钩鍉针	钩法与钩度	手法与钩角
主穴	C_3穴+C_2穴	巨类颈胸型	单软 4 分	钩提法 45°
配穴	左肩髃＋左肩髎	微类内刃 2.5 型	单软 1 分	钩提法 90°

按照《中医钩活术技术操作规范》完成钩活术操作。

四诊：2017 年 10 月 10 日

近一个月左上肢功能、左手握力较前明显好转。继续理疗和功能锻炼，防止受风着凉，半年左右复诊。

五诊：2018 年 4 月 10 日复诊，患者左上肢的功能基本恢复，左右肩部肌肉稍有差异。

随访：2019 年 4 月 10 日电话随访，1 年间左上肢肌肉萎缩、左手无力逐渐消失，未见反复。

【按语】此病例属痰瘀日久，筋脉枯萎。初期患者属风、寒、湿、痰、瘀阻滞经络，故出现左上肢疼痛难忍，不通则痛，日久天长，侵犯筋脉，使筋脉失养而疼痛消失，局部肌肉萎缩，病根于痰瘀，病位于颈部，所以采用根部（C_1 穴 +C_2 穴）+ 局部（循经取穴）的取穴方式，直达病所，祛痰化瘀，营养血脉，濡润肌肉筋脉。

痰瘀过久，形成痿证型颈椎病，痿证的恢复，速度较慢，随年龄增长，此证有再发的可能，注意保养，病情反复可再钩活术治疗。今后生活要起居有常，饮食规律，做颈保健操保健，增强自身免疫力。

6. 其他疗法　药物内服法、中药外用法、推拿、针灸、熏蒸疗法、小针刀疗法、硬膜外药物疗法、介入疗法、电疗、封闭、手术疗法。

附方：

①肝肾阴虚

左归丸 [《景岳全书》]：熟地黄 20g，山药 20g，山萸肉 10g，菟丝子 30g，枸杞子 10g，川牛膝 20g，鹿角胶 15g。

②气血不足

归脾汤 [《济生方》]：人参 10g，黄芪 20g，白术 20g，当归 10g，茯神木 20g，远志 10g，炙甘草 10g，木香 3g。

③气虚血瘀

补阳还五汤 [《医林改错》]：黄芪 30g，当归尾 10g，地龙 10g，赤芍 15g，川芎 15g，桃仁 10g，红花 10g。

三、眩晕型颈椎病

由于颈椎病，通过中医病因病机辨证为眩晕：气虚血亏、髓海空虚、肝肾不足（虚），或痰浊中阻、瘀血阻络、肝阳上亢（实），而引起以眩晕为主的病证。

1. 诊断

（1）症状：头晕目眩，视物旋转，轻者闭目即止，重者如坐车船，甚者可伴有头痛、项强、恶心呕吐、耳鸣耳聋、汗出、面色苍白等，间断性发作，多有情绪不稳，记忆力减退，睡眠欠佳。

（2）舌脉：舌淡，苔薄白或薄黄，脉弦紧。

（3）体征：可有颈部畸形、颈部僵硬、肌张力增高，旋颈诱发试验（又称椎动脉扭曲试验）、风府穴按压试验多为阳性。臂丛神经刺激试验多为阴性。

（4）影像学检查

X线片：①正位片：能观察到钩突关节增生的骨赘，颈肋及颈椎横突的异常。②侧位片：观察变直或反张的生理曲度，椎体半脱位，椎间隙是否狭窄，椎体前后缘有无骨质增生。③斜位片：椎体后缘、上关节突骨赘的大小及对椎间孔的压迫程度，后关节紊乱的结构是否影响椎间孔。④张口正位片：寰齿侧间隙、寰枢关节间隙是否左右相等、对称，齿突与寰椎前后结节投影是否重叠于中央，反映寰枢、寰齿关节情况。⑤功能位片：可见椎体阶梯样改变，造成椎动脉的迂曲。

磁共振血管成像（MRA）：是目前检查椎动脉供血不足的最好手段。MRA无须造影剂，能直观、多方位地显示椎动脉全程。

（5）排除其他病：综合判断，排除其他原因引起的眩晕。

符合以上5条即可确诊为眩晕型颈椎病。

包括椎动脉型颈椎病和交感型颈椎病。

诊断要点：影像学检查结果的支持下，风府穴按压试验、椎动脉扭曲试验阳性，头目眩晕，时发时止，闭目减轻，轻者一过性头目不清，重者如坐车船，伴有恶心呕吐，常与情绪或头部的位置有关。

2. 鉴别诊断

（1）中风：中风以卒然昏仆、不省人事、口舌㖞斜、半身不遂、失语，或不经昏仆，仅以半身不遂为特征。中风昏仆与眩晕之甚者相似，眩晕之甚者亦可仆倒，但无半身不遂及不省人事、口舌㖞斜诸症。也有部分中风患者，以眩晕、头痛为其先兆表现，故临证当注意中风与眩晕的区别与联系。头颅CT、MRI可明确诊断。

（2）厥证：厥证以突然昏仆、不省人事、四肢厥冷为特征，发作后可在短时间内苏醒。严重者可一厥不复而死亡。眩晕严重者也有欲仆或晕眩仆倒的表现，但眩晕患者无昏迷、不省人事的表现。

（3）耳源性眩晕：既内耳眩晕（梅尼埃病）。内耳眩晕的发病年龄相对较轻，眩晕发作有规律性，伴有水平眼震，症状缓解后一切正常，神经系统检查无异常，前庭功能试验不正常。颈部检查无异常。

（4）眼源性眩晕：本病多因眼肌麻痹、屈光不正（尤其散光）所致。其与颈性眩晕的鉴别主要依据为闭目时眩晕消失，而眩晕型颈椎病则眩晕依然存在。

（5）药源性眩晕：即药物中毒所引起的眩晕，以链霉素中毒为多见，多在用药后2～4周出现眩晕。同时还可出现耳蜗症状、平衡失调、口周及肢体麻木，后期可有耳聋。前庭功能检查可资鉴别。

（6）颅内肿瘤：颅内肿瘤可直接侵犯前庭神经，并多引起颅内压升高。眩晕若伴有颅内压升高者，不难鉴别；若无颅内压升高，需作CT或MRI检查方能鉴别。

3. 钩活术选穴 眩晕型颈椎病，要根据影像学检查的结果，进行选穴。

主穴：新（魏氏）夹脊穴。

配穴：循经取穴或阿是穴，根据具体情况，取双侧穴或单侧穴，单侧取患侧腧穴。

方义提要：主穴为颈部新（魏氏）夹脊穴。配穴循经取穴主要是病邪所在的经络循行部位，旨在疏通经络气血，调和营卫。气血亏虚用百会、足三里、脾俞、胃俞、血海、气海益气升阳、补益气血；肝肾阴虚用肾俞、太溪、照海、悬钟、百会补肾益精、培元固本；痰浊内生用阴陵泉、丰隆、中脘、内关、头维健脾除湿、化痰和中。

4. 钩活术治疗 眩晕型颈椎病的钩活术治疗应以补法为主，利用巨、中、微类内板或内刃钩鍉针进行轻、中、重双软或单软常规九步钩活。

5. 病案举例

（1）［气血虚弱，脑失所养］

蒋某，女，45岁，上海市人。

初诊：2017年8月27日

主诉：间断性眩晕数年，加重3个月。

现病史：颈部僵硬不适，间断性发作一过性眩晕，常与饥饿及情绪波动有关，重则不能走路，"麻将"嗜好十几年，近3个月眩晕发作频繁，一日2～3次，每次3～10分钟不等，被迫卧床，并视力减退。胃痛、反酸、食欲下降，记忆力减退，失眠多梦，多次按"胃炎"治疗，效果不佳。

查体：颈后肌群僵硬，可触及条索状物；旋转试验（+），风府穴按压试验（+）；双手握力Ⅴ级。病理征未引出。心、肺、腹未见异常，血压120/80mmHg，舌淡红，苔白腻，脉虚弦。

辅助检查：血尿常规、心电图检查无异常。

影像学检查：X线（图2-4-24、图2-4-25、图2-4-26、图2-4-27）。

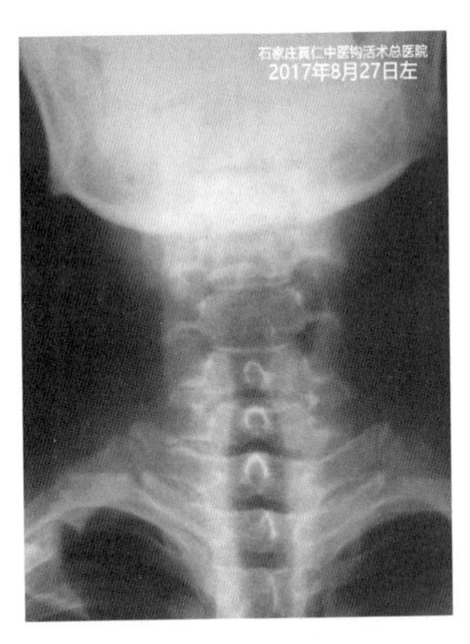

图2-4-24 X线正位

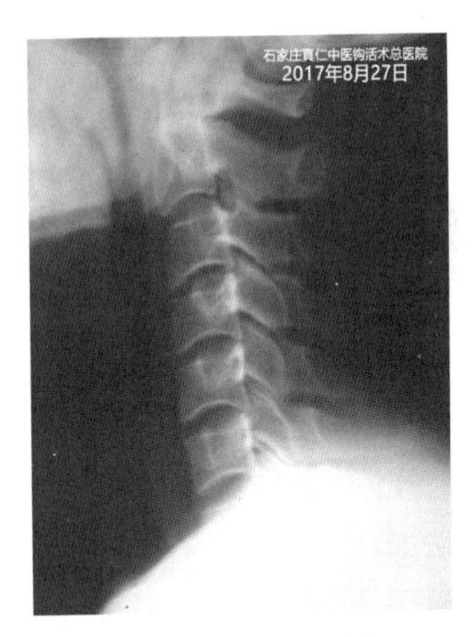

图2-4-25 X线侧位

X线表现：颈椎顺列平直，各椎间隙前窄后宽位，双侧$C_{5/6}$、$C_{6/7}$椎间孔略变小，C_{4-6}椎小关节可见双边双突影，项后软组织未见异常密度影。

印象：颈椎病。

诊断：眩晕型颈椎病（中医）。
椎动脉型颈椎病（西医）。

分析：久病则脾胃虚弱，气血不足，形体消瘦无力，脾虚运化无力而不欲饮食，气血不能上达于脑，脑失所养而眩晕，每遇饥饿时，气血更加不足而眩晕发作，脾胃虚弱或气血不足，形成恶性循环而病情逐渐加重。脾主肌肉四肢，而无力、消瘦，脾虚肝旺，影响睡眠，肝主筋，病位于颈，则颈部僵硬不适，此眩晕属中医“无虚不作眩”。

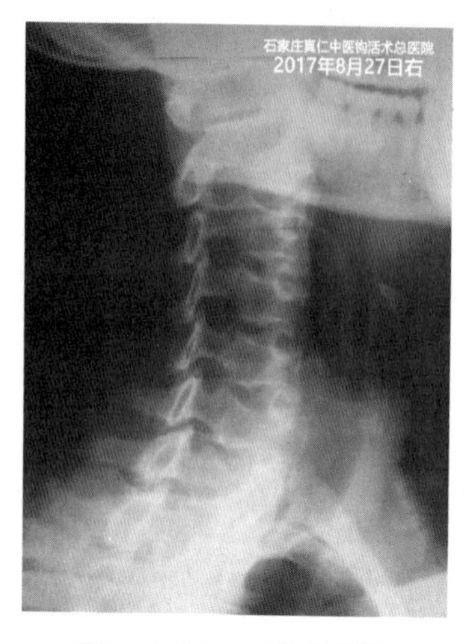

图 2-4-26　X 线右斜位

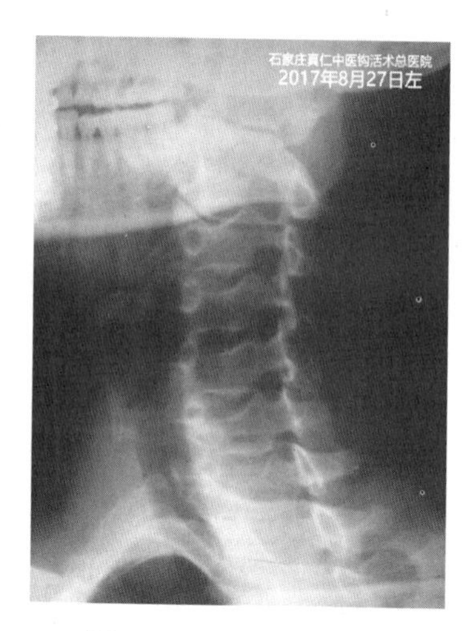

图 2-4-27　X 线左斜位

治则：补益气血，营养脑室。

治法：钩活术疗法。

表 2-4-14　眩晕型颈椎病钩活术操作 1

	选穴	钩鍉针	钩法与钩度	手法与钩角
主穴	C_2 穴	巨类颈胸型	单软 5 分	钩提法 45°
主穴	风府穴 + 双风池穴	微类内板 2.5 型	单软 1 分	分离法 90°
配穴	双足三里 + 中脘	微类内板 4.5 型	单软 1 分	钩提法 90°

按照《中医钩活术技术操作规范》完成钩活术操作。

二诊：2017 年 9 月 3 日

头目好转 30%，精力较前充沛，记忆力有所恢复，但睡眠欠佳。

治疗方法如下。

表 2-4-15　眩晕型颈椎病钩活术操作 2

	选穴	钩鍉针	钩法与钩度	手法与钩角
主穴	C_3 穴	巨类颈胸型	单软 5 分	钩提法 45°
主穴	风府穴 + 双风池穴	微类内板 2.5 型	单软 1 分	分离法 90°
配穴	上脘 + 双三阴交	微类内板 3.5 型	单软 1 分	钩提法 90°

按照《中医钩活术技术操作规范》完成钩活术操作。

三诊：2017 年 9 月 10 日

头晕明显减轻，睡眠精神饮食较前好转，自述好转 60%。

治疗方法如下。

表 2-4-16　眩晕型颈椎病钩活术操作 3

	选穴	钩鍉针	钩法与钩度	手法与钩角
主穴	C_1 穴	巨类颈胸型	单软 4 分	钩提法 45°
主穴	风府穴 + 双风池穴	微类内板 2.5 型	单软 1 分	分离法 90°
配穴	下脘 + 双天枢	微类内板 2.5 型	单软 1 分	钩提法 90°

按照《中医钩活术技术操作规范》完成钩活术操作。

四诊：2017 年 10 月 10 日复诊，3 次钩活后各种症状基本消失，体重逐渐增加。

随访：2018 年 10 月 10 日电话随访，患者一切正常，坚持做颈保健操，体重增加 5kg（原 46kg，现 51kg）。

【按语】生理曲度变直，必然影响椎动脉的畅通，椎动脉的路径发生了障碍，基底动脉供血不足，饥饿时能量降低，相对脑供血能力下降，小脑对缺血最敏感而眩晕发作，钩活 C_2 穴 + 风府穴，调整项韧带的张力和压力，进而调节颈后肌群的平衡，从而调整了椎动脉周围的异常应力，椎动脉周围韧带和肌肉的痉挛和挛缩得到了调理，加之治疗后的保健枕，使曲度慢慢改善而症状缓解。由于病久而钩活 3 次，由于脾胃虚弱（胃炎病史）而配穴上脘、中脘、下脘、足三里、天枢、三阴交。停止打麻将，每日做颈保健操，生活有规律。

（2）[阴不制阳]

成某，男，56 岁，河北唐县人。

初诊：2015 年 5 月 9 日

主诉：眩晕 10 年，加重 1 年。

现病史：头晕目眩间断性发作 10 年，近 1 年头晕发作频繁，甚至无间歇性绵绵不休，双上肢时有麻木，兼有五心烦热、腰膝酸软、失眠多梦，小便频数，高血压病史。

查体：风府穴按压试验（+），旋转试验（+），抬头试验（-），低头试验（-），上肢功能正常，双手握力 V 级，病理征未引出。心、肺、腹未见异常，血压 150/90mmHg，舌红，苔薄白，脉沉细无力。

辅助检查：血尿常规、心电图检查无异常。

影像学检查：X 线（图 2-4-28、图 2-4-29、图 2-4-30、图 2-4-31）。

X 线表现：颈椎顺列尚整齐，C_4 钩椎关节间隙两侧不对称，左宽右窄，生理前突，弧顶下移，中上段平直，$C_{5/6}$ 椎间隙变窄，相应水平椎体缘骨质增生，左侧 $C_{5/6}$、右侧 $C_{3/4}C_{5/6}$ 椎间孔变小，项后软组织未见异常密度影。

印象：颈椎病。

诊断：眩晕型颈椎病（中医）。

交感型和椎动脉型颈椎病（西医）。

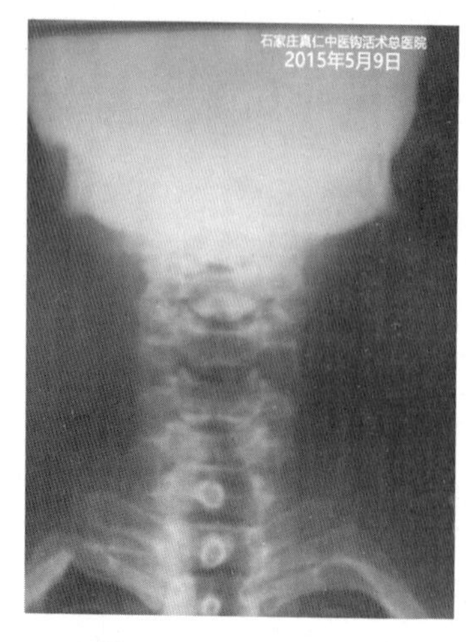

图 2-4-28　X 线正位

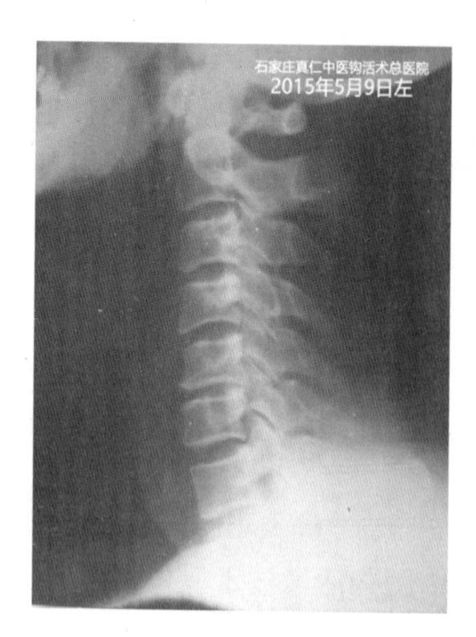

图 2-4-29　X 线侧位

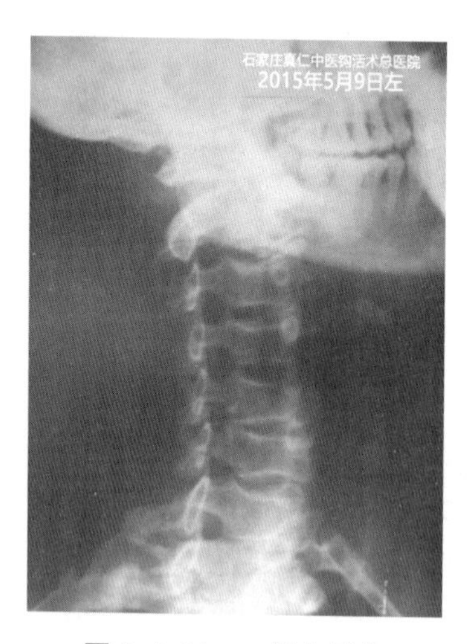

图 2-4-30　X 线左斜位

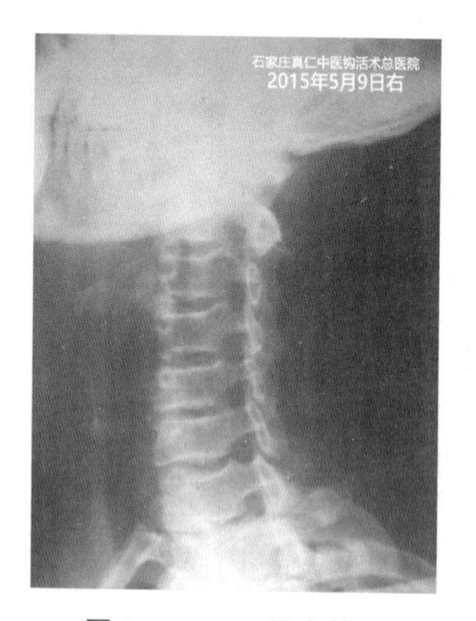

图 2-4-31　X 线右斜位

分析：患者高血压病史，头晕目眩，间断性发作，随年龄的增长，肝肾阴亏逐渐加重，虚阳上越，呈上升趋势，阴不制阳，阴阳失衡。脑失所养，则头晕目眩，即无虚不作眩。患者现年 56 岁，对多年来阴不制阳的环境很难自我调整，出现无间断性头晕，阴虚阳亢，筋脉失养，出现双上肢麻木，兼有五心烦热、腰膝酸软、失眠多梦，小便频数。

治则：补益肝肾，平潜虚阳。

治法：钩活术疗法。

表 2-4-17　眩晕型颈椎病钩活术操作 4

	选穴	钩鍉针	钩法与钩度	手法与钩角
主穴	C_1 穴 +C_2 穴	巨类颈胸型	单软 5 分	钩提法 45°
主穴	风府穴 + 双风池穴	微类内板 2.5 型	单软 1 分	分离法 90°
配穴	双肾俞	微类内板 2.5 型	单软 1 分	钩提法 90°

按照《中医钩活术技术操作规范》完成钩活术操作。

二诊：2015 年 5 月 16 日

头晕稍有好转，仍感全身无力。

治疗方法如下。

表 2-4-18　眩晕型颈椎病钩活术操作 5

	选穴	钩鍉针	钩法与钩度	手法与钩角
主穴	C_1'穴 +C_2'穴	巨类颈胸型	单软 5 分	钩提法 45°
主穴	风府穴 + 双风池穴	微类内板 2.5 型	单软 1 分	分离法 90°
配穴	双足三里	微类内板 4.5 型	单软 1 分	钩提法 90°

按照《中医钩活术技术操作规范》完成钩活术操作。

三诊：2015 年 5 月 23 日

患者自觉头晕好转 60%。

治疗方法如下。

表 2-4-19　眩晕型颈椎病钩活术操作 6

	选穴	钩鍉针	钩法与钩度	手法与钩角
主穴	C_3 穴	巨类颈胸型	单软 4 分	钩提法 45°
主穴	风府穴 + 双风池穴	微类内板 2.5 型	单软 1 分	分离法 90°
配穴	双三阴交	微类内板 4.5 型	单软 1 分	钩提法 90°

按照《中医钩活术技术操作规范》完成钩活术操作。

四诊：2015 年 6 月 23 日复诊，第三次治疗后自觉症状恢复 80%，已能正常劳动和工作。

随访：2016 年 6 月 23 日电话随访，头晕症状近 1 年来逐渐好转，现头晕基本消失，无明显不适。

【按语】此病例是以虚为主的眩晕型颈椎病，肝肾阴亏，故全身乏力、腰膝酸软而眩晕，由于病久是以虚为主的绵绵作晕，所以三次治疗才有明显疗效，配合双风池调理头目、双肾俞滋补肝肾、双足三里调理脾胃，增加饮食，局部与整体综合治疗，随访 1 年未见复发。

生活有规律，调节饮食，注意营养，每日做颈保健操，防止复发。

（3）［痰浊瘀阻，清阳受蒙］

杨某，女，50 岁，石家庄市新华区人。

初诊：2015 年 8 月 16 日

主诉：发作性头晕 1 年，加重 1 个月。

现病史：1 年前走亲访友，中午进食肥厚油腻食物，田间劳动时自觉有些劳累，而出现头晕，颈部不适，休息按揉后缓解。1 年间，每逢进食肥厚油腻食物，或劳累后而头晕目眩，呕恶痰涎，如坐舟船，闭目安静休息后，方可休止，过时全身无力。近1个月来，眩晕频繁，发作时不能行走，不能进食，动则即吐，睡眠可。

查体：风府穴按压试验（+），转头试验（+），抬头试验（-），低头试验（-）；双上肢功能正常，双手握力V级；心、肺、腹未见异常，血压140/80mmHg，舌淡，苔白腻，脉弦濡。

辅助检查：血尿常规、心电图检查无异常。

影像学检查：X线（图2-4-32、图2-4-33、图2-4-34、图2-4-35）。

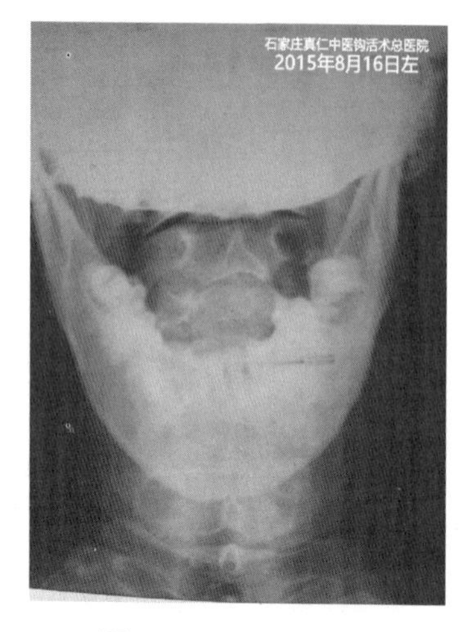

图2-4-32　X线正位

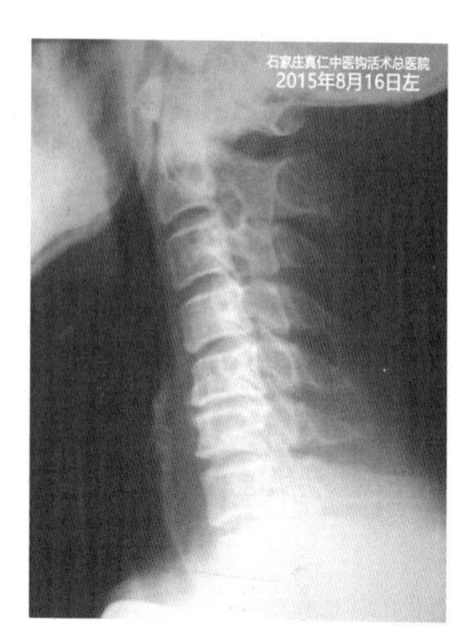

图2-4-33　X线侧位

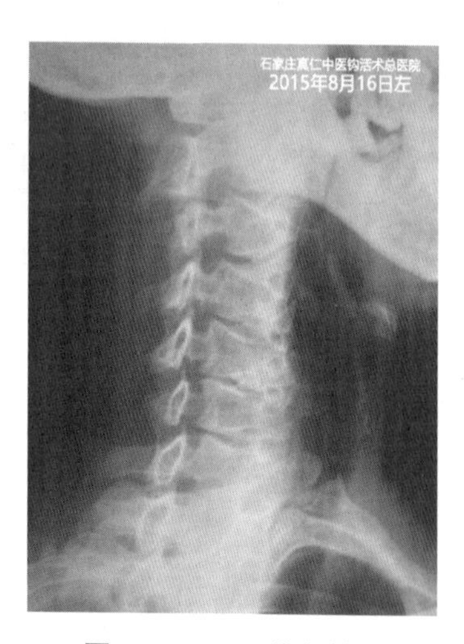

图2-4-34　X线左斜位

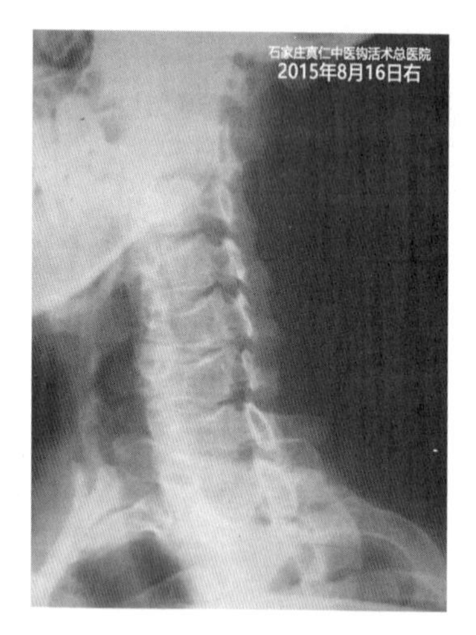

图2-4-35　X线右斜位

X线表现：颈椎顺列欠佳，C_2、C_3棘突右偏，生理曲度后弓，于$C_{5/6}$成角，$C_{4/5}$、$C_{5/6}$椎间隙变窄，左右两侧$C_{4/5}$、$C_{5/6}$、$C_{6/7}$椎间孔变小。$C_{5/6}$椎体缘增生，项后软组织未见异常密度影。

印象：颈椎病。

诊断：眩晕型颈椎病（中医）。

椎动脉型颈椎病（西医）。

分析：饮食肥甘，聚湿生痰，与进食油腻食物有关，病因病机属“无痰不作眩”。患者因走亲访友，中午进食肥甘后，伤及脾胃，而致痰阻中焦，痰眩频繁发作，呕恶痰涎，如坐车船，闭目方可缓解，加至田间干活劳累，使颈部经络不通，传导受阻，而出现颈部僵硬不适。

治则：祛痰降浊，上升清阳。

治法：钩活术疗法。

表 2-4-20　眩晕型颈椎病钩活术操作 5

	选穴	钩鍉针	钩法与钩度	手法与钩角
主穴	C_2 穴	巨类颈胸型	单软 5 分	钩提法 45°
主穴	风府穴 + 双风池穴	微类内板 2.5 型	单软 1 分	分离法 90°
配穴	双条口 + 双血海	微类内板 4.5 型	单软 1 分	钩提法 90°

按照《中医钩活术技术操作规范》完成钩活术操作。

二诊：2015 年 8 月 23 日

头晕缓解 50% 左右。

治疗方法如下。

表 2-4-21　眩晕型颈椎病钩活术操作 6

	选穴	钩鍉针	钩法与钩度	手法与钩角
主穴	C_1'穴 +C_2'穴	巨类颈胸型	单软 4 分	钩提法 45°
主穴	风府穴 + 双风池穴	微类内板 2.5 型	单软 1 分	分离法 90°
配穴	双足三里 + 双丰隆	微类内板 3.5 型	单软 1 分	钩提法 90°

按照《中医钩活术技术操作规范》完成钩活术操作。

三诊：2015 年 8 月 30 日

头晕症状基本消失。

随访：2016 年 8 月 30 日电话随访，1 年来头晕未见反复。

【按语】此病例是痰浊瘀阻所致的眩晕型颈椎病，采用局部 C_2 穴或 C_3 穴 + 风府 + 补脾治痰的配穴，直达病所，畅通气机，2 次治愈。此型颈椎病进食肥甘或劳损后易反复发作，应加以预防，进食清淡，劳逸结合，生活有常。

6. 其他疗法　药物内服法、中药外用法、推拿、牵引、按摩、针灸、小针刀疗法、电疗、封闭。

附方：

①气血虚弱

脾肾双补汤［中国中西医结合杂志，1992，12（8）：496］：薏苡仁 30g，白术

30g，甘草 30g，鹿茸粉 1g（冲服），陈皮 6g，红参 9g，枸杞子 15g，汉防己 15g，葛根 15g，黄精 15g，鸡血藤 15g。

②痰眩

半夏白术天麻汤 [《医学心悟》]：半夏 10g，白术 20g，天麻 10g，陈皮 10g，茯苓 20g，生姜 2 片，大枣 3 个，甘草 6g。

四、头痛型颈椎病

由于颈椎病的发生，通过中医病因病机辨证为头痛：以头痛为主要表现，包括中医的内伤头痛和外感头痛。

1. 诊断

（1）症状：以头痛为主要表现，包括前额、两颞、颠顶、枕项或全头部。疼痛性质可为跳痛、刺痛、胀痛、灼痛、重痛、空痛、昏痛、隐痛等。头痛发作形式可为突然发作，或缓慢起病，或反复发作，时痛时止。疼痛的持续时间可数分钟、数小时或数天、数周，甚则长期疼痛不已。兼有头目不清，记忆力减退，与血压无关，或遇风、遇冷、遇寒、遇湿加重，或与天气变化有关。

（2）舌脉：舌淡，苔薄白或薄黄，脉弦紧。

（3）体征：颈部僵硬、局部压痛。风府穴、风池穴按压试验阳性，局部按揉、理疗、热疗无明显缓解。

（4）影像学检查：X 线、CT、MRI 检查可见相应的结构改变与症状、体征相符。

（5）排除其他病：综合判断，排除其他原因引起的头痛症状。

符合以上 5 条并排除其他疾病即可确诊为头痛型颈椎病。

包括交感型颈椎病和混合型颈椎病。

诊断要点：在影像学检查结果的支持下，符合颈椎病的诊断，头痛为主要表现，兼有头面、颈、上胸、上肢、心脏等部位自主神经功能紊乱的症状。

2. 鉴别诊断

（1）眩晕：是以眩和晕为表现的一类疾病，有时兼有头痛，重则如坐车船，甚则恶心呕吐、耳鸣、心悸、失眠等，此头痛属次要症状。

（2）高血压：头痛兼有头目不清，甚则走路不稳，头痛的程度与血压的高低成正比，高血压是头痛的前提，血压正常则头痛缓解。

（3）血管神经性头痛：是一种由于血管舒缩功能障碍引起的发作性头痛。以女性较多，多始于青春期，常有家族史。发作前常有一定诱因，如月经来潮、情绪波动、疲劳等，发作前可有先兆，如视觉闪光、暗点、偏盲、暂时性失语、半身麻木或运动障碍等。周期性发作。本病的诊断可依据病程多年、反复发作、症状典型、有阳性家族史，系统检查无异常发现。本病中医又称“偏头风”，其痛暴发，痛势甚剧，或左或右，或连及眼、齿，痛止则如常人。

（4）丛集性头痛：多夜间发作，常剧烈头痛惊醒，疼痛持续时间短，发作时伴有自主神经症状，如球结膜充血、颜面潮红等。影像学无颈椎病特征。

（5）枕大神经痛：为一侧头项部疼痛（也有两侧枕大神经同时嵌压出现全头痛）。

疼痛多为发作性，呈针刺样或刀割样放射性痛，甚至可波及前额及眼眶区，可伴颈部活动受限；头部活动尤其是向对侧旋转时诱发，咳嗽、打喷嚏等可加剧疼痛。部分患者疼痛间歇期仍有枕后部的钝痛和酸痛。

（6）枕小神经痛：本病疼痛位于枕外侧部、乳突、耳郭后侧面的上部皮肤，即枕大神经分布的外侧面；胸锁乳突肌上端后缘有压痛。

（7）颅内肿瘤：颅内肿瘤也可出现偏侧头痛，颅内肿瘤占位以头持续性疼痛多见，伴喷射性呕吐；疼痛的时间以夜间为甚；头部疼痛不被枕神经阻滞所缓解，即使缓解也是短暂的。

（8）带状疱疹后遗神经痛：由于带状疱疹病毒所引起的偏头痛，疱疹过后疼痛仍然在持续，伴烧灼感，夜间加重，白昼减轻，多见于老年人。疼痛的区域为病毒所侵犯神经覆盖的区域，如枕大神经、枕小神经、三叉神经的区域。与颈椎病的发作和位置无关。

（9）三叉神经痛：发病年龄多在40岁以后，女性居多，临床以上颌支或下颌支发生率明显多于眼支，可以单独受累，也可两支或三支同时受累。继发性三叉神经痛，可因三叉神经及其通路附近的炎症、血管病、骨质压迫、外伤瘢痕等刺激或压迫三叉神经而引起。以头痛的部位固定和放射性头痛为特点。

（10）鼻脑性头痛：包括鼻炎、鼻窦炎性头痛和脑瘤、脑震荡后遗症、动脉硬化等。头痛以外的兼加症状，包括鼻塞、鼻血、鼻腔黏稠脓性分泌物和脑部肿瘤、脑外伤史、血管检查动脉硬化等。

3. 钩活术选穴 头痛型颈椎病要根据影像学检查的结果进行选穴。

主穴：新（魏氏）夹脊穴。

配穴：循经取穴或阿是穴，根据具体情况，取双侧穴或单侧穴，单侧取患侧腧穴。

方义提要：主穴为颈部新夹脊穴、风府穴、风池穴。配穴，外感者配太阳、合谷祛风止痛、通经活络；肝阳亢盛者配太冲、太溪平肝潜阳、息风降逆；瘀滞者配合谷、三阴交活血化瘀、行气止痛；虚弱者配三阴交、足三里益气养血、活络止痛。局部、整体同时治疗，根据具体病情辨证选择补、泻、平补平泻。

另外，如患者在口服止痛药或安慰剂过程中，根据具体情况逐渐减量，如在减量过程中有反弹现象，还应恢复原量。最后停止口服止痛药和安慰剂。

4. 钩活术治疗 头痛型颈椎病钩活术治疗应以补法为主，利用巨、中、微类内板或内刃钩鍉针进行轻、中、重双软或单软常规九步钩活。

5. 病案举例

（1）［遇风头痛，风邪为主］

张某，男，31岁，内蒙古包头市人。

初诊：2017年8月1日

主诉：头痛1年，加重1个月。

现病史：1年前因夏季夜晚乘凉时自觉受风着凉，头部疼痛，热敷休息后头痛缓解。1年间，头痛时发时止，遇风遇寒加重，伴颈部僵硬不适，头痛连及项背，恶风畏寒，遇风尤剧，现上述症状加重1个月。

查体：风府穴按压试验（+），转头试验（-），双上肢功能正常，双手握力V级，心、肺、腹未见异常，血压120/80mmHg，舌淡红，苔薄白，脉浮紧。

辅助检查：血尿常规、心电图检查无异常。

影像学检查：X线（图2-4-36、图2-4-37、图2-4-38、图2-4-39）。

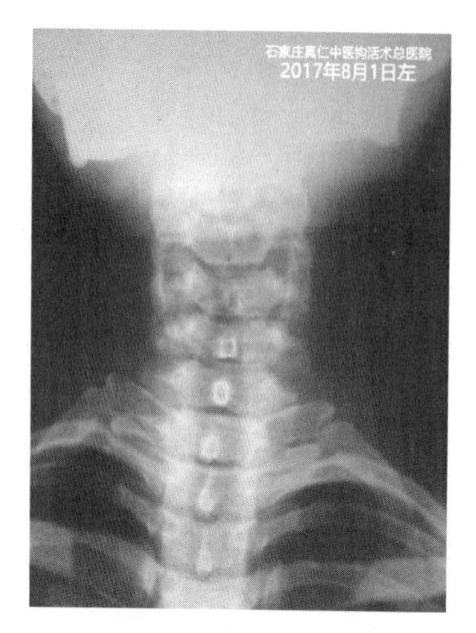

图2-4-36　X线正位

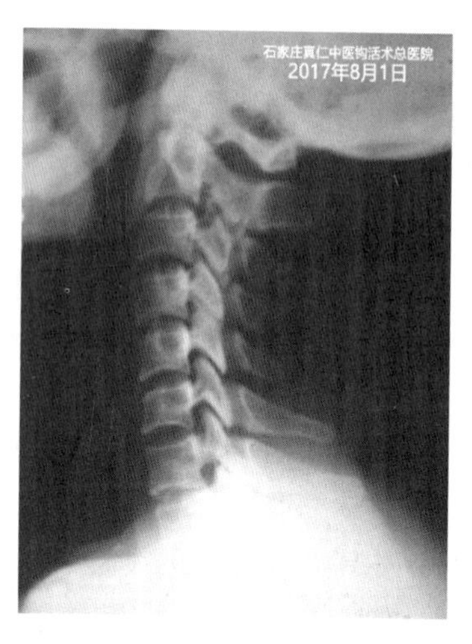

图2-4-37　X线侧位

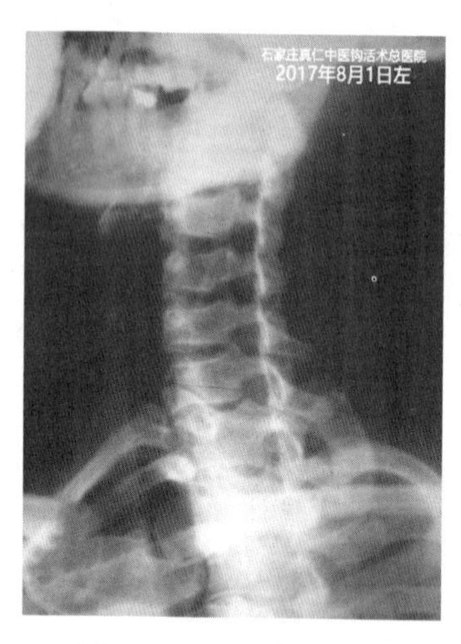

图2-4-38　X线左斜位

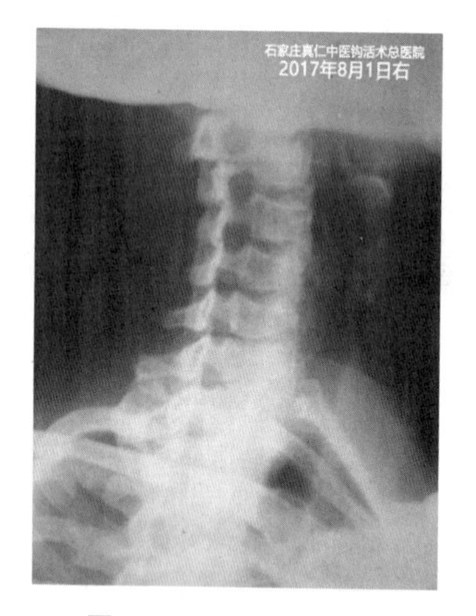

图2-4-39　X线右斜位

X线表现：颈椎顺列整齐，C_5棘突右偏，生理曲度欠佳，各椎间隙无明显变窄，右侧$C_{5/6}$、$C_{6/7}$椎间孔稍变小，C_4、C_5、C_6椎体缘变尖，各椎小关节清晰，项后软组织未见异常密度影。

印象：颈椎病。

诊断：头痛型颈椎病（中医）。

　　　交感型颈椎病（西医）。

分析：乘凉受风，头部经络受阻，则头痛发作，风多夹寒，则热敷休息后头痛缓解。风寒之邪，侵犯颈部，则颈部僵硬不适，头痛连及项背，恶风畏寒，遇风加重。

属外感风寒证，“风为百病之长”，“受于风者，上先受之”“颠高之上，唯风可到”。外邪自表侵袭于经络，上犯颠顶，清阳之气受阻，气血不畅，阻遏经络，而致头痛。颈部经络不通，传导受阻，而出现颈部僵硬不适。

治则：祛风活血，散寒止痛。

治法：钩活术疗法。

表 2-4-22　头痛型颈椎病钩活术操作 1

	选穴	钩鍉针	钩法与钩度	手法与钩角
主穴	C_1 穴 +C_2 穴	巨类颈胸型	单软 5 分	钩提法 45°
主穴	风府穴 + 双风池穴	微类内板 2.5 型	单软 1 分	分离法 90°
配穴	百会	微类内板 2.5 型	单软 1 分	钩提法 90°

按照《中医钩活术技术操作规范》完成钩活术操作。

二诊：2017 年 8 月 8 日

头痛好转 50% 左右。

治疗方法如下。

表 2-4-23　头痛型颈椎病钩活术操作 2

	选穴	钩鍉针	钩法与钩度	手法与钩角
主穴	C_1'穴 +C_2'穴	巨类颈胸型	单软 4 分	钩提法 45°
主穴	风府穴 + 双风池穴	微类内板 2.5 型	单软 1 分	分离法 90°
配穴	双太阳 + 双合谷	微类内板 2.5 型	单软 1 分	钩提法 90°

按照《中医钩活术技术操作规范》完成钩活术操作。

三诊：2017 年 8 月 15 日

头痛缓解 80% 左右，嘱其生活有规律，避免受风着凉。

随访：2018 年 8 月 15 日电话随访，头痛消失，1 年来未见反复。

【按语】此病例属风邪乘虚侵入阳明所致的头痛型颈椎病，病起于六因之风邪。采用局部 C_1 穴 +C_2 穴 + 风府穴 + 局部配穴，祛风散寒，活血升阳，效果显著。此型颈椎病遇风易复发，避风寒，强体质，防复发。

（2）［肝阳上亢，阳亢为主］

杨某，女，46 岁，石家庄市新华区人。

初诊：2016 年 3 月 10 日

主诉：头痛、颈部僵硬不适 1 年。

现病史：1 年前因与邻居发生纠纷，争吵后自觉头痛，当时未作处理，休息一夜，头痛缓解。1 年间每遇心情不好即感头痛，颈部不适，时发时止，逐渐加重，1 个月前因家事纠纷，头痛复发，头昏，伴颈部僵硬不适，两侧太阳穴为重。

查体：风府穴按压试验（+），风池穴按压试验（+），双上肢功能正常，双手握力 V

级。心、肺、腹未见异常，血压150/100mmHg，面红目赤，舌红绛，苔薄黄，脉弦紧。

辅助检查：血、尿常规、心电图检查无异常。

影像学检查：X线（图2-4-40、图2-4-41、图2-4-42、图2-4-43）。

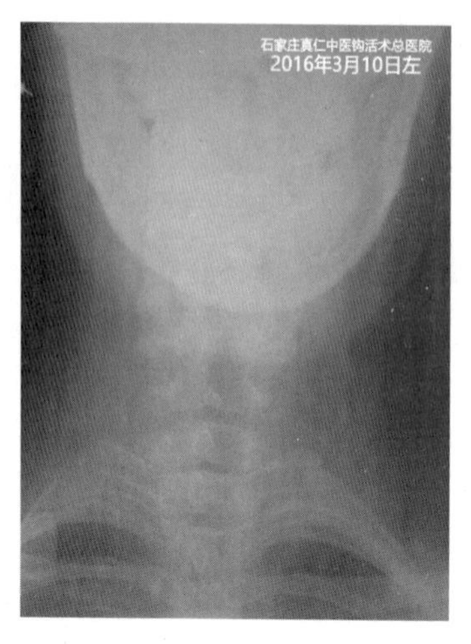

图2-4-40　X线正位

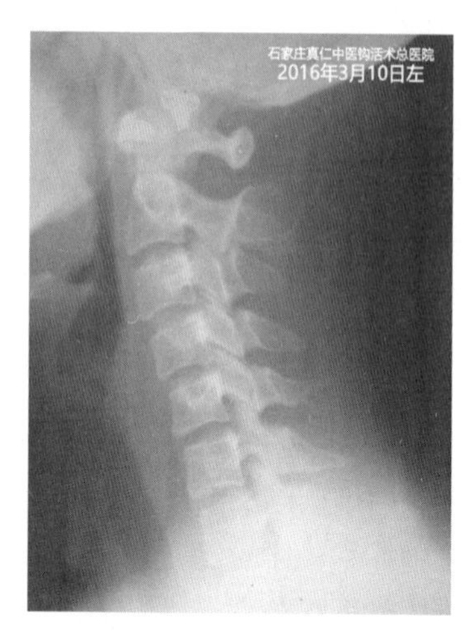

图2-4-41　X线侧位

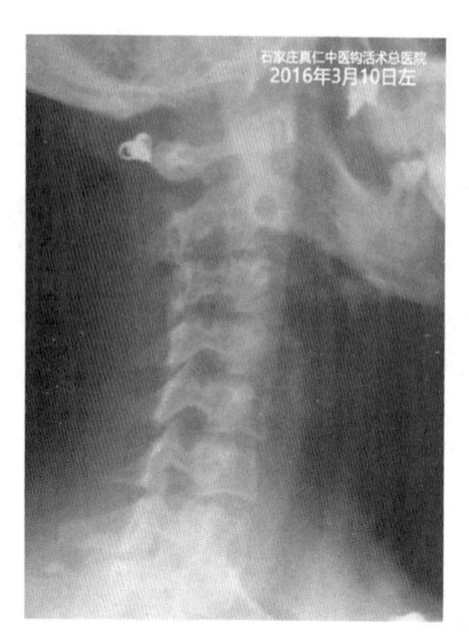

图2-4-42　X线左斜位

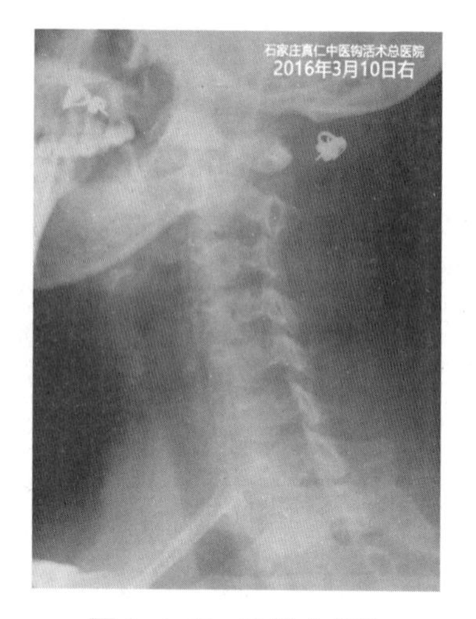

图2-4-43　X线右斜位

X线表现：颈椎顺列不齐，生理曲度轻度后弓，于C_4、C_5反张成角，各椎间隙无明显变窄，双侧$C_{3/4}$、$C_{4/5}$椎间孔变小，C_2以下椎体下缘变尖，C_3、C_5、C_6小关节可见双边双突征，项后软组织未见异常密度影。

印象：颈椎病。

诊断：头痛型颈椎病（中医）。

交感型颈椎病（西医）。

分析：心情不畅，肝气郁滞，气郁化火，循少阳经络上扰清窍所致的头痛。病机属肝阳上亢。肝主筋，火盛伤津，颈部筋脉失荣，传导无力而出现颈部僵硬不适。肝属木，心属火，肝经循行两胁，肝旺之时，木助火威，则心烦易怒，夜寐不宁，两胁胀痛。

治则：平肝潜阳，息风止痛。

治法：钩活术疗法。

表 2-4-24　头痛型颈椎病钩活术操作 3

	选穴	钩鍉针	钩法与钩度	手法与钩角
主穴	C_1 穴 +C_2 穴	巨类颈胸型	单软 5 分	钩提法 45°
主穴	风府穴 + 双风池穴	微类内板 2.5 型	单软 1 分	分离法 90°
配穴	双太冲	微类内板 2.5 型	单软 1 分	钩提法 90°

按照《中医钩活术技术操作规范》完成钩活术操作。

二诊：2016 年 3 月 17 日

头痛好转 50% 左右。

治疗方法如下。

表 2-4-25　头痛型颈椎病钩活术操作 4

	选穴	钩鍉针	钩法与钩度	手法与钩角
主穴	C_1'穴 +C_2'穴	巨类颈胸型	单软 4 分	钩提法 45°
主穴	风府穴 + 双风池穴	微类内板 2.5 型	单软 1 分	分离法 90°
配穴	双侠溪 + 双三阴交	微类内板 2.5 型	单软 1 分	钩提法 90°

按照《中医钩活术技术操作规范》完成钩活术操作。

三诊：2016 年 3 月 24 日

头痛缓解 90% 左右，嘱其保持心情舒畅。

随访：2017 年 3 月 24 日电话随访，1 年来头痛未见反复。

【按语】此病例是肝阳上亢，头痛型颈椎病。采用局部取穴 C_1 穴 +C_2 穴 + 风府穴，辅配少阳经会穴风池，平肝潜阳少冲穴，息风通络侠溪穴，育阴潜阳三阴交穴，疏肝解郁，畅通气机，直达病所，故 2 次治愈。此型颈椎病，随着年龄的增长，需调节心情，保持舒畅，防止复发。

（3）［气血虚弱，清阳不升］

张某，女，78 岁，石家庄市新华区人。

初诊：2018 年 5 月 12 日

主诉：头部隐痛，颈部僵硬不适 6 个月。

现病史：2 年前患帕金森综合征和脊髓型颈椎病，双上肢及头部不自主的震颤，两腿发软，行走时踩棉感。近 6 个月头部隐隐作痛，颈部僵硬不适，伴心悸失眠，腰膝酸软，身疲乏力，少气懒言，遇劳加重。

查体：躯干前倾，慌张步态，形体消瘦，目光呆滞；风府穴按压试验（+），双上肢铅管样强直，肌张力齿轮样增高，手指搓丸样动作，双手握力Ⅳ级；霍夫曼征（+），巴宾斯基征（+），心、肺、腹未见异常，血压 140/90mmHg，舌质淡，苔薄白，脉细弱无力。

辅助检查：血、尿常规、心电图检查无异常。

影像学检查：X 线、CT（图 2-4-44、图 2-4-45、图 2-4-46）。

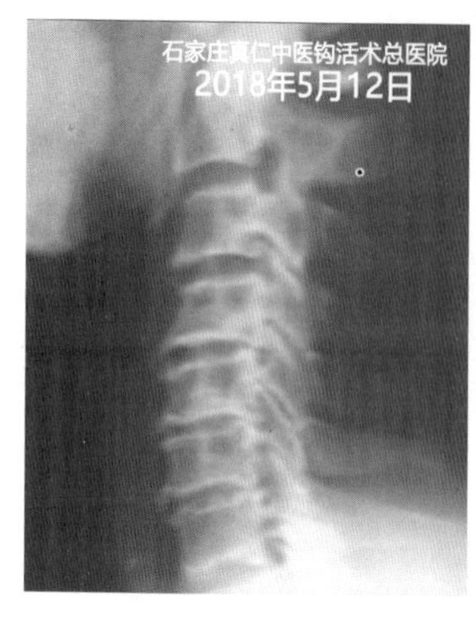

图 2-4-44　X 线侧位

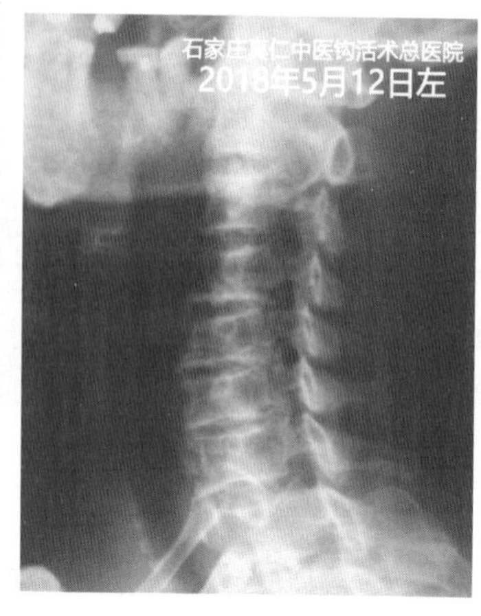

图 2-4-45　X 线左斜位

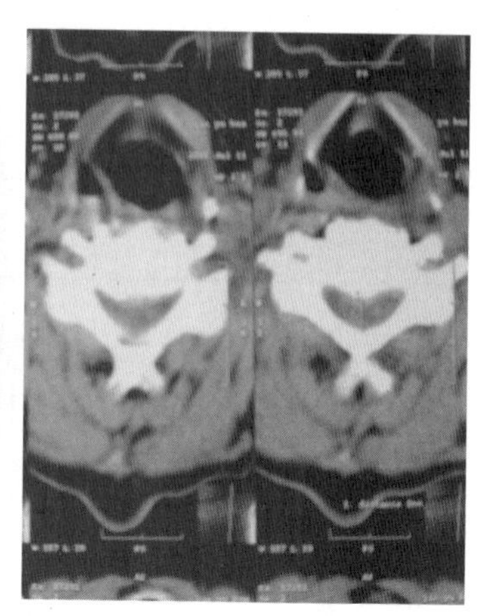

图 2-4-46　CT 平扫

X 线表现：颈椎顺列欠整齐，生理曲度欠佳，$C_{4/5}$、$C_{5/6}$、$C_{6/7}$ 椎间隙变窄，椎前可见点状前纵韧带骨化影，C_2 以下椎体下缘增生变尖，左侧 $C_{4/5}$、$C_{5/6}$、$C_{6/7}$ 椎间孔变小狭窄，项后软组织未见异常密度影。

CT 表现：$C_{5/6}$ 椎体后缘增生伴后纵韧带骨化，相应的硬膜囊脊髓受压。

印象：颈椎病。

诊断：头痛型颈椎病（中医）。

　　　脊髓型颈椎病（西医）。

分析：久病体虚，气血不足，脾胃功能下降，气血乏源。患者年迈体虚，脾胃虚弱，清阳之气不升，气血不足，筋脉失养，颈部筋脉失荣，传导无力而出现颈部僵硬不适，脑海失养，故头部隐隐作痛，疲乏无力，少气懒言，遇劳加重。

治则：补益气血，升腾清阳。

治法：钩活术疗法。

表 2-4-26　头痛型颈椎病钩活术操作 5

	选穴	钩鍉针	钩法与钩度	手法与钩角
主穴	C_1 穴 +C_2 穴	巨类颈胸型	单软 5 分	钩提法 45°
主穴	风府穴 + 双风池穴	微类内板 2.5 型	单软 1 分	分离法 90°
配穴	双肾俞	微类内板 2.5 型	单软 1 分	钩提法 90°

按照《中医钩活术技术操作规范》完成钩活术操作。

二诊：2018 年 5 月 19 日

头痛好转 50% 左右。

治疗方法如下。

表 2-4-27　头痛型颈椎病钩活术操作 6

	选穴	钩鍉针	钩法与钩度	手法与钩角
主穴	C_1'穴 +C_2'穴	巨类颈胸型	单软 5 分	钩提法 45°
主穴	风府穴 + 双风池穴	微类内板 2.5 型	单软 1 分	分离法 90°
配穴	双脾俞 + 双三阴交	微类内板 2.5 型	单软 1 分	钩提法 90°

按照《中医钩活术技术操作规范》完成钩活术操作。

三诊：2018 年 5 月 26 日

头痛基本消失。

随访：2019 年 5 月 26 日电话随访，头痛消失，1 年来未见反复。

【按语】此病例是由气血虚弱、清阳不升所致的头痛型颈椎病。采用局部取穴 C_1 穴 +C_2 穴 + 风府穴，补益脾胃、益气养血。脑髓得以濡养，气血得以畅通，故 2 次治愈。此型颈椎病年老体弱，气血亏虚，容易复发，故要强体质，养气血，防复发。

6. 其他疗法　药物内服法、中药外用法、推拿、针灸、小针刀疗法、牵引疗法、封闭。

附方：

①风痛

川芎茶调散［《太平惠民和剂局方》］加减：川芎 20g，白芷 10g，藁本 10g，羌活 10g，细辛 3g，荆芥 10g，防风 15g，菊花 15g，薄荷 12g，蔓荆子 10g，败僵蚕 15g。

②肝阳上亢

天麻钩藤饮［《杂病证治新义》］加减：天麻 10g，钩藤 20g，石决明 20g，山栀子 10g，黄芩 10g，牡丹皮 10g，桑寄生 20g，杜仲 15g，牛膝 20g，益母草 15g，白芍 15g，夜交藤 10g，龙骨 30g，牡蛎 30g。

③血虚

四物汤［《太平惠民和剂局方》］加减：生地黄 15g，白芍 10g，当归 10g，川芎 15g，炙何首乌 20g，菊花 15g，蔓荆子 15g，远志 15g，生酸枣仁 20g，党参 10g，黄芪 20g，白术 20g，天麻 10g，石决明 20g，熟地黄 20g，女贞子 10g，杜仲 20g，川续断 15g，山药 20g。

④痰湿

半夏白术天麻汤［《医学心悟》］加减：半夏 10g，陈皮 10g，白术 15g，天麻 10g，茯苓 20g，白蒺藜 10g，川芎 20g，赤芍 15g，桃仁 10g，益母草 20g，白芷 10g，蔓荆子 10g。

五、失眠型颈椎病

由于颈椎病的发生，通过中医病因病机辨证为失眠：经常不能获得正常睡眠为特征。

本章节所讲的失眠型颈椎病是指患者以睡眠质量欠佳或不能入睡为主要表现的颈椎病，包括中医的“不得卧”“目不瞑”。

1. 诊断

（1）症状：以不寐为主要表现，包括入寐困难，寐而易醒，醒后不寐甚至彻夜难眠。常伴头痛、头昏、心悸、健忘、神疲乏力、心神不宁、多梦等症。失眠发作形式可为突然发作，或缓慢起病，或反复发作，常因受风着凉、睡姿不正、情绪变化而诱发。

（2）舌脉：舌淡，苔薄白，脉弦紧。

（3）体征：颈部僵硬，局部压痛，或向肩部放射，风府穴、风池穴按压试验多阳性。

（4）影像学检查：X 线、CT、MRI 检查可见相应的结构改变，与症状、体征相符。

（5）排除其他病：经各种检查，未发现其他原因引起的失眠。

符合以上 5 条并排除其他疾病引起的失眠，即可确诊为失眠型颈椎病。

包括现代医学的交感型颈椎病和椎动脉型颈椎病。

诊断要点：在影像学检查结果的支持下，符合颈椎病的诊断。失眠为主要表现，有规律或无规律性失眠，重则连续彻夜难眠、烦躁不安、情志抑郁、头晕头痛、全身乏力等。

2. 鉴别诊断 失眠（不寐）应与一时性失眠、生理性少寐、其他病痛苦引起的失眠相区别。不寐是指单纯以失眠为主症，表现为持续的、严重的睡眠困难。若因一时性情志影响或生活环境改变引起的暂时性失眠不属病态。至于老年人少寐早醒，亦多属生理状态。以上失眠都与颈椎病无关。

3. 钩活术选穴 失眠型颈椎病，要根据影像学检查的结果，进行选穴。

主穴：新（魏氏）夹脊穴。

配穴：循经取穴或阿是穴，根据具体情况，取双侧穴或单侧穴，单侧取患侧腧穴。

方义提要：主穴为颈部新夹脊穴、风府穴、风池穴。配穴，通天穴主治不寐；配合神门、四神聪、三阴交、足三里、百会，局部、整体同时治疗，根据具体病情辨证选择补、泻、平补平泻。

另外，如患者口服镇静剂或安慰剂，可根据具体情况逐渐减量，如在减量过程中有反弹现象，还应恢复原量。最后停止口服镇静剂和安慰剂。

4. 钩活术治疗 失眠型颈椎病钩活术治疗应以补法为主，利用巨、中、微类内板或内刃钩鍉针进行轻、中、重双软或单软常规九步钩活。

5. 病案举例

（1）[肝火上扰心]

王某，女，50 岁，山西沁水人。

初诊：2016 年 8 月 9 日

主诉：失眠、颈部僵硬不适 1 个月。

现病史：失眠多梦，甚则彻夜不眠。近 1 个月颈部僵硬不适，头晕头胀，急躁易怒，目赤耳鸣，咽干口苦，不思饮食，便秘溲赤，自汗出，自认为更年期综合征。

查体：颈部肌肉僵硬，抬头试验（+），低头试验（-），转头试验（-），风府穴按压试验（+），双手握力Ⅴ级。心、肺、腹未见异常，血压150/90mmHg，舌红苔黄，脉细弦数。

辅助检查：血尿常规、心电图检查无异常。

影像学检查：X线（图2-4-47、图2-4-48、图2-4-49、图2-4-50）。

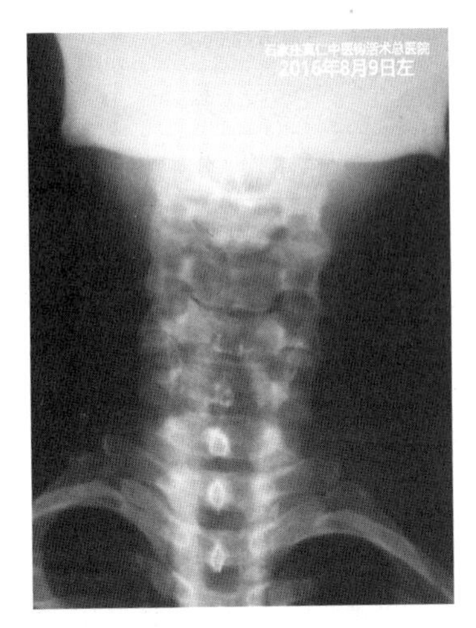

图2-4-47　X线正位

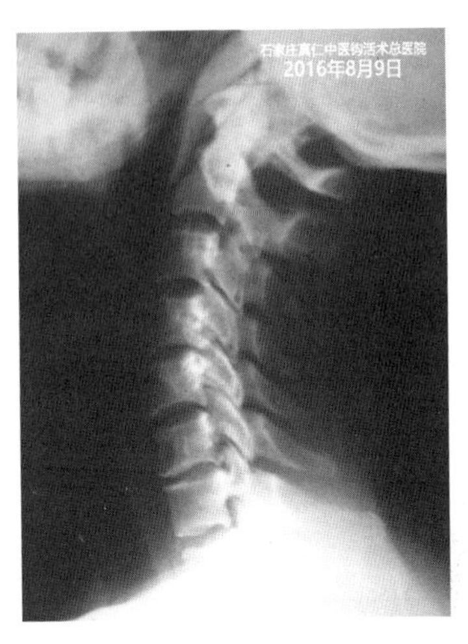

图2-4-48　X线侧位

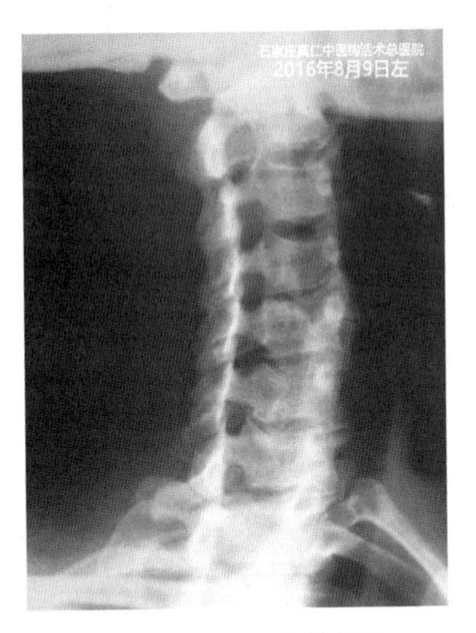

图2-4-49　X线左斜位

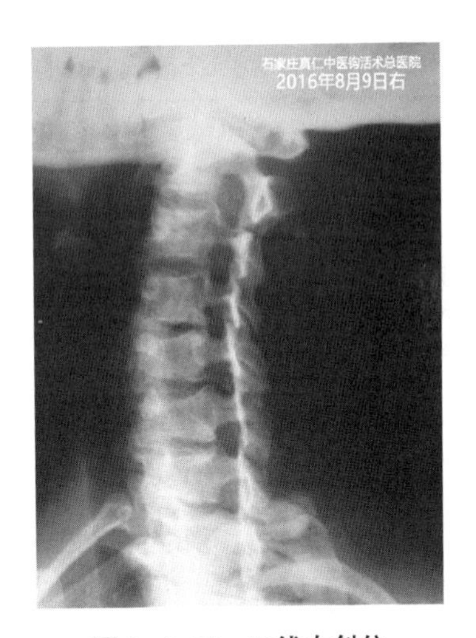

图2-4-50　X线右斜位

X线表现：颈椎顺列不齐，生理曲度欠佳，C_5钩突关节增生，左右间隙不对称，$C_{4/5}$、$C_{6/7}$椎间隙变窄，$C_{4/5}$、$C_{6/7}$椎体后缘增生，C_3、C_5、C_6小关节双边双突影，左侧$C_{3/4}$、$C_{4/5}$、$C_{6/7}$右侧$C_{3/4}$、$C_{4/5}$椎间孔略变小，项后软组织未见异常密度影。

印象：颈椎病。

诊断：失眠型颈椎病（中医）。

交感型颈椎病（西医）。

分析：情志不遂，肝郁化火，肝火炽胜，循经上攻头目，气血壅滞脉络，故头晕胀痛，目赤耳鸣，口干而苦；热扰神魂，心神不宁，魂不守舍，而见急躁易怒，失眠多梦；火热伤津，颈部筋脉不得濡养，故颈部僵硬不适。

治则：滋阴平肝，定志安神。

治法：钩活术疗法。

表 2-4-28 失眠型颈椎病钩活术操作 1

	选穴	钩鍉针	钩法与钩度	手法与钩角
主穴	C_1 穴 +C_2 穴	中类内板 2.5 型	单软 3 分	钩提法 45°
主穴	风府穴 + 双风池穴	微类内板 2.5 型	单软 1 分	分离法 90°
配穴	四神聪 + 双三阴交	微类内板 2.5 型	单软 1 分	钩提法 90°

按照《中医钩活术技术操作规范》完成钩活术操作。

二诊：2016 年 8 月 16 日

睡眠较以前改善，但时间不长（2 ～ 3 小时）。

治疗方法如下。

表 2-4-29 失眠型颈椎病钩活术操作 2

	选穴	钩鍉针	钩法与钩度	手法与钩角
主穴	C_1'穴 +C_2'穴	中类内板 2.5 型	单软 3 分	钩提法 45°
主穴	风府穴 + 双风池穴	微类内板 2.5 型	单软 1 分	分离法 90°
配穴	双肝俞 + 双大陵	微类内板 2.5 型	单软 1 分	钩提法 90°

按照《中医钩活术技术操作规范》完成钩活术操作。

三诊：2016 年 8 月 23 日

睡眠可，时间可达 6 个小时，嘱其调节心情，保持舒畅。

随访：2017 年 8 月 23 日患者来电自述，半年间睡眠较好，偶有心情不畅时，入睡困难，自行调理，过时自愈。

【按语】此病例是由肝火上扰、心神不宁所致的失眠型颈椎病。采用局部取穴 C_1 穴 +C_2 穴。辅配：四神聪，镇静安神；肝俞，清泻肝火；大陵，泻热安神；三阴交，三阴经的交会穴。平泻之法以达清肝泻火、宁心安神之效。气机畅通，故 2 次治愈。此型颈椎病，随着年龄的增长需调节心情，保持舒畅，防止复发。

（2）[痰火扰动]

穆某，女，38 岁，石家庄市正定人。

初诊：2015 年 6 月 9 日

主诉：失眠、颈部僵硬 3 个月。

现病史：心烦不寐，甚至彻夜不眠 3 个月，并时感颈部僵硬，转头困难，伴头晕、目眩、口苦。胸闷脘痞，泛恶嗳气，不思饮食，心神不宁，烦躁不安，精神呆滞，记忆力减退。面部黄褐斑，抑郁症和内分泌失调病史 2 年。

查体：颈部肌肉僵硬，可触及条索状物，风府穴按压试验（+），双手握力Ⅴ级，四肢腱反射活跃。心、肺、腹未见异常，血压140/90mmHg，舌质红，苔薄黄，脉滑数。

辅助检查：血尿常规、心电图检查无异常。

影像学检查：X线（图2-4-51、图2-4-52、图2-4-53、图2-4-54）。

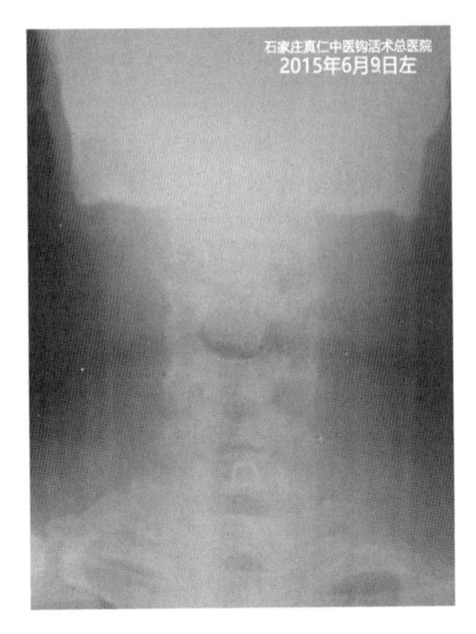

图2-4-51　X线正位

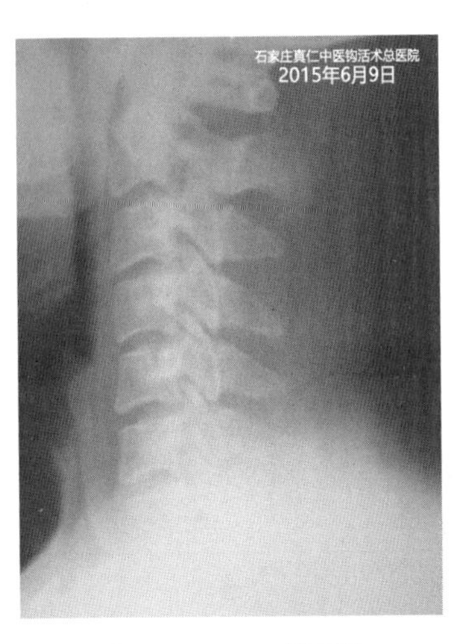

图2-4-52　X线侧位

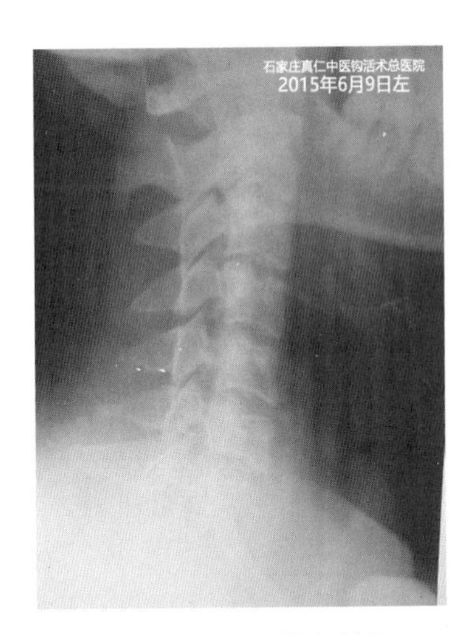

图2-4-53　X线左斜位

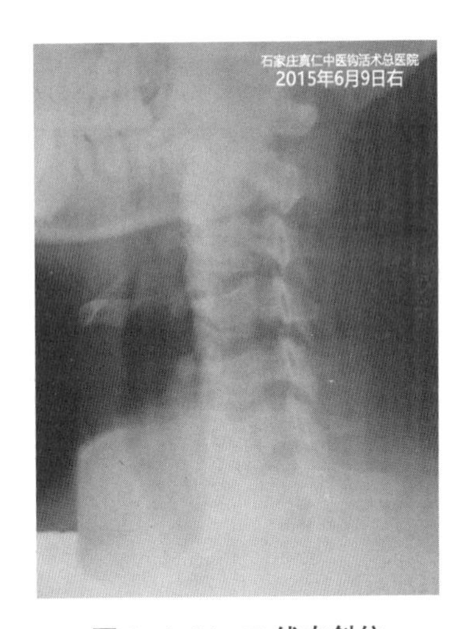

图2-4-54　X线右斜位

X线表现：颈椎顺列整齐，$C_{4/5}$钩椎关节退变，生理曲度变直，各椎间隙无明显变窄，呈前窄后宽位，左侧$C_{3/4}$椎间孔变小，各椎小关节清晰，项后软组织未见异常密度影。

印象：颈椎病。

诊断：失眠型颈椎病（中医）。

　　　交感型颈椎病（西医）。

分析：患者久病体虚，脾胃功能下降，宿食停滞，积湿生痰，痰热上扰则心烦不寐；宿食痰湿壅遏于中焦而胸闷脘痞，泛恶嗳气；痰湿阻滞，经络不通，火热伤津，颈部筋脉失养，则僵硬不适。

治则：祛痰降火，安神定志。

治法：钩活术疗法。

表 2-4-30　失眠型颈椎病钩活术操作 3

	选穴	钩鍉针	钩法与钩度	手法与钩角
主穴	C_1 穴 +C_2 穴	中类内板 2.5 型	单软 3 分	钩提法 45°
主穴	风府穴 + 双风池穴	微类内板 2.5 型	单软 1 分	分离法 90°
配穴	四神聪	微类内板 2.5 型	单软 1 分	钩提法 90°

按照《中医钩活术技术操作规范》完成钩活术操作。

二诊：2015 年 6 月 16 日

睡眠较以前改善，能自然入睡 3 小时。

治疗方法如下。

表 2-4-31　失眠型颈椎病钩活术操作 4

	选穴	钩鍉针	钩法与钩度	手法与钩角
主穴	C_1'穴 +C_2'穴	中类内板 2.5 型	单软 3 分	钩提法 45°
主穴	风府穴 + 双风池穴	微类内板 2.5 型	单软 1 分	分离法 90°
配穴	双神门	微类内板 2.5 型	单软 1 分	钩提法 90°

按照《中医钩活术技术操作规范》完成钩活术操作。

三诊：2015 年 6 月 23 日

已能安然入睡，嘱其保持心情舒畅，清淡饮食。

随访：2016 年 6 月 23 日电话随访，1 年间睡眠质量好，颈部舒适，无反复。

【按语】此病例系痰火扰动、心神不宁所致失眠型颈椎病。采用 C_1 穴 +C_2 穴 + 风府穴，辅以神门、四神聪之配穴，以化痰清热，畅通气机，直达病所，故 2 次治愈。此型颈椎病患者，在今后的日常生活中需保持心情舒畅，清淡饮食，增强体质，防止复发。

6. 其他疗法　药物内服法、中药外用法、推拿、针灸、小针刀疗法、牵引疗法。

附方：

痰热

黄连温胆汤［《备急千金要方》］加减：半夏 6g，陈皮 10g，茯苓 15g，枳实 10g，黄连 10g，竹茹 15g，龙齿 30g，珍珠母 30g，磁石 30g，神曲 10g，焦山楂 10g，莱菔子 10g。

六、胸痹型颈椎病

由于颈椎病的发生，通过中医病因病机辨证为胸痹：以胸膺满闷不舒、疼痛时作时止为主症，甚则心痛彻背，短气喘息不得卧。本病多见于中、老年人，通常是由于外邪侵袭人体，导致胸阳不振，气滞血瘀，闭阻经络，气血运行不畅，出现胸部憋闷等主要症状。

1. 诊断

（1）症状：胸部憋闷疼痛，常间断性发作，轻者仅有胸闷憋气，重者胸闷如窒，心悸、怔忡，甚者则见胸闷心痛，持续不解，常与颈椎病的发作同步出现。

（2）舌脉：舌淡紫，苔浊腻，脉滑或沉涩，无结代。

（3）体征：颈部僵硬、沉重、转动不利，局部压痛向前胸、肩部、上臂放射，抬头试验、低头试验、歪头试验、头顶捶击试验多阳性，现代医学心脏听诊正常。

（4）相关检查：胸片示心脏外形正常，冠脉造影未见异常，心电图检查无心肌缺血表现。

（5）影像学检查：X 线、CT、MRI 检查均能发现颈椎的退变情况。

（6）排除其他病：排除冠心病心绞痛和其他原因引起的胸闷、胸痛。

符合以上 5 条并排除其他原因引起的胸闷、胸痛，即可确诊为胸痹型颈椎病。

包括现代医学的交感型颈椎病。

诊断要点：在影像学检查结果的支持下，符合颈椎病的诊断。胸闷疼痛，心慌气短，重者影响呼吸，类心脏病表现，与颈椎病发作有关。

2. 鉴别诊断

（1）心脏病：胸闷憋气有压榨感，心痛彻背，背痛彻心，患者有欲窒息和欲死感。救心丸和硝酸甘油舌下含服症状缓解，心电图有 S–T 段的变化，一般年龄较大，符合冠心病的诊断。胸痹型颈椎病症状相对较轻，与年龄大小无关，与颈椎病有关。

（2）肋间神经痛：肋间神经痛是背支神经的疼痛，与胸椎的退变和背支神经的感染有关，以疼痛为主，稍有憋闷现象，按揉背部相关腧穴症状有所缓解，无冠心病、颈椎病病史，有发作史和发病诱因。

（3）神经性胸闷：神经性胸闷与精神因素有关，常因情绪的变化和睡眠质量不好而诱发，各种检查无器质性病变，通过“话疗”即可解决，有发作史。

3. 钩活术选穴　胸痹型颈椎病要根据影像学检查的结果，进行选穴。

主穴：新（魏氏）夹脊穴。

配穴：循经取穴或阿是穴，根据具体情况，取双侧穴或单侧穴，单侧取患侧腧穴。

方义提要：主穴为颈部新夹脊穴。配穴，内关、通里、心俞、厥阴俞、巨阙。内关、通里又为心经和心包经的络穴，能活血通络而止痛，巨阙、心俞属募俞相配可调心气、化瘀血，且心俞、厥阴俞可助心阳而散寒邪。

4. 钩活术治疗　胸痹型颈椎病钩活术治疗应以补法为主，利用巨、中、微类内板或内刃钩鍉针进行轻、中、重双软或单软常规九步钩活。

5. 病案举例

（1）[气滞血瘀，阻遏胸阳]

关某，男，60 岁，石家庄鹿泉人。

初诊：2016 年 7 月 9 日

主诉：心胸疼痛 1 个月。

现病史：1 个月前因儿子婚事而劳累，情绪激动时心胸疼痛，入夜为甚，痛引肩背，心神不宁，伴胸闷、气短、畏寒，转头活动不利。病情时作时止，发病至今 30 日未能缓解，数次心电图检查，未见异常波形，口服硝酸酯类药物未见缓解。高血压病史 2 年，药物控制基本稳定。

查体：颈部僵硬，C_3、C_4、C_5 椎旁压痛，未引出病理征。心、肺、腹未见异常，血压 150/90mmHg，舌质紫暗，脉沉涩。

辅助检查：血尿常规、心电图检查无异常。

影像学检查：X 线（图 2-4-55、图 2-4-56、图 2-4-57）。

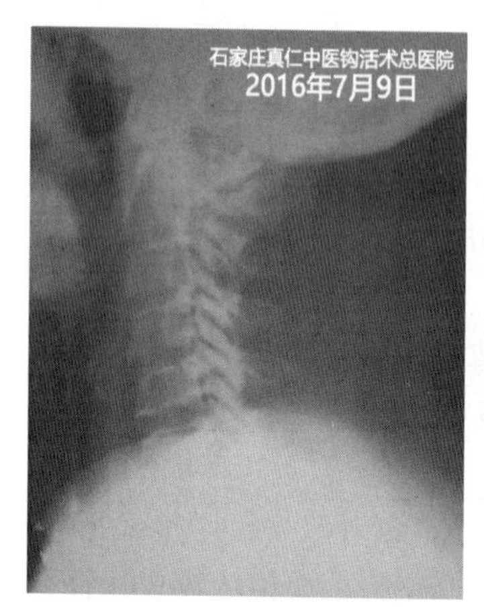

图 2-4-55　X 线侧位

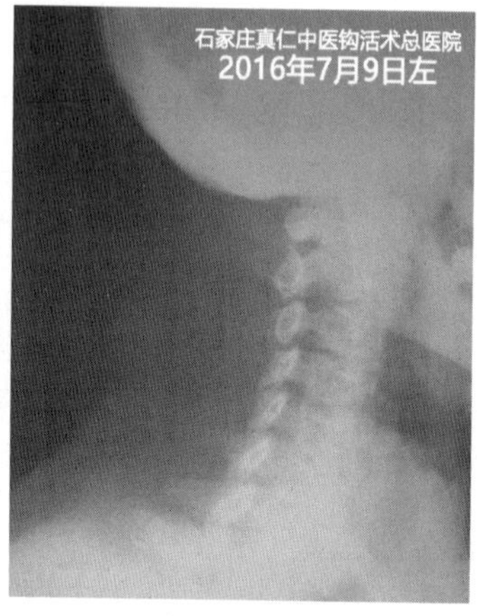

图 2-4-56　X 线左斜位

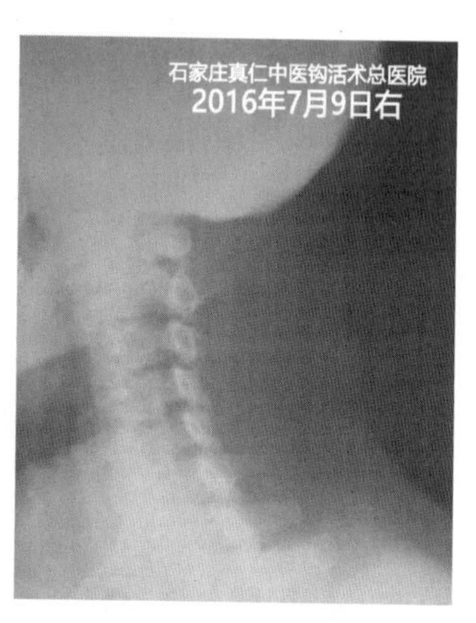

图 2-4-57　X 线右斜位

X 线表现：颈椎顺列欠整齐，生理曲度变直，$C_{2/3}$、$C_{3/4}$ 椎间隙变窄，$C_{4\sim6}$ 椎体下缘增生变尖，左右 $C_{3/4}$、$C_{4/5}$、$C_{6/7}$ 椎间孔略变小，椎小关节面毛糙模糊，项后软组织未见异常密度影。

印象：颈椎病。

诊断：胸痹型颈椎病（中医）。

　　　交感型颈椎病（西医）。

分析：患者高血压病史，肝阳上亢之躯。因情绪剧烈波动，肝气横溢，气滞血瘀，阻遏胸阳，心胸疼痛，肝火扰心，心神不交，心神不宁，入夜为甚。

治则：振奋心阳，活血化瘀。

治法：钩活术疗法。

表 2-4-32　胸痹型颈椎病钩活术操作 1

	选穴	钩鍉针	钩法与钩度	手法与钩角
主穴	C_1 穴 +C_2 穴	中类内板 2.5 型	单软 3 分	钩提法 45°
主穴	风府穴 + 双风池穴	微类内板 2.5 型	单软 1 分	分离法 90°
配穴	双心俞 + 双厥阴俞	微类内板 2.5 型	单软 1 分	钩提法 90°

按照《中医钩活术技术操作规范》完成钩活术操作。

二诊：2016 年 7 月 16 日

心胸疼痛好转 40% 左右。

治疗方法如下。

表 2-4-33　失眠型颈椎病钩活术操作 2

	选穴	钩鍉针	钩法与钩度	手法与钩角
主穴	C_1'穴 +C_2'穴	中类内板 2.5 型	单软 3 分	钩提法 45°
主穴	风府穴 + 双风池穴	微类内板 2.5 型	单软 1 分	分离法 90°
配穴	膻中 + 巨阙	微类内板 2.5 型	单软 1 分	钩提法 90°

按照《中医钩活术技术操作规范》完成钩活术操作。

三诊：2016 年 7 月 23 日

心胸疼痛、胸闷、气短好转 90% 左右，嘱患者保持心情舒畅，避风寒，慎劳作。

随访：2017 年 7 月 23 日患者电话自述，1 年间胸闷未见反复，心情舒畅，睡眠良好。

【按语】此病例系气滞血瘀，阻遏胸阳所致胸痹型颈椎病，采用 C_1 穴 +C_2 穴 + 风府穴，辅配：心俞与厥阴俞，膻中与巨阙。腧穴相配，调理血脉，畅通气机，故 2 次治愈。此型颈椎病，随着年龄的增长、颈椎的退变而易复发，需调节情绪，保持心情舒畅，做颈保健操保健，禁烟酒，避风寒，防复发。

（2）[寒痰凝闭，胸阳不振]

杨某，男，41 岁，石家庄裕华区人。

初诊：2015 年 4 月 2 日

主诉：胸闷心痛 3 个月。

现病史：3 个月前因伏案工作时间过长而出现胸闷而微痛，心电图检查无异常波形，口服活血化瘀药，症状不缓解，兼有颈部僵硬不适，活动不利，头目不清，痰多气短，肢体沉重，倦怠乏力，纳呆便溏，咯吐痰涎。患者素体怕冷畏寒，气管炎病史，近几年每遇心情变化或遇寒凉而胸闷不适，得热则减。

查体：形体肥胖，颈部僵硬，$C_{4/5}$、$C_{5/6}$ 棘间压痛，有条索状物。抬头试验（+），风府穴按压试验（+），转头试验（-）。心、肺、腹未见异常，血压 140/80mmHg，舌体肥大，边有齿痕，舌质淡，苔白厚腻，脉滑无力。

辅助检查：血尿常规、心电图检查无异常。

影像学检查：X 线（图 2-4-58、图 2-4-59、图 2-4-60、图 2-4-61）。

X 线表现：颈椎顺列欠佳，C_4、C_5 棘突轻度左偏，生理前凸存在，各椎间隙未见变窄，左右两侧 $C_{3/4}$、$C_{4/5}$ 椎间孔变小，C_3、C_4 椎体轻度阶梯样向后错位。C_4、C_5 椎体缘轻度唇样变。C_3、C_4、C_5 椎小关节可见双边双突征。项后软组织内有条索状钙化影。

印象：颈椎病。

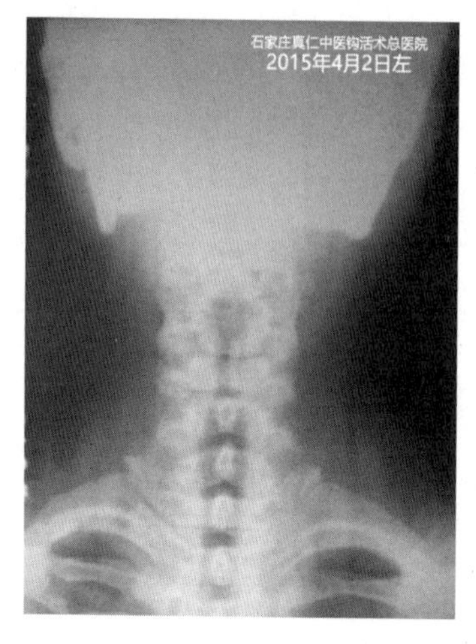

图 2-4-58　X 线正位

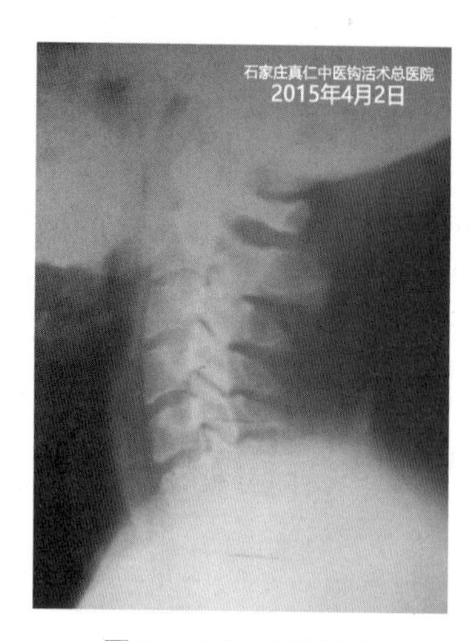

图 2-4-59　X 线侧位

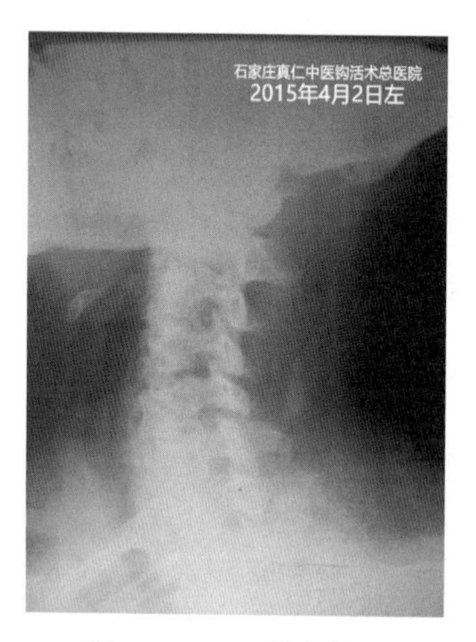

图 2-4-60　X 线左斜位

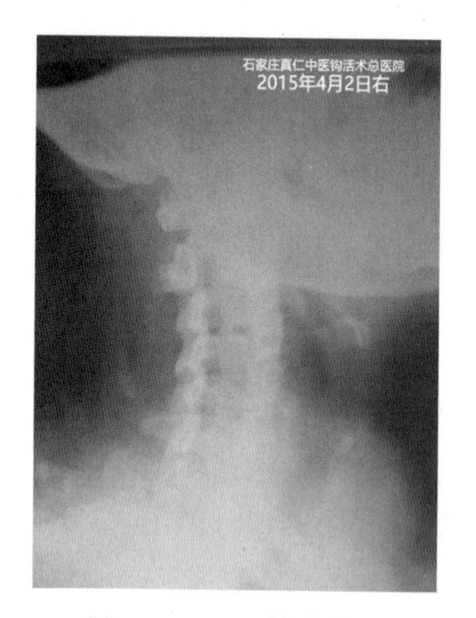

图 2-4-61　X 线右斜位

诊断：胸痹型颈椎病（中医）。

交感型颈椎病（西医）。

分析：诸阳受气于胸中，患者形体肥胖，平素怕冷畏寒，寒瘀凝闭，阻遏胸阳而见胸闷心痛。寒瘀阻于胸中，气机痹阻而痰多气短，咯吐痰涎。阳气不足，中气下陷则纳呆便溏，倦怠乏力；寒瘀凝闭，颈椎经络受阻不适，而颈部僵硬不适，活动受限。

治则：化痰开窍，振奋心阳。

治法：钩活术疗法。

表 2-4-34　失眠型颈椎病钩活术操作 3

	选穴	钩鍉针	钩法与钩度	手法与钩角
主穴	C_2 穴 +C_3 穴	中类内板 2.5 型	单软 3 分	钩提法 45°
配穴	双心俞 + 双内关	微类内板 2.5 型	单软 1 分	钩提法 90°

按照《中医钩活术技术操作规范》完成钩活术操作。

二诊：2015年4月9日

心胸疼痛、畏寒肢冷好转40%。

治疗方法如下。

表2-4-35　失眠型颈椎病钩活术操作4

	选穴	钩鍉针	钩法与钩度	手法与钩角
主穴	C_1′穴+C_2′穴	中类内板2.5型	单软3分	钩提法45°
配穴	双肺俞+中脘	微类内板2.5型	单软1分	钩提法90°

按照《中医钩活术技术操作规范》完成钩活术操作。

三诊：2015年4月16日

胸闷心痛、畏寒肢冷好转90%左右，嘱患者保持心情舒畅，饮食清淡。

随访：2016年4月16日电话随访，胸闷、胸痛、颈椎僵硬消失，1年间未见反复。

【按语】此病例系寒瘀凝闭，胸阳不振所致胸痹型颈椎病。采用C_2穴+C_3穴，辅配心俞、内关、肺俞、中脘通阳散寒，理气化瘀，畅通气机，直达病所，故2次治愈。此型颈椎病，因形体肥胖，怕冷畏寒，在今后的生活中需增强体质，食清淡，避风寒，防复发。

（3）[气阴两虚，胸阳不足]

周某，女，68岁，石家庄栾城人。

初诊：2018年5月12日

主诉：心胸隐痛2年，加重1个月。

现病史：颈椎病史2年，心前区隐痛，反复胸闷发作，1个月前上述症状加重，时作时休，心悸气短，动则尤甚，倦怠乏力，气息低微，易汗出，多次心电图检查无异常。

查体：抬头试验（-），低头试验（-），转头试验（-），风府穴按压试验（-），心、肺、腹未见异常，血压150/90mmHg，舌质淡红，舌体胖且边有齿痕，苔薄白，脉细。

辅助检查：血尿常规无异常，轻度异常心电图。

影像学检查：X线（图2-4-62、图2-4-63、图2-4-64、图2-4-65）。

X线表现：颈椎顺列欠佳，生理前突平直，$C_{3/4}$、$C_{4/5}$、$C_{5/6}$、$C_{6/7}$椎间隙变窄，双侧$C_{3/4}$、$C_{4/5}$、$C_{5/6}$、$C_{6/7}$椎间孔变小狭窄，C_{3-7}椎体缘唇样骨质增生。C_5、C_6椎小关节可见双边双突征。项后软组织未见异常密度影。

印象：颈椎病。

诊断：胸痹型颈椎病（中医）。

　　　交感型颈椎病（西医）。

分析：患者年老体弱，气阴两虚，气虚无以行血，阴虚络脉不利，血行不畅，气血瘀滞，故见心前区隐痛，时作时止。心脉失养，胸阳不展则心悸气短，倦怠乏力，生息低微；气虚卫外不固而自汗。气阴两虚，颈部筋脉失于濡养，而僵硬不适。

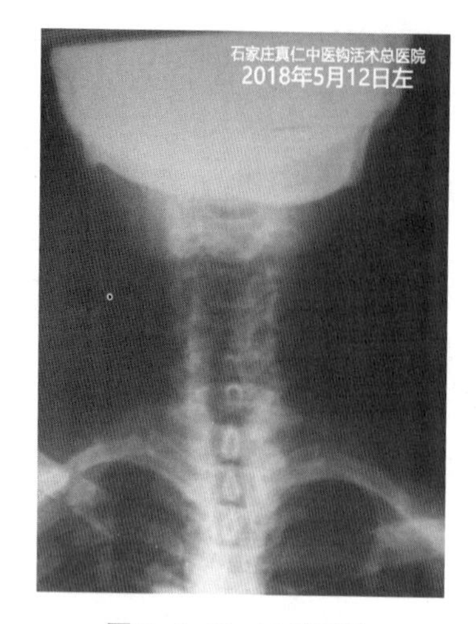

图 2-4-62　X 线正位

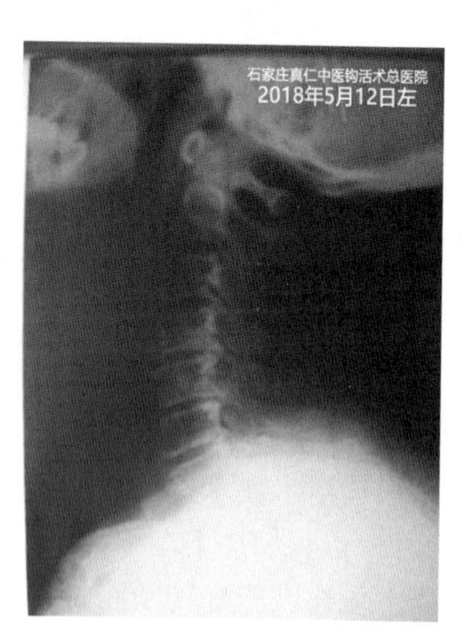

图 2-4-63　X 线侧位

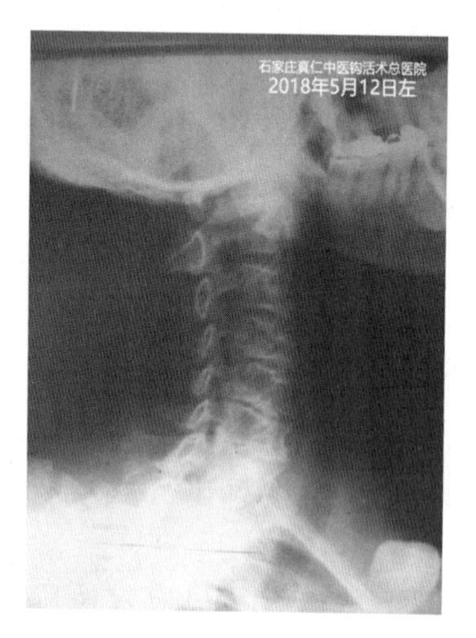

图 2-4-64　X 线左斜位

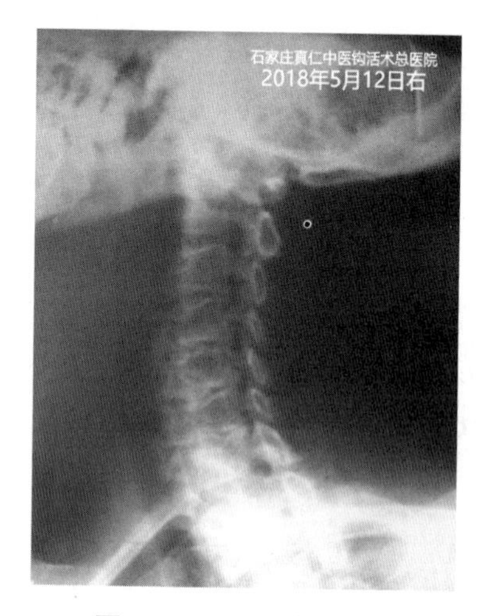

图 2-4-65　X 线右斜位

治则：补益气血，滋阴益阳。

治法：钩活术疗法。

表 2-4-36　失眠型颈椎病钩活术操作 5

	选穴	钩鍉针	钩法与钩度	手法与钩角
主穴	C_1 穴 +C_2 穴	中类内板 2.5 型	单软 3 分	钩提法 45°
配穴	双心俞	微类内刃 2.5 型	单软 1 分	钩提法 90°

按照《中医钩活术技术操作规范》完成钩活术操作。

二诊：2018 年 5 月 19 日

心前区隐痛好转 50%，睡眠可，二便正常。

治疗方法如下。

表 2-4-37　失眠型颈椎病钩活术操作 6

	选穴	钩鍉针	钩法与钩度	手法与钩角
主穴	C_1′穴 +C_2′穴	中类内板 2.5 型	单软 3 分	钩提法 45°
配穴	双厥阴俞	微类内刃 2.5 型	单软 1 分	钩提法 90°

按照《中医钩活术技术操作规范》完成钩活术操作。

三诊：2018 年 5 月 26 日

心前区隐痛消失。

随访：2019 年 5 月 26 日电话随访，心前区隐痛消失，1 年间未见反复。

【按语】此型颈椎病系气阴两虚，胸阳不足所致胸痹型颈椎病。采用 C_1 穴 +C_2 穴，辅配心俞、厥阴俞，双补之法，益气养阴，温补胸阳，气血旺，津液足，胸阳展，畅通气机，故 2 次治愈。此型颈椎病，因年迈体弱，气阴两虚，易复发，故要强体质、养气血，防复发。

6. 其他疗法　药物内服法、中药外用法、推拿、针灸、小针刀疗法、封闭。

附方：

①气血瘀滞

血府逐瘀汤 [《医林改错》] 加减：柴胡 10g，郁金 10g，香附 10g，枳壳 15g，川芎 15g，桃仁 15g，红花 10g，赤芍 15g，桔梗 10g，牛膝 15g，当归 15g，生地黄 15g，降香 10g。

②痰浊阻阳

栝蒌薤白半夏汤 [《金匮要略》] 加减：瓜蒌 15g，薤白 10g，半夏 6g，胆南星 10g，桂枝 10g，竹茹 15g，人参 6g，茯苓 20g，石菖蒲 10g，陈皮 10g，枳实 10g，川芎 15g，桃仁 10g，香附 10g，甘草 6g。

③气血不足

人身养荣汤 [《太平惠民和剂局方》] 加减：人参 10g，黄芪 20g，炙甘草 10g，麦冬 10g，玉竹 10g，五味子 10g，丹参 20g，当归 10g，川芎 15g，郁金 10g，茯苓 20g，白术 20g，白蔻仁 10g，远志 10g，柏子仁 20g，酸枣仁 20g。

七、风厥型颈椎病

由于颈椎病引起，通过中医病因病机辨证中风和厥证。中风有中经络和中脏腑之说，在此是指中经络的轻症，偏身麻木、活动受限，无语言障碍、无半身不遂。厥症是指突然昏仆，不省人事，醒后半身麻木，活动受限，或四肢麻木，活动障碍，重则瘫痪，但无失语。

1. 诊断

（1）症状：颈椎病史多年，以突然昏仆，不省人事，移时苏醒，或一过性晕蒙，时间可数秒或数分为主要症状。过时意识清楚，轻则半身麻木，活动受限，头目不清，四肢乏力，轻度影响生活，或不影响生活，一如常人。重则半身麻木，半身不遂，甚则四肢麻木或瘫痪。可反复发作，症状逐渐加重。过时无口眼㖞斜、语言不利、口吃流涎。常有眩晕、头痛、肢体麻木、情绪不稳、一过性腿软等病史，发作之前常有先兆症状，如头晕、视物模糊，面色苍白、出汗等。

（2）舌脉：舌淡，苔薄白或薄黄，脉弦紧。

（3）体征：颈部僵硬、活动稍有受限，椎旁或有压痛、放射痛。臂丛神经刺激试验多为阴性，风府穴按压试验和椎动脉扭曲试验多为阳性，局部按揉可使症状缓解。

（4）相关检查：血压、血糖、血脂、凝血功能、脑脊液、眼底检查、脑血流图、脑电图、脑干诱发电位、心电图、X 线、头颅 CT、MRI 等检查有助于明确诊断。

（5）影像学检查：X 线、CT、MRI 检查可见结构的改变与症状、体征相符。

（6）排除其他病：综合判断排除其他原因引起的风厥症状。

符合以上 5 条并排除其他疾病所引起的风厥症状，即可确诊为风厥型颈椎病。

包括椎动脉型、脊髓型、交感型颈椎病，尤其是这三型颈椎病同时出现的混合型，此类颈椎病症状更明显。

诊断要点：在影像学检查结果的支持下，符合颈椎病的诊断。突然昏仆，不省人事，过时苏醒，无意识障碍、语言障碍，出现相应麻木、头晕等症状，影响功能，甚则瘫痪，常有颈椎病史和发病先兆，排除脑血管病。

此型颈椎病的意义，有利于中医辨证选穴和中医辨证治疗，尤其是脊髓型颈椎病和椎动脉型颈椎病，在后期中医治疗有很重要的指导意义。

2. 鉴别诊断

（1）眩晕：眩晕甚者，欲跌仆，或跌仆，但无意识障碍，而风厥型颈椎病是由于颈椎病而引起的一过性脑缺血或脑血管痉挛。突然跌仆，意识丧失，过时苏醒。

（2）痫证：痫证发作时起病急骤，突然昏仆倒地，与中风相似。但痫证为阵发性神志异常的疾病，卒发仆地时常口中作声，如猪羊啼叫，四肢频抽而口吐白沫；中风则仆地无声，一般无四肢抽搐及口吐涎沫的表现。痫证之神昏多为时短暂，移时可自行苏醒，需及时治疗方可逐渐清醒，可有发作史。风厥型颈椎病发作时无抽搐流涎，过时苏醒而遗留不同程度的麻木症状，有颈椎病史，抗癫痫治疗无效。

（3）脑血管病中风：突然昏仆，半身不遂，口眼㖞斜，语言障碍，有高血压动脉硬化病史，头颅 CT 可明确诊断，遗留后遗症是偏瘫步态，风厥型颈椎病的半身麻木无偏瘫步态和语言障碍。

另外，应与低血糖、晕针、晕血、眩晕、癔病、脑肿瘤、神经炎、脊髓炎、脊髓空洞、脑瘫等相鉴别。

3. 钩活术选穴　风厥型颈椎病要根据影像学检查的结果，进行选穴。

主穴：新（魏氏）夹脊穴。

配穴：循经取穴或阿是穴，根据具体情况，取双侧穴或单侧穴，单侧取患侧腧穴。

方义提要：根据具体病症选择相应颈背部新（魏氏）夹脊穴、风府、双风池、颈背部腧穴及阿是穴，风厥型颈椎病在急性发作期要以急救为主，过时钩活。

4. 钩活术治疗　风厥型颈椎病钩活术治疗应以补法为主，利用巨、中、微类内板或内刃钩鍉针进行轻、中、重双软或单软常规九步钩活。

5. 病案举例

（1）[风阳上扰，半身麻木]

刁某，男，55 岁，石家庄藁城人。

初诊：2017 年 11 月 3 日

主诉：左侧肢体麻木不遂 1 日。

现病史：平素头晕、头痛、耳鸣史 5 年。昨日与人发生口角，恼怒，夜晚饮酒，晨起突感左侧肢体麻木不遂，颈部僵硬不适，活动稍受限；语言流利，思维清晰。嗜酒史 20 年，高血压病史 10 年。

查体：无口眼㖞斜，伸舌居中，无流涎，抬头试验（-），低头试验（-），风府穴按压试验（+），双上肢功能正常，双手握力Ⅴ级。心、肺、腹未见异常，血压 150/90mmHg，舌面红、苔黄腻，脉弦。

辅助检查：血尿常规、心电图检查无异常。

影像学检查：X 线（图 2-4-66、图 2-4-67、图 2-4-68、图 2-4-69）。

X 线表现：颈椎前后顺列欠佳，生理前突变小，C_5 钩突退变增生，$C_{5/6}$ 椎间隙变窄，$C_{5\sim7}$ 椎体缘增生，左侧 $C_{5/6}$ 右侧 $C_{3/4}$、$C_{5/6}$ 椎间孔狭窄变小，各椎小关节尚清晰，C_6、C_7 棘突后方可见斑块样项韧带骨化影。

印象：颈椎病。

诊断：风厥型颈椎病（中医）。

交感型颈椎病（西医）。

分析："诸风掉眩，皆属于肝""风气通于肝"。本病例因工作之事，心情烦躁，加之饮酒，肝胃受损；肝气郁滞，郁而化火，风阳内动，挟痰热上扰清窍而见头晕头痛，耳鸣目眩。肝火走窜经络，经络受阻，肢体麻木不遂；火热伤津，颈部筋脉失于濡养，而见僵硬不适，活动不利。

治则：息风止痉，活血化瘀。

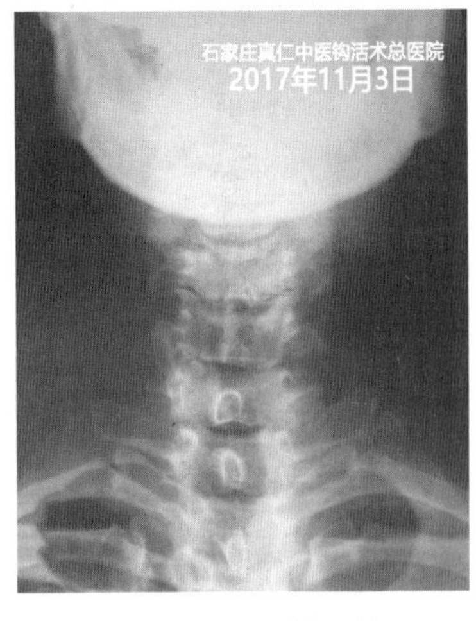

图 2-4-66　X 线正位

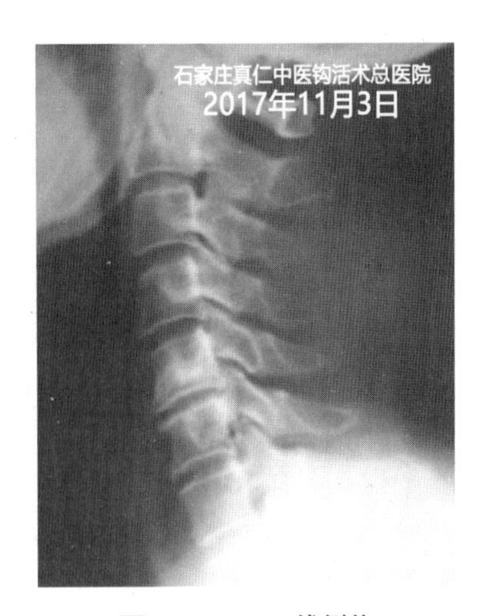

图 2-4-67　X 线侧位

治法：钩活术疗法。

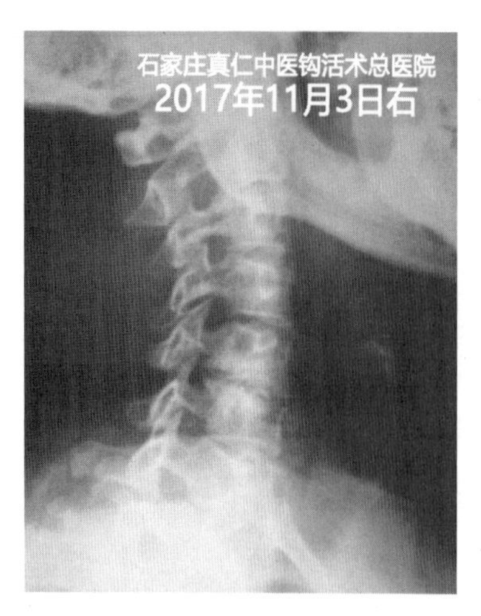

图 2-4-68　X 线左斜位

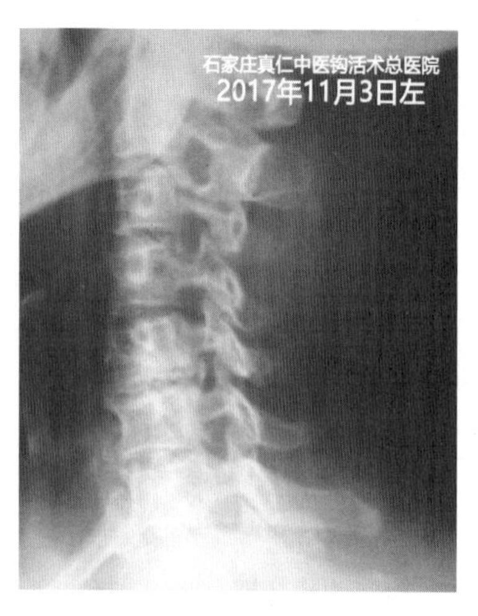

图 2-4-69　X 线右斜位

表 2-4-38　风厥型颈椎病钩活术操作 1

	选穴	钩鍉针	钩法与钩度	手法与钩角
主穴	C_1 穴 +C_2 穴	巨类颈胸型	单软 5 分	钩提法 45°
主穴	风府穴 + 双风池穴	微类内板 2.5 型	单软 1 分	分离法 90°
配穴	双内关 + 水沟	微类内板 2.5 型	单软 1 分	钩提法 90°

按照《中医钩活术技术操作规范》完成钩活术操作。

二诊：2017 年 11 月 10 日

左侧肢体麻木、头晕头痛好转 40%。

治疗方法如下。

表 2-4-39　失眠型颈椎病钩活术操作 2

	选穴	钩鍉针	钩法与钩度	手法与钩角
主穴	C_1穴 +C_2穴	巨类颈胸型	单软 5 分	钩提法 45°
主穴	风府穴 + 双风池穴	微类内板 2.5 型	单软 1 分	分离法 90°
配穴	双太冲	微类内板 2.5 型	单软 1 分	钩提法 90°

按照《中医钩活术技术操作规范》完成钩活术操作。

三诊：2017 年 11 月 17 日

左侧肢体麻木、头晕头痛消失。嘱其忌烟酒，勿急躁，心情舒畅。

随访：2018 年 11 月 17 日电话随访，左侧肢体麻木、头晕头痛消失，1 年间无反复。

【按语】此病例系风阳上扰所致风厥型颈椎病。采用 C_1 穴 +C_2 穴 + 风府穴，辅配水沟、内关、太冲，以泻法为主，平肝潜阳，活血化瘀，畅通气机，直达病所，故 2 次治愈。此病例随着年龄的增长，需忌烟酒，保持心情舒畅，防止复发。

（2）［肝阳上亢，脾气虚弱］

高某，女，33 岁，石家庄市赞皇人。

初诊：2018 年 7 月 7 日

主诉：反复晕厥 20 年。

现病史：患者自 13 岁起即患痫证，口服验方而获愈。至 23 岁因家事争吵，又骤然暴发，于是每遇情绪不畅而发病，神情呆滞，继而惊叫，昏晕跌仆，不省人事，醒后则头痛剧烈，泛恶，颈部僵硬不适，近年症状逐渐加重，甚至一日二发，头晕胀痛，胸闷不畅，夜寐不宁，不欲饮食，面色苍白，疲乏无力。

查体：风府穴按压试验（+），抬头试验（–），低头试验（–），转头试验（–），心、肺、腹未见异常，血压 120/70mmHg，舌淡红，苔薄黄，脉弦紧而弱。

辅助检查：血尿常规、心电图检查无异常。

影像学检查：X 线（图 2–4–70、图 2–4–71、图 2–4–72、图 2–4–73）。

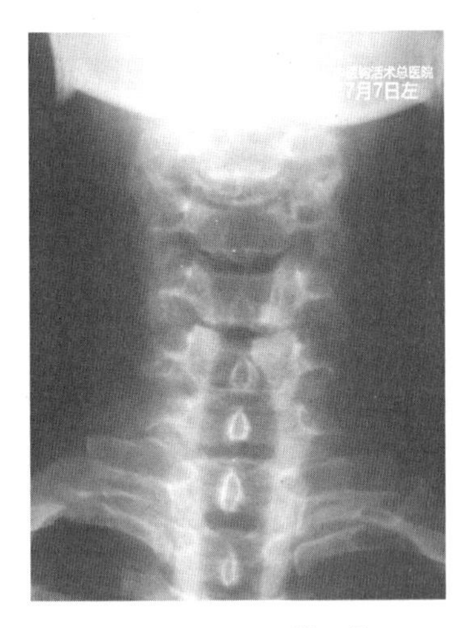

图 2–4–70　X 线正位

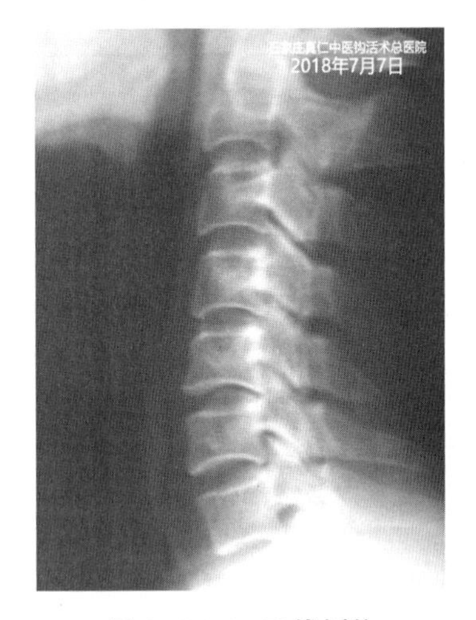

图 2–4–71　X 线侧位

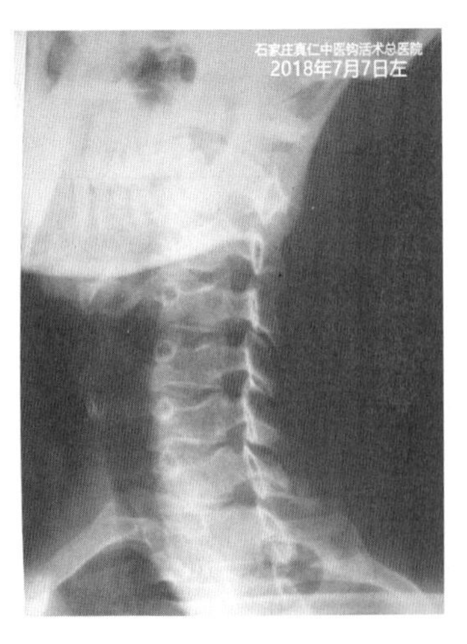

图 2–4–72　X 线左斜位

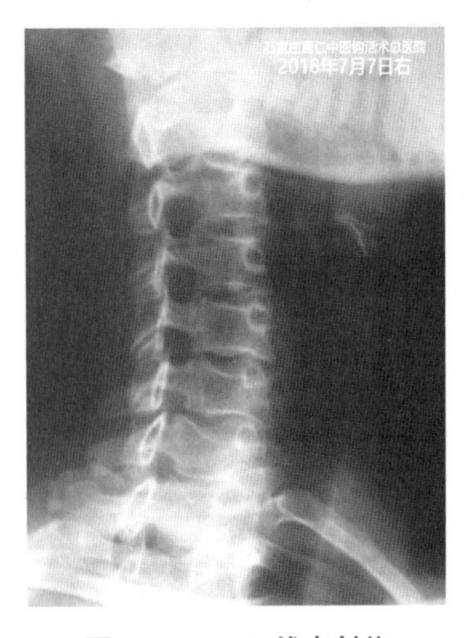

图 2–4–73　X 线右斜位

X线表现：颈椎顺列欠佳，C_3、C_4棘突左偏，C_4钩突增生，生理前突弧顶下移，中上段平直，$C_{5\sim7}$椎体后缘变尖，各椎小关节清晰。双侧$C_{6/7}$椎间孔变小，项后软组织未见异常密度影。

印象：颈椎病。

诊断：风厥型颈椎病（中医）。

交感型颈椎病（西医）。

分析：患者癫痫病史多年，久病体质虚弱，食欲欠佳，整日闷闷不乐，因家事争吵，肝气郁滞，日久化火，肝阳上亢，挟痰上颠扰清窍而头晕头痛；清窍被蒙而昏晕跌仆，不省人事；脾气虚弱，面色苍白，疲乏无力。气血生化乏源，颈部筋脉失养，而僵硬不适。

治则：平肝息风，益气醒脑，祛痰开窍。

治法：钩活术疗法。

表 2-4-40　失眠型颈椎病钩活术操作 3

	选穴	钩鍉针	钩法与钩度	手法与钩角
主穴	C_1穴+C_2穴	巨类颈胸型	单软5分	钩提法45°
主穴	风府穴+双风池穴	微类内板2.5型	单软1分	分离法90°
配穴	双太冲+双内关	微类内板2.5型	单软1分	钩提法90°

按照《中医钩活术技术操作规范》完成钩活术操作。

二诊：2018年7月14日

头晕胀痛较前改善50%，睡眠可。

治疗方法如下。

表 2-4-41　失眠型颈椎病钩活术操作 4

	选穴	钩鍉针	钩法与钩度	手法与钩角
主穴	C_1'穴+C_2'穴	巨类颈胸型	单软5分	钩提法 45°
主穴	风府穴+双风池穴	微类内板2.5型	单软1分	分离法 90°
配穴	双三阴交+双丰隆	微类内板3.5型	单软1分	钩提法 90°

按照《中医钩活术技术操作规范》完成钩活术操作。

三诊：2018年7月21日

头晕胀痛消失，食欲增加，精神好转，二便正常，夜寐佳。

随访：2019年7月21日电话随访，晕厥消失，1年间上述症状未见复发。

【按语】此病例系肝阳上亢、脾气虚弱所致风厥型颈椎病。采用C_1穴+C_2穴+风府穴，辅配鸠尾，协调阴阳逆乱，息风醒脑；内关开心窍，豁痰浊；太冲平肝息风；三阴交与丰隆表里相配，调和脾胃，清热化痰，平补平泻，以平肝潜阳，健脾益气，畅通气机，直达病灶，故2次治愈。此型颈椎病，需养气血，调心情，强体质，防复发。

6. 其他疗法 药物内服法、中药外用法、推拿、针灸、埋线疗法、小针刀疗法、牵引疗法、电疗、封闭。

附方：

①肝阳上亢

天麻钩藤饮［《杂病证治新义》］加减：天麻10g，钩藤20g，珍珠母20g，石决明20g，桑叶15g，菊花15g，黄芩15g，山栀子15g，牛膝20g，胆南星10g，郁金10g，羚羊角（代）10g，夏枯头15g，伸筋草15g，透骨草15g，桑寄生15g。

②脾虚肝旺

柴胡疏肝散［《景岳全书》］加减：柴胡10g，郁金10g，香附10g，天竺黄15g，云茯苓20g，白术15g，人参6g，甘草10g，菊花15g，赤芍15g，丹参20g。

八、颈痛型颈椎病

由于颈椎病，中医病因病机辨证为项强：以颈部僵硬疼痛不适、功能受限为主要症状的病证，偶有头痛、头晕、上肢麻木等，既不属于中医的痹证，也不属于中医的痉证。

1. 诊断

（1）症状：颈部僵硬疼痛，两肩不适，左重于右，或右重于左，影响睡眠及工作，疼痛的部位一般出现在颈后肌群，疼痛的程度与某种姿势有关，有时与天气变化有关，按揉、遇热后减轻，兼有头目不清。

（2）舌脉：舌淡，苔薄白或薄黄，脉弦紧。

（3）体征：颈部僵硬，肌张力增高。抬头、低头、歪头、震动促使疼痛加重，局部按揉、理疗缓解。

（4）影像学检查：X线检查颈椎生理曲度欠佳，甚则变直或反张，轻度退行性改变，功能位可见椎体轻度阶梯样改变。

（5）排除其他病：综合判断排除其他原因引起的颈部疼痛。

符合以上5条并排除其他疾病引起的颈项强痛，即可确诊为颈痛型颈椎病。

包括现代医学的颈型颈椎病和其他型颈椎病引起的颈部疼痛。

诊断要点：在影像学检查结果的支持下，符合颈椎病的诊断。疼痛僵硬不适与工作姿势或生活习惯有关，抬头、低头、歪头、震动促使疼痛加重，重者活动受限，只能双手支撑颈后部，试图缓解症状。甚者不能吞咽，不能欢笑，只能慢步行走。

2. 鉴别诊断

（1）痹证型颈椎病：痹证型颈椎病一般情况下颈部疼痛兼有上肢疼痛，与天气变化有关，晨僵，活动后稍有减轻，上肢高举有时可缓解症状。而颈痛型颈椎病颈部疼痛兼有两肩不适，与天气变化无关，晨僵不明显，稍有活动和震动则症状加重，不能上举上肢，否则症状加重，此型疼痛通过体位变换无法缓解。

（2）强直性脊柱炎：强直性脊柱炎如果对颈部侵蚀比较明显，会出现颈部僵硬疼痛，但以僵硬和功能受限为主要症状，而颈痛型颈椎病是以疼痛为主要症状，影像学检查可明确诊断鉴别。

（3）颈部肿瘤：一般为转移瘤，可触摸到肿物的存在，颈后部疼痛，兼有其他原发肿瘤的症状，而颈痛型颈椎病颈部无任何肿物出现，影像学检查可以鉴别诊断。

3. 钩活术选穴 颈痛型颈椎病要根据影像学检查的结果，进行选穴。

主穴：新（魏氏）夹脊穴。

配穴：循经取穴或阿是穴，根据具体情况，取双侧穴或单侧穴，单侧取患侧腧穴。

方义提要：主穴以颈部新夹脊穴为所取腧穴。配穴，有头面部症状者加风府穴、风池穴；有肩背部症状者加天髎穴和秉风穴。

4. 钩活术治疗 颈痛型颈椎病钩活术治疗应以补法为主，利用巨、中、微类内板或内刃钩鍉针进行轻、中、重双软或单软常规九步钩活。

5. 病案举例

［劳损伤筋，肌筋失养］

张某，男，25 岁，石家庄市栾城人。

初诊：2018 年 4 月 3 日

主诉：颈部疼痛 1 年，加重 10 日。

现病史：患者专职司机，颈部不适，偶发疼痛 1 年，热敷或休息后缓解，10 日前开车劳累，加之上网打游戏 4 小时，突感颈部疼痛，僵硬，活动受限，头部稍有转动即引发颈部剧痛。

查体：痛苦面容，颈部僵硬，抬头试验（+），低头试验（+），心、肺、腹未见异常，血压 120/70mmHg，舌淡红，苔薄白，脉弦紧。

辅助检查：血尿常规、心电图检查无异常。

影像学检查：X 线（图 2–4–74、图 2–4–75、图 2–4–76、图 2–4–77）。

X 线表现：颈椎顺列欠佳，生理曲度变小，C_4、C_5 阶梯样向前错位，各椎间隙无明显变窄，椎小关节清晰，左侧 $C_{3/4}$、$C_{4/5}$ 椎间孔变小，项后软组织未见异常密度影。

印象：颈椎病。

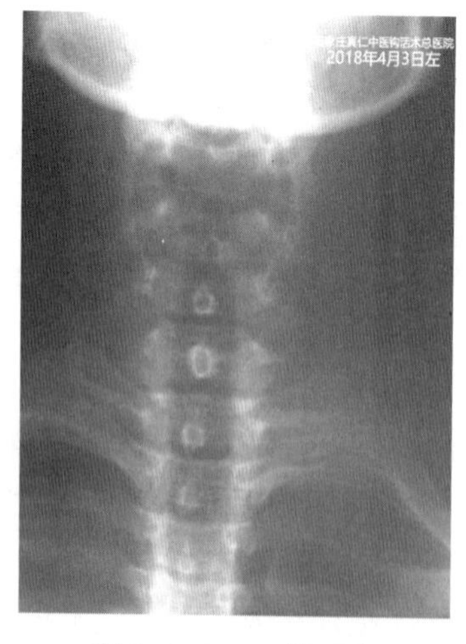

图 2–4–74　X 线正位

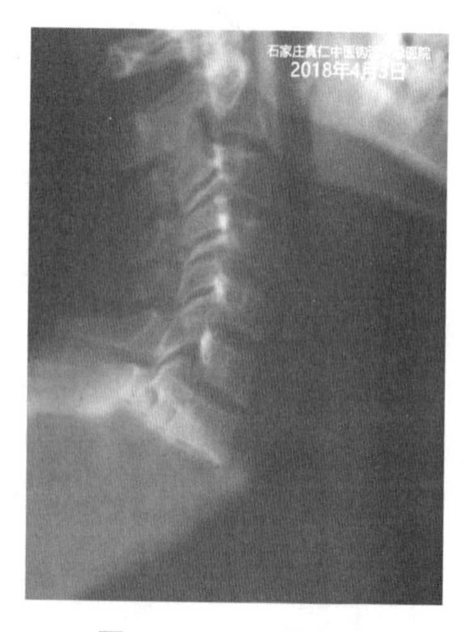

图 2–4–75　X 线侧位

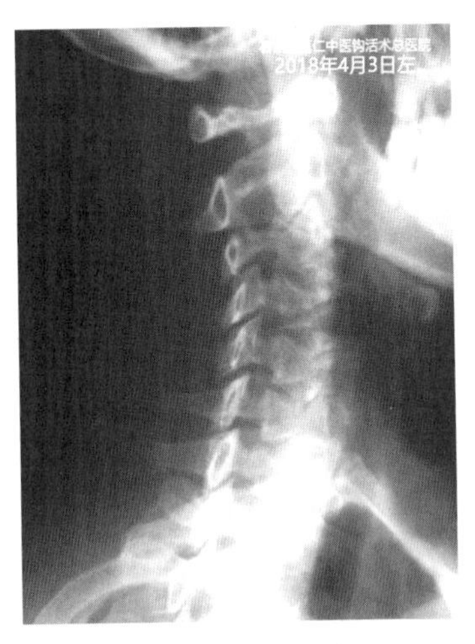

图 2-4-76　X 线左斜位

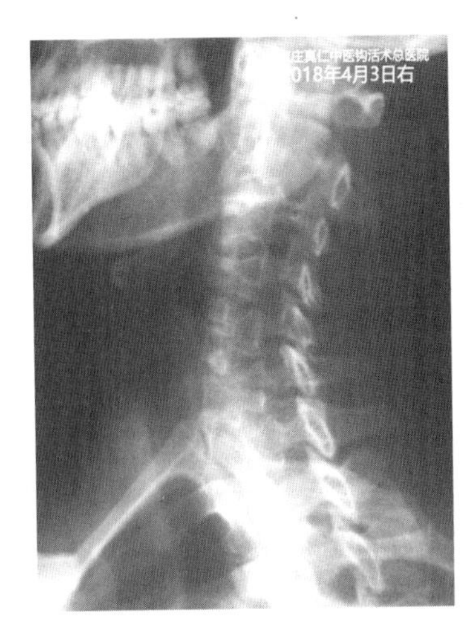

图 2-4-77　X 线右斜位

诊断：颈痛型颈椎病（中医）。

颈型颈椎病（西医）。

分析：患者专业司机，又酷爱电脑，颈部组织长期处于紧张状态而劳损。由于劳累使颈部经络不通，出现疼痛僵硬不适，颈部热敷，经络即刻畅通，疼痛缓解，过时如旧，反复发作。驾车久坐，颈部劳伤，加之上网打游戏，雪上加霜，颈部经络严重受阻，而突然疼痛僵硬。

治则：活血化瘀，疏通筋脉。

治法：钩活术疗法。

表 2-4-42　颈痛型颈椎病钩活术操作 1

	选穴	钩鍉针	钩法与钩度	手法与钩角
主穴	C_1 穴 +C_2 穴	巨类颈胸型	单软 5 分	钩提法 45°
配穴	无	无	无	无

按照《中医钩活术技术操作规范》完成钩活术操作。

二诊：2018 年 4 月 10 日

颈部僵硬疼痛基本消失。

随访：2019 年 4 月 10 日电话随访：1 年来颈部僵硬疼痛未见复发。

【按语】此病例系颈痛型颈椎病，采用 C_1 穴 +C_2 穴，直达病所，畅通气机。故一次治愈。此型颈椎病需注意颈部的保养，劳逸结合，防止复发。

6. 其他疗法　药物内服法、中药外用法、推拿、针灸、小针刀疗法、牵引疗法、电疗、封闭。

附方：

血府逐瘀汤［《医林改错》］加减：桃仁 10g，红花 10g，葛根 15g，枳壳 10g，川芎 15g，当归 15g，丹参 20g，防风 20g，甘草 10g，生地黄 10g，赤芍 10g。

九、脾胃型颈椎病

由颈椎病引起，通过中医病因病机辨证为脾胃病：由于颈椎病引起的脾胃症状，以吞咽哽噎不适为主诉。

1. 诊断

（1）症状：颈部不适、沉重或转动不利，吞咽受阻，哽噎不顺、胃脘不适，不欲饮食，甚则恶心呕吐、腹中胀满、嗳气吞酸、嘈杂灼热、呃逆等，遇热减轻，遇冷加重，与颈椎病的发作有关。

（2）舌脉：舌淡，苔薄白或薄黄，脉沉迟。

（3）体征：颈部僵硬，或颈椎旁压痛，臂丛神经刺激试验阴性，风府按压试验阴性。

（4）相关检查：胃肠造影、胃镜、肝胆胰脾B超、腹部CT，排除食管、消化系疾病。

（5）影像学检查：X线侧位片可见颈部椎体前缘唇样改变或骨赘形成，喙突样突起、骨桥等，多见于$C_{4\sim5}$和$C_{5\sim6}$椎体。X线钡餐检查，可见食管于下颈椎处充盈缺损或梗阻，还可观察食管变化范围和程度，多可有2～3个椎体的病变。

（6）排除其他病：综合判断排除食管癌、食管炎、食管息室、食管息肉等食管本身疾病引起的以上症状。

符合以上5条并排除其他疾病即可确诊为脾胃型颈椎病。

包括现代医学的食管型颈椎病和交感型颈椎病。

诊断要点：在影像学检查结果的支持下，符合颈椎病的诊断。吞咽不利，不欲饮食，胃脘胀满，恶心呕吐、呃逆等。

意义：脾胃型颈椎病提醒医务工作者，脾胃症状可由颈椎病引起，区分食管疾病、消化系疾病引起的脾胃症状，在中医辨证施治方面有很重要的指导意义。

2. 鉴别诊断

（1）食管癌：食管癌和脾胃型颈椎病都有吞咽困难，但食管癌在吞咽困难的同时，兼有呕吐黏液、身体消瘦等症状出现。而脾胃型颈椎病有吞咽困难而无消瘦和呕吐黏液，整个病程时好时坏，往往与颈椎病的发作有关，吞咽困难的症状也较轻，通过食管造影和胃镜能明确诊断。

（2）胃炎：胃炎包括急性胃炎、慢性胃炎、萎缩性胃炎，另外胃肠神经官能症和消化不良都有消化道症状，与饮食有关，腹部压痛明显。而胃肠型颈椎病与饮食关系不大，腹部压痛不明显，而与颈椎病的发作有关，通过内镜和颈椎部影像学检查可鉴别诊断。

（3）消化性溃疡：包括胃溃疡和十二指肠球部溃疡，都有胃肠道症状出现，但是其症状的出现与饮食前后有密切关系，而脾胃型颈椎病其症状的出现与饮食前后关系不大，通过内镜可发现溃疡的存在和大小。

3. 钩活术选穴 脾胃型颈椎病要根据影像学检查的结果，进行选穴。

主穴：新（魏氏）夹脊穴。

配穴：循经取穴或阿是穴，根据具体情况，取双侧穴或单侧穴，单侧取患侧腧穴。

方义提要：主穴以颈部新夹脊穴为所取腧穴。配穴循经取穴，主要根据病之经脉循行部位，旨在调节脾胃功能、理气和脾、调节阴阳，根据不同的症状选择不同配穴，如关元穴，脾胃虚弱者；下脘穴，下脘不适者；足三里，肠胃不适者；膻中穴，吞咽困难者。

4. 钩活术治疗 脾胃型颈椎病钩活术治疗应以补法为主，利用巨、中、微类内板或内刃钩鍉针进行轻、中、重双软或单软常规九步钩活。

5. 病案举例

（1）［肝郁气滞，脾胃失和］

谢某，女，55 岁，重庆人。

初诊：2018 年 1 月 3 日

主诉：发作性颈部疼痛、不思饮食 10 日。

现病史：颈椎病史 10 年。平素脾气暴躁，易叹息、生气，每遇情绪变化而影响饮食，兼头目不清，记忆力下降，更年期过后，此症状更为明显。一天前，因与儿女生气而出现颈部疼痛，僵硬不适，活动受限，胃脘不适，不思饮食。

查体：颈部肌群僵硬，可触及硬结，抬头试验（－），低头试验（－），转头试验（－），心、肺、腹未见异常，血压 120/70mmHg，舌淡红，苔薄黄，脉弦。

辅助检查：血尿常规、心电图检查无异常。

影像学检查：X 线（图 2-4-78、图 2-4-79、图 2-4-80、图 2-4-81）。

X 线表现：颈椎顺列欠整齐，轻度左侧弯，C_4 钩突关节增生，生理曲度欠佳，各椎间隙前窄后宽位，$C_{5/6}$ 椎体前缘可见前纵韧带骨化点，C_4 椎小关节双边双突征，双侧 $C_{3/4}$、$C_{4/5}$、$C_{5/6}$ 椎间孔略变小，项后软组织未见异常密度影。

印象：颈椎病。

诊断：脾胃型颈椎病（中医）。

交感型颈椎病（西医）。

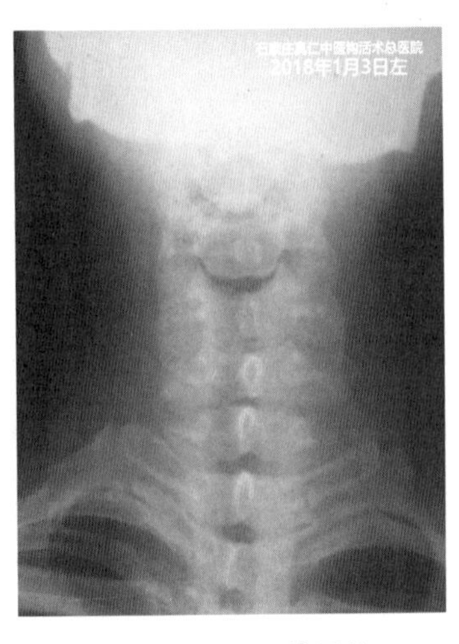

图 2-4-78 X 线正位

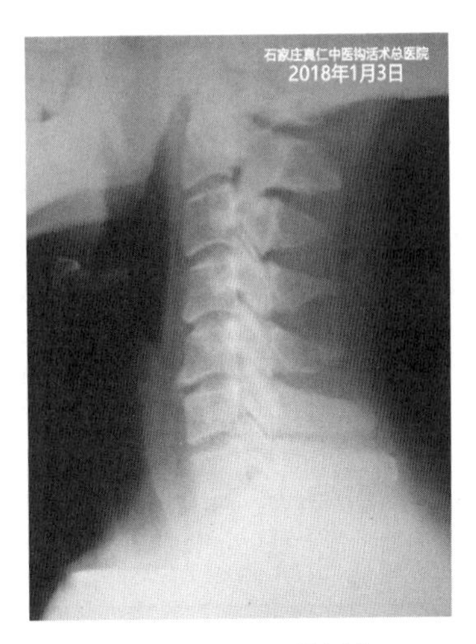

图 2-4-79 X 线侧位

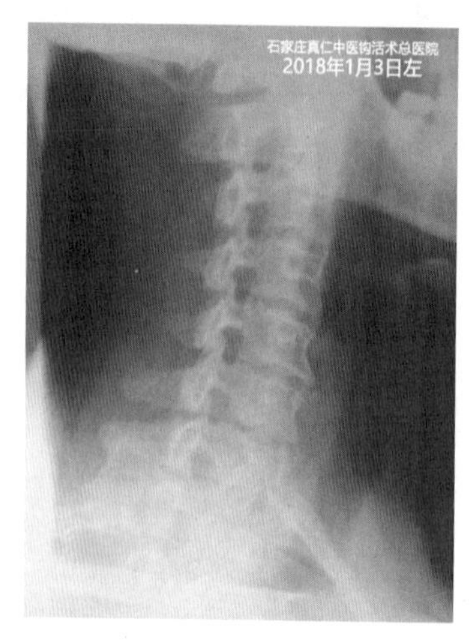

图 2-4-80　X 线左斜位

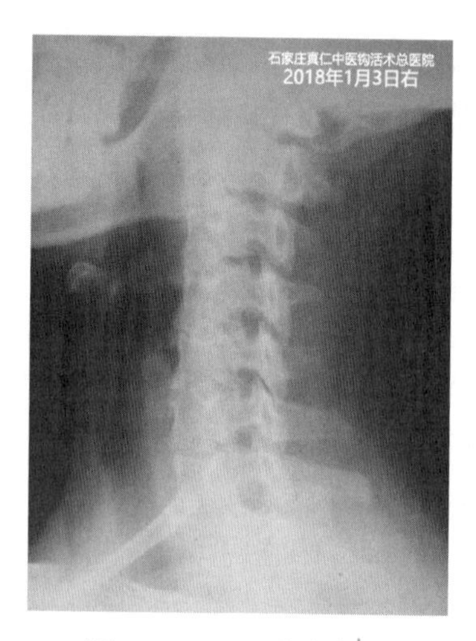

图 2-4-81　X 线右斜位

分析：患者平素性情急躁，爱叹息、生气，更年期过后，情志不遂，肝失疏泄，横逆损伤脾胃，则胃脘不适，嗳气吞酸，呃逆嘈杂，不欲饮食。肝失条达，情志失调，性情急躁，气病多游走。胁为肝之分野，两胁胀痛。肝气郁滞、气郁化火，上蒙清窍，则精神抑郁，头目不清，记忆力下降。肝郁气滞，脾胃失和，气血生化乏源，颈部筋脉失养，则颈部疼痛、僵硬不适。

治则：疏肝解郁，调理脾胃。

治法：钩活术疗法。

表 2-4-43　脾胃型颈椎病钩活术操作 1

	选穴	钩鍉针	钩法与钩度	手法与钩角
主穴	C_1 穴 +C_2 穴	中类内板 2.5 型	单软 3 分	钩提法 45°
主穴	风府穴 + 双风池穴	微类内板 2.5 型	单软 1 分	分离法 90°
配穴	中脘、双足三里	微类内板 3.5 型	单软 1 分	钩提法 90°

按照《中医钩活术技术操作规范》完成钩活术操作。

二诊：2018 年 1 月 10 日

腹胀、不欲饮食较前好转 40% 左右。

治疗方法如下。

表 2-4-44　脾胃型颈椎病钩活术操作 2

	选穴	钩鍉针	钩法与钩度	手法与钩角
主穴	C_1'穴 +C_2'穴	中类内板 2.5 型	单软 3 分	钩提法 45°
主穴	风府穴 + 双风池穴	微类内板 2.5 型	单软 1 分	分离法 90°
配穴	双太冲 + 双内关	微类内板 3.5 型	单软 1 分	钩提法 90°

按照《中医钩活术技术操作规范》完成钩活术操作。

三诊：2018 年 1 月 17 日

腹部不适、不欲饮食较前缓解 90% 左右。嘱其调节心情，忌辛辣刺激食物。

随访：2019 年 1 月 17 日电话随访，1 年间上述症状未见复发。

【按语】此病例系肝郁气滞、脾胃失和所致脾胃型颈椎病。采用 C_1 穴 +C_2 穴 + 风府穴。辅配中脘、足三里、内关、太冲理气调胃，疏肝解郁，健脾和胃，畅通气机，直达病所，故 2 次治愈。此型颈椎病随着年龄的增长，需调理心情，健脾和胃，使肝气条达，脾胃相合，防止复发。

（2）［湿热瘀阻，中焦不利］

张某，男，41 岁，四川绵阳人。

初诊：2015 年 5 月 28 日

主诉：胃脘疼痛，颈部不适 1 年，加重 3 日。

现病史：颈部不适，胃脘疼痛，时轻时重，病史 1 年，3 日前病势急迫，脘闷热，口干口苦，口渴而不欲饮，纳呆恶心，头晕头痛，肢体困重，小便色黄，便溏不爽。内镜检查胃肠未发现占位性病变。

查体：风府穴按压试验（+），抬头试验（-），低头试验（-），心、肺、腹未见异常，血压 120/80mmHg，舌红，苔黄厚腻，脉滑数。

辅助检查：血尿常规、心电图检查无异常。

影像学检查：X 线（图 2-4-82、图 2-4-83、图 2-4-84、图 2-4-85）。

X 线表现：颈椎顺列不整，生理曲度 S 形变，各椎间隙无明显变窄，左侧 $C_{3/4}$ 椎间孔变小，右侧 $C_{3/4}$、$C_{4/5}$、$C_{5/6}$ 椎间孔狭窄，项后软组织未见异常密度影。

印象：颈椎病。

诊断：脾胃型颈椎病（中医）。

交感型颈椎病（西医）。

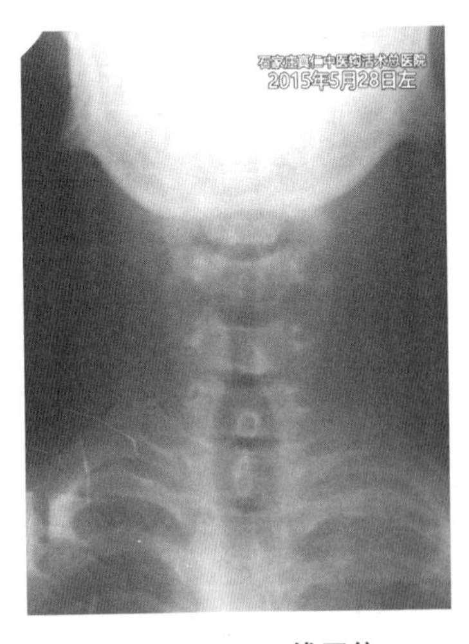

图 2-4-82　X 线正位

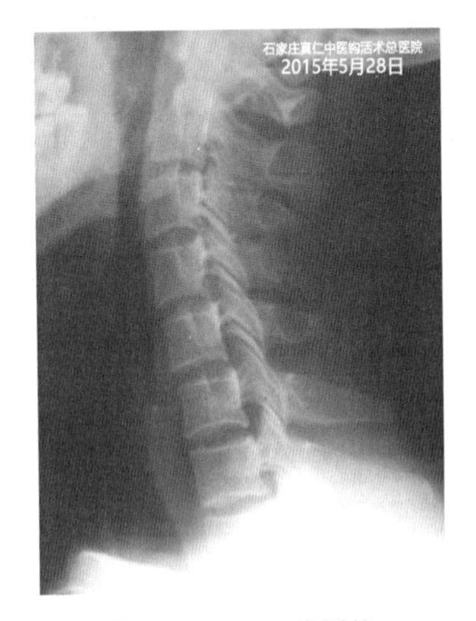

图 2-4-83　X 线侧位

分析：湿热蕴积中焦，气机阻滞，纳呆失健，则胃痛，脘闷灼热，纳呆恶心；湿热蕴脾，上蒸于口，则口干口苦，口渴不欲饮；湿热下注，阻碍气机，大肠传导失司，则便溏不爽；湿热阻碍经气，气化不利，则小便短黄。湿热瘀阻，湿瘀化热，热灼津液，颈部筋脉失养，则僵硬不适。

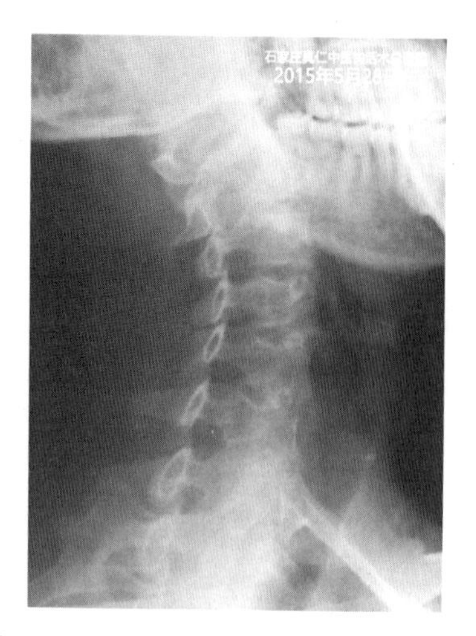

图 2–4–84　X 线左斜位

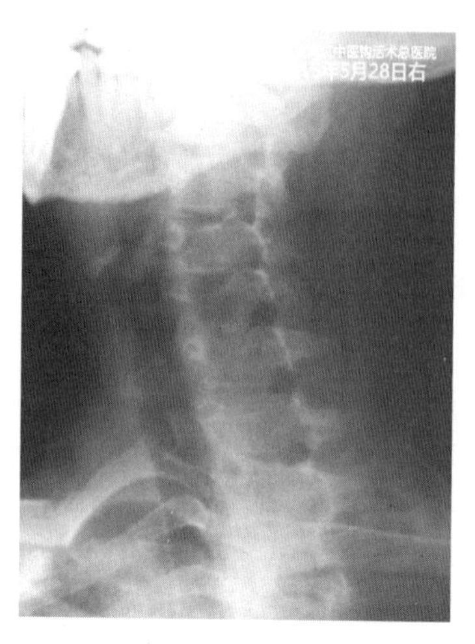

图 2–4–85　X 线右斜位

治则：清热燥湿，理气调中。

治法：钩活术疗法。

表 2–4–45　脾胃型颈椎病钩活术操作 3

	选穴	钩鍉针	钩法与钩度	手法与钩角
主穴	C_1穴 +C_2穴	中类内板 2.5 型	单软 3 分	钩提法 45°
主穴	风府穴 + 双风池穴	微类内板 2.5 型	单软 1 分	分离法 90°
配穴	中脘 + 双天枢	微类内板 2.5 型	单软 1 分	钩提法 90°

按照《中医钩活术技术操作规范》完成钩活术操作。

二诊：2015 年 6 月 4 日

腹痛，腹胀，吐酸等症状好转 50% 左右。

治疗方法如下。

表 2–4–46　脾胃型颈椎病钩活术操作 4

	选穴	钩鍉针	钩法与钩度	手法与钩角
主穴	C_1'穴 +C_2'穴	中类内板 2.5 型	单软 3 分	钩提法 45°
主穴	风府穴 + 双风池穴	微类内板 2.5 型	单软 1 分	分离法 90°
配穴	双脾俞 + 双足三里	微类内板 3.5 型	单软 1 分	钩提法 90°

按照《中医钩活术技术操作规范》完成钩活术操作。

三诊：2015 年 6 月 11 日

好转 90% 左右，二便正常，饮食可，夜寐佳，并嘱注意保养，清淡饮食。

随访：2016 年 6 月 11 日电话随访，胃脘疼痛消失，1 年间患者饮食可，情绪好，夜寐良，未见反复。

【按语】此病例系湿热瘀阻，中焦不利所致脾胃型颈椎病。采用 C_1 穴 +C_2 穴 + 风府穴，辅配中焦、中脘、天枢、足三里、脾俞，清热燥湿，健脾和胃，畅通气机，故 2 次治愈。此型颈椎病在今后的生活中需忌辛辣，饮食清谈，防止复发。

（3）[湿邪困脾，寒邪伤胃]

栗某，男，52 岁，吉林通化人。

初诊：2015 年 7 月 1 日

主诉：胃脘寒凉，胀痛不适 3 日。

现病史：颈椎病史 10 年，每遇颈椎僵硬不适时，伴随胃痛胃胀，恶寒喜暖，得热痛减，寒湿加重，按揉缓解。3 日前上网打游戏 6 小时后胃痛，头目不清，喜热饮，小便清长，大便溏泻。

查体：抬头试验（+），低头试验（–），风府穴按压试验（+），心、肺、腹未见异常，血压 130/80mmHg，舌淡，苔白腻，脉濡缓。

辅助检查：血尿常规、心电图检查无异常。

影像学检查：X 线（图 2–4–86、图 2–4–87、图 2–4–88、图 2–4–89）。

X 线表现：颈椎顺列整齐，生理曲度平直，C_4 钩突关节增生，各椎间隙前窄后宽位，双侧 $C_{3/4}C_{6/7}$ 椎间孔变小，各椎小关节清晰，项后软组织未见异常密度影。

印象：颈椎病。

诊断：脾胃型颈椎病（中医）。

交感型颈椎病（西医）。

分析：患者有中焦虚寒及颈椎病史。因劳累而使颈椎病发作，导致胃病复发。寒湿内胜，脾阳受困，运化失职，则胃脘冷凉，胀痛不适；脾失健运，湿滞气机，则饮食欠佳，全身乏力；水湿下注则小便清长，大便稀溏；热能胜寒，则喜热饮；寒湿之邪，得阳则散，遇阴则凝，则得温痛减，遇寒湿加重，按揉则缓解。脾胃功能受阻，气血生化无权，颈部筋脉失养，则僵硬不适。

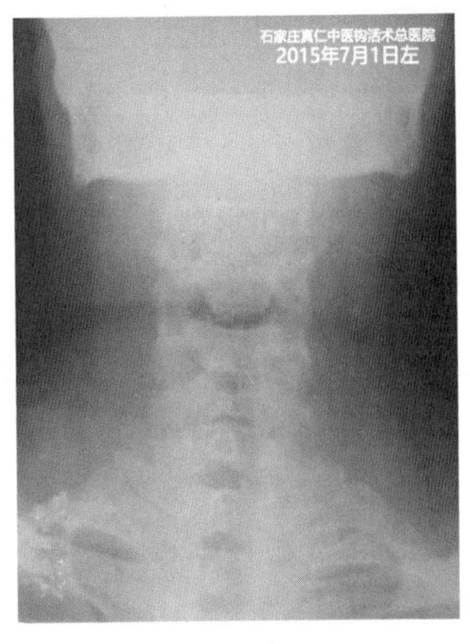

图 2–4–86　X 线正位

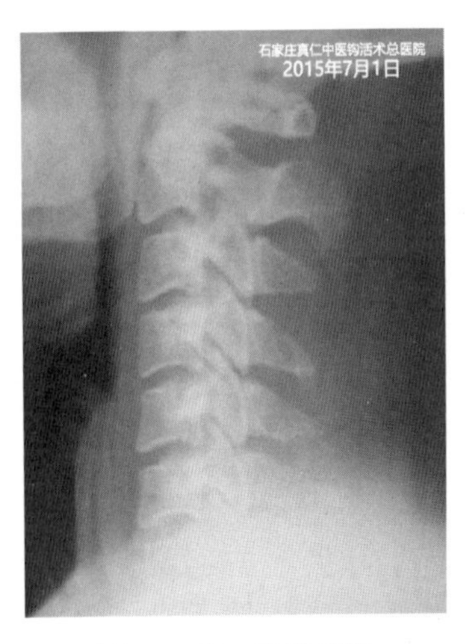

图 2–4–87　X 线侧位

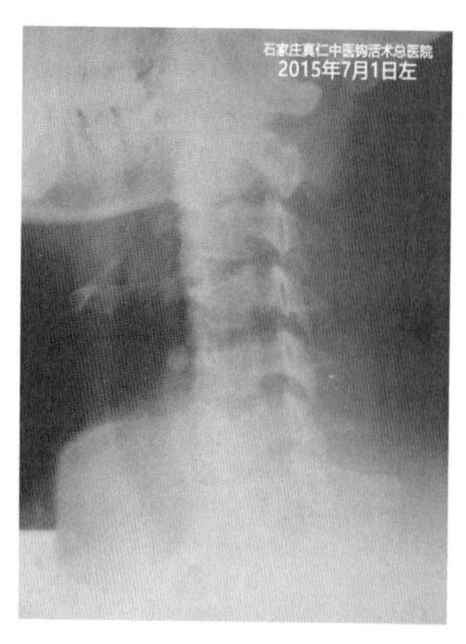

图 2-4-88　X 线左斜位

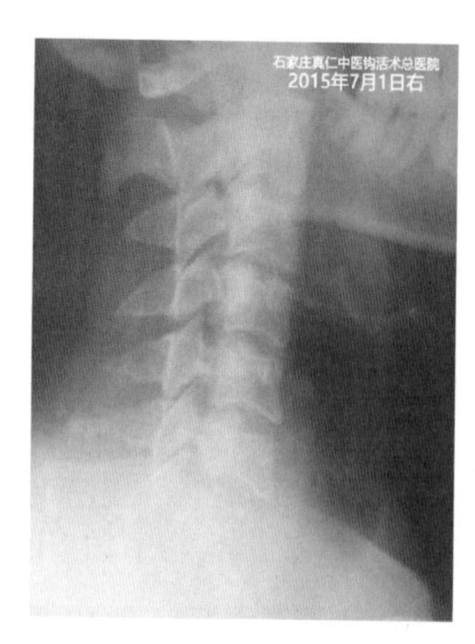

图 2-4-89　X 线右斜位

治则：健脾利湿，散寒和胃。

治法：钩活术疗法。

表 2-4-47　脾胃型颈椎病钩活术操作 5

	选穴	钩鍉针	钩法与钩度	手法与钩角
主穴	C_1 穴 +C_2 穴	中类内板 2.5 型	单软 3 分	钩提法 45°
主穴	风府穴 + 双风池穴	微类内板 2.5 型	单软 1 分	分离法 90°
配穴	中脘 + 双内关	微类内板 2.5 型	单软 1 分	钩提法 90°

按照《中医钩活术技术操作规范》完成钩活术操作。

二诊：2015 年 7 月 8 日

胃脘冷凉，胃胀痛不适好转 50% 左右。

治疗方法如下。

表 2-4-48　脾胃型颈椎病钩活术操作 6

	选穴	钩鍉针	钩法与钩度	手法与钩角
主穴	C_1'穴 +C_2'穴	中类内板 2.5 型	单软 3 分	钩提法 45°
主穴	风府穴 + 双风池穴	微类内板 2.5 型	单软 1 分	分离法 90°
配穴	双脾俞 + 双足三里	微类内板 3.5 型	单软 1 分	钩提法 90°

按照《中医钩活术技术操作规范》完成钩活术操作。

三诊：2015 年 7 月 15 日

胃脘冷凉、胃胀痛不适等上述症状好转 90% 左右。嘱其勿受寒湿、进食冷凉食物。

随访：2016 年 7 月 15 日电话随访，胃脘冷凉、胃胀痛消失，1 年间上述症状未见反复。

【按语】此病例系湿邪困脾、寒邪伤胃所致脾胃型颈椎病，采用 C_1 穴 +C_2 穴 + 风府穴，辅配中脘、足三里、内关、脾俞祛湿散寒，健脾和胃，畅通气机，故 2 次治愈。此病例在今后的正常生活中，应避寒湿，勿食生冷，防止复发。

6. 其他疗法 药物内服法、中药外用法、推拿、针灸、小针刀疗法、电疗、封闭。

附方：

①肝郁气滞

柴胡疏肝散［《景岳全书》］加减：柴胡 10g，白芍药 15g，川芎 10g，郁金 10g，香附 10g，陈皮 10g，枳壳 15g，佛手 10g，川楝子 15g，延胡索 15g，木香 5g，当归 10g，甘草 5g。

②脾虚寒滞

黄芪建中汤［《金匮要略》］加减：黄芪 15g，桂枝 10g，生姜 3 片，芍药 20g，炙甘草 10g，饴糖 10g，干姜 10g，制半夏 10g，陈皮 10g，茯苓 20g，海螵蛸（乌贼骨）20g，煅瓦楞子 20g。

十、西医分型中的钩活术疗法

西医是依据病变的部位不同，所累及的组织不同，产生的临床症状故不相同，所以把颈椎病分七型，这是比较常用的分型方法。中医的九型则是按照产生的临床症状而分型的，适用于中医的辨证施治。中医的九型包括西医的七型，它们之间不发生矛盾，在钩活治疗方法上是统一的。

1. 颈型颈椎病参考中医颈痛型颈椎病治疗。
2. 神经根型颈椎病参考中医痹证型颈椎病治疗。
3. 脊髓型颈椎病参考中医痿证型颈椎病治疗。
4. 椎动脉颈椎病参考中医眩晕和头痛型颈椎病治疗。
5. 交感型颈椎病参考中医胸痹、眩晕、头痛、风厥型颈椎病治疗。
6. 食管压迫型颈椎病参考中医脾胃型颈椎病治疗。
7. 混合型颈椎病参考中医九型颈椎病分别予以相应治疗。

第五节　康复与预防

颈椎病有轻、中、重之分，轻者通过调理和康复治疗可自行缓解，中者通过钩活术治疗后症状全部消失，重者通过钩活术和其他综合疗法，甚至不得已手术开窗而症状也不能完全消失，遗留不同程度的后遗症。轻者的调理和重者遗留后遗症的治疗都属于康复的范围。

一、康复

1. 心理康复治疗 颈椎病患者在疾病发生、发展的过程中，可能出现以下几种心理。

（1）恐惧心理：害怕瘫痪，害怕丧失工作和生活能力，是患者的主要心理，尤其是病情严重，或已经出现肢体功能障碍的患者，更容易产生这种心理。对策：进行颈椎病科学知识的普及和教育，使他（她）们了解到，只要经过科学、恰当的治疗，上述的情况是完全可以避免的，即使是严重的类型，经适当的治疗也可好转或痊愈。

（2）悲观心理：大多产生于已经过某些治疗而失败或疗效甚微的患者。严重者可产生悲观厌世的情绪。对策：帮助患者分析治疗失败或疗效不佳的原因，若因治疗措施不当者，可改用正确的治疗方法；若因疗程不够者，要帮助患者克服急躁心理，稳定情绪，耐心配合治疗，树立起战胜和治疗疾病的信心。

2. 导引 导引治疗颈椎病的原理，是通过经络的生理功能来实现的。通过功能的锻炼，畅通经络气血，使颈部肌肉、韧带松弛；颈部关节的活动，后纵韧带的绷紧，有助于突出髓核的还纳，减轻对神经根和脊髓的刺激和压迫。还可增强颈部前后肌群的肌力，加强颈部的稳定性。

在进行导引锻炼时，注意全身放松、心静、配合呼吸，动作一定要缓慢、柔和，切忌僵硬用力。目前流行的许多功法对本病有效，如大雁功、太极拳等，患者可根据自己的具体情况，加以选择锻炼。

3. 泉浴疗法 主要指温泉浴，广义而论则可包括其他矿泉浴。用于颈椎病主要是指温泉浴。中医学认为，温泉水味辛而有微毒，外浴可以温通经络，活血化瘀，舒筋强骨，祛风除湿，通痹止痛，因此在颈椎病的康复治疗中是一种很好的疗法。

温泉浴应注意以下几点：水温在 37 ～ 42℃为好。可采用全身浴，时间在 15 ～ 30 分钟。20 ～ 30 次为一疗程。每日 1 次。6 日后休息一天。两疗程间应有 1 ～ 2 周的间隔。

身体虚弱者、老年人、高血压或低血压者要注意发生脑血管意外、缺血、虚脱。此外，沐浴后要注意避风受凉。

目前有些有条件的医疗单位使用药浴或蒸汽药浴的方法治疗颈椎病取得了较好的疗效。其药物的使用，可按照辨证施治的原则，比泉浴疗效更切合临床，亦更方便。

4. 饮食调理 颈椎病康复阶段，药食的调理应以补肾强筋壮骨为本。还应辨清病情，或扶正、祛邪并用，务求得当，最忌滥用。最好通过中医的辨证施治具体用药。

5. 药物疗法 正气虚损和正虚邪恋是康复阶段的主要病理机制。经过临床治疗，虽症状得以控制，但颈椎间盘退变这一基本病理尚未能彻底根除，仍需一较长的治疗和恢复过程。此外有时尚余留一些症状，此因病邪尚未完全除尽，气血尚未通畅。在一定诱因的引动下，余邪仍有复燃的可能，因此扶正固本和扶正祛邪是康复治疗的主要原则和方法。

用药轻灵是康复阶段药物治疗的要点。所谓用药轻，是指药量轻重相宜，对于康复阶段的疾病，已经由急性转为慢性，治疗上不能急于求成，药物当用小量服之，使正气渐复，邪气渐消，方能“窨然而日彰”。用于正气的恢复，就如雨露滋润而禾苗渐生，使正气渐复，欲速则如“拔苗助长”，反有壅塞之弊；用于余邪痼积，就如春起而回温，阳气布散，则阴气自消，攻欲速则致正气更伤而余邪深伏，故曰“虚邪之体，攻不可过”，此之谓也。在颈椎病的康复阶段，一般可用一些丸、散、膏、丹之类，或小剂量汤剂长期服用。所谓灵，是指用药的灵动，在疾病的康复阶段，则必加少量收敛之药，不宜使用峻猛性烈之品，如活血化瘀药，可用当归、川芎、丹参等，不可使用三棱、莪术，通络可用蜈蚣、全蝎、地龙，不宜使用水蛭、虻虫等。

6. 针灸和推拿疗法　轻灵之意，不仅是对于药物治疗，针灸、推拿疗法亦应如此。在康复阶段，针灸治疗应以补为主，补泻结合，手法宜轻巧，不宜使用重补重泻之法，在推拿治疗中，手法宜轻巧实用。同时，可传授患者一些自我按摩及功能锻炼的方法以自疗。

7. 康复护理　食物如同药物一样有四气五味的调理作用，所以患病后要注意某些饮食的禁忌，如颈椎病其病本在肾，《金匮要略》所谓“肾病禁甘”，即毋食甘味之品；《素问·脏气法时论》则指出肾病“宜食辛，黄黍鸡肉桃葱皆辛”。

劳逸结合，动静相宜。在颈椎病康复治疗的阶段，以静为养，也要进行适当的身体锻炼，主要是对于颈部肌肉的锻炼和上肢功能的活动，以活血脉，舒筋骨。

颈椎病的患者睡眠时，应枕魏氏颈保健枕，所居住的房间应通风干燥，冷暖适宜，切忌潮湿过冷。

二、预防

颈椎病的预防重于治疗，因为颈椎病是一种退变性疾病，是不能根治的疾病，随着年龄的增长而发病率逐渐增高，而且可反复发作，逐渐加重，所以对待此类退变性疾病预防尤为重要。

1. 未病先防　颈椎病的发生，多因劳伤，致肾气虚损，肾精不能生髓，骨失濡养，故发生骨及椎间盘退变。因此，调养肾气，使肾精充养于髓，是防止骨质和椎间盘退变的根本所在。

预防颈椎病的形体锻炼，要重在颈背肌群及平衡运动。运动锻炼可以促进脊柱及其周围组织的血液循环和代谢，加强对代谢产物及某些因素造成的局部炎性反应及炎性产物的及时排除，保证其正常的生理功能。进行有序的、适当的运动锻炼，还可以增进脊柱内外肌肉、韧带的活力，减少其疲劳，从而加强脊柱的内外稳定性，有效地防止颈椎病的发生。

长期处于坐位伏案或立位低头工作的人，要定时改变坐位的姿势和站立位头颈的姿势，站立或坐位作一些颈部的活动，自我按摩颈部、肩背部，避免长期持久的疲劳性损伤。

2. 既病防变　当发现椎间盘退变时，对椎体的稳定机制进行防护性治疗，不仅可以预防椎体失稳，也使椎间盘的退变和椎体失稳间的恶性循环被截断，遏制椎间盘的退变进程。

（1）早诊断、早治疗：颈椎病的早期诊断，无论对于临床疗效还是预后，都是非常重要的。病程和疗效间有着密切的关系，病程越短，疗效越好，反之越差。患者病程长的原因大多为两种：一种是患者未能及时就诊，二是在就诊时未能及时明确诊断，以致误治、失治。由于误诊，使许多患者失去了治疗的最佳时机。颈椎病，在髓核突出的初期，这种幼弱型的突出组织，可通过休息、钩活等治疗方法使其还纳到原来的位置，然后，及时治疗可以消除损伤性炎性反应，改善局部血液循环，改变神经根的嵌压状态，从而减轻和消除临床症状。反之，如果错过了这一治疗时机，就有可能使突出的髓核与椎管内的结缔组织、神经根发生粘连（纤维化、钙化），此时将难以改变突出物的方向或使之还纳复位，难以改变神经根的受压状态，其治疗和预后都是显而易见的。

（2）愈后防变：颈椎病的发生是在椎间盘退变的基础上发生的。在临床治愈后，其头颈及上肢部临床症状得以改善或消失，但应认识到其病理学基础并未得以根本性改变，仍存在复发的潜在因素。临床医生常常比较重视疾病发生时的症状治疗，而易于忽视对临床治愈后采取的防治措施，这是颈椎病在临床治愈后复发率较高的主要原因之一。颈椎病临床治愈后的防变，应从生活起居、劳动保护、运动锻炼、药物防治等多方位调整预防。

第三章　胸椎病

因胸椎椎体部的骨骼、间盘、韧带、周围软组织的退变，或生理曲度的改变而累及周围或邻近的脊髓、神经根、血管及软组织，并由此引起的相关临床症状，称之为胸椎病。本病又称为“胸椎骨软骨病”。常见于长期肩挑、背负重物、外伤、急慢性劳损、年老退变驼背、脊柱炎等患者。

中医学对本病没有精确描述，根据其病症特点，应属中医学“胸背胁痛”等范畴。

第一节　病因病机

本病在中医学中没有相对应的名称，但从其症状和发病的特点来看，应归属于“胸痛”“胸胁痛”“脊柱痛”“痹证”“脊背痛”“背痛”范畴。从其发病的特点分析，病因病机应包括以下几方面。

一、肝失疏泄、气血阻滞

肝主疏泄，调畅气机。情志所伤，肝疏泄功能减弱，气的升发就显得不足，形成气机不畅，气机郁结，不通则痛，遂发本病。

二、脾失健运、气血不足

脾主运化，为气血生化之源，后天之本。劳力所伤或饮食失节，脾主运化功能减弱，使水液停留而生痰，痰阻脉络使气血不通，不能濡养筋骨，加之气血化生不足，使筋骨更失濡养而发本病。

三、后天失养、肾阳虚弱

脾胃为“后天之本”。后天不足，肾精失充，从而使肾阳偏虚而发本病。

本病病因病机较为复杂，但应首先责之于肝、脾、肾三脏功能的不足。尤其是脾、肾两脏更为重要。在病因方面，过度劳力尤其是负载重物是关键的因素。

第二节　西医学病因病理与诊断

一、病因病理

有人称本病为“胸椎骨软骨病”，实质上是一种胸椎间盘和有关的胸椎骨及韧带进行性退行性改变，并导致胸段脊髓、神经根、交感神经以及血管等多种组织的损伤，出现有关的多种临床表现，常见于长期肩挑、背负的重体力劳动所致的胸椎急、慢性损伤。

二、临床诊断

1. 症状 常无定型，随病变程度不同而异，常见有如下症状。

（1）背部不同程度疼痛、肋间神经痛，同时胸部有压迫感，严重者背痛也可伴有肋间痛、腹痛和放射性痛，以及心前区疼痛。

（2）胸椎活动不便，尤以后伸时显著。

（3）下胸椎病变，可有类似肾绞痛性质的疼痛，排尿困难，性功能减退。同时亦可发生脊髓症状，不仅有典型肋间神经痛或带状腹痛，尚有下肢无力、麻木、括约肌和性功能障碍。

2. 体征

（1）胸椎活动受限或有脊柱侧弯。

（2）病变节段有明显压痛点，多见于棘突与棘旁，多数有放射痛，偶有感觉减退，当叩击压迫 T_2 ～ T_7 的棘突时，可诱发心前区疼痛和乳房部位的疼痛，由于病变节段对背支神经的压迫，影响乳房的正常代谢，所以乳腺增生的发生与之有关。

（3）严重者可有下肢肌力减弱，腱反射亢进，病理反射阳性，深浅感觉减退。

3. 影像学检查与诊断

X 线表现：早期椎间隙稍狭窄，椎体边缘不规则，以后经过数月，椎体密度增高，正常骨小梁消失或减少，椎体萎缩变扁，形如铜板，其前后径增加，邻近的椎间隙可以正常或增宽。

4. 排除其他疾病 进行综合判断排除其他病。

具有 1、2、3、4 项即可确诊。

三、鉴别诊断

1. 强直性脊柱炎

（1）胸椎强直性脊柱炎患者男性占绝大多数，男：女 =10：1。本病无此特点。

（2）胸椎强直性脊柱炎初发症状为腰臀部或髋关节疼痛及活动受限。部分患者可出现一侧或双侧坐骨神经痛。随病情发展逐渐上升到胸椎。本病一般仅局限于胸椎。

（3）胸椎强直性脊柱炎可有不同程度的脊柱僵硬，腰椎生理前凸减小。日久则形成驼背畸形。

（4）影像学检查诊断，胸椎正侧位片可见胸椎强直性脊柱炎胸椎曲度变直异常，呈圆弧形后突，均有韧带钙化和骨化，椎体轮廓趋向方形，四角较尖锐，呈竹节状畸形。二者有明显的区别。

2. 胸椎间盘突出症 二者都有胸背痛、肋间神经痛，其鉴别要点如下。

（1）一旦发生后，多伴有双下肢的疼痛或感觉的改变，以及内脏功能的紊乱，下肢肌张力增高，病理反射明显，甚至小便困难，深感觉消失。而本病在发生初期只有胸椎的疼痛、不适。

（2）影像学检查可以明确胸椎病变的形态特点和病理变化，胸椎间盘突出症在断层下可以明确椎间盘的突出，以资鉴别。

3. 心绞痛（冠心病） 胸椎病患者可以“心绞痛”前来就诊，此时，心前区的疼痛可以与背痛同时出现，同时伴有胸懑闷等。二病症状极为相似，应注意鉴别。其鉴别要点如下。

（1）心绞痛的患者，多有冠心病史，多发生于50岁以上的中老年人，发作多与劳累、心情等有关。而胸椎病则可发生于青中年人，其发作多与搬动重物或咳嗽、打喷嚏等动作有关。

（2）心绞痛患者心电图有典型的改变，而胸椎病则无。

（3）心绞痛患者使用硝酸甘油，在数秒至数分钟内多有较明显的效果，而胸椎病患者则无任何疗效。

（4）心绞痛患者多有发作史和治疗史，而胸椎病患者其发作和治疗的次数明显低于前者。

第三节　辨病与辨证

西医辨病和中医的辨证相结合。做到明确诊断、明确辨证、明确分型、明确分期，有利于选钩、选穴、选手法和定位，准确钩活对症治疗。

本病病位在背部，以背部疼痛（多见钝痛与肋间神经痛）为主要症状，主要是两肩胛间的酸困、钝痛或灼痛。病情加重可伴有心前区疼痛，乳房部的疼痛，胃部灼热感或便秘，也可有下肢无力、步履不稳及性欲减退等症状。

一、辨病

按照胸椎病的定义准确辨认胸椎病，为辨病。首先符合胸椎病的病史、症状、体征、影像学检查，其次是排除其他病，即鉴别诊断。应与以下疾病鉴别：颈背肿瘤类疾病、颈胸椎结核、脊髓炎、颈胸椎周围软组织损伤、周围神经病、运动神经元病、先天性脊椎脊髓发育异常、动脉硬化类疾病、肌肉萎缩综合征、风湿及类风湿疾病，以及以上所述的强直性脊柱炎、胸椎间盘突出症、冠心病心绞痛等。

二、辨证

根据望闻问切四诊合参，综合分析其胸椎病的证候，包括八纲辨证、经络辨证、分期辨证、分型辨证，为胸椎病的中医特异针钩活术治疗打下基础。

1. 八纲辨证 八纲即指阴、阳、表、里、寒、热、虚、实八类证候，其中阴阳又是八纲中的总纲，表、热、实证属阳，里、寒、虚证属阴。

2. 病因病机辨证 本病病位在背部，以背部疼痛为主要症状。相邻部位也受到累及，如乳腺部、心前区、下肢部等。

（1）肝郁气滞型：背部疼痛伴左肋或右肋下疼痛，时轻时重，心烦失眠，胸膈痞闷，脘腹胀痛，嗳腐吞酸，饮食不消，口苦，舌红苔黄，脉弦数。

（2）气血虚弱型：背部隐隐作痛，心悸怔忡，盗汗虚热，大便溏稀或干燥，无力排泄，妇女月经量多色淡或淋漓不止，舌质淡、苔薄白，脉细缓。

（3）肾阳不足型：背部冷痛，缠绵难愈，腰膝脚软无力，下肢麻木，性欲减退。阳痿不举，舌淡体胖，脉沉细无力。

3. 经络辨证 经络内系脏腑，外络肢体，通过经络辨证可以判断疾病发生的经络、脏腑之所在，对指导临床治疗有重要的意义。

胸椎病以背痛为主，主要与督脉、足太阳膀胱经有关，另外，与手阳明大肠经、手太阳小肠经、手少阳三焦经、手太阴肺经、手少阴心经、手厥阴心包经及其他正经有关。

4. 分型辨证

（1）痹证型：背部疼痛僵硬，向两肋部放射，晨僵明显，与天气变化有关，遇冷加重，遇热减轻，舌淡、苔白、脉弦。其他症状及影像学检查符合胸椎病的诊断。

（2）痿证型：气血虚弱，背部隐隐作痛，心悸怔忡，盗汗虚热，下肢痿软无力，小便淋漓或失禁，大便溏稀或干燥，无力排泄，妇女月经量多，色淡或淋漓不止；肾阳不足，背部冷痛，缠绵难愈，腰膝脚软无力，下肢麻木，性欲减退。阳痿不举，二便失常，甚则失禁，舌淡体胖，苔薄白，脉沉细无力。其他症状及影像学检查符合胸椎病的诊断。

（3）肝郁气滞型：背部疼痛伴左肋或右肋下疼痛，时轻时重，与情绪变化有关，心烦失眠，胸膈痞闷，脘腹胀痛，嗳腐吞酸，饮食不消，口苦，舌红苔黄，脉弦数。其他症状及影像学检查符合胸椎病的诊断。

5. 分期辨证 根据胸椎的生理、病理、发病特点，把胸椎病分为发作期、持续期、缓解期、康复期、反复期共五期，这五期的分法有利于临床的诊断，对钩活术的临床治疗具有非常重要的指导意义。

（1）发作期：一般为 1 ～ 3 日，背痛、僵硬、活动受限，逐渐加重，按揉后稍有缓解或不缓解，此期不适宜于按摩，影像学检查符合胸椎病的诊断。

（2）持续期：一般为发病后的 4 ～ 7 日，也有时间更长者，背痛、僵硬、活动受限，持续存在，达到疼痛的最高峰，按揉后稍有缓解或不缓解，此期不适宜于按摩，影像学检查符合胸椎病的诊断。

（3）缓解期：一般发病 7 日后，症状开始缓解，进入缓解期，此期一般为 7 日，也有时间更长者，背痛及相关的各种症状开始慢慢缓解，此期可以轻度按摩，影像学检查与发作期、持续期比较无特异性改变。

（4）康复期：胸椎病一般 14 日进入康复期，极少数患者缓解期比较长，一个月或两个月后进入康复期，疼痛症状基本消失。胸椎病通过各种方法治疗，临床症状大部分消失，残留部分难以消失的僵硬或无力、冷凉、二便失常等症状，可持续数月或数年。

（5）反复期：反复期也就是复发期，即原有症状或轻或重再次出现的时期。反复期内又可分为发作期、持续期、缓解期、康复期。

从发作期到反复期因人的体质、工作环境、生活习惯、营养调配等不同而时间不一，一般情况下通过有效治疗和合理调养，反复性很小，如果预防性措施到位，反复的时间也可能很长或不反复，反复后的症状和发作期、持续期的症状基本类同。

6. 轻重判断 胸椎病的轻重不能从一方面来判断，应从多角度来判断，一般认为功能下降、脊髓受累者较重，反之功能基本正常，脊髓没有明显受累者较轻，总体有轻、中、重度之分。

（1）轻度：年龄小，病程短，初次发病，背部疼痛，僵硬，能够耐受，基本不影响工作，偶有放射于胸胁部，无其他任何兼症，按揉后减轻，或能自愈。

影像学检查：轻度退变，黄韧带无肥厚，棘韧带无退变，关节突无肥大，单椎体发病，椎间盘突出而无钙化，曲度正常，椎体无旋转，椎间孔无变形，椎间隙无变窄，脊髓无受压。

（2）中度：青壮年，或年龄较小，多次发病，病程相对较长（1～2年），初次或再次发病，背部疼痛兼有失眠、脘腹胀痛、心悸、月经淋漓等兼症，二便基本正常，热觉、冷觉、触觉、痛觉及敏感度基本正常，或轻度受累。

影像学检查：有轻、中度椎体退变，黄韧带部分肥厚，关节突略肥大，单椎体或多椎体发病，椎间盘突出或有钙化，椎间孔变小，曲度变化，椎间隙变窄，椎体旋转，椎体压缩，胸椎侧弯畸形，MRI 硬膜外间隙消失，或脊髓轻度受压。

（3）重度：年龄较大，或年龄较小而多次发病，病程长，反复发作，压迫症状明显，功能下降，阳性体征较少，跛行，肌肉萎缩无力，抽搐，冷凉，二便异常，与天气变化有关，昼轻夜重，肌力和张力异常，皮肤敏感度下降或异常，半身不遂，行走困难，重则瘫痪。

影像学检查：中重度退变，黄韧带肥厚，椎间盘突出钙化，椎间孔变小，椎间隙变窄，椎体压缩，胸椎侧弯畸形，骨质疏松，椎管狭窄，脊髓受压，或脊髓退变及变性。

第四节 中医分型钩活术治疗

钩活术利用四位十法治疗胸椎病，根据中医四诊，综合分析胸椎病的病因病机、发病过程，可归纳为痹证型、痿证型、肝郁气滞型共三型胸椎病，根据中医分型的证候特点选用相应的腧穴，运用钩活术的各种手法进行综合治疗。

胸椎部钩活术治疗严格执行有关的角度和钩度，尤其是轻、慢、少为胸椎病的特点，遵照“宁可不及，不能太过”的原则进行治疗。

检查的结果符合胸椎病的诊断，排除禁忌证，综合辨证分析后确定所选腧穴。

1. 选穴原则 根据影像学检查的结果，且与临床症状相符，确定病位，准确选取新（魏氏）夹脊穴。

基本公式：

［胸脊穴］

胸$_1$穴 + 胸$_2$穴 =T_1穴 +T_2穴

胸$_2$穴 + 胸$_3$穴 =T_2穴 +T_3穴

胸$_3$穴 + 胸$_4$穴 =T_3穴 +T_4穴

胸$_4$穴＋胸$_5$穴＝T_4穴＋T_5穴
胸$_5$穴＋胸$_6$穴＝T_5穴＋T_6穴
胸$_6$穴＋胸$_7$穴＝T_6穴＋T_7穴
胸$_7$穴＋胸$_8$穴＝T_7穴＋T_8穴
胸$_8$穴＋胸$_9$穴＝T_8穴＋T_9穴
胸$_9$穴＋胸$_{10}$穴＝T_9穴＋T_{10}穴
胸$_{10}$穴＋胸$_{11}$穴＝T_{10}穴＋T_{11}穴
胸$_{11}$穴＋胸$_{12}$穴＝T_{11}穴＋T_{12}穴
［胸脊撇穴］
胸$_1'$穴＋胸$_2'$穴＝T_1'穴＋T_2'穴
胸$_2'$穴＋胸$_3'$穴＝T_2'穴＋T_3'穴
胸$_3'$穴＋胸$_4'$穴＝T_3'穴＋T_4'穴
胸$_4'$穴＋胸$_5'$穴＝T_4'穴＋T_5'穴
胸$_5'$穴＋胸$_6'$穴＝T_5'穴＋T_6'穴
胸$_6'$穴＋胸$_7'$穴＝T_6'穴＋T_7'穴
胸$_7'$穴＋胸$_8'$穴＝T_7'穴＋T_8'穴
胸$_8'$穴＋胸$_9'$穴＝T_8'穴＋T_9'穴
胸$_9'$穴＋胸$_{10}'$穴＝T_9'穴＋T_{10}'穴
胸$_{10}'$穴＋胸$_{11}'$穴＝T_{10}'穴＋T_{11}'穴
胸$_{11}'$穴＋胸$_{12}'$穴＝T_{11}'穴＋T_{12}'穴

2. 选穴注意 根据影像和临床表现，综合辨证选取相应腧穴组合，二次钩活术应选取对应的撇穴组合。根据临床情况，如需辅以配穴，选 1 ～ 2 穴为宜，也可不选。

3. 选钩原则 根据疾病轻重辨证选择巨类、中类、微类钩鍉针，根据补泻法辨证选择内板、内刃型钩鍉针。

①钩活术所用钩鍉针均为一次性使用钩活术钩鍉针钩针。

②“巨颈胸型”代表巨类颈胸型钩鍉针；下面出现的“中内板 2.5 双或单”代表中类内板 2.5cm 型钩鍉针双软或单软钩法；“补或泻”代表补法或泻法，依此类推。

③胸椎病有虚实之分，根据具体情况，采用平补平泻法，或用补法而使用内刃钩鍉针，或用泻法而使用内板钩鍉针。

4. 钩深（深度） 进入皮肤，深达病灶为之钩治深度，因患者胖瘦差异不同，其深度也不同。

进入深度为 1.00 ～ 1.50cm，垂直深度为 0.82 ～ 1.23cm。

5. 钩角（钩进角） 钩活术操作过程中，钩针与所钩治腧穴表面形成的角度为钩进角度，简称钩进角。胸段，55°。一定要注意安全，防止损伤软组织、脊髓、神经，造成事故。

6. 手法与钩法

手法：新（魏氏）夹脊穴倒八字钩提法。
阿是穴钩提法。

钩法：新（魏氏）夹脊穴浅单软。

阿是穴单软。

7. 钩度 3分为准，严格执行“宁可不及，不可太过”的原则。

一、痹证型胸椎病

胸椎病通过中医病因病机辨证属痹证：外邪侵袭人体，闭阻经络，气血运行不畅所导致的，以胸背部肌肉、筋骨、关节发生酸痛、麻木、重着、屈伸不利，甚或活动严重障碍为主要临床表现。

1. 诊断

（1）症状：背部僵硬不适、沉重、转动不利，尤以后伸时显著，局部疼痛，有放射疼痛，近衣被，遇风、冷、寒、湿加重，与天气变化有关，夜晚加重，白昼减轻，偶有背部压痛感。

（2）舌脉：舌淡，苔薄白或薄黄，脉弦紧。

（3）体征：胸椎活动受限或有脊柱侧弯，病变节段有明显压痛点，多见于棘上与棘旁，或有放射痛，下肢肌力、肌张力尚可，膝腱反射活跃，局部按揉、理疗、热疗、得热缓解。

（4）影像学检查：X线、CT及MRI检查可见相应的结构改变，与症状、体征相符。

（5）排除其他病：综合判断，排除其他原因引起的以上症状。

符合以上5条并排除其他疾病即可确诊为痹证型胸椎病。主要是退变性胸椎病。

诊断要点：在影像学检查结果的支持下，背部疼痛僵硬不适与天气变化有关，遇冷加重，遇热减轻，活动按揉后减轻，固定姿势后加重，甚则被迫体位，弯腰行走，疼痛向胸胁部放射。

2. 鉴别诊断

（1）单纯性痹证：包括顽痹和脊痹，西医的风湿病、风湿热、类风湿、强直性脊柱炎等，以上疾病除了上述症状外，还有各关节的疼痛和变形，各关节功能的受限等等。肩周炎是单侧发病功能受限，各种功能不到位，最重要的上举不能，而痹证型胸椎病上肢受累不明显，一般到肩胛部，与上肢活动无关。

（2）肩胛背部肌筋膜炎：疼痛有固定压痛点，在局部可以找到疼痛的引发区，按压该区可发现结节并有压痛，或条索状物并压痛，可引发患者躲避、惊跳的“跳越征”，局部封闭该点可使疼痛消失，这是与本病的区别所在。

（3）背部扭挫伤：有明确外伤史，病程短，局部无结节，推拿效果较好。

3. 钩活术选穴 痹证型胸椎病要根据痹阻的部位之不同和影像学检查的结果，进行选穴。

主穴：新（魏氏）夹脊穴。

配穴：循经取穴或阿是穴，根据具体情况，取双侧穴或单侧穴，单侧取患侧腧穴。

方义提要：主穴为胸背部新（魏氏）夹脊穴。配穴主要根据病变所在的经络循行部位选穴，旨在疏通经络气血，调和营卫，风寒湿邪无所依附而痹痛遂解。并针对痹证的性质，随症配以不同腧穴，运用各种不同的治疗。如行痹为风胜，取风池、大椎祛风散寒，膈俞、血海活血养血，治风先治血，血行风自灭。寒胜为痛痹，痛痹日久，可致阳气衰惫，取肾俞、关元温阳散寒、理气止痛，大椎振奋阳气、祛散寒邪，风门专攻散风。湿胜为痹，取大椎祛风散寒，膈俞活血以通络，阴陵泉、足三里、脾俞健脾除湿，通络止痛。

4. 钩活术治疗 痹证型胸椎病钩活术治疗应以平补平泻法为主，利用巨、中、微类内板或内刃钩鍉针进行轻、中、重双软或单软常规九步钩活。

5. 病案举例

（1）[建筑着风，风邪为主]

栗某，男，44 岁，石家庄市井陉人。

初诊：2015 年 6 月 9 日

主诉：背部疼痛、沉重 1 年，加重 10 日。

现病史：1 年前因高层建筑施工时上衣单薄，背部受风，而引起背部疼痛、沉重不适，向两胁放射，夜晚加重，遇风后加重，按揉或热敷后减轻，与天气变化有关。10 日前，高空作业工作时遇天气骤变，背部受凉。上述症状发作且活动稍有受限，在家未行治疗，于 2015 年 6 月 9 日来我院就诊。

查体：患者神志清楚，表情痛苦，自主体位，背部 $T_{3、4}$ 棘上压痛、棘旁压痛，向两胁放射。胸椎背伸试验（+），胸椎前屈试验（−），胸椎椎间孔挤压试验（−）。心、肺、腹未见异常，血压 120/80mmHg，舌淡红，苔薄白，脉弦。

辅助检查：血尿常规、心电图检查无异常。

影像检查：X 线（图 3–4–1、图 3–4–2）。

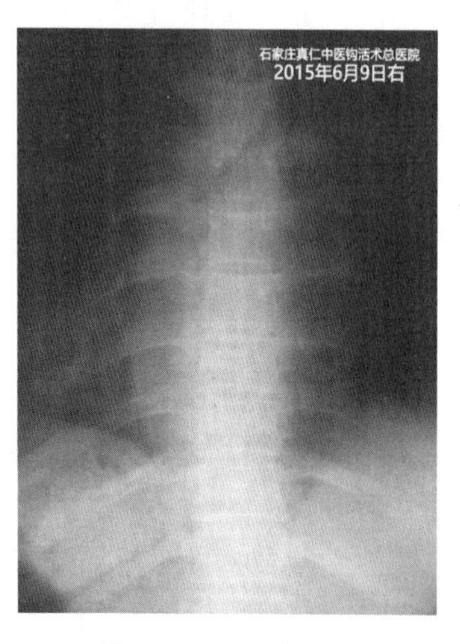

图 3–4–1　X 线正位

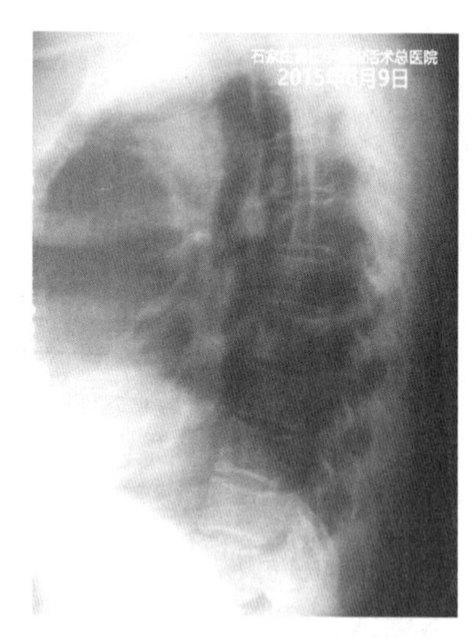

图 3–4–2　X 线侧位

X 线表现：胸椎顺列欠佳，T_5 以上椎体轻度侧旋，棘突右偏，生理曲度存在。各椎间隙不等宽，$T_{1\sim5}$ 椎体边缘唇样变，椎旁软组织未见异常影。

印象：胸椎退行性病变。

诊断：痹证性胸椎病（中医）。

胸椎病（西医）。

分析：建筑工人，受风背痛史，10 日前因高层建筑施工时未穿上衣，当时天气炎热，过时风雨交加，背部受风而引起背痛、背部沉重不适，夜晚加重，并向右胁部放射，遇风后加重，与天气变化有关。

治则：祛风活血，理气止痛。

治法：钩活术疗法。

表 3-4-1　痹证型胸椎病钩活术操作 1

	选穴	钩鍉针	钩法与钩度	手法与钩角
主穴	T_9 穴 +T_{10} 穴	巨类颈胸型	浅单软 3 分	钩提法 55°
配穴	无	无	无	无

按照《中医钩活术技术操作规范》完成钩活术操作。

二诊：2015 年 6 月 16 日

背部疼痛、两胁放射痛消失。

随访：2016 年 6 月 16 日电话随访，背部疼痛、两胁放射痛消失，1 年间无反复。

【按语】此病例系建筑着风所致背部疼痛。患者因高层建筑施工，着衣单薄，风邪乘虚而入，背部筋脉受阻，经络不通，不通则痛，采用新夹脊 T_9 穴 +T_{10} 穴，以平补平泻，直达病灶，使筋脉畅通，故 1 次治愈。此患者在今后的生活中，应避风邪，注意保养，防止复发。

（2）[久居湿地，湿邪为主]

仙某，男，25 岁，河北邯郸人。

初诊：2014 年 5 月 11 日

主诉：背部酸困、疼痛、沉重 6 个月，加重 10 日。

现病史：患者自幼喜爱游泳，半年前吃住于游泳馆两周，每日浸泡于水中 10 小时以上，离开游泳馆后第 2 天，自感背部酸困、沉重、疼痛，向前胸放射，经按摩、针灸、理疗后症状稍有缓解。半年间，每逢阴雨天气，湿气较重而发作，时好时坏。10 日前因淋雨后，背部酸困、疼痛、沉重加重，经热敷、针灸后效果不佳，于 2014 年 5 月 11 日来我院就诊。

查体：患者神志清楚，表情痛苦，自主体位。叩击 $T_{2、3}$ 棘突疼痛向前胸放射，$T_{2、3}$ 棘上压痛、棘旁压痛。胸椎背伸试验（+），胸椎前屈试验（-），胸椎椎间孔挤压试验（-）。心、肺、腹未见异常。血压 120/80mmHg，舌淡红，苔白腻，脉弦濡。

辅助检查：血尿常规、心电图检查无异常。

影像检查：X 线（图 3-4-3、图 3-4-4）。

X 线表现：生理曲度尚可，胸椎轻度右侧旋，各棘突右偏。各椎间隙及椎体未见明显异常。椎旁软组织未见异常影。

印象：胸椎轻度退变（胸椎侧旋）。

诊断：痹证型胸椎病（中医）。

　　　胸椎病（西医）。

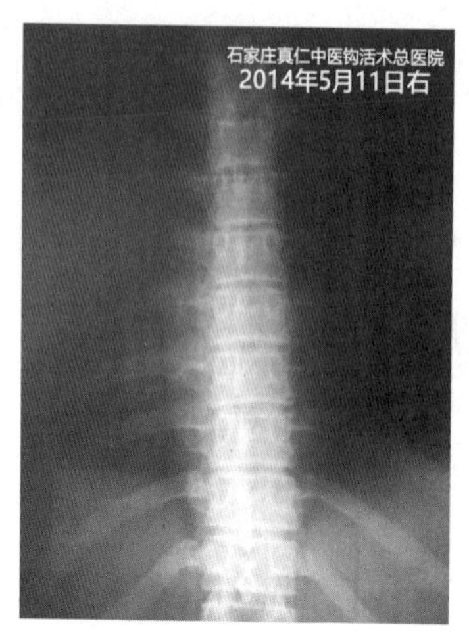

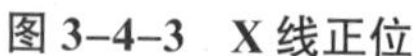
图 3-4-3　X 线正位

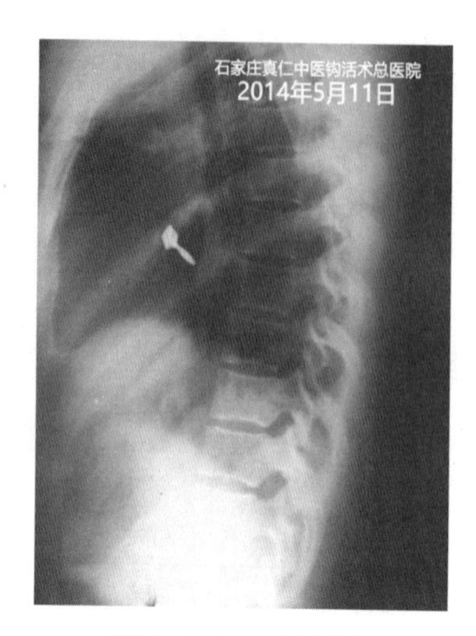

图 3-4-4　X 线侧位

分析：究其病因，5 日前吃住于游泳馆两周，因游泳馆的空气湿度太大，致使湿邪侵犯背部而出现背部酸沉僵硬，因湿邪沉重黏滞而出现自感背部的重物压迫，湿邪侵犯人体缠绵难愈，所以理疗、按摩、针灸、口服药物症状缓解不明显。

治则：祛风除湿，活血通络。

治法：钩活术疗法。

表 3-4-2　痹证型胸椎病钩活术操作 2

	选穴	钩鍉针	钩法与钩度	手法与钩角
主穴	T_{10}穴+T_{11}穴	巨类颈胸型	浅单软 3 分	钩提法 55°
配穴	双风门	微类内板 2.5 型	单软 1 分	钩提法 90°

按照《中医钩活术技术操作规范》完成钩活术操作。

二诊：2014 年 5 月 18 日

背部疼痛、僵硬、沉重稍有好转 50% 左右。

治疗方法如下。

表 3-4-3　痹证型胸椎病钩活术操作 3

	选穴	钩鍉针	钩法与钩度	手法与钩角
主穴	T_{10}'穴+T_{11}'穴	巨类颈胸型	浅单软 3 分	钩提法 55°
配穴	无	无	无	无

按照《中医钩活术技术操作规范》完成钩活术操作。

三诊：2014 年 5 月 25 日

上述症状全部消失，无任何不适。

随访：2015 年 5 月 25 日电话随访，1 年来患者上述症状无反复。

【按语】此病例是以湿邪为主的痹证型胸椎病。由于长时间浸泡水中，湿气过重，又逢淋雨之后而感湿邪，湿邪阻碍气机，经络不通而背部酸困、疼痛、沉重，法当祛湿通络，采用胸椎旁新夹脊取穴 T_{10}+T_{11}+ 局部循经取穴的方式，巨类颈胸型钩鍉针减压、减张、疏通、松解，改善局部瘀阻的环境，直达病所，故 1 次治愈。

因湿邪沉着黏滞，缠绵难愈，所以钩治第 1 次收效甚微，4 日后效果开始出现，又经祛湿活血的神灯理疗，故症状全部消失。湿邪可乘虚而入，一定要增强体质，提高机体免疫力，起居有常，远离湿处，谨防湿气，防止反弹复发。

（3）[感受寒湿，寒邪为主]

郭某，男，31 岁，石家庄市裕华区人。

初诊：2016 年 8 月 8 日

主诉：背部疼痛活动受限 1 日。

现病史：患者身体健壮，冷库工人，冷库内连续工作 12 小时，次日晨起，突感背部疼痛难忍，活动严重受限，用热毛巾局部热敷后，症状稍有好转，过后依旧，发病 6 小时后，于 2016 年 8 月 8 日上午来我院就诊。

查体：患者神清语利，痛苦表情，自动体位，$T_{1、2}$ 椎旁压痛，胸椎背伸试验（+），胸椎前屈试验（–），胸椎椎间孔挤压试验（–）。心、肺、腹未见异常。血压 120/80mmHg，舌淡，苔白，脉弦紧。

辅助检查：血尿常规、心电图检查无异常。

影像检查：X 线（图 3–4–5、图 3–4–6）。

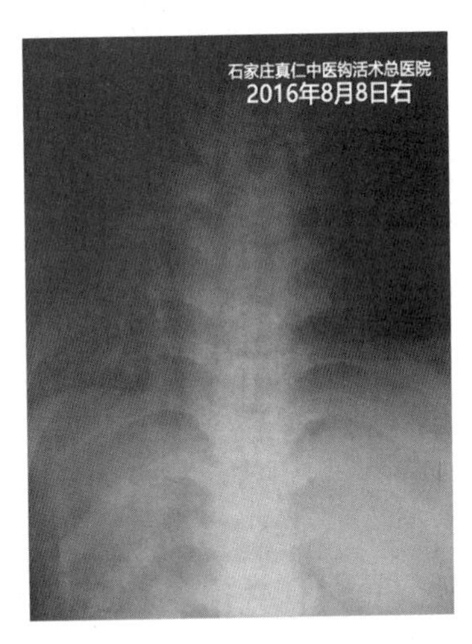

图 3–4–5　X 线正位

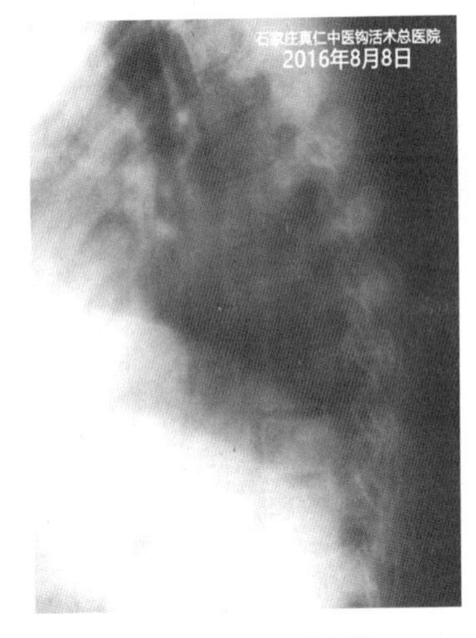

图 3–4–6　X 线侧位

X 线表现：生理曲度尚可，胸椎轻度右凸侧弯，$T_{3\sim5}$ 棘突右偏。各椎间隙未见明显变窄。各椎体骨质未见异常。椎旁软组织未见异常影。

印象：胸椎轻度退变（轻度侧弯）。

诊断：痹证型胸椎病（中医）。

胸椎病（西医）。

分析：患者素体健壮，冷库工作多年，又持续工作 12 小时，受寒过重，背部经络受阻，晨起之时阳气不能迫寒外出，疼痛僵硬症状出现。热敷后仍不能驱寒外出，暂时症状缓解，但由于感寒过深，过时如旧。

治则：散寒解表，活血通络。

治法：钩活术疗法。

表 3-4-4 痹证型胸椎病钩活术操作 4

	选穴	钩鍉针	钩法与钩度	手法与钩角
主穴	T_{11} 穴 +T_{12} 穴	巨类颈胸型	浅单软 3 分	钩提法 55°
配穴	大椎	微类内板 2.5 型	单软 1 分	钩提法 90°

按照《中医钩活术技术操作规范》完成钩活术操作。

二诊：2016 年 8 月 15 日

背部疼痛消失，无不适。

随访：2017 年 8 月 15 日电话随访，钩活术后 1 个月左右因受凉背部略感疼痛，未行治疗而过后自愈。

【按语】此病例系长期工作于寒冷之室，时间短时，正气强而能抗御寒邪，久则正气渐虚，邪气（寒气）盛而侵犯背部经络，寒主收引，阻滞气机，经络不通，收引则活动受限。由于治疗及时而收效很快，后因受凉而稍有反弹，正气盛，不治自愈。因病程短，选用新（魏氏）夹脊穴 T_{11} 穴 +T_{12} 穴直达病所，治疗及时，方法得当，故钩活一次，患者上述症状全部消失。为防止复发，必须严防受风着凉，最好调换工作。

由此病例可以看出，胸椎病及时治疗则见效快，钩活次数少，反弹率低；病久则难愈，见效慢，治疗次数多，反弹率高。所以此类胸椎病应当看作是一个急症，防止邪气入里，损伤正气而难愈，钩活越早越好，发病 24 小时内钩活，为最佳时间。

（4）[年老劳损，体弱为主]

唐某，男，65 岁，河北保定人。

初诊：2016 年 12 月 20 日

主诉：背部酸沉，活动受限 15 日。

现病史：2016 年 12 月 5 日在绘画时气温骤降，自感背部酸沉僵硬、活动受限，经理疗症状稍有缓解，过时依旧，发病后 15 日来我院就诊，患者年迈体弱，有高血压、糖尿病、心脏病病史，有绘画爱好。

查体：患者神志清楚，面色少华，精神欠佳，少气懒言，自主体位，查体合作。$T_{3、4}$ 椎旁压痛，胸椎背伸试验（-），胸椎前屈试验（-），胸椎椎间孔挤压试验（-）。血压 140/80mmHg。心、肺、腹未见异常，舌淡胖，苔薄白，脉细弱。

辅助检查：血尿常规、心电图检查无异常。

影像检查：X 线（图 3-4-7、图 3-4-8）。

X 线表现：胸椎顺列欠佳，T_3 ～ T_6 棘突右偏。各椎间隙未见明显变窄。T_5 ～ T_8 椎体缘唇样骨质增生，前方可见前纵韧带斑点状钙化。周围软组织未见异常。

印象：胸椎退行性变。

诊断：痹证型胸椎病（中医）。

胸椎病（西医）。

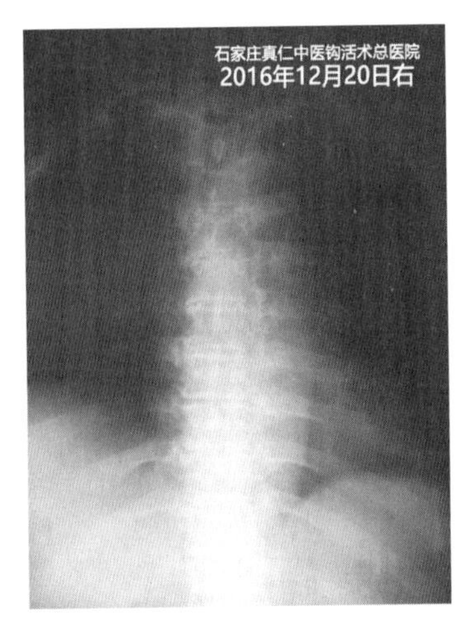

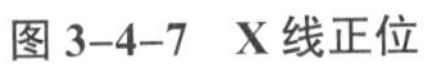
图 3-4-7 X 线正位

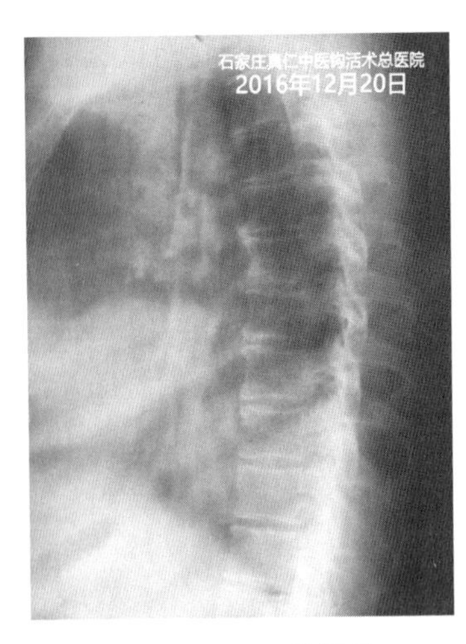

图 3-4-8 X 线侧位

分析：患者年迈体弱，恶风怕凉，弯腰驼背，在 2016 年 12 月 5 日因当时气温骤降，自感背部酸沉、僵硬、活动受限，经理疗症状稍有缓解，过时依旧，平时弯腰驼背，胸椎椎体退变明显，机体免疫力降低，逢遇气温骤降而胸椎病发作，出现背部症状。

治则：补益气血，祛风除湿。

治法：钩活术疗法。

表 3-4-5 痹证型胸椎病钩活术操作 5

	选穴	钩鍉针	钩法与钩度	手法与钩角
主穴	T_9 穴 +T_{10} 穴	巨类颈胸型	浅单软 3 分	钩提法 55°
配穴	双神道	微类内板 2.5 型	单软 1 分	钩提法 90°

按照《中医钩活术技术操作规范》完成钩活术操作。

二诊：2016 年 12 月 27 日

背部酸沉病好转 50% 左右，气色好转，全身较初诊时有力，精神可，饮食二便可。

治疗方法如下。

表 3-4-6 痹证型胸椎病钩活术操作 6

	选穴	钩鍉针	钩法与钩度	手法与钩角
主穴	T_9'穴 +T_{10}'穴	巨类颈胸型	浅单软 3 分	钩提法 55°
配穴	双灵台	微类内板 2.5 型	单软 1 分	钩提法 90°

按照《中医钩活术技术操作规范》完成钩活术操作。

三诊：2017 年 1 月 3 日

背部酸沉基本消失，气色、精神、饮食、二便均佳。

随访：2018年1月3日复诊，背部酸沉消失，1年间病情无反复。

【按语】此病例为年老体弱之身躯，是产生疾病的基础原因，长时间绘画劳损是诱因，体弱劳损给六淫之邪创造了入侵机会，六淫中风寒湿为易感之邪气。患者风、寒、湿三邪乘虚而入，背部筋脉受邪而沉重，气虚而活动受限。取新（魏氏）夹脊穴 T_9 穴 $+T_{10}$ 穴，以补法为主，钩活术治疗2次，祛邪扶正而告愈。此类患者应劳逸结合，起居有常，饮食规律，七情平和。

6. 其他疗法 药物内服法、中药外用法、推拿、针灸、熏蒸疗法、热疗、小针刀疗法、电疗、封闭。

附方：

①寒湿痹

肾着汤［《金匮要略》］化裁：云茯苓24g，生白术24g，薏苡仁24g，桂枝9g，北苍术15g，杜仲12g，桑寄生15g，宣木瓜15g，当归9g，海桐皮12g，防风9g，羌活9g，制川乌3g。

②风寒湿痹

独活寄生汤［《备急千金要方》］化裁：羌活9g，川芎9g，葛根15g，秦艽15g，桑寄生15g，杜仲12g，桂枝9g，细辛3g，防风9g，当归9g，赤芍9g，熟地黄18g，党参9g，茯苓9g，炙甘草6g。

③虚瘀痹证

血府逐瘀汤（《医林改错》）化裁：柴胡9g，枳壳6g，桃仁6g，红花6g，当归9g，赤芍9g，川芎9g，葛根15g，牛膝9g，炙甘草6g，羌活9g，桂枝6g，黄芪15g，白术15g。

二、痿证型胸椎病

通过中医病因病机辨证，隶属中医的痿证：肢体筋脉弛缓，软弱无力，不能随意运动，或伴有肌肉萎缩。

1. 诊断

（1）症状：背部僵硬疼痛，活动受限，或有胸椎病病史，继而出现肢体筋脉弛缓不收，下肢或上肢、一侧或双侧软弱无力，甚则瘫痪，部分患者伴有肌肉萎缩。由于肌肉痿软无力，可有睑废、视歧、声嘶低喑、抬头无力等症状，甚则影响呼吸、吞咽，局部皮温异常，灵敏度下降，各种生理反射下降或消失。与天气变化无关，局部偶有疼痛或不适感，夜晚白昼无明显变化。

（2）舌脉：舌淡，苔薄白，脉沉迟无力。

（3）体征：胸椎活动受限或有脊柱侧弯，病变节段有明显压痛点，多见于棘上与棘旁，或有放射痛，膝腱反射亢进或减弱，肌力、肌张力减小，局部理疗、热疗、得热缓解不明显，局部功能下降，局部皮温偶有下降，肌肉外形异常。

（4）影像学检查：X线、CT及MRI检查可见相应的结构改变与症状、体征相符。

（5）排除其他病：综合判断，排除其他原因引起的以上症状，如周围神经病变、脊髓病变、肌萎缩侧索硬化、周期性麻痹、脑出血后遗症、脑梗后遗症、脑外伤后遗症、脑肿瘤、脑萎缩等。

符合以上 5 条并排除其他疾病即可确诊为痿证型胸椎病。包括现代医学脊髓受累的胸椎病。

诊断要点：在影像学检查结果的支持下，背部沉重疼痛，活动受限，或弯腰驼背，下肢软弱无力、肌肉萎缩，功能下降，或有二便功能异常，与天气变化无关。

2. 鉴别诊断

（1）胸椎结核：本病与胸椎病均可出现背痛、胸痛。本病在背部可见到脓肿，兼有盗汗、低热、结核病史、血沉增快，影像检查可见骨质破坏。

（2）胸椎肿瘤：本病早期疼痛与胸椎病有相似处，但本病疼痛较重且呈持续性加重。CT、MRI 检查有助于鉴别诊断

（3）胸椎骨折：有明显外伤史，局部肿痛，相应的功能障碍，本病摄 X 线片即可确诊。

（4）胸椎管狭窄症：好发于老年人，有由下肢远端向近端发展的下肢麻木无力，当机体状况差时，如劳累、着凉后症状加重，过后又好转，病程常呈波浪式。X 线检查胸椎多有骨质增生，后纵韧带骨化，椎间隙变窄，脊髓造影与 CT 扫描均可见胸椎管前后径狭窄。

3. 钩活术选穴　痿证型胸椎病要根据劳伤的部位之不同和影像学检查的结果，进行选穴。

主穴：新（魏氏）夹脊穴。

配穴：“补其荥”，根据不同的位置，选用不同正经五输“荥穴”。

［阳经五输“荥穴”］

手阳明大肠经　　二间
手少阳三焦经　　液门
手太阳小肠经　　前谷
足阳明胃经　　内庭
足少阳胆经　　侠溪
足太阳膀胱经　　足通谷

［阴经五输“荥穴”］

手太阴肺经　　鱼际
手厥阴心包经　　劳宫
手少阴心经　　少府
足太阴脾经　　大都
足少阴肾经　　然谷
足厥阴肝经　　行间

根据“治痿独取阳明”的法则，配穴中多选用阳明经腧穴

以上配穴根据具体情况，取双侧穴或单侧穴，单侧取患侧腧穴。

方义提要：以新（魏氏）夹脊穴背部腧穴为主穴，配穴“通其俞”以荥穴、阳明

经腧穴为主，局部症状明显的取阿是穴，以俞、荥、局部相结合、标本兼治的综合取穴为原则。

4. 钩活术治疗 痿证型胸椎病钩活术治疗应以补法为主，利用巨、中、微类内板或内刃钩鍉针进行轻、中、重双软或单软常规九步钩活。

5. 病案举例

（1）[寒湿浸淫，弛纵不收]

姚某，男，55 岁，甘肃退休工人。

初诊：2017 年 11 月 25 日

主诉：双下肢无力，进行性肌肉萎缩，踩棉感 10 日。

现病史：该患风湿病 20 年，背部疼痛不适 10 年余，时轻时重，双下肢肌肉逐渐萎缩，近日天气骤冷，背部疼痛冷凉加重，并双下肢无力、麻木，走路不稳，行走时踩棉感，腹部束带感。口服抗风湿药后（药物不详）背部疼痛稍有缓解。于 2017 年 11 月 25 日来我院就诊。

查体：患者自主体位。$T_{8、9}$ 棘上压痛，胸椎背伸试验（+），胸椎前屈试验（+），胸椎椎间孔挤压试验（-）。双下肢肌张力（+++）肌肉萎缩明显，双膝腱反射亢进，双侧巴宾斯基征（+）。心、肺、腹未见异常，血压 130/70mmHg，舌淡，苔白，脉沉濡无力。

辅助检查：血尿常规、心电图检查无异常，RF（+），ASO（+）。

影像学检查：X 线、MRI（图 3-4-9、图 3-4-10、图 3-4-11、图 3-4-12）。

X 线表现：胸椎顺列欠佳，胸椎轻度侧弯，生理曲度尚可。各椎间隙明显变窄。椎体前缘可见唇样变。椎旁软组织未见异常影。

MRI 表现：胸椎顺列欠佳，生理弯曲度尚可，胸 8 ～ 12 相应水平间黄韧带肥厚，硬膜囊受压伴椎管狭窄，余未见明显异常。

影像学诊断：胸椎管狭窄。

胸椎黄韧带肥厚。

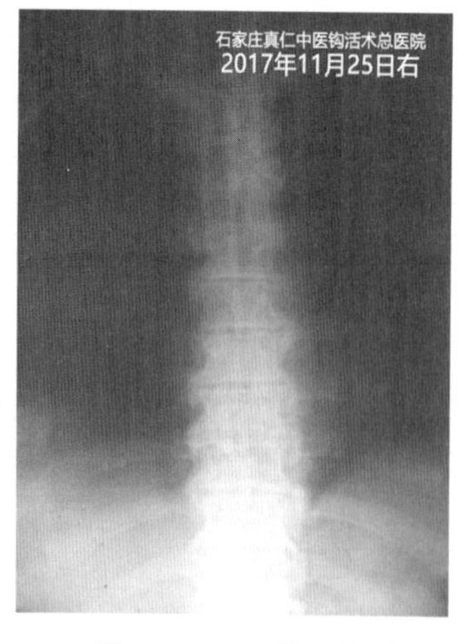

图 3-4-9　X 线正位

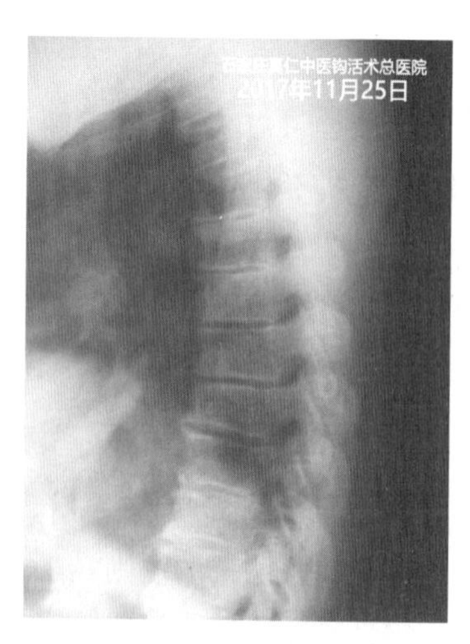

图 3-4-10　X 线侧位

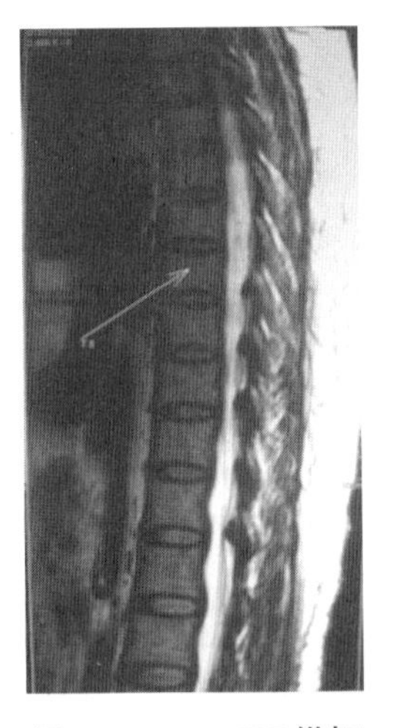

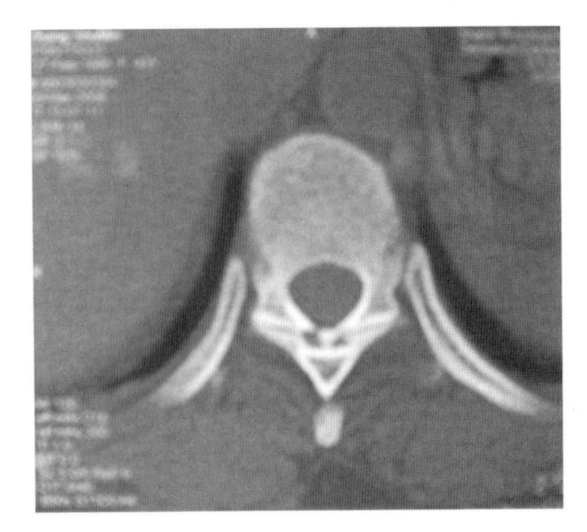

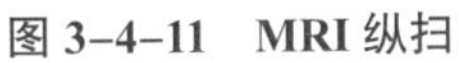

图 3-4-11　MRI 纵扫

图 3-4-12　MRI 冠状像

胸椎退行性改变。

诊断：痿证型胸椎病（中医）。

　　　胸椎病（西医）。

分析：患者风湿之体，正气不足，寒湿浸淫，弛纵不收，双下肢肌肉逐渐萎缩。因近几天天气突然变冷，风湿痹痛症状反弹，相关药物治疗后，疼痛症状缓解，而寒湿之邪侵犯筋骨，筋脉弛纵不收，双下肢肌肉萎缩明显加重，并出现腹部束带感和行走不稳。

治则：祛湿活血，益气治痿。

治法：钩活术疗法。

表 3-4-7　痿证型胸椎病钩活术操作 7

	选穴	钩鍉针	钩法与钩度	手法与钩角
主穴	T_4 穴 +T_5 穴	巨类颈胸型	浅单软 3 分	钩提法 55°
配穴	双环跳 + 双足三里	微类内板 7.5 型	单软 1 分	钩提法 90°

按照《中医钩活术技术操作规范》完成钩活术操作。

二诊：2017 年 12 月 2 日

双足踩棉感好转 30% 左右。

治疗方法如下。

表 3-4-8　痿证型胸椎病钩活术操作 8

	选穴	钩鍉针	钩法与钩度	手法与钩角
主穴	T_4'穴 +T_5'穴	巨类颈胸型	浅单软 3 分	钩提法 55°
配穴	双承扶 + 双殷门	微类内板 2.5 型	单软 1 分	钩提法 90°

按照《中医钩活术技术操作规范》完成钩活术操作。

三诊：2017年12月9日

踩棉感减轻50%左右，背部疼痛明显好转。

治疗方法如下。

表3-4-9　痿证型胸椎病钩活术操作9

	选穴	钩鍉针	钩法与钩度	手法与钩角
主穴	T_3穴+T_2穴	巨类颈胸型	浅单软3分	钩提法55°
配穴	双委中+双承山	微类内板2.5型	单软1分	钩提法90°

按照《中医钩活术技术操作规范》完成钩活术操作。

四诊：2018年1月9日

患者走路的稳定性明显增强，下肢肌力明显好转，踩棉感明显好转。

随访：2019年1月9日电话随访，天气变化时上述症状稍有反弹，过时好转，病情较稳定，肌肉萎缩无发展。

【按语】此病例是以寒湿浸淫为主的痿证型胸椎病。病因与受风着凉有关，风寒湿痹是引发痿证型胸椎病的原因，久痹又反复发作而致痿。采用新（魏氏）夹脊穴根部治疗+循经取穴的取穴方式，直达病所，畅通气机，祛风除湿，散寒通络，因病久，钩活3次方治愈。风寒湿痹此类疾病，易反复发作，久则致痿，气虚则痿，功能下降，钩治3次才有明显疗效。之后，配合补气活血、祛湿通络的中药，巩固疗效，次年随访，未再复发。此痿证再复发的可能性较大，一定注意防范，如有反复，可再行钩活术治疗。

（2）[肝肾阴亏，筋脉失养]

韩某，男，50岁，山东兖州人。

初诊：2016年3月18日

主诉：双下肢无力1年。

现病史：胸椎病10年余，背部疼痛向两胁放射，反复发作，近一年出现双下肢无力伴冷凉，走路不稳，时有打软腿现象，小便频数，有时不能自控。慢性胃炎、冠心病、高血压、前列腺肥大病史。于2016年3月18日来我院就诊。

查体：患者神志清楚，形体消瘦，自主体位，$T_{8、9}$棘间压痛，胸椎背伸试验（+），胸椎前屈试验（+），胸椎椎间孔挤压试验（+）。双下肢肌张力（++++），双膝腱反射亢进，双侧巴宾斯基征（+）。心、肺、腹未见异常，血压160/90mmHg，舌淡红，兼有瘀斑，苔薄黄，脉弦无力。

辅助检查：血尿常规无异常，心电图显示T波低平。

影像学检查：X线、MRI（图3-4-13、图3-4-14、图3-4-15、图3-4-16）。

X线表现：胸椎顺列尚可，棘突中上段右偏，生理曲度尚可。各椎间隙未见变窄。椎体边缘未见增生。椎旁软组织未见异常影。

MRI表现：胸椎顺列好，生理弯曲度存在，胸8～9相应水平间黄韧带肥厚，硬膜囊受压伴椎管狭窄；脊髓圆锥位置及马尾神经未见异常；余未见明显异常。

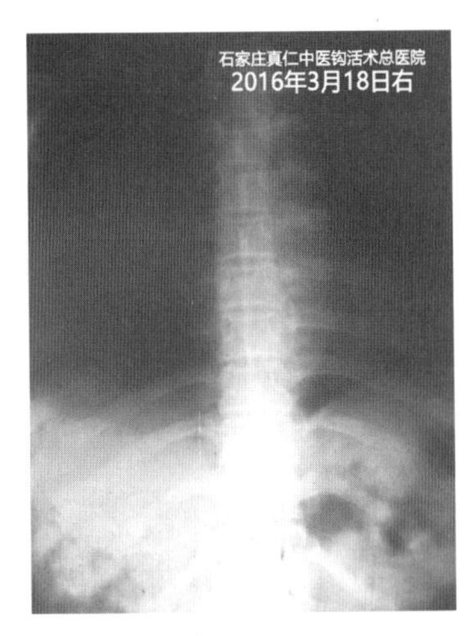

图 3-4-13　X 线正位

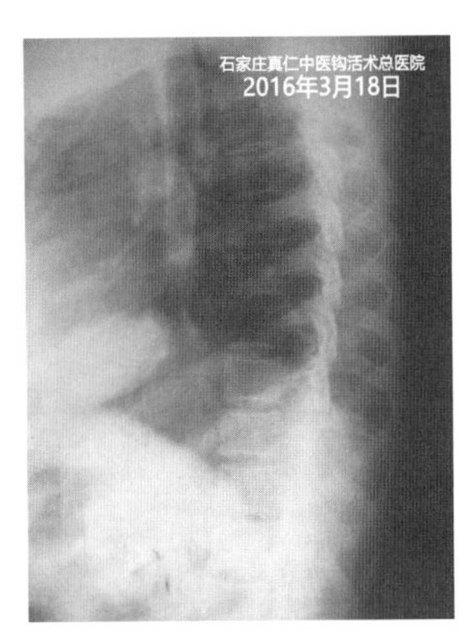

图 3-4-14　X 线侧位

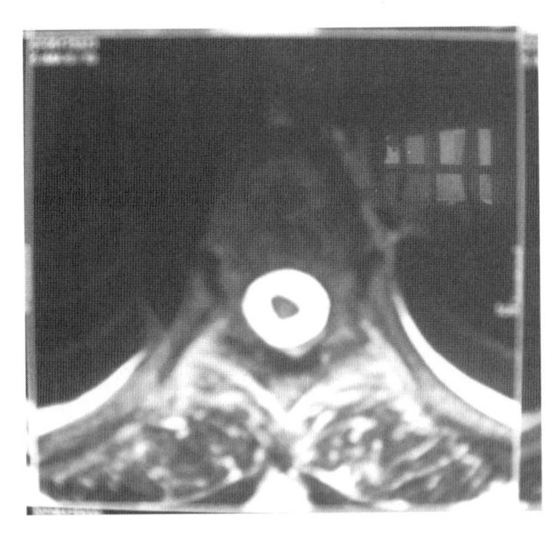

图 3-4-15　MRI 平扫

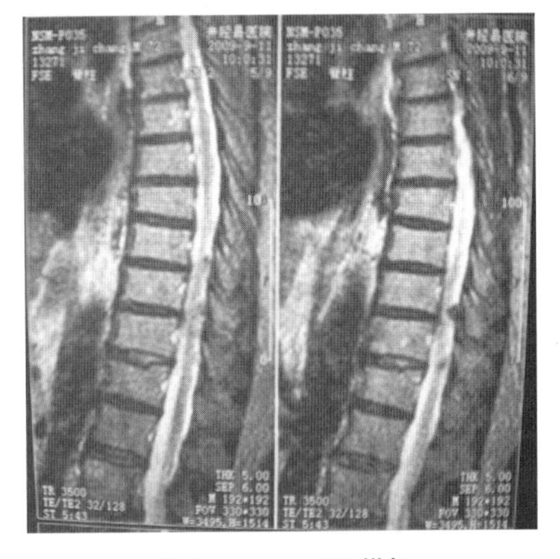

图 3-4-16　MRI 纵扫

影像学诊断：胸椎管狭窄。

胸椎黄韧带肥厚。

胸椎退行性改变。

诊断：痿证型胸椎病（中医）。

　　胸椎病（西医）。

分析：患者胸椎病发作数次，慢性胃炎、冠心病、高血压、前列腺肥大病史，形体消瘦，胸椎病背痛 10 余年，反复发作，逐渐加重，近一年出现走路明显不稳，自感双下肢无力，踩棉感，偶有“打软腿”欲倾倒，扶杖后有安全感，随即出现下肢冷凉，小便频数。肾主骨生髓，通于脑，肾司二便，肝主筋，肝藏血，久病体弱，必然肝肾不足，主骨生髓能力下降，故出现踩棉感和打软腿；小便频数，偶有遗尿，为司二便功能下降；筋脉失养，故双下肢无力，扶杖安全。血虚必然气虚，久则阳虚而下肢冷凉。考虑为胸椎病和前列腺肥大。

治则：滋补肝肾，治痿生肌。

治法：钩活术疗法。

表 3-4-10　痿证型胸椎病钩活术操作 10

	选穴	钩鍉针	钩法与钩度	手法与钩角
主穴	T_4穴+T_5穴	巨类颈胸型	浅单软 3 分	钩提法 55°
配穴	双环跳+双下巨虚	微类内板 7.5 型	单软 1 分	钩提法 90°

按照《中医钩活术技术操作规范》完成钩活术操作。

二诊：2016 年 3 月 25 日

双下肢无力无好转，走路稳定性较前好转，小便频数也稍有好转。

治疗方法如下。

表 3-4-11　痿证型胸椎病钩活术操作 11

	选穴	钩鍉针	钩法与钩度	手法与钩角
主穴	T_4'穴+T_5'穴	巨类颈胸型	浅单软 3 分	钩提法 55°
配穴	双风市+双下巨虚	微类内板 7.5 型	单软 1 分	钩提法 90°

按照《中医钩活术技术操作规范》完成钩活术操作。

三诊：2016 年 4 月 1 日

走路不稳，小便频数等临床症状缓解 30% 左右。

治疗方法如下。

表 3-4-12　痿证型胸椎病钩活术操作 12

	选穴	钩鍉针	钩法与钩度	手法与钩角
主穴	T_3穴+T_4穴	巨类颈胸型	浅单软 3 分	钩提法 55°
配穴	无	无	无	无

按照《中医钩活术技术操作规范》完成钩活术操作。

四诊：2016 年 5 月 1 日

上述症状好转 70% 左右，下肢冷凉消失，生活基本自理，饮食、二便尚可，嘱其适当功能锻炼。

随访：2017 年 5 月 1 日电话随访，患者自述双下肢稍有无力，双下肢肌肉萎缩较前好转。病情较稳定。

【按语】此患者是久病体弱，年龄 50 岁，肝肾阴亏必然存在，加之多病（胃病、高血压、冠心病），肝肾阴亏会日渐加重，形体消瘦。此痿证型胸椎病，反弹率非常高，必然在各方面加以保护，如饮食起居、穿衣戴帽、生活习惯等，如有反复，及时就诊。

（3）[脾胃虚弱，筋脉痿软]

蒋某，女，43 岁，宁夏人。

初诊：2014 年 4 月 18 日

主诉：消瘦无力不欲饮食 20 年，加重 1 年。

现病史：胸椎病多年，反复发作，发作时背部酸沉，胸部压迫感，伴胃脘不适，不欲饮食，平均每日 2 ～ 3 两主食。近日因劳累，上述症状加重而明显消瘦，逐渐弯腰驼背，睡眠、二便尚可。办公室工作，身高 160cm，体重 45kg。慢性胃炎病史 20 年，于 2014 年 4 月 18 日来我院就诊。

查体：T_{10}、T_{11} 棘上压痛，胸椎背伸试验（+），胸椎前屈试验（-），胸椎椎间孔挤压试验（-）。双下肢肌张力（++），双膝腱反射活跃。心、肺、腹未见异常。血压 100/60mmHg。舌淡，苔薄白，脉沉细无力。

辅助检查：血尿常规、心电图检查无异常。

影像学检查：X 线、MRI（图 3-4-17、图 3-4-18、图 3-4-19、图 3-4-20、图 3-4-21）。

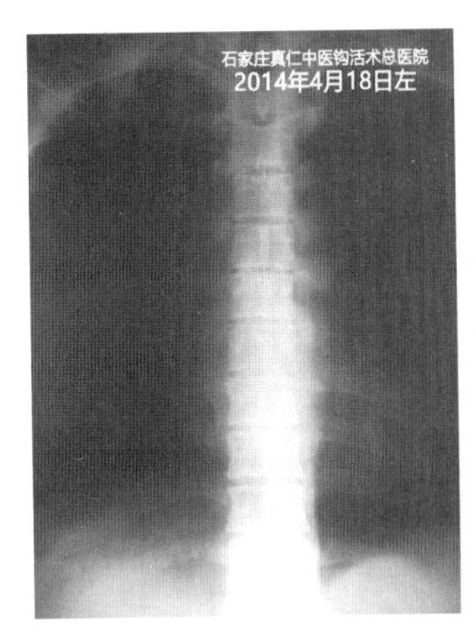

图 3-4-17　X 线正位

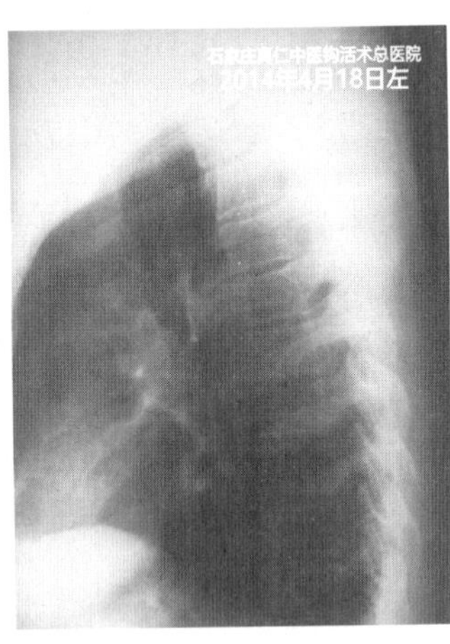

图 3-4-18　X 线侧位

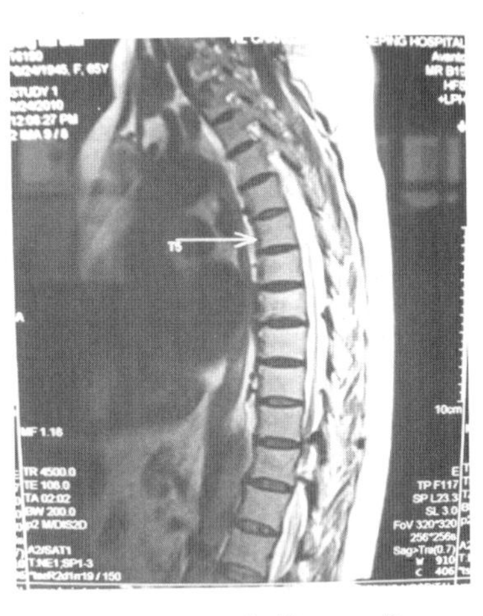

图 3-4-19　矢状 MRI 像

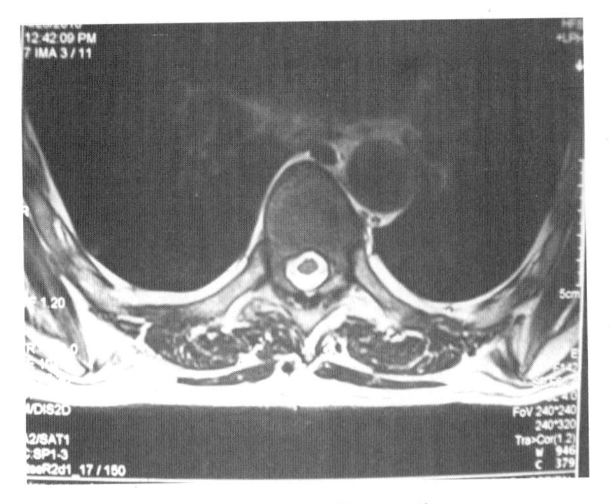

图 3-4-20　冠状 MRI 像

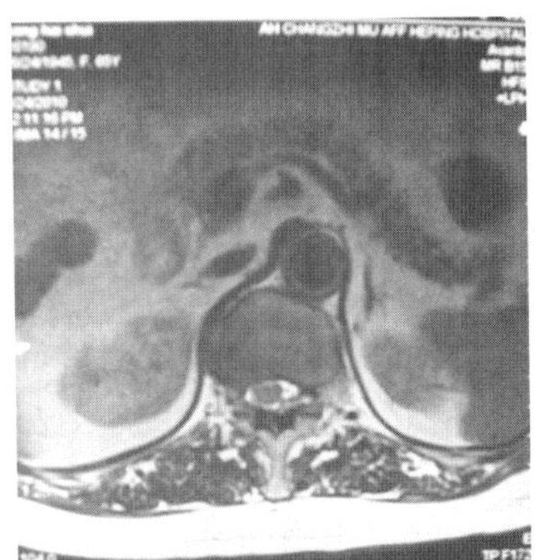

图 3-4-21　冠状 MRI 像

X线表现：胸椎顺列尚整齐，生理曲度尚可。各椎间隙未见变窄。椎旁软组织未见异常影。

MRI表现：胸椎顺列好，生理弯曲度存在。胸8～9、胸10～11相应水平间黄韧带肥厚，硬膜囊受压伴椎管狭窄，以胸10～11为著：脊髓圆锥位置及马尾神经未见异常。余未见明显异常。

印象：胸椎管狭窄。

胸椎黄韧带肥厚。

胸椎退行性改变。

诊断：痿症型胸椎病（中医）。

胸椎病（西医）。

分析：患者少食消瘦，疲乏无力，是脾阳不足之征，工作环境原因而胸椎病多年，脾虚及胃，则时常胃脘不适，不欲饮食，平均每日2～3两主食。因工作量过大为诱因，近一年胸椎病发作频繁，背部沉重不适，继之则胃脘不适加重，不欲饮食，近日明显消瘦，逐渐弯腰驼背，脾虚纳差，全身无力，逐渐筋脉失养而痿软。

治则：健脾和胃治痿，益气活血理筋。

治法：钩活术疗法。

表3-4-13　痿证型胸椎病钩活术操作13

	选穴	钩鍉针	钩法与钩度	手法与钩角
主穴	T_2穴+T_3穴	巨类颈胸型	浅单软3分	钩提法55°
配穴	双上脘+双足三里	微类内刃4.5型	单软1分	钩提法90°

按照《中医钩活术技术操作规范》完成钩活术操作。

二诊：2014年4月25日

背部压迫感明显减轻，胃部症状好转，食欲增加。

治疗方法如下。

表3-4-14　痿证型胸椎病钩活术操作14

	选穴	钩鍉针	钩法与钩度	手法与钩角
主穴	T_2'穴+T_3'穴	巨类颈胸型	浅单软3分	钩提法55°
配穴	中脘+双太乙	微类内刃2.5型	单软1分	钩提法90°

按照《中医钩活术技术操作规范》完成钩活术操作。

三诊：2014年5月2日

所有症状基本消失，饮食、二便正常，体重47kg（增加2kg）。

随访：2015年5月2日电话随访，1年来患者上述症状无反复。

【按语】此病例的特点是胸椎病发作而不欲饮食加重，由于工作的特殊性（会计），胸椎病多年，引发胃脘胀满，不欲饮食，是一个典型交感神经受累的胸椎病，由于病程长，反复发作而气血双亏，脾胃虚弱，筋脉必然失养而致萎。病根于胸椎病所致脾胃虚弱，病表在胃，必然钩活胸椎而奏效，因病程长，钩活二次而症状消失。由于工作原因，此病易复发，一定注意保健，或更换工作，要经常做颈保健操，调理饮食，预防反复。

6. 其他疗法 药物内服法、中药外用法、推拿、针灸、熏蒸疗法、小针刀疗法、电疗、封闭。

附方：

①肝肾阴虚

左归丸［《景岳全书》］加减：熟地黄 20g，山药 20g，山萸肉 10g，菟丝子 30g，枸杞子 10g，川牛膝 20g，鹿角胶 15g，黄芪 15g，白术 15g，甘草 5g，狗脊 15g。

②气血不足

归脾汤［《济生方》］加减：人参 10g，黄芪 20g，白术 20g，当归 10g，茯神 20g，远志 10g，炙甘草 10g，木香 3g，熟地黄 10g，鹿角霜 15g，川芎 10g，当归 10g。

③气虚血瘀

补阳还五汤［《医林改错》］加减：黄芪 30g，当归尾 10g，地龙 10g，赤芍 15g，川芎 15g，桃仁 10g，红花 10g，当归 10g，鸡血藤 20g，伸筋草 15g，透骨草 15g，苏木 15g。

三、肝郁气滞型胸椎病

胸椎病的发生，通过中医病因病机辨证，隶属中医肝郁气滞的范围，是由于肝郁气滞而引起的背痛，向两胁部放射，与情绪变化有关，情绪稳定则症状缓解，情绪不稳则旧病复发或症状加重，为肝郁气滞型胸椎病。

1. 诊断

（1）症状：背部、胁痛、肩胛间的疼痛或兼有放射痛，常呈钝痛、酸痛或灼痛，胸部有重压感，昼轻夜重，情绪激动或恼怒后加重，常影响睡眠，或下肢麻木无力，性功能障碍，或伴心前区疼痛，心率加快，腹痛、胃肠蠕动无力或亢进，胸椎病史多年。

（2）舌脉：舌淡，苔薄黄，脉弦紧。

（3）体征：胸椎活动受限，以后伸为重，叩击患椎可出现神经放射痛，或病变节段支配的皮肤感觉过敏及浅表触痛，下肢腱反射亢进或减弱，肌力、肌张力异常变化，病理征可阳性，心脏听诊无异常。

（4）相关检查：冠脉造影未见异常，心电图正常。胸部 X 线片摄片、颅脑 CT、胸椎 MRI 等检查有助于鉴别诊断。

（5）影像学检查：X 线、CT 及 MRI 检查可见相应的结构改变与症状、体征相符。

（6）排除其他病：综合判断排除其他原因引起的以上症状，如周围神经病变、脊髓病变、脊髓肿瘤、肌萎缩侧索硬化、心绞痛、急腹症等。

符合以上 6 条并排除其他疾病即可确诊为肝郁气滞型胸椎病。

包括现代医学的神经根受累的胸椎病。

诊断要点：在影像学检查结果的支持下，胸椎病史多年，背部压沉感，背痛、胁痛或兼有放射痛，活动受限，偶有心前区不适，或下肢麻木无力，与情绪变化有关。

2. 鉴别诊断

（1）心脏病：胸闷憋气有压榨感，心痛彻背，背痛彻心，患者有欲窒息和欲死感。救心丸和硝酸甘油舌下含服症状缓解，心电图有 S-T 段的变化，一般年龄较大，符合冠心病的诊断。肝郁气滞型胸椎病，症状相对较轻，与年龄大小无关，与胸椎病有关。

（2）胃肠疾病：胃肠疾病反射性背痛时易于混淆，但胃肠疾病多伴有腹胀，疼痛与饮食有关，胃肠道检查可鉴别。

（3）肺部疾病：肺部疾病也可有胸痛、背痛，肺部疾病多伴有咳嗽，疼痛与呼吸、咳嗽有关，摄 X 线片或 CT、MRI 检查可鉴别。

（4）胸带状疱疹痛：带状疱疹早期或无疱疹型可有肋间神经痛、背痛，但带状疱疹肋间神经痛伴有烧灼感，X 线片无异常。

（5）肋间神经痛：肋间神经痛是背支神经的疼痛，与胸椎的退变和背支神经的感染有关，是以疼痛为主，稍有憋闷现象，按揉背部相关腧穴，症状有所缓解，无冠心病、胸椎病病史，有发作史和发病诱因。

（6）胸椎间盘突出症：二者都有胸背痛、肋间神经痛，其鉴别要点如下。

①胸椎间盘突出症一旦发生后，多伴有双下肢的疼痛和感觉的改变，以及内脏功能的紊乱，下肢肌张力增高，病理反射明显，甚至小便困难，深感觉消失。而肝郁气滞型胸椎病在发生初期只有背部的疼痛、不适。

②影像学检查可以明确胸椎病变的形态特点和病理变化，胸椎间盘突出症在断层下可以明确椎间盘的突出，以资鉴别。

3. 钩活术选穴 肝郁气滞型胸椎病要根据影像学检查的结果进行选穴。

主穴：新（魏氏）夹脊穴。

配穴：循经取穴或阿是穴，根据具体情况，取双侧穴或单侧穴，单侧取患侧腧穴。

方义提要：主穴为背部新（魏氏）夹脊穴。配穴多选用肝经腧穴（阳陵泉、神门、行间）和疏肝解郁腧穴（太冲、膝关）。

4. 钩活术治疗 肝郁气滞型胸椎病的钩活术治疗应以补法为主，利用巨、中、微类内板或内刃钩鍉针进行轻、中、重双软或单软常规九步钩活。

5. 病案举例

（1）[肝郁气滞，背胁疼痛]

程某，女，51 岁，河北定州人。

初诊：2015 年 5 月 9 日

主诉：背痛 10 余年，加重 1 个月。

现病史：背胁疼痛 10 年余，近两年发作频繁，每遇情绪变化而发作；1 个月前因家庭琐事而情绪波动，背痛加重，向两胁放射，伴心前区疼痛，经各种方法治疗，症状不见缓解。更年期、高血压、动脉硬化病史 3 年，于 2015 年 5 月 9 日前来就诊。

查体：$T_{5、6、7}$ 棘上、椎旁压痛，胸椎背伸试验（+），胸椎前屈试验（+），胸椎椎间孔挤压试验（+）。双下肢肌张力（++），双膝腱反射活跃。心、肺、腹未见异常，血压 150/90mmHg，舌淡红，苔薄黄，脉弦紧。

辅助检查：血尿常规无异常，心电图检查无异常。

影像学检查：X 线（图 3-4-22、图 3-4-23）。

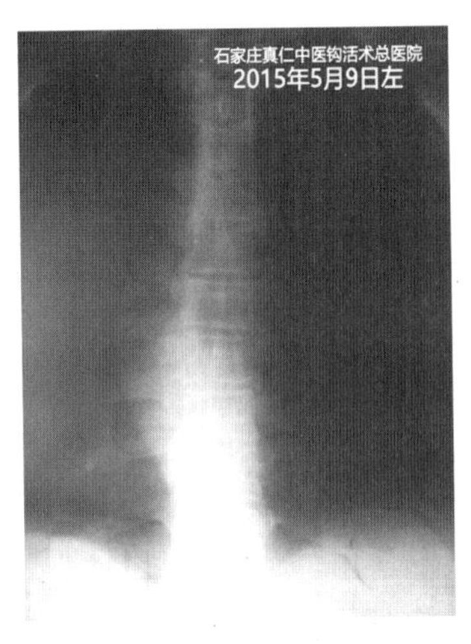

图 3-4-22　X 线正位

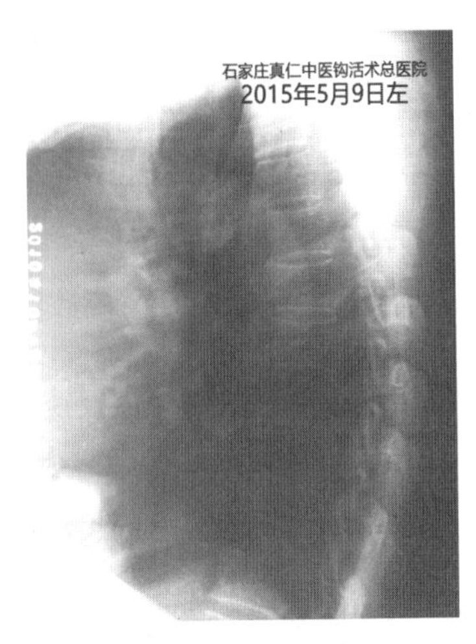

图 3-4-23　X 线侧位

X 线表现：胸椎顺列尚整齐，生理曲度存在，各椎间隙未见变窄，椎体边缘轻度唇样变，$C_{5、6、7}$ 椎体左侧条索状高密度影。

印象：胸椎退行性病变。

诊断：肝郁气滞型胸椎病（中医）。

胸椎病（西医）。

分析：患者年龄 51 岁，女性，有更年期、高血压、动脉硬化，背胁疼痛多年，近两年发作频繁，每遇情绪变化而发作，符合肝郁气滞而引发的背胁疼痛的发病过程，7 日前因女儿丢失手机而情绪波动，背痛、放射于两胁。

治则：疏肝解郁，理气止痛。

治法：钩活术疗法。

表 3-4-15　肝郁气滞型胸椎病钩活术操作 1

	选穴	钩鍉针	钩法与钩度	手法与钩角
主穴	T_6 穴 +T_7 穴	巨类颈胸型	浅单软 3 分	钩提法 55°
配穴	双肝俞 + 双心俞	微类内板 2.5 型	单软 1 分	钩提法 90°

按照《中医钩活术技术操作规范》完成钩活术操作。

二诊：2015 年 5 月 16 日

上述症状基本消失，心情舒畅，饮食、二便佳。

随访：2016 年 5 月 16 日电话随访，患者全身情况良好，无任何不适。

【按语】此患者更年期，因情绪变化而发病，符合肝郁气滞型胸椎病的诊断。根据影像学检查的结果，采用 T_6 穴 +T_7 穴直达病所，辅助肝俞、心俞调理肝气 1 次治愈。

日久注意情绪变化，血压、血脂的变化，预防胸椎病和脑梗死。

（2）［肝阳上亢，脾气虚弱］

高某，女，43岁，保定阜平人。

初诊：2017年5月18日

主诉：背痛、腹痛5年余，加重1个月。

现病史：背部隐痛向腹部放射5年余，常于情绪激动而发作，时轻时重，近1个月因劳累和家庭琐事背痛加重，向腹部带状放射伴胸背活动不便，经按摩、口服药物治疗，疗效不佳，经人介绍于2017年5月18日来我院求治。

查体：$T_{10、11}$ 棘上压痛、棘旁压痛并向腹部放射，胸椎背伸试验（+），胸椎前屈试验（+），胸椎椎间孔挤压试验（-）。双下肢肌张力（++），双膝腱反射活跃。心、肺、腹未见异常，血压120/80mmHg，舌淡，苔薄白，脉弦紧。

辅助检查：血尿常规无异常，心电图检查无异常。

影像学检查：X线（图3-4-24、图3-4-25）。

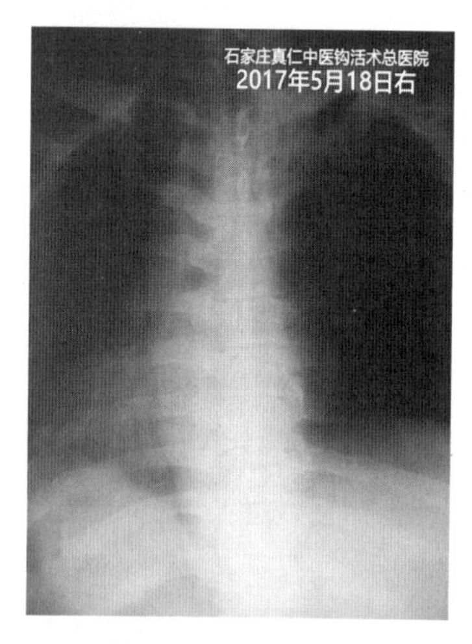

图3-4-24　X线正位

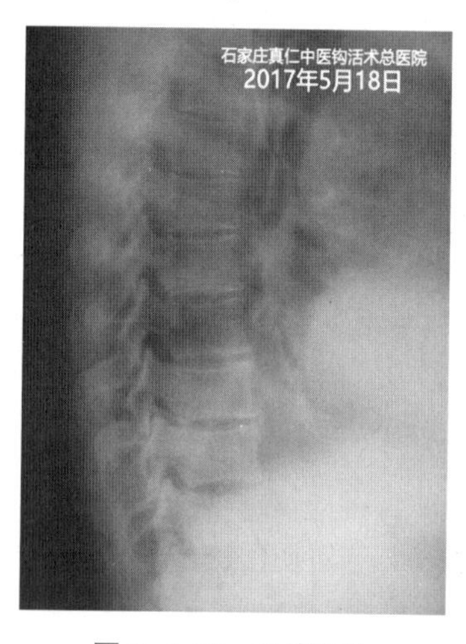

图3-4-25　X线侧位

X线表现：胸椎轻度左侧旋，棘突右偏。生理曲度略直，各椎间隙未见明显变窄，椎体缘唇样骨质增生，$T_{9\sim10}$ 间隙前方可见前纵韧带钙化。椎旁软组织未见异常。

印象：胸椎退行性变。

诊断：肝郁气滞型胸椎病（中医）。

　　　胸椎病（西医）。

分析：因劳累和家庭琐事而背痛，并向腹部带状放射，腹部带状放射是肝经循行路线，符合肝郁气滞的诊断。又患者有背痛病史5年，长因情绪变化间断发作，又是肝郁气滞型胸椎病的佐证。

治则：泻肝补脾，理气止痛。

治法：钩活术疗法。

表 3–4–16　肝郁气滞型胸椎病钩活术操作 2

	选穴	钩鍉针	钩法与钩度	手法与钩角
主穴	T_6 穴 +T_7 穴	巨类颈胸型	浅单软 3 分	钩提法 55°
配穴	双三焦俞 + 双足三里	微类内板 4.5 型	单软 1 分	钩提法 90°

按照《中医钩活术技术操作规范》完成钩活术操作。

二诊：2017 年 5 月 25 日

上述症状缓解 30%左右。

治疗方法如下。

表 3–4–17　肝郁气滞型胸椎病钩活术操作 3

	选穴	钩鍉针	钩法与钩度	手法与钩角
主穴	T_3'穴 +T_4'穴	巨类颈胸型	浅单软 3 分	钩提法 55°
配穴	双丰隆	微类内板 4.5 型	单软 1 分	钩提法 90°

按照《中医钩活术技术操作规范》完成钩活术操作。

三诊：2017 年 6 月 1 日

背痛、腹痛好转 80%左右，嘱其 1 个月后复诊。

四诊：2017 年 7 月 1 日

患者饮食佳，夜寐安，身体无不适。

随访：2018 年 7 月 1 日电话随访，上述症状未见反复。1 年间，因家事生气，偶发一次背部不适，未经治疗，历时短暂而症状消失。

【按语】此患者有胸椎病发作史，因劳累情绪变化而发病，符合肝郁气滞型胸椎病的诊断。根据影像学检查的结果，采用 T_6 穴 +T_7 穴直达病所，辅助三焦俞、足三里、丰隆调理肝气，2 次治愈。日久注意情绪变化，劳逸结合，预防胸椎病反复。

6. 其他疗法　药物内服法、中药外用法、推拿、针灸、小针刀疗法、电疗、封闭。

附方：

①肝胃不和

越鞠丸合金铃子散加味［《丹溪心法》《太平圣惠方》］：柴胡 24g，枳壳 12g，陈皮 9g，栀子 9g，苍术 9g，香附 9g，川芎 9g，神曲 12g，金铃子 12g，延胡索 10g。

②肝郁气滞

柴胡疏肝散加减［《景岳全书》］：柴胡 12g，郁金 12g，白芍 15g，枳实 10g，葛根 15g，羌活 10g，鸡血藤 15g，三棱 10g，莪术 10g，甘草 6g，川芎 15g，当归 10g，陈皮 10g，香附 10g。

第五节　康复与预防

胸椎病的康复是一个漫长的过程，在此过程中，中医中药可大显身手，同时必须配合功能锻炼和康复训练。预防为主，一旦发现患者胸椎出现退行性变或出现胸椎畸形征象时，应予高度重视，立即采取有效措施，积极治疗，预防本病的发生。

一、康复

根据中医学的理论，本病发生的基本原因是先天不足，加之后天失养，包括姿势、体位、劳损等所致。因此对于本病的康复治疗，主要方法是中药内治法，以补益肝肾、强筋壮骨为原则。这一点是非常重要的。若没有或不能有效治疗肝肾不足，即使是在一定时间内利用钩活术和纠正姿势等方法治愈了胸椎病，但因肝肾不足，筋骨未坚，在一定的条件下，仍然会反弹或复发。康复时期可酌用参考方：炙黄芪、川杜仲、金毛狗脊、川续断、伸筋草、鸡血藤、葛根、当归、桑寄生。若有风寒湿邪未尽者，可酌加防风、威灵仙、防己、制川乌、苍术等；若久病有邪伏络脉，可酌加全蝎、地龙等；若久病气血不足者，可酌加党参、白术、茯苓等。

对于青少年来说，姿势不良是青少年发生本病的一个重要原因或诱因，所以在健康治疗期间以及治疗后，教育、指导和监督青少年患者彻底纠正不良姿势是重要的一环。

在康复治疗期间，绝对禁止患者负重，并避免劳累，减轻和缓解脊柱的应力，以协助胸椎病的康复，亦应坚持睡硬板床，应枕一个符合生理曲度的枕头。

功能锻炼和康复训练：这两者是不同的，锻炼不要求强度，可以不规范、不严格；而训练首先是规范，其次是严格，且要持之以恒。

二、预防

1. 未病先防　合理膳食营养，保持科学的坐姿、睡姿、站姿，防止劳损，劳逸结合，科学锻炼，加强腰背肌的防御功能。

2. 既病防变　如果发现有胸椎病的迹象，应让患者注意休息，避免背部的疲劳，尤其是负重劳作的人应立即停止负重工作。减少胸椎的用力，在医生的指导下，防止疾病加重。适量、科学的运动是必要的，可以保证全身的气血畅通，强壮筋骨，并缓解肌肉、筋骨的疲劳。同时，通过对腰背肌群的锻炼可以加强对胸椎的保护功能，避免病情的进一步加重。

第四章　颈胸椎间盘突出症

颈胸椎间盘突出症和腰椎间盘突出症一样，主要是由于脊柱的退行性变所引起的一类疾病。颈胸椎间盘突出症是由于颈胸椎间盘退变老化或受外力影响，盘内的髓核移位，纤维环破裂，压迫了周围的神经、脊髓而产生了相应的神经症状和脊髓受压的症状，如颈痛、背痛、胁痛、上下肢功能受限，大小便功能障碍等。

胸椎间盘突出症临床上较腰椎间盘突出症和颈椎间盘突出症出现的少，这与胸椎的解剖特点、活动少和受力小有关。但胸椎间盘突出症所造成的病理损害有时比较严重，甚至可能造成截瘫。这与胸椎管的特殊结构有关。

颈胸椎间盘突出症与颈椎病、胸椎病的临床症状和体征有相同之处，本章重点介绍急性颈胸椎间盘突出症引起的脊髓和神经根受压的内容。

颈胸椎间盘突出症在中医学中没有专门论述，根据颈胸椎间盘突出症临床表现的特点，本病可当属于中医学“颈背痛”“颈痛”“背痛”“胸胁痛”“脊背痛”的范畴。

第一节　病因病机

颈胸椎间盘的退行性变和腰椎间盘一样是一种生理性退变。因此，椎间盘的病变，表现为与年龄有关的临床特点。颈胸椎间盘突出症多发生在40岁以上人群，这与中医学认为人体发育在成年之后，肾气随着年龄而逐渐发生生理性衰退的认识相吻合。《素问·上古天真论》论述了人体成长、发育过程中肾气与年龄的关系，指出：40岁是人体生命中一个关键性的转折点，由于“肾气衰”，出现“发堕齿槁”的生理性退变，齿为骨之余，齿的退变是骨（包括椎间盘）退变发展到一定程度的标志。所以《素问·至真要大论》云：“腰脊头项痛，……病本于肾。”说明脊柱的病变其本在肾，也即是说，肾气的虚衰是脊柱病变的基本原因和内在依据，脊柱的病变是在肾气虚衰、脊柱退行性变的基础上，在内、外致病因素的影响下，加剧了其退变和损伤而发生的。颈胸椎间盘突出症和腰椎间盘突出症的病因病机基本相同，只是退变部位有所区别。

一、肾精虚损，筋骨失养

1. 先天不足　先天不足，肾气本虚，筋骨失于正常精血的濡养，骨髓不充，故发育不良或先天异常。如颈胸椎管先天性发育性狭窄、先天性椎体融合、棘突畸形等，尤其是发育性颈胸椎管狭窄的患者，当椎间盘开始发生退变，椎体失稳，或出现轻度的膨出、突出，则极易产生对脊髓、神经根的压迫、刺激而出现症状。此外，某些遗传因素亦可能是造成本病的原因之一。

2. 久病气血亏损 骨髓一方面由肾之精气濡养，亦受后天气血的充养。由于后天的各种疾病，失治、误治，或久病以后，气血亏虚，肾精与骨髓失去了后天气血的充养和培育，从而加剧了颈胸椎间盘及椎体、韧带的退变过程，致发本病。

3. 久病及肾 久病五脏阴阳失调，元气耗伤，致使肾气渐损，肾中内藏真阴真阳，真阴虚损则骨髓失于濡养而退变，真阳虚损则骨髓失于温煦而功能渐衰，皆可加剧颈胸椎间盘的退变而致发本病。

4. 劳伤 《景岳全书·虚损》指出“不知自量，而劳从勉强，则一应妄作妄为，皆能致损。”古人有“五老”“六极之说，其中“筋极”“骨极”“精极”皆属“肾劳”。造成肾劳的原因，一是劳力所致，所谓“久立伤骨”“久行伤筋”是也；二是房劳，所谓“色欲过度”是也，房劳耗损肾精，骨髓失养，使脊椎的退变加快、加重而导致颈胸椎间盘突出症的发生。

二、肝肾亏损，筋脉失养

肝肾之间关系密切，有“肝肾同源”“乙癸同源”之说。肝藏血，肾藏精，精血互生互化。肾精亏损，可导致肝血不足；肝血不足，又进一步导致肾精失充。肝主筋，肾主骨，肝肾精血不足，筋骨失养，故发为本病。这类病机一般多先有肾精不足，而后导致肝血不足，以及后期的肝肾同亏。但不可忽略肝肾之间的相互影响。这一影响表现在筋失所养对骨的影响。脊柱周围软组织的慢性劳伤，可造成脊柱动力平衡的失调，动力平衡的失调不仅会加速脊柱的退变，使原本存在的静力平衡失调进一步恶化，而且在脊柱退变到一定程度时，可因软组织保护能力的下降，动力平衡的不稳定，进而导致椎间盘的突出。

三、跌仆闪挫，气血瘀滞

跌仆外伤，或颈背部用力不当或强力负重，损伤筋骨，经脉气血瘀滞，留于颈背部而发为疼痛。

外伤是引起颈胸椎间盘突出症的重要因素。一般颈胸椎部位的外伤造成椎体周围肌肉、韧带的损伤，使颈胸椎动力平衡失稳，为以后颈胸椎间盘突出症的发生留下了隐患。之所以造成颈胸椎间盘突出症，是因为原始病变所在的椎间盘已存在着严重退变，一般此时髓核已突入内层纤维环，外伤是使髓核进一步突出到外面，压迫由神经支配的纤维而引起疼痛。因此外伤只是诱因，尤其是急性病发作的诱因，而肾气亏损才是本病发生的内在依据。

四、寒湿内侵，遏阻经脉

由于居处潮湿、涉水冒雨、气候剧变、冷热交错等原因，致使风寒湿邪乘虚侵袭人体，行于经络，留于颈胸椎关节，气血痹阻，不仅颈背部经脉、肌肉受累而发生痹痛，同时气血痹阻一方面加剧了颈胸椎的退变，一方面进一步影响了颈胸椎的稳定平衡而诱发本病。

由于感受风寒湿邪偏盛之不同，临床表现也有所差异。风气胜者，以风性善行数变，故疼痛游走不定而成行痹；寒气胜者，使气血凝滞不通、疼痛剧烈而发为痛痹；湿气胜者，因湿性黏滞重着，故使肌肉、关节麻木、重着而成着痹。其中尤以寒湿之邪最为多见。寒为阴邪，易伤阳气，阳气不足，温煦无力，则出现阳气衰退的寒证。肾阳乃人身之太阳，阳气大伤，必伤及于肾，而发为本病。故《素问·至真要大论》云“诸寒收引，皆属于肾”，指出本病的基本病机。

第二节　西医学病因病理与诊断

一、病因病理

颈椎间盘突出症是由于颈部突然无防备的过度活动或椎间盘发生退变，而引起颈部椎间盘突出所出现的一系列证候。临床上有急性和慢性颈椎间盘突出症之分。急性颈椎间盘突出症是指有轻重不等的颈部外伤或劳损，影像学检查证实有椎间盘突出或破裂而无颈椎骨折或脱位，并有相应临床表现者。慢性颈椎间盘突出症与颈椎病相似但又有区别，前者一般发病年龄较轻，病情发展迅速，病损范围仅 1 ～ 2 个椎间隙，CT、MRI 检查有椎间盘突出。有学者把慢性颈椎间盘突出症列入颈椎病的范围。颈间盘突出症的发病率约为腰椎间盘突出症的 1/10（10%），好发于青壮年，男性较多，多有颈部外伤史或劳损史，约有 95% 的颈间盘突出症发生于 $C_{5\sim6}$，其次为 $C_{6\sim7}$、$C_{4\sim5}$。其原因为下颈部负重较大，活动最多，又与相对固定的胸椎相连，故最易发生劳损、退行性变。另外，下部颈椎处的椎管正是颈膨大之所在，椎管内管腔的相对狭窄使颈髓无活动余地，一旦椎间盘突出，轻微的压迫即可出现症状。

胸椎间盘突出症是临床少见的疾病，较颈椎间盘突出和腰椎间盘突出症为少。其原因是胸椎活动范围局限，相对受力轻，因此损伤机会较少。此外，从统计资料上看，临床上出现症状的胸椎间盘突出症仅占所有椎间盘突出患者的 0.25% ～ 0.5%，而尸体解剖报告中，胸椎间盘突出则占各类椎间盘突出的 15%。出现这种差异的原因可能有几点：一是可能从未出现症状，未作出诊断；二是对此病认识不足，临床确诊率少；三是有些病理症状较轻，在未明确诊断时，经对症治疗好转、痊愈或者自愈。

由此可见，凡脊柱椎间盘退变而引起的突出症，其发病率，腰椎约占 90%、颈椎约占 9.5%、胸椎约占 0.5%。胸椎发病最低，但引起的症状却比较严重。腰椎发病率最高，但引起的症状相对较轻。

1. 病因

（1）颈胸椎间盘的退行性变：人体椎间盘通常在 20 岁左右发生退行性变，这说明椎间盘的退行性变是本病发生的主要原因。

（2）外伤：外伤是引起颈胸椎间盘突出产生症状的最常见的原因。但外伤是否是引起颈胸椎间盘突出症的主要原因尚需可靠、有效的资料分析。但外伤后引起的颈胸椎间盘突出症的病理改变较为严重。

（3）其他：有报道认为某些颈椎畸形，如先天融合椎造成间盘受力过大，可造成胸椎后凸畸形，其后凸顶点发现有椎间盘髓核突出。这可能说明颈部融合椎和胸椎后凸畸形是引起颈胸椎间盘突出的原因之一。

2. 病理分型 颈胸椎间盘突出后，由于突出物的大小、位置不同，临床症状有很大的差异。一般可将颈胸椎间盘突出分为后外侧型和中央型。

（1）后外侧型：多使一侧神经根受压，多无脊髓受压，因而临床出现颈胸神经根症状。

（2）中央型：椎间盘向正后方突出，直接压迫脊髓，出现以运动功能障碍为主的临床症候群，甚者出现截瘫。

此外，$C_{6\sim7}T_{11\sim12}$ 的椎间盘突出，还可压迫颈脊髓膨大、脊髓圆锥和马尾，形成锥体系损伤和马尾神经症状。

二、临床诊断

1. 症状、体征

（1）颈椎间盘突出症：无论颈椎任何节段的椎间盘突出，均可概括为以下 5 项症状与体征：①颈肩臂或前胸部的疼痛，并放射到前臂和手部，转颈可加重疼痛；②臂部和手部麻木伴有浅感觉减弱或消失；③相应节段的肌肉萎缩无力；④肱二头肌、三头肌反射减弱或亢进，膝反射减弱或亢进，部分患者出现病理征；⑤有的出现脊髓半横切综合征，重症者可出现进行性痉挛性截瘫。

（2）胸椎间盘突出症：胸椎间盘突出症有或无外伤史：①常感到肋间神经不适，触觉和痛觉减弱，病变相应棘突有压痛，后伸时疼痛加重。②双下肢可有疼痛和感觉改变以及内脏功能紊乱。个别患者有脊髓侧索受累症状，如行走发紧，肌张力增高、膝反射亢进或不对称。可呈 Babinski 征阳性。③一般发病缓慢，有时可因外伤急性发作而发生截瘫。双下肢病理反射明显，膝反射亢进，下肢肌张力增高，病变以下的皮肤痛觉和触觉完全或部分消失，二便困难，严重者深感觉也可消失。

2. 影像学检查

（1）X 线检查：临床早期不易诊断。平片对确诊颈胸椎间盘突出及定位 Schmol 结节无特异性，可发现椎间隙变窄、不对称或钙化，椎体后缘骨质突起。

（2）CT 检查：CT 检查优于常规 X 线平片，它可以较早地发现病变，可以准确定位和定性。颈椎间盘突出症以 $C_{5\sim7}$ 最为常见，胸椎间盘突出症以 $T_{9\sim12}$ 最为常见。CT 可以显示突出的髓核，压迫硬膜外的脂肪及硬膜囊，精细扫描还可显示神经根有无受压、水肿，突出的椎间盘常有钙化，表现为硬膜外肿块。观察脊髓受压的情况需借助 MRI。

（3）MRI 检查：MRI 是诊断颈胸椎间盘突出症的有效手段，并可直接显示颈胸部脊髓和神经根受压的程度。矢状面上 T1 与 T2 加权像上见突出的椎间盘位于硬膜囊与椎骨后缘之间，压迫脊髓使之凹陷位移。薄层轴面像，在 T1 加权像上可准确显示椎间盘压迫脊髓部位与程度、方向。疝出的间盘在 T1 加权像上信号变低，但仍呈中等信号，椎间盘突出的中央部分或全部，与整个椎间盘相比呈相等或较高信号，与脑脊髓难以区分。在 T2 加权像上，疝出物呈低信号，突出物比 T1 加权像略显大些。

诊断颈胸椎间盘突出症时定位及定性的首选方法是 CT 检查，如进一步明确脊髓及神经根受压的程度需借助 MRI。

3. 排除其他病 进行综合判断排除其他病。

符合以上 1、2、3 条可明确诊断。

三、鉴别诊断

颈胸椎间盘突出症，应与下列病变注意鉴别。

1. 颈椎病 颈椎病好发于老年人，无明显的外伤史，以颈椎退行性改变为主，多出现 3 个及 3 个以上的椎间盘退变，椎间关节失稳，临床上以脊髓受压椎体束征为主，也可有神经根性疼痛的症状，常合并有椎管狭窄。而颈椎间盘突出症以青壮年多见，多数有明显的外伤史，无明显的退行性改变，病变较局限，往往少于两个椎间盘，临床以神经根受压的症状为主，严重者可累及脊髓。

2. 感染 椎间盘炎及脊髓炎发病缓慢，多数有感染史，且有低热、白细胞计数增高等炎症反应。局部颈肌痉挛，椎旁有压痛。棘突处有叩击痛。可有脑膜刺激征，但无神经功能障碍的区域。CT 上可见硬脊膜外的组织密度增高，具有特征性的骨质破坏。

3. 颈胸椎管狭窄 本病有慢性颈背腰病史，但无外伤史。神经症状从足开始逐渐向上发展，进而形成上运动神经元性瘫痪。有双下肢或单下肢进行性感觉减退、肌张力高等。X 平片有脊椎多发性骨质增生，硬膜外腔造影可见管腔狭窄或梗阻，CT 可见关节突关节肥大，向椎管内突出，MRI 可明确显示椎管狭窄，但无椎间盘突出及对脊髓压迫。本病的体征与体位改变常无明显关系，主要表现为脊髓受压症状，而较少或无神经根刺激症状，这是二者的主要区别。

4. 颈胸椎结核 本病除颈背痛外，常有结核病的全身表现，如低热、血沉快，一般有结核病史及原发病灶，脊柱 X 线平片上可见椎体破坏、椎间隙狭窄和椎旁脓肿。

5. 脊柱肿瘤 颈胸椎转移性肿瘤全身情况差，局部疼痛进行性加重，以夜间疼痛为主。本病一般能找到原发病灶。X 线平片显示椎体破坏，但无明显的退行性征象，可见椎弓根变薄、距离增宽、椎间孔增大等椎管内占位性征象，造影可见髓内肿瘤呈杯口状改变，脑脊液蛋白量明显增高，活检多能作出最后诊断。

6. 腰椎间盘突出症 二者在出现腰背痛或下肢瘫痪时必须鉴别。本病的压痛点多在病变腰椎旁，腰痛常伴有一侧下肢坐骨神经痛，无胸部及肋间神经症状。硬膜外造影或 CT、MRI 检查可明确诊断和鉴别。

7. 肋间神经痛 肋间神经痛是由于不同原因的损害而出现的以胸部肋间或腹部呈带状疼痛的综合征。其原因可由退变性胸椎病（胸椎骨软骨病）、胸椎结核、胸椎损伤、胸椎硬脊膜炎、肿瘤、强直性脊柱炎以及肋骨、后纵隔或胸膜病变侵及等原因所造成。其主要临床表现为由后向前，从胸椎沿相应肋间呈剧烈放射疼痛、刺痛或灼痛。当咳嗽、深呼吸或喷嚏时使疼痛加剧。同时，受累神经分布区内常有感觉过敏、感觉减退、肌肉萎缩；当波及交感神经时，可出现心前区疼痛或腹痛等；当波及脊髓或脊膜病变可出现下肢感觉、运动功能障碍或大小便功能紊乱。出现肋间神经痛，关键是查清病因。

第三节　辨病与辨证

颈胸椎间盘突出症在临床上应注意将辨病和辨证相结合，作到明确诊断、明确辨证，辨证选钩、辨证选穴、明确钩活。

一、辨病

辨病的目的在于明确诊断颈胸间盘突出症，与以上鉴别诊断中的疾病相鉴别，排除与之相似的其他疾病，通过以上的鉴别诊断可达到辨病的目的。

二、辨证

辨证的目的是利用中医的望闻问切四诊合参，综合分析判断，进行辨证分型钩活。

本病的病位在颈背部，颈背部疼痛往往是其开始的症状，但并不严重，局部疼痛多局限在棘突间，叩击最为明显，疼痛呈放射性，呈束带样分布于肋间、腹部，为其辨证要点。有时疼痛还可放射到下腹部，腹压增加时可引起疼痛加重，严重者可出现双下肢乏力或沉重感，或行走不稳。

1. 病因病机辨证

（1）肾精亏损，筋骨失养：颈背部酸胀疼痛，常有剧烈疼痛，疲劳感，持续不断，遇劳则加重，休息稍缓解。双下肢行走时沉重无力，同时伴有动作迟缓，足痿不用。有时出现失眠多梦、五心烦热、潮热盗汗、颧红咽干、舌红少津、脉细数者，为肾阴虚；若伴有畏寒肢冷，下肢尤甚，有时趾端发生营养不良性溃疡，少腹拘急，面色㿠白，舌淡苔白，脉沉迟无力者，乃为肾阳虚。

（2）跌仆闪挫，气滞血瘀：跌仆闪挫后，颈部或背部刺痛，痛有定处，重时因疼痛而不能转侧，痛处拒按，久则病势稍缓，经久不愈，或时发时止，遇劳或行走久则病势加剧。或见面色黧黑，唇甲青紫，舌质淡紫或紫暗，或有少许瘀斑，脉细涩或沉弦。

（3）劳损日久，筋脉失养：颈部及胸胁部隐隐作痛，长期不愈，时发时止，痛点位置分散，劳力或房劳后病势加重，同时，伴有腰膝酸软，行走无力或痿废不用，五心烦热，心悸气短，下肢麻木不仁或感觉异常，舌淡，苔白，脉象细弱。

（4）寒湿内侵，遏阻经脉：颈背部冷痛重者，转侧不利，行走缓慢，遇寒则加重，得温可缓解，疼痛时虽卧床休息亦不得缓解，病程缠绵不愈。舌淡，苔白滑，脉沉迟或沉缓。若寒邪重者，肌肤不仁，寒邪郁久化热，可见关节热痛、小便短赤等热化现象。

2. 分型辨证　根据颈胸椎间盘突出症的中医病因病机和临床特点，把颈胸椎间盘突出症分为痹证型、痿证型、气滞血瘀型。目的在于有效指导临床治疗。

（1）痹证型：是由于风寒湿瘀等滞留于颈胸段椎体的周围，或有外伤史，或有劳损史，或气血两亏、肝肾不足，使颈胸段局部经络受阻，瘀血内停，椎间盘突出，出现颈背两胁部的疼痛、麻木、酸沉、冷凉、功能障碍等，重则影响脊髓，造成瘫痪。

其临床表现与空气的温度、湿度有明显关系，“近衣被”得热则缓，遇冷加重，一般情况下，有晨僵表现。根据风寒湿邪的入侵程度不同，在临床有不同的表现，但此痹证型椎间盘突出症临床表现与天气变化有关。舌淡，苔薄白，脉弦紧。

（2）痿证型：由于久坐、久站、久视等固定姿势时间太长，使颈胸段周围软组织长期处于一种紧张状态，而产生疲劳性劳损，使椎间盘长期处于一种高载荷状态，得不到及时缓解，迫使纤维环破裂，髓核移位或突出而压迫神经根、脊髓及周围软组织，出现相应的颈胸椎间盘突出症的临床症状，疼痛、麻木、功能受限、肌肉萎缩、部位固定，局部按揉后症状稍有缓解，与天气变化无关，休息后减轻，活动后加重，卧床后减轻，站立后加重。舌淡，或有瘀斑，苔薄白或薄黄，脉沉迟或弦滑。

（3）气滞血瘀型：由于外力作用于颈胸段椎体，使颈胸段椎间盘受到损伤，纤维环突出于椎体外缘，压迫神经根、硬膜囊及周围软组织，出现相应的临床症状，如颈背两胁部的疼痛、麻木、酸沉、功能障碍等，重则影响脊髓，造成瘫痪。舌淡或有瘀斑，苔薄白，脉弦滑。

3. 分期辨证 根据颈胸椎生理病理、发病特点，把颈胸椎间盘突出症分为发作期、持续期、缓解期、康复期、反复期这五期的分法有利于临床的诊断，对钩活术的临床治疗具有非常重要的指导意义。

（1）发作期：出现病侧的颈肩臂疼痛、背痛并放射到手部、肋间、腹部，转颈、转胸加重，遇冷加重，颈胸椎旁可有压痛，翻身困难，上肢抬举可减轻。

（2）持续期：出现四肢感觉和运动功能障碍，椎旁肌肉僵直，严重者可出现截瘫或全瘫，伴大小便功能、性功能障碍、腱反射亢进或减弱及病理征等。

（3）缓解期：颈背部疼痛、四肢感觉和运动功能障碍慢慢缓解，腱反射、病理征较前好转。病情进入缓解状态。

（4）康复期：颈项背疼痛基本消失，残留麻木、无力、功能障碍等症状，病理征好转。

（5）反复期：康复期过后或病情痊愈的过程中，因各种原因使旧病复发，原症状或重或轻出现。

第四节 中医分型钩活术治疗

钩活术治疗颈胸椎间盘突出症，与钩活术治疗颈椎病、胸椎病意义相近，利用四位十法、四诊合参，综合分析，把颈胸椎间盘突出症分为痹证型、痿证型、气滞血瘀型三型字。颈胸椎间盘突出症，根据中医分型的证候特点选用相应的腧穴，运用钩活术的各种手法进行综合治疗。

胸椎间盘突出症与胸椎病治疗方法基本等同，严格执行“宁可不及，不能太过”的原则，注意钩治的角度和速度。

颈胸椎间盘突出症是钩活术的适应证，要排除禁忌证，同时进行相关的各种检查，检查的结果符合颈胸椎间盘突出症的诊断，未发现其他疾病引起的相关症状，综合辨证分析后确定所选腧穴。

1. 选穴原则　根据影像学检查的结果，且与临床症状相符，确定病位，准确选取新（魏氏）夹脊穴。

基本公式：

［颈脊穴］

颈$_1$穴 + 颈$_2$穴 =C_1穴 +C_2穴

颈$_2$穴 + 颈$_3$穴 =C_2穴 +C_3穴

颈$_3$穴 + 颈$_4$穴 =C_3穴 +C_4穴

颈$_4$穴 + 颈$_5$穴 =C_4穴 +C_5穴

颈$_5$穴 + 颈$_6$穴 =C_5穴 +C_6穴

颈$_6$穴 + 颈$_7$穴 =C_6穴 +C_7穴

［颈脊撇穴］

颈$_1'$穴 + 颈$_2'$穴 =C_1'穴 +C_2'穴

颈$_2'$穴 + 颈$_3'$穴 =C_2'穴 +C_3'穴

颈$_3'$穴 + 颈$_4'$穴 =C_3'穴 +C_4'穴

颈$_4'$穴 + 颈$_5'$穴 =C_4'穴 +C_5'穴

颈$_5'$穴 + 颈$_6'$穴 =C_5'穴 +C_6'穴

颈$_6'$穴 + 颈$_7'$穴 =C_6'穴 +C_7'穴

［胸脊穴］

胸$_1$穴 + 胸$_2$穴 =T_1穴 +T_2穴

胸$_2$穴 + 胸$_3$穴 =T_2穴 +T_3穴

胸$_3$穴 + 胸$_4$穴 =T_3穴 +T_4穴

胸$_4$穴 + 胸$_5$穴 =T_4穴 +T_5穴

胸$_5$穴 + 胸$_6$穴 =T_5穴 +T_6穴

胸$_6$穴 + 胸$_7$穴 =T_6穴 +T_7穴

胸$_7$穴 + 胸$_8$穴 =T_7穴 +T_8穴

胸$_8$穴 + 胸$_9$穴 =T_8穴 +T_9穴

胸$_9$穴 + 胸$_{10}$穴 =T_9穴 +T_{10}穴

胸$_{10}$穴 + 胸$_{11}$穴 =T_{10}穴 +T_{11}穴

胸$_{11}$穴 + 胸$_{12}$穴 =T_{11}穴 +T_{12}穴

［胸脊撇穴］

胸$_1'$穴 + 胸$_2'$穴 =T_1'穴 +T_2'穴

胸$_2'$穴 + 胸$_3'$穴 =T_2'穴 +T_3'穴

胸$_3'$穴 + 胸$_4'$穴 =T_3'穴 +T_4'穴

胸$_4'$穴 + 胸$_5'$穴 =T_4'穴 +T_5'穴

胸$_5'$穴 + 胸$_6'$穴 =T_5'穴 +T_6'穴

胸$_6'$穴 + 胸$_7'$穴 =T_6'穴 +T_7'穴

胸$_7'$穴 + 胸$_8'$穴 =T_7'穴 +T_8'穴

胸$_8'$穴 + 胸$_9'$穴 =T_8'穴 +T_9'穴

胸$_9$′穴＋胸$_{10}$′穴 =T_9′穴 +T_{10}′穴

胸$_{10}$′穴＋胸$_{11}$′穴 =T_{10}′穴 +T_{11}′穴

胸$_{11}$′穴＋胸$_{12}$′穴 =T_{11}′穴 +T_{12}′穴

注：“巨腰型”代表巨类颈胸型钩鍉针；下面出现的“中内板 2.5 双或单，补或平、泻”代表中类内板 2.5cm 型钩鍉针双取穴或单取穴，补法或泻法、平补平泻法；“微内刃 2.5 双或单，补或平、泻”代表微类内刃 2.5cm 型钩鍉针双取穴或单取穴，补法或泻法、平补平泻法。依此类推。

2. 选穴注意 根据影像和临床表现综合辨证，选取相应腧穴组合，二次钩活术应选取对应的撇穴组合。根据临床情况，如需辅以配穴，选 1 ～ 2 穴为宜，也可不选。

3. 选钩原则 根据疾病轻重辨证选择巨类、中类、微类钩鍉针，根据补泻法辨证选择内板、内刃型一次性使用钩活术钩鍉针钩针。

4. 钩深（深度） 进入皮肤，深达病灶，为钩治深度，患者胖瘦不同，其深度也不同。

颈椎进入深度为 1.00 ～ 1.50cm；垂直深度为 0.71 ～ 1.06cm；

胸椎进入深度为 1.00 ～ 1.50cm；垂直深度为 0.82 ～ 1.23cm。

5. 钩角（钩进角） 钩活术操作过程中，钩针与所钩治腧穴表面形成的角度为钩进角度，简称钩进角。颈段，45°；胸段，55°。

一定注意安全，防止损伤软组织、脊髓、神经，造成事故。

6. 手法与钩法

手法：新（魏氏）夹脊穴倒八字钩提法；

阿是穴钩提法。

钩法：新（魏氏）夹脊穴颈椎单软或双软；胸椎浅单软；

阿是穴单软。

7. 钩度 颈椎 4 ～ 7 分为准，严格执行“宁可不及，不可太过”的原则。胸椎 3 分为准，严格执行“宁可不及，不可太过”的原则。

一、痹证型颈胸椎间突出症

颈胸椎间突出症，中医病因病机辨证为痹证：外邪侵袭人体，闭阻经络，气血运行不畅所导致的，以颈臂、肩背、两胁部的肌肉、筋骨、关节发生酸痛、麻木、重着、屈伸不利等临床表现的病证。

1. 诊断

（1）症状：颈部疼痛，并可向肩胛或枕部放射，颈部活动受限、僵硬，一侧上肢疼痛、麻木感，被动体位。背痛、肋间疼痛不适，伴背部沉重冷凉。疼痛影响睡眠，遇冷加重，劳累后加重，遇热减轻，与天气变化有关。

（2）舌脉：舌淡，苔白，脉浮弦或沉弦。

（3）体征

①颈椎间盘突出症：颈部僵直位，病变节段椎旁压痛、叩击痛，受压神经支配区域感觉、运动、肌力、反射出现异常，臂丛神经刺激试验可阳性。

②胸椎间盘突出症：病变节段棘突压痛，胸椎背伸试验、胸椎前曲试验、胸椎椎间孔挤压试验可阳性，或膝腱反射异常。

（4）影像学检查：X线、CT及MRI检查可见相应的结构改变与症状、体征相符。

（5）排除其他病：综合判断，排除其他原因引起的以上症状。

符合以上5条并排除其他疾病，即可确诊为痹证型颈胸椎间盘突出症。

包括现代医学的颈胸椎间盘突出症。

诊断要点：在影像学检查结果的支持下，颈背部疼痛，并可向肩胛上肢或两胁放射，多为一侧疼痛、麻木感，被动体位，疼痛影响睡眠，与天气变化有关，遇冷加重，遇热减轻。

2. 鉴别诊断

（1）颈胸椎结核：本病与颈胸椎间盘突出症均可出现颈背痛，本病多有结核病史，伴有盗汗、低热等全身症状。颈背部可见冷脓肿，X线片可见骨质破坏。

（2）颈胸椎骨折：摄X线片即可确诊。

（3）颈胸带状疱疹痛：带状疱疹早期或无疱疹型带状疱疹可有颈痛、上肢痛、肋间神经痛、背痛，伴有烧灼感，X线片无异常。

3. 钩活术选穴　痹证型颈椎病要根据痹阻部位之不同和影像学检查的结果进行选穴。

主穴：新（魏氏）夹脊穴。

配穴：循经取穴或阿是穴，根据具体情况，取双侧穴或单侧穴，单侧取患侧腧穴。

方义提要：主穴为颈胸椎新（魏氏）夹脊穴。配穴循经取穴，主要根据病变所在的经络循行部位选穴，旨在疏通经络气血，调和营卫，风寒湿邪无所依附而痹痛遂解。并针对痹证的性质，随症配以不同腧穴，如风痹，配风池、大椎。寒痹，配肾俞、关元、风门。湿痹，配大椎、膈俞，阴陵泉、足三里、脾俞。

4. 钩活术治疗　痹证型颈胸椎间突出症钩活术治疗应以补法为主，利用巨、中、微类内板或内刃钩鍉针进行轻、中、重双软或单软常规九步钩活。

5. 病案举例

［风寒湿阻，上肢冷痛］

上官某，女，38岁，工人，山西阳泉人。

初诊：2017年7月7日

主诉：左上肢冷痛，活动受限7日。

现病史：7日前空调室内久坐受凉，颈部及左上肢稍有不适，近两天因劳动汗出，再次受凉，左上肢冷痛加重，近衣被则缓，遇热减轻，遇冷加重，影响睡眠，经口服止痛药和针灸理疗，症状未见缓解，既往有颈椎间盘突出症病史2年，风湿病史5年，于2017年7月7日前来就诊。

检查：颈椎局部无畸形，患者双上肢活动正常，左上肢下垂后疼痛加重，左上肢皮温低于右上肢，局部按揉后症状稍有缓解，左歪头试验（+），低头试验（+），抬头试验（+），臂丛神经牵拉试验（+），臂丛神经加强试验（+）。心、肺、腹未见异常，血压130/70mmHg，舌淡红，苔薄白，脉沉迟。

辅助检查：血、尿常规、心电图检查无异常，RF（+），ASO（+）。

影像学检查：X 线、CT、MRI（图 4-4-1、图 4-4-2、图 4-4-3、图 4-4-4、图 4-4-5、图 4-4-6）。

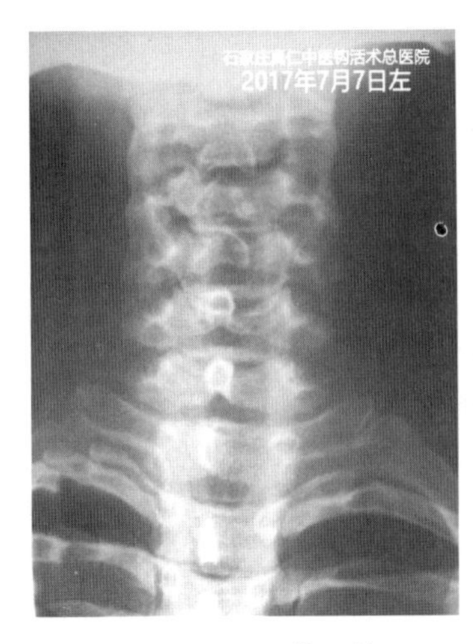

图 4-4-1　X 线正位

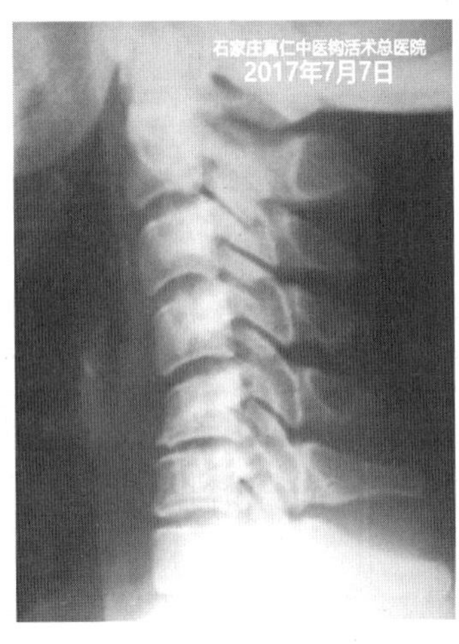

图 4-4-2　X 线侧位

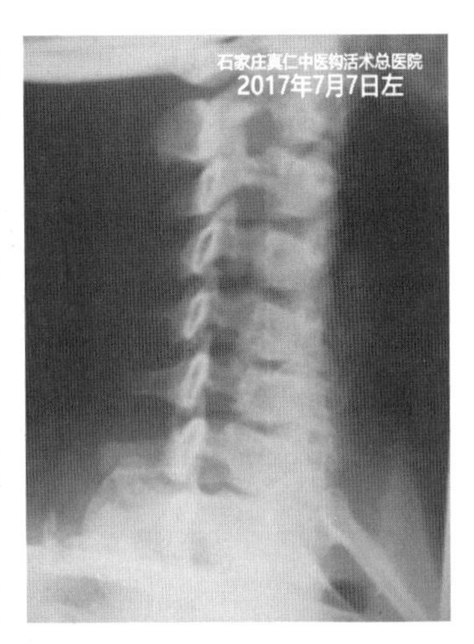

图 4-4-3　X 线左斜位

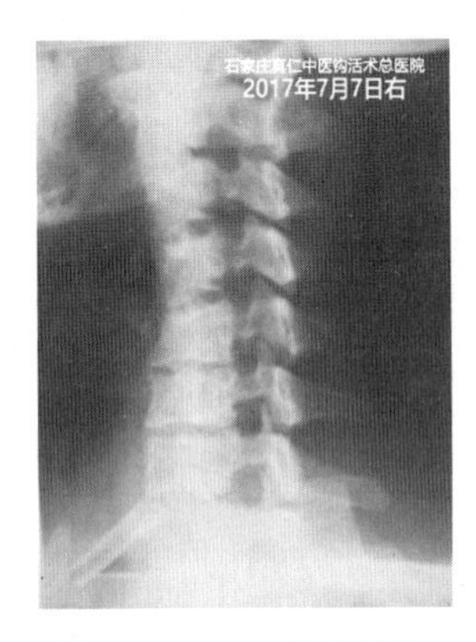

图 4-4-4　X 线右斜位

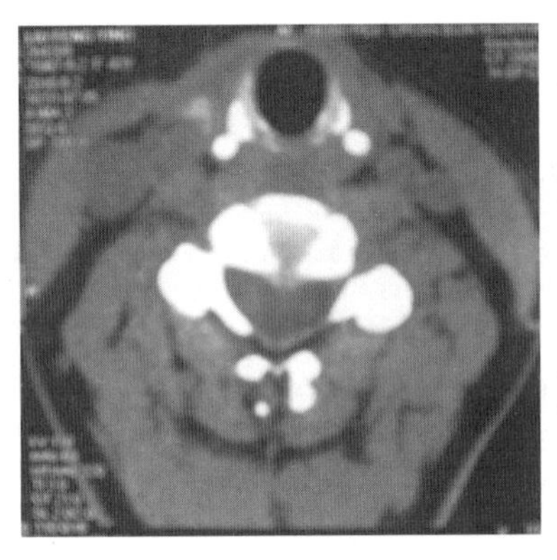

图 4-4-5　CT 平扫

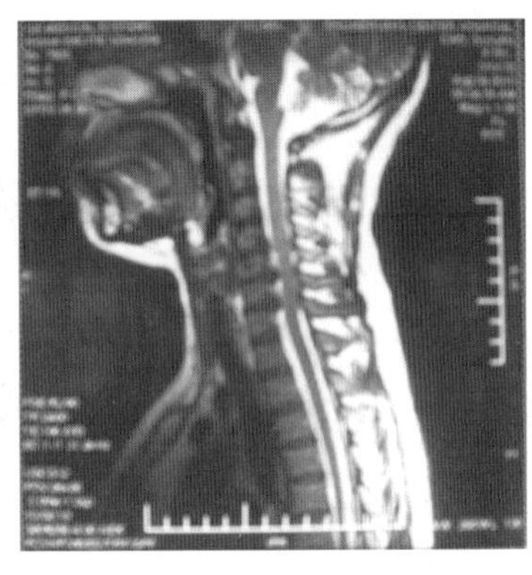

图 4-4-6　矢状 MRI 像

X 线表现：颈椎前后顺列不整，生理曲度反弓于 $C_{4/5}$ 成角，$C_{5/6}$、$C_{6/7}$ 椎间隙变窄，双侧 $C_{5/6}$、$C_{6/7}$ 椎间孔变小，C_5、C_6 椎体前后缘增生，项后软组织未见异常密度影。

CT 表现：颈椎生理曲度变直，椎体排列不整。$C_{4/5}$、$C_{5/6}$、$C_{6/7}$ 椎间盘向后方突出，硬膜囊受压，$C_{5/6}$、$C_{6/7}$ 继发椎管狭窄。余所扫椎间盘未见明显异常。椎旁软组织未见明显异常。

MRI 表现：颈椎按序排列，生理曲度变直，诸椎体边缘骨质增生，诸椎间盘 T_2WI 信号减低。$C_{5/6}$、$C_{6/7}$ 椎间盘明显向左后方突出，硬膜囊前缘及左侧神经根受压，继发椎管狭窄。$C_{4/5}$ 椎间盘向后方突出，硬膜囊稍显受压，两侧椎间孔未见明显变窄。甲状腺、脊髓内未见明显异常信号。

印象：①颈椎间盘突出症。

②颈椎病。

诊断：痹证型颈椎间盘突出症（中医）。

颈椎间盘突出症（西医）。

分析：患者，女，38 岁，有颈椎间盘突出症及风湿病史，易受风着凉，7 日前明显受风而着凉，继而出汗，又受凉，雪上加霜，旧病复发（颈椎间盘突出症），左上肢受凉明显，疾风骤雨般阻滞上肢经络，出现上肢冷痛难忍，影响睡眠，口服止痛药、针灸理疗而不及，必须急祛寒邪、畅通经络。

治则：祛风除湿，散寒通络。

治法：钩活术疗法。

表 4-4-1　痹证型颈椎间盘突出症钩活术治疗 1

	选穴	钩鍉针	钩法与钩度	手法与钩角
主穴	C_2 穴 +C_3 穴	巨类颈胸型	单软 5 分	钩提法 45°
配穴	左肩髎 + 左曲池	微类内板 2.5 型	单软 1 分	钩提法 90°

按照《中医钩活术技术操作规范》完成钩活术操作。

二诊：2017 年 7 月 14 日

左上肢疼痛好转 50%。

治疗：钩活术疗法。

表 4-4-2　痹证型颈椎间盘突出症钩活术治疗 2

	选穴	钩鍉针	钩法与钩度	手法与钩角
主穴	C_2'穴 +C_3'穴	巨类颈胸型	单软 5 分	钩提法 45°
配穴	左肩贞 + 左肩髃	微类内板 2.5 型	单软 1 分	钩提法 90°

按照《中医钩活术技术操作规范》完成钩活术操作。

三诊：2017 年 7 月 21 日

左上肢冷痛消失，无不适。

随访：2018 年 7 月 21 日电话随访，1 年间左上肢冷痛未见反复。

【按语】此病例是由于受风着凉而引起的颈椎间盘突出症，突出的椎间盘使臂丛神经根部水肿，致炎物质、致痛物质出现，左上肢冷痛，其根源是吹空调而受风着凉，如果没有受风着凉的环境，颈椎间盘突出症就不可能复发，所以此病的反弹率较高，避免受风着凉是预防此病复发的关键所在，臂丛神经的根部在颈 5、6、7，而颈 6、7 椎间盘突出，压迫神经根而疼痛发作，选穴于 C_1 穴 +C_2 穴，直达病所，加之配穴，症状即可缓解。

6. 其他疗法　药物内服法、中药外用法、推拿、针灸、熏蒸疗法、小针刀疗法、硬膜外药物疗法、牵引疗法、介入疗法、电疗、封闭、手术疗法。

附方：

风寒湿痹

独活寄生汤加减［《备急千金要方》］化裁：鹿角霜15g，羌活9g，川芎9g，葛根15g，秦艽15g，桑寄生15g，杜仲12g，桂枝9g，细辛3g，防风9g，当归9g，川芎9g，赤芍9g，熟地黄18g，党参9g，茯苓9g，伸筋草15g，透骨草15g，炙甘草6g。

二、痿证型颈胸椎间盘突出症

颈胸椎间盘突出症，中医病因病机辨证为痿证：肢体筋脉弛缓，软弱无力，不能随意运动，或伴有肌肉萎缩的一种病证。

1. 诊断

（1）症状：颈背部僵硬、活动受限，上肢或四肢麻木感，不同程度四肢麻木、无力、下肢重于上肢，行走失稳，伴有肌肉萎缩，触觉和痛觉减弱，严重者四肢不完全性或完全性瘫痪，或大小便功能障碍。

（2）舌脉：舌淡，苔薄白，脉沉迟无力。

（3）体征

①颈椎间盘突出症：颈部僵硬，病变节段椎旁压痛、叩击痛，受压神经支配区域感觉、运动、肌力、反射异常，部分患者臂丛神经刺激试验可阳性。

②胸椎间盘突出症：病变节段棘突压痛，胸椎背伸试验、胸椎前曲试验、胸椎椎间孔挤压试验可阳性，或膝腱反射异常。触觉和痛觉减弱，下肢肌张力增高，或有踝阵挛，病理征可阳性。

（4）影像学检查：CT及MRI检查可见相应的结构改变与症状、体征相符。

（5）排除其他病：综合判断，排除其他原因引起的以上症状，如周围神经病变、脊髓病变、脊髓侧索硬化、周期性麻痹、脑血管病后遗症、脑外伤后遗症、脑肿瘤、脑萎缩等。

符合以上5条并排除其他疾病即可确诊为痿证型颈胸椎间盘突出症。

包括现代医学的脊髓受累的颈胸椎间盘突出症。

诊断要点：在影像学检查结果的支持下，项背部疼痛，部分肌肉萎缩，四肢不同程度的功能障碍，触觉和痛觉减弱，重则瘫痪、二便障碍。与天气变化无关。

2. 鉴别诊断

（1）颈胸椎结核：本病与颈胸椎间盘突出症均可出现颈痛、背痛、胸痛，本病在背部可见冷脓肿，X线片可见骨质破坏，一般兼有全身症状，慢性发病过程。

（2）颈胸椎肿瘤：本病早期疼痛与颈胸椎间盘突出症有相似处，但本病疼痛较重且呈持续性加重。CT、MRI检查有助于鉴别诊断。

（3）颈胸椎管狭窄症：好发于老年人，由下肢远端向近端发展的下肢麻木无力，当机体状况差时，如劳累、着凉后症状加重，过后又好转，病程常呈波浪式。X线检查颈胸椎多有骨质增生，后纵韧带骨化，椎间隙变窄，脊髓造影与CT扫描均可见颈胸椎管前后径狭窄。

3. 钩活术选穴 痿证型颈椎病要根据痹阻的部位之不同和影像学检查的结果进行选穴。

主穴：新（魏氏）夹脊穴。

配穴：循经取穴或阿是穴，根据具体情况，取双侧穴或单侧穴，单侧取患侧荥穴。

方义提要：主穴为新（魏氏）夹脊穴疏通经络。配穴“补其荥而通其俞”，补泻同施。

4. 钩活术治疗 痿证型颈胸椎间突出症钩活术治疗应以补法为主，利用巨、中、微类内板或内刃钩鍉针进行轻、中、重双软或单软常规九步钩活。

5. 病案举例

［寒湿浸淫，弛纵不收］

钱某，男，51 岁，煤矿工人，山东兖矿人。

初诊：2018 年 1 月 8 日

主诉：双下肢肌肉萎缩，逐渐加重 1 年。

现病史：风湿病史，颈椎椎间盘突出病史 6 年。1 年前因气温骤降，双下肢无力、麻木、冷凉，走路不稳，双足踩棉感，排便无力，偶有遗尿，自服抗风湿药物后，下肢麻木、冷凉症状缓解，而双下肢无力、肌肉萎缩明显加重，于 2018 年 1 月 8 日来我院就诊。

检查：抬头试验（-），低头试验（-），捶顶试验（-）；双手握力Ⅳ级，双小腿腓肠肌萎缩，肌张力（+）；膝腱反射减弱，双霍夫曼征（±）；心、肺、腹未见异常，血压 130/80mmHg，舌淡红，苔白腻，脉弦无力。

辅助检查：血尿常规无异常，RF（+），ASO（+），心电图检查无异常。

影像学检查：X 线、MRI（图 4-4-7、图 4-4-8、图 4-4-9、图 4-4-10、图 4-4-11、图 4-4-12）。

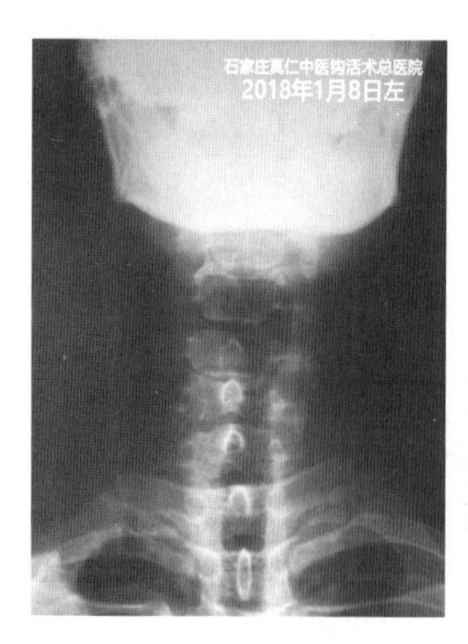

图 4-4-7　X 线正位

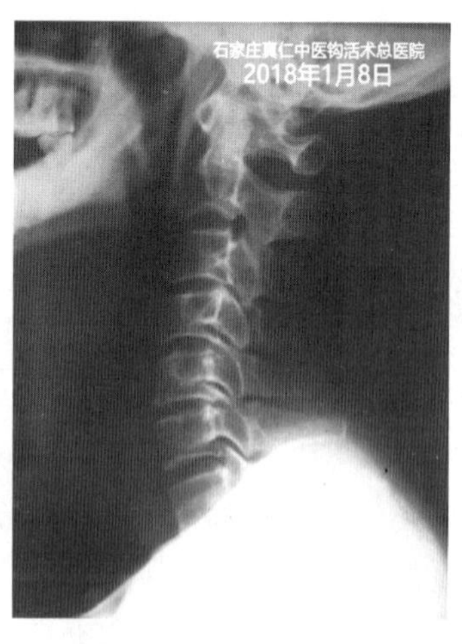

图 4-4-8　X 线侧位

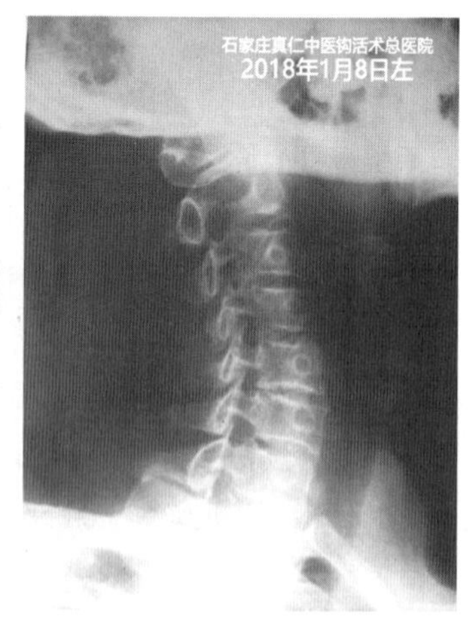

图 4-4-9　X 线左斜位

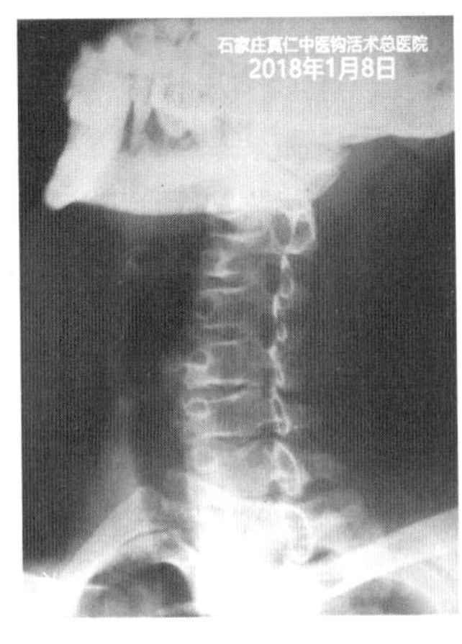

图 4-4-10　X 线右斜位

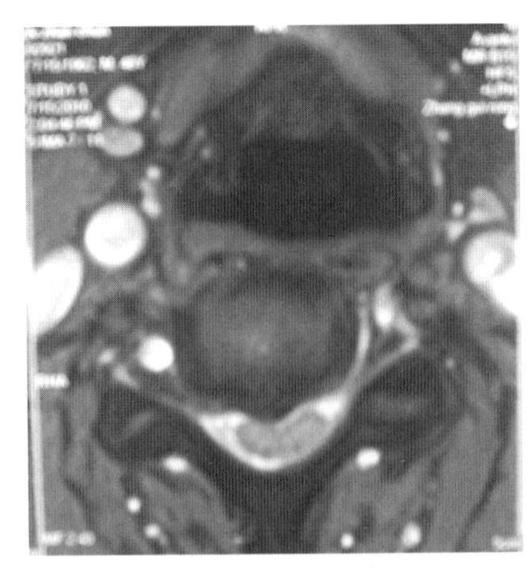

图 4-4-11　冠状 MRI 像

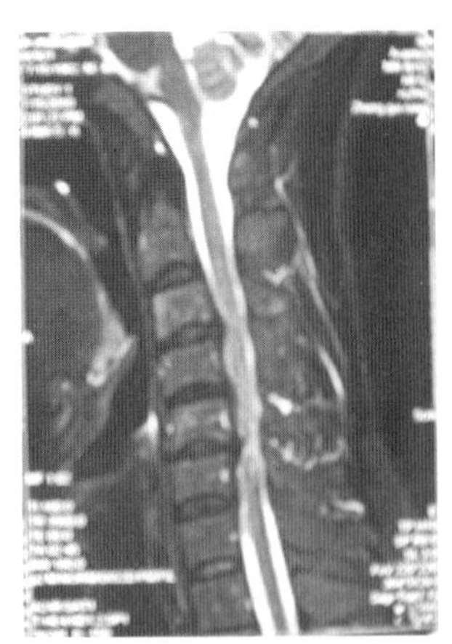

图 4-4-12　矢状 MRI 像

X 线表现：颈椎顺列不整，C_5、C_6 棘突左偏，生理前凸弧顶下移，中上段平直。$C_{5/6}$ 椎间隙轻度变窄，$C_{3、4、5}$ 椎体轻度阶梯样向后错位。左右两侧 $C_{3/4}$、$C_{4/5}$、$C_{5/6}$ 椎间孔狭窄变小，$C_{5、6}$ 椎体缘唇样变。项后软组织内未见异常密度影。

MRI 表现：颈椎曲度轻度反弓，$C_{2\sim5}$ 椎体缘可见骨赘形成，$C_{2\sim7}$ 椎间盘在 T_2WI 上信号减低，$C_{3\sim7}$ 椎间盘向后方突出，压迫硬膜囊，椎管变窄，$C_{3/4}$ 及 $C_{5/6}$ 椎间盘水平脊髓内可见斑片状长 T_2 高信号。椎旁软组织未见明显异常信号影。

印象：①颈椎间盘突出症。
②颈椎管狭窄。
③颈椎脊髓变性。
④颈椎退行性变。

诊断：痿证型颈椎间盘突出症（中医）。
颈椎间盘突出症（西医）。

分析：患者煤矿工人，井下作业多年，并且有风湿病、颈椎间盘突出症病史，因气温的骤降而症状开始加重。气温骤降，阳气不足，寒湿侵入，颈椎间盘突出症症状发作，而双下肢肌肉萎缩加重，皮肤感觉异常，寒湿浸淫，弛纵不收，阳气不足，功能下降，肌肉萎缩。

治则：祛湿散寒，益气活血。

治法：钩活术疗法。

表 4-4-3　痿证型颈椎间盘突出症钩活术治疗 1

	选穴	钩鍉针	钩法与钩度	手法与钩角
主穴	C_3 穴 +C_2 穴	巨类颈胸型	双软 7 分	钩提法 45°
配穴	双环跳 + 双承山	微类内刃 7.5 型	单软 1 分	钩提法 90°

按照《中医钩活术技术操作规范》完成钩活术操作。

二诊：2018 年 1 月 15 日

双足踩棉感明显好转好转，余症状无变化。

治疗：钩活术治疗。

表 4-4-4 痿证型颈椎间盘突出症钩活术治疗 2

	选穴	钩鍉针	钩法与钩度	手法与钩角
主穴	C_3'穴 +C_2'穴	巨类颈胸型	单软 5 分	钩提法 45°
配穴	双承扶 + 双委中	微类内刃 4.5 型	单软 1 分	钩提法 90°

按照《中医钩活术技术操作规范》完成钩活术操作。

三诊：2018 年 1 月 22 日

双下肢较治疗前有力。

治疗：钩活术治疗。

表 4-4-5 痿证型颈椎间盘突出症钩活术治疗 3

	选穴	钩鍉针	钩法与钩度	手法与钩角
主穴	C_3 穴 +C_4 穴	巨类颈胸型	单软 4 分	钩提法 45°
配穴	双殷门 + 双足三里	微类内刃 4.5 型	单软 1 分	钩提法 90°

按照《中医钩活术技术操作规范》完成钩活术操作。

四诊：2018 年 2 月 22 日

双下肢肌力较前好转 70% 左右，走路的稳定性明显增强，嘱其适当功能锻炼。

随访：2019 年 2 月 22 日电话随访，双下肢无力未见反复，肌肉萎缩无发展，入冬后风湿症状较明显，口服抗风湿药后症状即刻消失。

【按语】此病例是以寒湿浸淫为主的痿证（弛纵不收）型胸椎间盘突出症，病因与受风着凉有关。阳气不足，受寒湿浸渍，是引发痿证型胸椎间盘突出症的原因，久痹又反复发作而致痿。采用根部（C_1 穴 +C_2 穴 +C_3 穴）+ 局部（循经取穴）的取穴方式，直达病所，畅通气机，祛风除湿，散寒通络，因病久而 3 次钩活。风寒湿入侵引发此病，易反复发作，久则致痿，痿则气虚，功能下降，钩治 3 次才有明显疗效，之后予补气活血、祛湿通络的中药巩固治疗，次年未再发作。胸椎间盘突出症患者一定要注意防寒保暖，尤其在夏天避免使用空调，随年龄增长，此证有再发的可能，注意调养，病情反复可再施钩活术治疗。今后生活应起居有常，饮食规律，增强自身免疫力。

6. 其他疗法　药物内服法、中药外用法、推拿、针灸、熏蒸疗法、小针刀疗法、硬膜外药物疗法、介入疗法、电疗、封闭、手术疗法。

附方：

精气两虚痹证

左归丸［《景岳全书》］化裁：熟地黄 30g，山药 30g，山茱萸 10g，菟丝子 30g，枸杞子 10g，川牛膝 10g，鹿角胶 10g，龟甲胶 10g，黄芪 30g，桂枝 10g，鸡血藤 20g，伸筋草 15g，透骨草 15g，秦艽 15g。

三、气滞血瘀型颈胸椎间盘突出症

颈胸椎间盘突出症，中医病因病机辨证为气滞血瘀证：胁痛，项背痛，向上肢及两胁放射痛，活动受限，疼痛与天气变化无关，或有咳痛的一种病症。

1. 诊断

（1）症状：项背部僵硬、疼痛、麻木、活动受限，向上肢或两胁放射，疼痛或左或右，触觉和痛觉减弱，情绪变化时疼痛加重，与天气变化无关。

（2）舌脉：舌淡红，兼有瘀斑，苔薄黄，脉弦滑。

（3）体征

①颈椎间盘突出症：颈部僵硬，病变节段椎旁压痛、叩击痛，臂丛神经牵拉试验、抬头试验、低头试验、歪头试验、头顶捶击试验可阳性，受压神经支配区域感觉和运动功能障碍。

②胸椎间盘突出症：病变节段棘上、棘间、棘旁压痛，胸椎背伸试验、胸椎前屈试验、胸椎椎间孔挤压试验可阳性，受压神经支配区域出现疼痛、憋胀。

（4）影像学检查：X 线片可见颈胸椎生理曲度减小或梯形变，病变椎间隙变窄，呈退行性改变。颈胸椎 CT 及 MRI 检查可明确突出椎间盘的节段和程度，对诊断和定位很有价值。

（5）排除其他病：综合判断排除其他原因引起的以上症状，如周围神经病变、脊髓病变、周期性麻痹、脑出血后遗症、脑肿瘤、脑萎缩等。

符合以上 5 条并排除其他疾病，即可确诊为气滞血瘀型颈胸椎间盘突出症。

包括现代医学的神经根、交感神经、脊髓受累的颈胸椎间盘突出症。

诊断要点：在影像学检查结果的支持下，项背部僵硬疼痛，向上肢及两胁放射，两胁憋胀不适，与情绪变化有关。

2. 鉴别诊断

（1）颈椎病：颈椎病是综合征，是由于椎体退变老化，压迫神经、血管、脊髓及周围软组织而引起头晕、目眩、颈部僵硬、疼痛、上肢麻木、四肢无力、踩棉感、二便失常，重则瘫痪。而颈椎间盘突出症是单纯性椎间盘突出而致的压迫症状，颈椎 CT 可明确诊断，做出鉴别。

（2）胸椎病：胸椎病是综合征，是由于椎体退变老化，压迫神经、血管、脊髓及周围软组织，引起背痛、两胁胀痛、双下肢或单下肢麻木、活动受限，重则无力，肌肉萎缩，胸腹部束带感、踩棉感，二便失常，甚则瘫痪。而胸椎间盘突出症是单纯性椎间盘突出而致的压迫症状，胸椎 CT 可明确诊断，做出鉴别。

（3）脊髓空洞症：主要是脊髓功能的障碍，临床症状以四肢麻木、行走困难，甚则瘫痪为主要临床表现，颈胸段 MRI 可做明确诊断。

3. 钩活术选穴 气滞血瘀型颈椎病要根据瘀血的部位之不同和影像学检查的结果进行选穴。

主穴：新（魏氏）夹脊穴。

配穴：循经取穴或阿是穴，根据具体情况，取双侧穴或单侧穴，单侧取患侧腧穴。

方义提要：主穴以颈部新（魏氏）夹脊穴为所取腧穴。配穴以调理气机和活血化瘀为原则，可配穴于肝俞、期门、支沟、太冲、阳陵泉、足三里，根据病情选择使用。

4. 钩活术治疗 气滞血瘀型颈胸椎间突出症钩活术治疗应以泻法为主，利用巨、中、微类内板或内刃钩鍉针进行轻、中、重双软或单软常规九步钩活。

5. 病案举例

［气滞血瘀，背胁疼痛］

降某，男，58 岁，河南栾川人。

初诊：2016 年 6 月 10 日

主诉：背部疼痛并向左胁放射 7 日。

现病史：7 日前因背部外伤而诱发背部疼痛，并向左胁放射，咳痛，时轻时重，重则被动体位，深呼吸及咳嗽疼痛加重，于 2016 年 6 月 10 日来我院就诊。

检查：被动体位，不能左侧卧位，胸 5、6、7 椎旁压痛，棘间隙压痛。胸椎背伸试验（+）、左侧胸椎椎间孔挤压试验（+）、胸椎前屈试验（+）。心、肺、腹未见异常，血压 135/85mmHg，舌淡紫，苔薄黄，脉弦滑有力。

辅助检查：血、尿常规、心电图检查无异常。

影像学检查：X 线、MRI（图 4–4–13、图 4–4–14、图 4–4–15）。

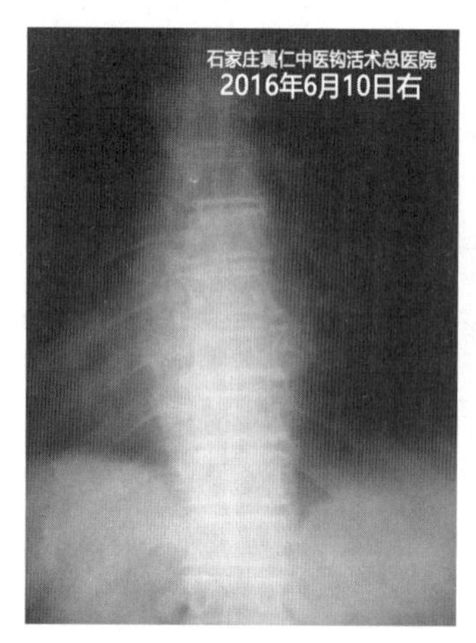

图 4–4–13　X 线正位

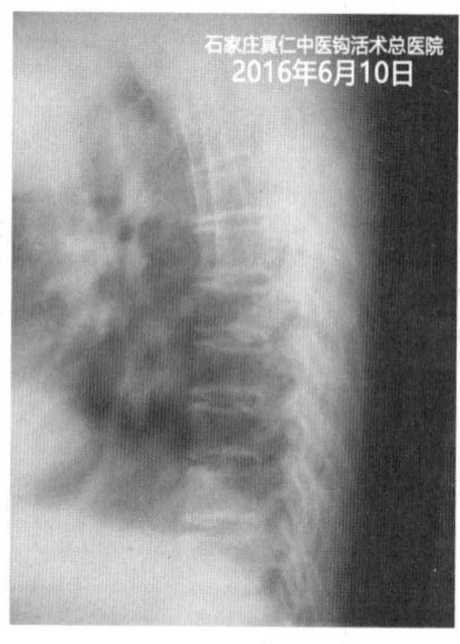

图 4–4–14　X 线侧位

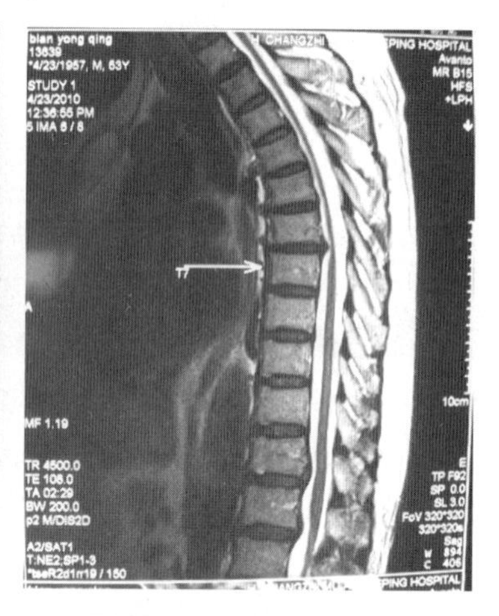

图 4–4–15　矢状 MRI 像

X 线表现：胸椎顺列不整，上胸段棘突部分左偏，部分椎间隙不等宽，$T_{3、4、5}$ 椎体缘可见唇样骨质增生。$T_{10、11、12}$ 椎体内可见栅栏状粗大骨梁影。椎旁软组织未见异常。

MRI 表现：胸椎顺列好，生理弯曲度存在：$T_{6～7}$、$T_{10～11}$、$T_{11～12}$、相应水平间盘向后突出，硬膜囊受压伴局部椎管狭窄，$T_{6～7}$ 为著：脊髓圆锥位置及马尾神经未见异常：余未见明显异常。

印象：①胸椎间盘突出症。

②胸椎管狭窄。

③胸椎退行性改变。

诊断：气滞血瘀型胸椎间盘突出症（中医）。

胸椎间盘突出症（西医）。

分析：年龄 58 岁，男性，平时体质健壮，无背痛病史，7 日前背部外伤而诱发背痛、放射于左胁，背胁部皮肤无皮损及丘疹，外伤跌仆，瘀血存在，瘀滞不通而疼痛，深呼吸和咳嗽时，需要大量通气，所以咳嗽和深呼吸时疼痛加重，属气滞血瘀型背胁痛。

治则：活血化瘀，理气止痛。

治法：钩活术疗法。

表 4-4-6　气滞血瘀型胸椎间盘突出症钩活术治疗 1

	选穴	钩鍉针	钩法与钩度	手法与钩角
主穴	T_6 穴 +T_7 穴	巨类颈胸型	浅单软 3 分	钩提法 55°
配穴	左后溪	微类内板 2.5 型	单软 1 分	钩提法 90°

按照《中医钩活术技术操作规范》完成钩活术操作。

二诊：2016 年 6 月 17 日

针孔部稍有不适感，其余症状全部消失。

随访：2017 年 6 月 17 日电话随访，1 年间背胁疼痛未见反复。

【按语】此病例的发病特点是以背部外伤而发病，而且是体质健壮的男性，无高血压、动脉硬化和背胁疼痛病史，经影像学和局部检查符合胸椎间盘突出症的诊断，属中医的气滞血瘀型胸椎间盘突出症，辨证施治，局部取穴和相应的肝经配穴，进行钩活术治疗，即刻见效，随访未见反复。此类胸椎间盘突出症与情绪变化和外伤有关，平时心平气和（尤其是更年期妇女），避免外伤是预防的关键所在。

6. 其他疗法　药物内服法、中药外用法、推拿、针灸、熏蒸疗法、小针刀疗法、硬膜外药物疗法、介入疗法、电疗、封闭、手术疗法。

附方：

气滞血瘀

血府逐瘀汤加减［《医林改错》］：葛根 15g，桃仁 12g，红花 10g，当归 9g，川芎 9g，赤芍 9g，生地黄 10g，枳壳 6g，柴胡 3g，甘草 3g，桔梗 4.5g，牛膝 9g，伸筋草 15g。

第五节　康复与预防

颈胸椎间盘突出症，是以疼痛和功能障碍为主要临床表现的退行性病变，比较轻的患者通过治疗后症状能全部消失，而对重症患者的康复期，康复工作显得极为重要，如果不进行康复治疗可能遗留终身后遗症，如有疾病反复，会形成雪上加霜的恶性局面。

一、康复

1. 康复治疗　也是一种治疗，只是需要持久性治疗或间断性治疗，包括药物、针灸、理疗、中药外治、推拿、挑治针、小针刀、电针、离子导入、硬膜外注射等都有很好的康复治疗作用，因人制宜，选择使用。

2. 心理治疗　疼痛、麻木和功能障碍，心理专家分析这些症状的产生有不同程度的心理作用，尤其是对康复期症状的康复，显示出巨大的优势。调整患者的心理状态，使其保持积极向上的情绪，再配合其他康复治疗，有事半功倍的效果。

3. 导引　是中国一项独特的民族文化遗产，是古人在长期的生活劳动中，在与疾病、衰老作斗争的过程中，逐渐认识和创造出来的，是中医学的重要内容之一。包括运动导引、吐纳调息导引两大方面。医者和患者可选择使用帮助康复。

二、预防

1. 未病先防　日常注意调养肝肾以增强体质，运动锻炼以提高免疫力，工作劳动应防止外伤。选择合适的体位、睡枕、衣被，保持劳动、休息、生活、膳食、排泄的规律性和科学性。

2. 既病防变　如果发现颈胸椎间盘突出而产生了临床症状，应及时休息，及时予以钩活术治疗，防止病情发展；有颈胸椎间盘突出症病史者往往再发率较高，病情恢复一定要防止疾病的复发，这也是一个比较重要的预防内容，其防治方法同“未病先防”。

第五章　颈胸段脊柱周围软组织劳伤

颈胸段脊柱周围软组织劳伤主要指颈、背、肩胛部肌肉、韧带（项韧带、棘上韧带、棘间韧带）及其附着点筋膜或骨膜的慢性损伤性疾病，常由炎症而引起疼痛，为颈、背、肩胛部疼痛中最常见的疾病之一。包括颈胸部扭挫伤、落枕等，多因急性外伤后未能及时治疗，或长期工作学习不良姿势而引起。

中医学根据软组织劳伤的部位及其临床表现，将本病归属于“颈部伤”“脖颈伤筋”“项背痛”“肩背痛”的范畴。

第一节　病因病机

颈背闪挫扭伤或急性外伤，日久未愈，以及慢性劳伤，均可导致筋骨关节的生理功能失常，“气伤痛”“形伤肿”，出现气滞血瘀，风寒湿邪内侵，痹阻经脉；肝肾亏损，筋脉失养，而导致经筋功能低下，从而导致本病的发生。对于软组织劳伤的病因病机应从以下三个方面认识。

一、气滞血瘀（劳损扭伤）

与软组织劳伤的发生发展有着直接关系的是急性损伤后未能及时治疗恢复。造成损伤的原因可以是交通事故、运动损伤、生活或工作中的意外事故损伤；各种强烈动作致使颈、背、肩胛、腰部过度前屈、后伸或侧弯等，使筋肉过度牵拉，而发生的闪挫伤；或在日常生活中，长期低头，弯腰工作学习，“久视伤血，久卧伤气，久坐伤肉，久立伤骨，久行伤筋”，长期持久的单一动作造成的疲劳性损伤等，都是导致本病的原因。筋肉损伤，脉络受损，气机不畅，气血瘀阻，造成本病的发生。加之肝肾亏虚，精血不足，筋肉失养，筋肉退化，一旦受到外伤或劳损，而易造成软组织劳伤。软组织如筋膜、肌肉、韧带等在外伤后未能及时治疗恢复，或工作学习等非生理性体位损伤因失治、误治，瘀血留滞经络，气血运行不畅，肌肉、筋脉失养，再次或反复多次损伤，可以使本病进一步加重。

二、肝肾亏损（先天不足或体质虚弱）

“肝肾同源”是指精和血间存在着相互滋生和相互转化的关系。在病理上，肝血不足可引起肾精亏损，反之，肾精亏损亦可导致肝血不足。肝血不足则经脉亏虚，筋肉失于濡养，导致本病发生。

三、外邪侵袭（受风着凉或居住潮湿）

外邪系由风、寒、湿邪侵袭，痹阻经脉，气血运行不畅，致使颈、肩背发生疼痛、麻木、重着。或因居处潮湿、涉水冒雨，或气候剧变、冷热交错，劳累后汗出当风，腠理空虚，风寒湿邪乘虚而入，侵袭人体，走窜经络，留滞筋肉，气血痹阻，筋肉失于濡养，发生本病。

第二节　西医学病因病理与诊断

颈胸段脊柱周围软组织劳伤主要是指肌肉、肌腱及其附着点筋膜或骨膜的急慢性损伤，常发生于颈项部、背肩胛部。临床以局部软组织疼痛，酸胀不适，时作时止，休息后减轻，按摩后减轻，劳累受凉后加重，局部肌肉活动稍有受限为主要症状。

一、病因病理

1. 颈项部、背、肩胛部外伤。如交通事故、运动损伤、生活或工作的意外事故等，致使颈、背、肩胛受到过度的前屈、后伸或侧弯等损伤，背、肩胛部负荷过度，肌肉、韧带、筋膜受到损伤，从而导致损伤性炎症反应。如急性期外伤后未能及时治疗或治疗不当，损伤的组织如肌肉、筋膜、韧带或骨膜等未得到充分修复，则遗留为软组织劳伤。

2. 长期低头，伏案工作学习，睡眠姿势不当，枕头过高，颈项部、背、肩胛部、韧带或筋膜处于长时间牵伸状态，形成了积累性的劳损变性。

3. 颈椎、胸椎先天或后天畸形，肩胛部畸形，均可造成软组织动态平衡失调，也易发生软组织损伤。软组织劳伤是在以上诸原因作用下，首先引起创伤性软组织炎症反应，到后期则因炎性反应的程度不同而导致软组织不同程度的粘连、纤维化、瘢痕化，易诱发本病。

4. 棘上韧带、棘间韧带和项韧带急性损伤，韧带撕裂或断裂，广泛出血，血肿，日久不愈，韧带粘连、变性，退行性改变，容易发生颈后韧带及软组织的慢性损伤。

二、临床诊断

1. 症状

（1）颈背部扭伤病史，颈背部肌肉酸痛不适，初期稍作休息即可恢复，病程长者，调节肌肉活动，症状仍不缓解。时轻时重，缠绵不愈，久坐、久站、固定姿势、劳累后加重，休息后减轻。急慢性受伤史，损伤后颈背部后正中区域可有明确疼痛和压痛，有头过度前屈、高枕仰卧或持续低头工作史。

（2）颈椎不稳定，患者往往用手托着头部。

（3）撞车或急刹车时，可发生颈部挥鞭式损伤，除韧带损伤外，如脱位的关节已自行复位，则检查时不易发现，但颈部疼痛持久而严重，头颈常固定在一定位置不敢活动。

（4）颈后疼痛剧烈而持久，颈后筋肉肿胀，头颈活动不便，并常固定于某一位置。

（5）胸背部剧烈疼痛，局部肿胀，转身不便，躯干前屈背伸时疼痛加重，深呼吸及大声咳嗽则疼痛加重。

（6）长期固定姿势，日久天长，颈背部僵硬酸沉，活动受限。

2. 体征 以颈部软组织劳伤为主，可出现颈部肌肉痉挛。若一侧胸锁乳突肌发生痉挛则可能出现斜颈。颈部活动可引起疼痛但无传导及放射痛，部分肌肉和韧带可有固定压痛点，肩背因负荷或活动增加而症状明显。

（1）头颈自主活动受限，转动不便，过度前屈或后伸引起颈背部疼痛加剧。

（2）颈后正中区有明显压痛并可发现颈后肌痉挛，若病久，项韧带分布区触诊，可出现拇指下变硬甚至钙化点，常有弹响声。

（3）胸背部活动不利，转身受限，躯干前倾背伸时疼痛加剧，深呼吸及大声咳嗽时疼痛加重。

（4）注意神经征象，以排除颈胸椎骨关节损伤。

3. 影像学检查 软组织劳伤，X线片检查为阴性，CT和MRI检查，局部肌肉有钙化斑或退变。慢性损伤主要为慢性牵拉、劳损，受损韧带主要表现为退变及小的纤维破坏及断裂。

4. 排除其他病 进行综合判断排除其他病。

有1、2、3、4项则可明确诊断。

三、鉴别诊断

1. 颈肌筋膜炎 颈部患处可有特定压痛点，即“激发点”，触压时剧痛，有时可激惹远处出现传导性疼痛，但并不符合周围神经或神经根的解剖分布。一般无神经症状。

颈肌筋膜炎颈后可触及皮下结节、条索肿块、痛性结节，往往在颈后的风池穴，或三角肌、胸大肌等的筋膜或肌肉的起止处。一般无放射痛。

2. 颈型颈椎病 颈型颈椎病由于项部疼痛不适且无根性神经症状，与本病极为相似。但颈型颈椎病多发生在30岁以上的中老年人，X线可见颈椎退行性变，这是与本病的基本区别。

3. 胸椎间盘突出症 二者都有背痛。胸椎间盘突出症一旦发生后，多伴有双下肢的疼痛或感觉的改变，以及内脏功能的紊乱，下肢肌张力增高，出现病理反射，甚至小便困难，深感觉消失。影像学检查可以明确胸椎病变的形态特点和病理变化，以资鉴别。

4. 肩胛背部肌筋膜炎 疼痛有固定压痛点，在局部可以找到疼痛的引发区，按压该区可发现疼痛结节或疼痛条索状物，并引起患者躲避、惊跳的“跳跃征”，局部封闭该点可使疼痛消失，这是与本病的典型差异。

第三节 辨病与辨证

颈胸段脊柱周围软组织肌肉劳伤，临床应辨证与辨病相结合，明确诊断，准确治疗，准确钩活，一般颈胸段软组织劳伤需选用中微类钩鍉针，中微类 2.5 ～ 3.5cm 钩鍉针在此较为常用。

一、辨病

辨病是指西医学的诊断与鉴别诊断，通过辨病明确颈胸段脊柱周围软组织劳伤的原因、病理及准确位置，并通过相关的鉴别诊断排除其他病，为准确治疗打下基础。

二、辨证

1. 病因病机辨证

（1）闪挫劳损，气滞血瘀：疼痛发作时间短，往往有明显的外伤史或劳损史，颈背后及两侧酸痛不适，有时有固定的压痛点，伴有目眶及面色黧黑，甚则肌肤甲错，舌质青紫，或有瘀血、瘀点，脉弦细或弦细涩。

（2）血瘀日久，气血两虚：本来体弱，或颈背痛反复发作，经久不愈，颈项强硬，伴面色萎黄，精神不振，饮食欠佳，少言懒动，舌淡白，苔薄白，脉象细弱或缓慢。

（3）气血两虚，复感风寒湿邪：素体少动懒言，颈背后两侧酸痛不适，颈项强直不适，同时伴有恶风或恶寒。若汗出恶风，肌肤麻木不仁，或复感风寒湿邪而症状反弹，脉浮缓者，为风邪侵袭太阳经脉肌腠。若无汗恶寒，脉浮者，为寒邪郁于经脉，颈项困重，舌苔白腻，脉濡缓或濡细，多为湿邪。

2. 分型辨证　根据颈胸段周围软组织劳伤中医病因病机和临床特点，把颈胸段周围软组织劳伤分为痹证型、劳损瘀滞型、外伤瘀血型。

（1）痹证型：是由于风寒湿瘀等邪气滞留于颈胸段的软组织，或有外伤史，或有劳损史，或气血两亏、肝肾不足，使颈胸段软组织的局部经络受阻，瘀血内停，出现软组织的功能障碍和局部僵硬、酸痛、冷凉为主症的临床表现，根据风寒湿邪的入侵程度不同，在临床有不同的表现，但痹证型软组织劳伤的临床症状与天气变化有关。舌淡，苔薄白，脉弦紧或浮紧。

（2）劳损瘀滞型：是由于久坐、久站、久视等固定姿势时间太长，使颈胸段软组织长期处于一种紧张状态，而产生疲劳性劳损，使局部韧带处于缺血、缺氧、瘀滞状态，出现软组织的功能障碍和局部僵硬疼痛酸沉为主症的临床表现，根据劳损的程度不同而临床症状也随之不同，其缓解的程度也相应不同。对于此型软组织劳损，预防非常重要。舌淡，或有瘀斑，苔薄白，脉沉迟或弦滑。

（3）外伤瘀血型：是由于外力作用于颈胸段的软组织，使颈胸段软组织及其功能受到损伤，出现软组织的功能障碍和局部僵硬、酸痛为主症的临床表现，部位固定于受损软组织的局部，局部皮肤或皮下有时有紫斑出现。舌淡，或有瘀斑，苔薄白，脉弦滑。

3. 分期辨证

急性期：颈背部肌肉酸痛不适、沉重、冷凉，时轻时重，劳累后加重，休息后减轻。

慢性期：颈背部偶有酸痛，缠绵不愈，劳累后加重，休息后减轻，按摩、热疗后减轻。

第四节　中医分型钩活术治疗

钩活术治疗针对的是慢性软组织损伤或劳伤，急性损伤者不适用，尤其是兼有骨折和韧带断裂的患者，须待骨折愈合后方可治疗。

颈胸段脊柱周围软组织劳伤是钩活术的适应证，要排除禁忌证，同时进行相关的各种检查，检查的结果应符合颈胸段脊柱周围软组织劳伤的诊断，未发现其他疾病引起的相关症状，综合辨证分析后确定所选腧穴。但是，颈胸段脊柱周围软组织外伤必须在受伤后 96 小时或经更长时间后进行钩活治疗，因急性水肿期进行钩活治疗不利于康复。对于劳损性软组织劳伤而言，其症状最明显时为最佳治疗时间。

1. 选穴原则　颈胸段的新（魏氏）夹脊穴、阿是穴。

2. 选穴注意　主穴取颈胸段的新（魏氏）夹脊穴，配穴取劳伤部位的阿是穴。

3. 选钩原则　根据疾病轻重和补泻法选择微类内板或内刃型一次性使用钩活术钩鍉针钩针。

4. 钩深（深度）　进入皮肤，深达病灶为钩深，患者肥胖差异不同，其钩深也不同。

新（魏氏）夹脊穴颈椎进入深度为 1.00 ～ 1.50cm；垂直深度为 0.71 ～ 1.06cm；

新（魏氏）夹脊穴胸椎进入深度为 1.00 ～ 1.50cm；垂直深度为 0.82 ～ 1.23cm；

阿是穴深度为肌筋膜的深度 .

5. 钩角（钩进角）　钩活术操作过程中，钩针与所钩治腧穴表面形成的角度为钩进角度，简称钩进角。颈段，45°；胸段，55°；阿是穴，70°～ 90°。

注意安全，防止损伤神经，造成事故。

6. 手法与钩法

手法：新（魏氏）夹脊穴倒八字钩提法。

阿是穴钩提法。

钩法：新（魏氏）夹脊穴颈椎单软；胸椎浅单软。

阿是穴单软。

7. 钩度　1 ～ 3 分为准，严格执行“宁可不及，不可太过”的原则。

一、痹证型

颈背部有受风着凉史，“落枕”“背沉”史，反复发作，常因受风着凉而发作，局部疼痛或僵硬不适，遇冷加重，遇热减轻，偶有“晨僵”，有时与天气变化有关，未发现其他原因引起的局部症状，称之为痹证型颈背部软组织劳伤。

1. 诊断

（1）症状：颈背部肌肉酸痛，冷凉不适，受风着凉而发作，遇热减轻、遇冷加重。初期稍作休息即可恢复，病程长者，调节肌肉活动，症状仍不缓解。时轻时重，缠绵不愈，久坐、久站、固定姿势、劳累后加重，休息后减轻。

（2）舌脉：舌淡红，苔薄白或薄黄，脉沉弦涩或沉滑濡。

（3）体征：颈背部肌肉僵硬或痉挛。颈部活动部分受限，或有斜颈，颈背部活动可引起疼痛，但无放射痛，可巡查到压痛点和敏感点，部分患者可触及条索状物及结节。

（4）影像学检查：X 线片及其他影像检查无改变。

（5）排除其他病：综合判断排除其他原因引起的以上症状。

符合以上 5 条并排除其他疾病，即可确诊为痹证型颈背部软组织劳伤。

包括现代医学局部软组织慢性损伤性炎症。

诊断要点：在影像学检查结果的支持下，颈背部有受风着凉史，疼痛、僵硬不适与天气变化有关，遇热减轻，活动按揉后减轻，固定休息后加重，影像学检查无变化支持本病的诊断。

2. 鉴别诊断 除与颈胸椎周围筋膜炎、颈型颈椎病、颈胸椎间盘突出症鉴别外，同时还应与外伤瘀血型和劳损瘀滞型软组织劳伤相鉴别。

3. 钩活术选穴 痹证型颈胸段软组织劳伤要根据损伤的部位之不同和影像学检查的结果进行选穴。

主穴：新（魏氏）夹脊穴。

配穴：循经取穴或阿是穴，根据具体情况，取双侧穴或单侧穴，单侧取患侧腧穴。

4. 钩活术治疗 痹证颈胸段软组织劳伤钩活术治疗应以平补平泻为主，利用微类内板或内刃钩鍉针进行轻、中、重单软常规九步钩活。

5. 病案举例

[风寒侵袭，经络不通]

欧阳某，男，28 岁，内蒙古人。

初诊：2015 年 7 月 8 日

主诉：颈肩背部疼痛不适 5 年，加重 10 日。

现病史：肩背部疼痛不适史 5 年，10 日前因坐车受风而发作颈背部疼痛不适，颈部活动受限，僵硬不适，热敷或热疗后稍有缓解，为求进一步治疗，于 2015 年 7 月 8 日来院就诊。

检查：$C_{5、6、7}$ 椎旁压痛，$T_{1、2}$ 椎旁触及条索状物。颈胸椎神经刺激试验均（–），心肺膈未见异常，血压 110/70mmHg。舌淡红，苔薄白，脉浮弦。

辅助检查：血、尿常规、心电图检查无异常。

影像学检查：颈肩部 X 线、CT，MRI 检查未发现颈椎病及其他疾患。

诊断：痹症型颈胸段软组织劳伤（中医）。

颈胸段软组织劳伤（西医）。

分析：患者有肩背疼痛病史 5 年，颈背部每遇受风着凉而发作，自认为是“风湿背”，颈背部平时怕凉而近衣被，平时颈背部喜欢按摩、火疗、拔罐、刮痧等，遇热减轻，遇冷加重，符合痹证型背部劳伤。

治则：祛风除湿，理气止痛。

治法：钩活术疗法。

表 5-4-1　痹症型颈胸段软组织劳伤钩活术治疗 1

	选穴	钩鍉针	钩法与钩度	手法与钩角
主穴	T_{11} 穴 +T_{12} 穴	微类内板 2.5 型	浅单软 1 分	钩提法 50°
配穴	大椎	微类内板 2.5 型	单软 1 分	钩提法 90°

按照《中医钩活术技术操作规范》完成钩活术操作。

随访：2016 年 7 月 8 日电话随访，患者自述颈肩背部无任何不适。

【按语】此病例系风寒侵袭，经络不通所致。患者由于坐车受风，颈肩背部筋脉受阻，经络不通，不通则痛，采用魏氏夹脊 T_{11}+T_{12} 穴，辅配大椎穴平补平泻，直达病灶，筋脉畅通，故一次治愈。此患者在今后的日常生活中需避风寒，慎劳作，强体质，防复发。

6. 其他疗法　热疗、按摩、针灸、药物、封闭、熏蒸、导引。

二、劳损瘀滞型

有颈背部劳损史或久坐史，或长期固定姿势病史，日久天长，局部疼痛或不适感，未发现其他原因引起的局部症状，称之为劳损瘀滞型颈胸段软组织劳伤。

1. 诊断

（1）症状：颈背部劳损病史，颈背部肌肉酸痛不适，初期稍作休息即可恢复，病程长者，调节肌肉活动，症状仍不缓解。时轻时重，缠绵不愈，久坐、久站、固定姿势、劳累后加重，休息后减轻。

（2）舌脉：舌淡，有瘀点或斑，苔薄白或薄黄，脉沉滑。

（3）体征：颈背部可触及结节和条索状物，或有敏感压痛点。部分活动功能受限，颈背部活动可引起疼痛，无传导痛及放射痛，肩背部因负荷或活动增加症状明显。

（4）影像学检查：软组织劳伤，X 线片及其他影像检查无改变。

（5）排除其他病：综合判断排除其他原因引起的以上症状。

符合以上 5 条并排除其他疾病，即可确诊为劳损瘀滞型软组织劳伤。

包括现代医学局部软组织急慢性损伤性炎症。

诊断要点：在影像学检查结果的支持下，颈背部有劳损史，疼痛僵硬不适与天气变化有关，遇热减轻，活动按揉后减轻，固定休息后加重。

2. 鉴别诊断　除与颈胸椎周围筋膜炎、颈型颈椎病、颈胸椎间盘突出症鉴别外，同时还应与外伤瘀血型和痹证型软组织劳伤相鉴别。

3. 钩活术选穴　劳损瘀滞型颈胸段软组织劳伤要根据损伤的部位之不同和影像学检查的结果，进行选穴。

主穴：新（魏氏）夹脊穴。

配穴：循经取穴或阿是穴，根据具体情况，取双侧穴或单侧穴，单侧取患侧腧穴。

4. 钩活术治疗　劳损瘀滞型颈胸段软组织劳伤钩活术治疗应以泻法或平补平泻为

主，利用微类内板或内刃钩鍉针进行轻、中、重单软常规九步钩活。

5. 病案举例

［久坐劳损，背部瘀滞］

李某，女，48岁，“麻将”爱好者，河北冀县人。

初诊：2016年2月28日

主诉：背部疼痛酸胀10年，加重1个月。

现病史：患者10年前因劳累后出现背部疼痛酸胀不适，打“麻将”后加重，按揉后减轻，时作时止，缠绵难愈，曾按摩、针灸、拔罐等方法治疗效果不理想，近1个月来，上述症状加重，伴背部沉重冷凉。

检查：表情痛苦，自主体位。$T_{2、3、4}$双椎旁竖脊肌处压痛，并触及条索状物。胸椎前屈试验、胸椎背伸试验、胸椎椎间孔挤压试验（–），心肺膈未见异常，血压120/80mmHg。舌淡红，苔薄白，脉沉弦。

辅助检查：血、尿常规、心电图检查无异常。

影像学检查：胸椎X线、CT、MRI检查未见异常。

诊断：劳损瘀滞型胸段软组织劳伤（中医）。

胸段软组织劳伤（西医）。

分析：患者有明显的劳伤史，疼痛酸胀位置基本固定，时作时止，反复发作，长期“麻将”则劳损，久治不愈，缠绵难愈则瘀滞，病久则正气不足，抗寒能力减弱，出现局部冷凉。

治则：益气活血，理气止痛。

治法：钩活术疗法。

表5–4–2　劳损瘀滞型胸段软组织劳伤2

	选穴	钩鍉针	钩法与钩度	手法与钩角
主穴	T_{10}穴+T_{11}穴	微类内板2.5型	浅单软1分	钩提法55°
配穴	双魄户+双膏肓	微类内板2.5型	单软1分	钩提法90°

按照《中医钩活术技术操作规范》完成钩活术操作。

随访：2017年2月28日电话随访，一年间，背部疼痛、酸胀症状未见反复。

【按语】此病例系久坐劳损，背部瘀滞所致。患者由于长期打麻将，一个姿势保持时间过长，而致背部肌肉劳损，经络受阻，不通则痛，选用附分、魄户、膏肓等穴平补平泻，直达病灶，使经络畅通，故1次治愈。此患者在今后的日常生活中需劳逸结合，加强背部肌肉的锻炼，防复发。

6. 其他疗法　按摩、热疗、针灸、药物、理疗、熏蒸、小针刀。

附方：

①气滞血瘀，气血虚弱

八珍汤加味［《外科发挥》］：茯苓12g，党参12g，白术9g，当归12g，川芎6g，白芍12g，熟地黄12g，羌活9g，香附9g，鸡血藤12g，伸筋草12g。

②风寒湿邪侵袭经络

羌活灵仙汤加味［《中医筋伤学》］：羌活9g，威灵仙9g，香附9g，牛膝9g，赤芍9g，薏苡仁12g，乳香6g，没药6g，地龙6g，鸡血藤9g，牡丹皮6g，千年健4.5g，土鳖虫4.5g，生姜4.5g，甘草4.5g，五加皮9g。

三、外伤瘀血型

颈背部外伤史或挫伤史，或有受暴力史，日久未愈，局部仍有疼痛症状或不适感，未发现其他原因引起的局部症状，称之为外伤瘀血型软组织劳伤。

1. 诊断

（1）症状：颈背部扭挫伤病史，颈背部肌肉酸痛不适，初期稍作休息即可恢复，病程长者，调节肌肉活动，症状仍不缓解。时轻时重，缠绵不愈，久坐、久站、固定姿势、劳累后加重，休息后减轻。

（2）舌脉：舌淡，有瘀点或斑，苔薄白或薄黄，脉浮弦。

（3）体征：以颈部软组织劳伤为主，可发现颈部肌肉痉挛。若一侧胸锁乳突肌发生痉挛可产生斜颈，颈部活动可引起疼痛，但无传导及放射痛，部分肌肉和韧带可有固定压痛点，肩背因负荷或活动增加症状明显。

（4）影像学检查：软组织劳伤，X线片及其他影像检查无改变。

（5）排除其他病：综合判断，排除其他原因引起的以上症状。

符合以上5条并排除其他疾病，即可确诊为外伤瘀血型软组织劳伤。

包括现代医学局部软组织急慢性损伤性炎症。

诊断要点：在影像学检查结果的支持下，颈背部有外伤史，疼痛僵硬不适与天气变化无关，遇热减轻，活动按揉后减轻，固定休息后加重。

2. 鉴别诊断　劳损瘀滞型颈胸段软组织劳伤症状类同，但有明显的劳损史，而痹证型颈胸段软组织劳伤有明显的受风着凉史，症状出现的程度与天气变化有关，遇热减轻、遇冷加重。

3. 钩活术选穴　外伤瘀血型颈胸段软组织劳伤要根据损伤的部位之不同和影像学检查的结果进行选穴。

主穴：新（魏氏）夹脊穴。

配穴：循经取穴或阿是穴，根据具体情况，取双侧穴或单侧穴，单侧取患侧腧穴。

4. 钩活术治疗　外伤瘀血型颈胸段软组织劳伤钩活术治疗应以泻法为主，利用微类内板或内刃钩鍉针进行轻、中、重单软常规九步钩活。

5. 病案举例

［外伤瘀血，背部疼痛］

张某，男，38岁，石家庄市栾城人。

初诊：2017年5月11日

主诉：背部疼痛2个月余。

现病史：患者于2个月前因车祸伤于背部，当时背局部青紫，肿胀疼痛，不能活动，经当地医院治疗（治疗不详），局部肿胀消失，仍有局部疼痛。现背部疼痛，深呼吸及活动受限。

检查：$T_{4、5、6}$双椎旁压痛，局部僵硬，按揉后疼痛症状缓解。胸椎前屈试验、胸椎背伸试验、胸椎椎间孔挤压试验（±），、心肺膈未见异常，血压120/80mmHg。舌淡红、有瘀斑，苔薄黄，脉弦紧。

辅助检查：血尿常规、心电图检查无异常。

影像学检查：X线、CT、MRI检查未见骨折和脱臼。

诊断：外伤瘀血型胸段软组织劳伤（中医）。

　　　胸段软组织劳伤（西医）。

分析：患者有明显的车祸外伤史，背部肿胀疼痛，活动受限，水肿消失后，症状缓解不彻底，排除其他原因引起的疼痛，考虑为背部软组织劳伤。

治则：活血化瘀，理气止痛。

治法：钩活术疗法。

表5-4-3　外伤瘀血型胸段软组织劳伤钩活术治疗1

	选穴	钩鍉针	钩法与钩度	手法与钩角
主穴	T_9穴+T_{10}穴	微类内板2.5型	浅单软1分	钩提法55°
配穴	双附分	微类内板2.5型	单软1分	钩提法90°

按照《中医钩活术技术操作规范》完成钩活术操作。

二诊：2017年5月18日

背部疼痛症状消失，未作处理。

随访：2018年5月18日电话随访，背部疼痛症状未见反复，活动自如。

【按语】此患者为外伤瘀血所致的背部疼痛。外伤日久，背部血瘀，经络受阻，不通则痛，选用厥阴俞、心俞、督俞等穴以泻法为主，直达病灶，活血化瘀，畅通经络，故1次治愈。此患者在今后的日常生活中需避风寒，慎劳作，强体质，防复发。

6. 其他疗法　热疗、按摩、针灸、冷疗（48小时内）、药物、手术。

附方：

气血瘀滞

桃仁四物汤［《中国医学大辞典》］：桃仁12g，川芎10g，当归10g，赤芍15g，生地黄12g，牡丹皮10g，制香附10g，延胡索10g，伸筋草15g，鸡血藤15g，地龙6g。

第五节　康复与预防

由于颈胸段脊柱周围软组织劳伤为外伤和劳损性疾病，治疗后常有残留症状和功能低下，康复占据了重量级的份额。防止劳伤就是重要的预防措施。

一、康复

1. 药物、针灸、推拿 正气虚损和正虚邪恋是软组织劳伤康复阶段的主要病理机制。经过临床治疗，其致病因素多已控制，尚余留一些症状未能完全消退，如酸软无力、隐隐作痛，在某些诱因的引动下，余邪仍有复燃的可能。尚需一较长的治疗和恢复过程。

根据正气虚损和正虚邪恋的病理特点，扶正固本和扶正祛邪当为康复阶段的主要治疗原则。

在本病的康复阶段，重在调理，可用一些丸、散、膏、丹之类药剂，小剂量长期服用。使用补剂时应辅以疏导之药，使补而不滞；在使用祛邪通剂时则必加少量收敛之药，使散中有收，而不耗伤正气。

坚持较长期的推拿治疗，是脊柱软组织劳伤康复治疗的重要措施。施术手法宜轻巧，以揉、按、点、搽、擦为主，以达活血通络、舒筋理筋之效。

针灸疗法可两日 1 次，或用耳针、皮埋针、压粒等方法。

2. 泉浴疗法 泉浴疗法主要是指温泉浴。温泉浴可以温通经络、活血化瘀、舒筋强骨、祛风除湿、通痹止痛，在软组织劳伤的康复治疗方面是一种很好的疗法。

3. 其他 在软组织劳伤康复治疗的阶段，应在医生的指导下，进行适当的身体锻炼，主要是对于项背肌和腰背肌的锻炼，活血脉以促进患部的血循环，进一步消除炎症，以利软组织的康复。

二、预防

肝肾亏虚，气血不足，筋脉失养，在劳伤的作用下或风寒湿邪乘虚而入，而易诱发软组织劳伤。因此，软组织劳伤主要应从调养肝肾和防止外邪入手。

1. 未病先防 日常注意调养肝肾以增强体质，运动锻炼以提高免疫力，工作劳动应防止外伤。保护自我，枕头高低适中（建议用魏氏保健枕），坐位时尽量保持良好的坐姿，站立和走路时应抬头平视，胸部略挺，腹部平坦，忌挺腹，尽量少弯腰活动、工作。要注意纠正原有不良体位和姿势。房间应通风干燥，冷暖适宜，切忌潮湿过冷。

2. 已病防变 如果发现颈胸段脊柱周围软组织劳伤而产生了临床症状，应及时休息，及时进行钩活术治疗，防止病情发展；如果颈背部外伤而出现软组织症状，应在第一时间内进行冷疗、抗炎、脱水综合治疗，控制炎症和水肿。48 小时过后停止冷疗，96 小时后仍有症状者及时进行钩活术治疗。

第六章　颈胸段脊柱周围软组织无菌性炎症

本病为人体颈背的筋膜、肌肉、肌腱和韧带等软组织发生无菌性炎症，引起病患部疼痛、僵硬、活动受限、皮肤麻木、肌肉挛缩等症状，又称“肌筋膜纤维织炎”“肌风湿”“肌筋膜疼痛综合征”等，男女均较常见，以活动多的部位发病较多，呈急性发作。本章节所述包括肌筋膜炎、棘上韧带炎、棘间韧带炎等。

肌筋膜炎属中医学“肌筋痹”“背痛”范畴。近年来通过理论探讨，实验研究及临床研究，对本病的认识取得一些进展，在临床治疗中，传统的药物内治、外治、推拿和针灸治疗方法仍具有极高的临床疗效。中药离子导入、小针刀疗法等新的疗法出现，使本病的疗效显著提高。钩活术疗法在其他各种疗法的基础上，利用四位十法钩治肌筋膜炎，取得良好的临床疗效。

第一节　病因病机

本病的病因，一般包括虚、邪、瘀三方面。

《素问·长刺节论》曰：“病在筋，筋挛节痛，不可以行，名曰筋痹。”又曰：“病在肌肤，肌肤尽痛，名曰肌痹，伤于寒湿。”筋与肌肉关系密切，中医所谓“筋”，除现代解剖概念的筋膜、筋腱外，还有“经筋”的概念，故一般将筋和肌两者合并讨论。

一般认为肌筋膜炎有原发性和继发性两种。原发性的病因不明，常因感受风寒湿而诱发，过度疲劳、姿势体位不良所造成的慢性劳损，以及精神创伤；而继发性肌筋膜炎多与损伤感染、风湿热或寄生虫感染有关。其病因病机见于以下三方面。

一、风寒湿邪浸淫

风、寒、湿邪侵袭，痹阻经络，气血运行不畅，而致肌肉、筋膜发生酸痛、麻木，重者活动不利。外邪的侵袭，主要因正气不足；内因是发生外邪侵袭的基础。居住潮湿，先天不足，都是引起肌筋膜炎的原因。

二、脾肾虚弱

由于饮食不节，饥饱失常，饮食不洁，或嗜好偏极，偏寒偏热，五味过极，脾胃内伤，或劳倦太过，耗伤中气，久病中阳不振，升降生化功能减弱，气血生化不足，筋肉失于后天气血的充养，从而诱发本病；久病耗伤气血，久坐伤肉，久卧伤气，气虚则血瘀，经络不通，肌筋膜炎的疼痛随之就会出现。

三、气滞血瘀

素有心情急躁，或情志不遂，平素心情抑郁，稍有刺激，则升泄失常，导致肝气郁结，甚则气滞血瘀。局部损伤，血瘀肿胀，筋脉、络脉血行不畅，气机郁结，血行瘀阻，气滞与血瘀互为因果。

此外，瘀血和痰饮是继发病因。瘀血作为病理产物和继发病因，阻滞经络气血，筋肉失去正常气血的濡养，进一步导致肌筋膜炎的发生。痰湿阻滞气血，留于肌肉、筋膜，使肌筋失去濡养，发生病患部疼痛、麻木、沉重乏力等。

第二节　西医学病因病理与诊断

肌筋膜炎又称“肌筋膜纤维织炎”“肌风湿”“肌筋膜疼痛综合征”等，为身体纤维组织（如筋膜、肌肉、肌腱、腱鞘、肌膜、韧带、骨膜和皮下组织）的一种非特异性炎症，为无菌炎症，是较常见的软组织疾病。

一、病因病理

肌筋膜炎与损伤、组织退变、炎症与粘连的后果有关。一般认为本病有原发性和继发性两种。原发性病因不明，常由感受风寒湿、过度疲劳或精神创伤诱发；继发性病因可因病灶感染、慢性劳伤、风湿热或寄生虫感染而发生。受累部位常在颈、背部，以活动多的部位发病较多。多呈急性发作。

二、临床诊断

1. 症状

（1）以中青年多见，男女均常见。常有慢性感染病灶，体位不良，外伤后治疗不当，慢性劳损，风湿寒冷病史。

（2）以颈、背部肌筋膜炎为主者，颈、背部发生疼痛，项部及肩部为最常见的好发部位，也可见于颈前部。疼痛发生的性质与时间变化甚不一致，有时呈持续性钝痛，也可为突然性锐痛；同时疼痛的变化与天气及空气湿度、温度有关；常发生颈部肌肉痉挛，软组织肿胀、增厚，活动受限。

（3）以背部肌筋膜炎为主者，好发于两肩胛之间，尤以体力劳伤者多见，背部酸痛，肌肉僵硬发板，有沉重感，疼痛常与天气变化有关。阴雨天及劳累后症状可加重。

（4）颈、背部患处可有特定压痛点，即“激发点”，触压时剧痛，有时可激惹远处，形成传导性疼痛，但并不符合周围神经或神经根的解剖分布。一般无神经症状。

2. 体征

（1）颈部肌筋膜炎，颈部活动往往受限，有僵硬感。长期发作性肌痉挛可使关节处于失衡状态而影响关节功能。颈后可触及皮下结节、条索肿块。痛性结节往往在颈后的风池穴，或三角肌、胸大肌等的筋膜或肌肉的起止处。一般无传电样神经放射痛。

（2）背部肌筋膜炎，背部有固定压痛点，或压痛较为广泛，背部肌肉僵硬，沿竖脊肌走行方向可触到条索状的改变，腰背功能活动大多正常。

（3）颈、背部肌筋膜炎，压痛点用 1% 利多卡因 5 ～ 8mL 封闭，疼痛可消失。

3. 影像学检查 X 线检查无特殊发现。

4. 排除其他病进行综合判断排除其他病。

符合 1、2、3、4 条可明确诊断。

三、鉴别诊断

1. 颈椎骨关节病，其特征是颈部活动可引起较广泛的疼痛，压痛可能在颈椎棘突上，封闭后无效，活动时仍疼痛。X 线、CT 显示骨关节病变化。

2. 神经根型颈椎病在神经根支配区可有肌肉痉挛、压痛，根性神经痛，麻木以及感觉和反射变化，颈椎挤压试验阳性，椎间孔压缩试验阳性，X 线片可见椎体骨赘形成、颈椎间盘脱出等。但是颈椎病可与肌筋膜炎同时存在，颈椎病治愈后，肌筋膜炎可仍存留一段时间。

3. 颈、背部其他急性炎症，重感冒，风湿热及其他发热病，可以引起颈、背部肌肉广泛疼痛或僵硬，但原发病治愈后，肌肉症状亦随之消失。

4. 冈上肌腱炎、肩周炎等也有颈部和肩臂疼痛，但尚有肩部压痛和肩关节活动受限等特征可供鉴别。

5. 背部扭挫伤有明确外伤史，病程短，病处无结节，推拿治疗效果较好。而背肌筋膜炎虽也可由外伤引起，但病程较长，背部常有条索状物或结节，并且常可找到激发点（即特定压痛点，按该处可出现剧痛并放射）。

第三节　辨病与辨证

一、辨病

颈胸段肌筋膜炎是以局部疼痛为主要症状的软组织无菌性炎症，根据查体资料、病史及患者的主诉，即可诊断，可通过影像学检查等相关手段进行鉴别诊断，排除其他病。

二、辨证

1. 病因病机辨证

（1）风寒湿邪浸淫：起病较急，全身肢体肌肉疼痛，身痛重着，项背强痛不适，关节屈伸不利，局部皮色不红，触之不肿，遇寒痛增，得温痛减。风盛者疼痛游走不定；湿盛者项背部麻木不仁，身重如裹；寒盛者，遇寒痛增，得温痛减，舌质淡，苔白腻，脉弦滑。

风寒湿邪久郁体内，痹阻经脉，遏阻气血，则多夹瘀，可见痛处固定不移，面色无华或黧黑，甚则肌肤粗糙、甲错，舌质紫暗，脉细涩或弦细。

（2）脾肾虚弱：形寒肢冷，颈背部冷痛，面色淡白，纳差，下利清谷，遇风寒湿邪袭扰后尤甚，四肢乏力，头项沉重，舌体淡或有齿痕，苔白，脉沉细。

（3）气滞瘀血：肌肉麻木肿痛，或震颤抽搐，或肌肉萎缩，有时因情志改变而发作，常见心情不佳，口苦，胁肋部胀痛，善太息，舌质淡红，舌边可见瘀斑，苔白，脉弦紧。

肌筋膜炎以疼痛或（和）压痛为主要症状，且压痛点位置较深，有敏感性“激发点”的特征，局部或患处有皮下条索状物。说明瘀血阻滞，郁而不散，与本病的发病密切相关。虽然以上分三类型辨证，但气滞血瘀贯穿于三型之中。

2. 分型辨证 根据颈胸段脊柱周围肌筋膜炎中医病因病机和临床特点，可把颈胸段脊柱周围肌筋膜炎分为痹证型、劳损瘀滞型、外伤瘀血型。

（1）痹证型：是由于风寒湿瘀等邪气滞留于颈胸段的肌筋膜，或有外伤史，或有劳损史，或气血两亏、肝肾不足，使颈胸段肌筋膜的局部经络受阻，瘀血内停，出现肌筋膜的功能障碍和局部僵硬、疼痛、酸沉、冷凉为主症的临床表现，根据风寒湿邪的入侵程度不同，在临床有不同的表现。但此痹证型肌筋膜炎临床症状与天气及温度与湿度有关，常于阴雨天或劳累后疼痛加重。舌淡，苔薄白，脉弦紧。

（2）劳损瘀滞型：是由于久坐、久站、久视等固定姿势时间太长，使颈胸段肌筋膜长期处于一种紧张状态，而产生疲劳性劳损，使局部肌筋膜处于缺血、缺氧、瘀滞状态，出现肌筋膜的功能障碍和局部僵硬、疼痛、酸沉为主症的临床表现。劳损的程度不同，临床症状也不同，其缓解的程度也相应不同。劳累后加重，休息后减轻，颈后可触及皮下结节、条索肿块。此型韧带劳损的预防非常重要。舌淡或有瘀斑，苔薄白或薄黄，脉沉迟或弦滑。

（3）外伤瘀血型：是由于外力作用于颈胸段的肌筋膜，使颈胸段肌筋膜及其功能受到损伤，出现无菌性炎症，肌筋膜的功能障碍和局部僵硬、疼痛、酸沉为主症的临床表现，部位固定于受损肌筋膜的局部，有敏感点即激发点，颈背部肌肉痉挛、局部肿胀、活动受限。舌淡，或有瘀斑，苔薄白，脉滑。

3. 分期辨证

急性期：颈背部突然疼痛剧烈，得温略减，遇寒则重，脊柱屈伸或摇转不利；有固定压痛点，痛而拒按，活动困难，翻身受限，痛如针刺，昼轻夜重，俯仰不便，经久不愈，有时与天气变化有关；急性损伤症可在活动中突然出现剧痛，有固定压痛点，痛而拒按。

慢性期：颈背部隐隐作痛，反复发作，不能久卧、久坐，局部皮肤增厚，呈橘皮样改变，可触到结节或条索状物，伴有畏寒肢冷、面色苍白，或伴潮热盗汗、失眠多梦。

第四节　中医分型钩活术治疗

钩活术治疗颈胸段脊柱周围肌筋膜炎，通常根据中医分型的证候特点选用相应的腧穴，运用钩活术的各种手法进行综合治疗。对肌筋膜炎急性期和慢性期都有很好的疗效。在选钩方面多选用微类钩鍉针。

颈胸段脊柱周围肌筋膜炎是钩活术的适应证，要排除禁忌证，同时进行相关的各种检查。如检查的结果符合颈胸段脊柱周围肌筋膜炎的诊断，且未发现其他疾病引起的相关症状，则在综合辨证分析后确定所选腧穴。

1. 选穴原则 颈胸段的新（魏氏）夹脊穴、阿是穴。

2. 选穴注意 主穴颈胸段的新（魏氏）夹脊穴，配穴是阿是穴。

3. 选钩原则 根据疾病轻重和补泻法选择微类内板或内刃型一次性使用钩活术钩鍉针钩针。

4. 钩深（深度） 进入皮肤，深达病灶为钩深，患者肥胖差异不同，其钩深也不同。

新（魏氏）夹脊穴颈椎进入深度为 1.00 ～ 1.50cm；垂直深度为 0.71 ～ 1.06cm；

新（魏氏）夹脊穴胸椎进入深度为 1.00 ～ 1.50cm；垂直深度为 0.82 ～ 1.23cm；

阿是穴进入深度为肌筋膜的深度；

5. 钩角（钩进角） 钩活术操作过程中，钩针与所钩治腧穴表面形成的角度为钩进角度，简称钩进角。颈段，45°；胸段，55°；激发点，70°～ 90°。

注意安全，防止进入胸腔或损伤神经，造成事故。

6. 手法与钩法

手法：新（魏氏）夹脊穴倒八字钩提法；

阿是穴钩提法。

钩法：新（魏氏）夹脊穴颈椎单软；胸椎浅单软；

阿是穴单软。

7. 钩度 1 ～ 3 分为准，严格执行“宁可不及，不可太过”的原则。

一、痹证型

颈背部有受风着凉史，颈部或背部疼痛，持续性钝痛或痉挛性疼痛或肿胀僵硬，与天气变化有密切关系，恶风恶湿，遇冷加重，得热则缓，晨僵明显，反复发作，常因受风着凉而发作，局部疼痛或不适僵硬，未发现其他原因引起的局部症状，称为痹证型颈背部肌筋膜炎。以中青年多见，男女均常见。

1. 诊断

（1）症状：颈背部疼痛，疼痛发生的性质与时间变化甚不一致，有时持续性钝痛，也可为突然性锐痛，同时疼痛的变化与天气及空气湿度、温度有关，常发生颈部肌肉痉挛，软组织肿胀、增厚，活动受限。患处可有特定压痛点，即“激发点”，触压时剧痛，有时可激惹远处出现传导性疼痛，但并不符合周围神经根的解剖分布。一般无神经症状。

（2）舌脉：舌淡，苔薄白，脉浮弦。

（3）体征：颈背部活动往往受限，有僵硬感，颈背项后可触及皮下结节、条索肿块，痛性结节往往在颈后的风池穴，或三角肌、胸大肌筋膜或肌肉的起止处。一般无传电样神经放射痛。压痛点（激发点）用 1% 利多卡因 5 ～ 8mL 封闭后，疼痛可消失。

（4）影像学检查：X 线照片检查无特殊发现。

（5）排除其他病：综合判断，排除其他原因引起的以上症状。

符合以上 5 条并排除其他疾病，即可确诊为痹证型颈背部肌筋膜炎。

包括现代医学的急、慢性颈背部肌筋膜炎。

诊断要点：在影像学检查结果的支持下，未发现其他原因引起的局部疼痛，颈背部有受风着凉史，疼痛僵硬不适与天气变化有关，遇热减轻，活动按揉后减轻，固定休息后加重。

2. 鉴别诊断

（1）颈背部软组织劳伤：颈背部软组织损伤亦有软组织的疼痛和僵硬，但其先决条件必须有外伤和劳损史，而且压痛点不灵敏，可资鉴别。

（2）颈型颈椎病：颈型颈椎病有项部疼痛不适且无根性神经症状，与本病极为相似。但颈型颈椎病多发生在 40 岁以上人群，X 线可见颈椎退行性变，这是与本病的基本区别。

（3）胸椎间盘突出症：二者都有背痛，但胸椎间盘突出症一旦发生后，多伴有双下肢疼痛或感觉的改变，以及内脏功能的紊乱，下肢肌张力增高，病理反射明显，甚至小便困难，深感觉消失。影像学检查可以明确胸椎病变的形态特点和病理变化，以资鉴别。

3. 钩活术选穴　痹证型肌筋膜炎要根据损伤的部位之不同和影像学检查的结果进行选穴

主穴：新（魏氏）夹脊穴。

配穴：循经取穴或阿是穴，根据具体情况，取双侧穴或单侧穴，单侧取患侧腧穴。

4. 钩活术治疗　痹证型肌筋膜炎钩活术治疗应以平补平泻为主，利用微类内板或内刃钩鍉针进行轻、中、重单软常规九步钩活。

5. 病案举例

［风寒侵袭，经络不通］

方某，男，25 岁，鄂尔多斯人。

初诊：2016 年 6 月 1 日

主诉：颈肩背疼痛不适 5 年，加重 15 日。

现病史：5 年前因受风着凉后，引发颈肩背部疼痛，经按摩和热敷后缓解。之后每遇风寒则肩背部疼痛，因乘车感受风寒而出现颈肩背部疼痛、僵硬不适、活动受限 15 日，遇热减轻，遇冷加重，于 2016 年 6 月 1 日来院就诊。

检查：$C_{5、6、7}$、$T_{2、3}$ 椎旁压痛，按揉后稍有缓解，$C_{6\sim7}$ 椎旁触及条索状物，$C_{6\sim7}$ 椎旁有一激发点，触压时剧痛，抬头试验、捶顶试验、臂丛神经牵拉试验、引颈试验均（–），双上肢功能正常，双手握力Ⅴ级。心肺膈未见异常，血压 120/80mmHg。舌淡红、有瘀斑，苔薄黄，脉弦紧。

辅助检查：血尿常规、心电图检查无异常。

影像学检查：颈肩部 X 线、CT、MRI 检查未发现颈椎病、胸椎病及其他疾患。

诊断：痹证型肌筋膜炎（中医）。

　　　颈旁肌筋膜炎（西医）。

分析：有慢性感染病灶、体位不良、慢性劳损、风湿寒冷病史，同时疼痛的变化与天气及空气湿度、温度有关，重则发生颈部肌肉痉挛，软组织肿胀、增厚，活动受限。有固定的易发部位，符合肌筋膜炎的诊断。

治则：祛风除湿，活血止痛。

治法：钩活术疗法。

表 6-4-1　痹证型肌筋膜炎钩活术治疗 1

	选穴	钩鍉针	钩法与钩度	手法与钩角
主穴	C_1穴 +C_2穴	微类内板 2.5 型	单软 1 分	钩提法 45°
配穴	阿是穴	微类内板 2.5 型	单软 1 分	钩提法 90°

按照《中医钩活术技术操作规范》完成钩活术操作。

二诊：2016 年 6 月 8 日

颈肩背部疼痛好转 60% 左右。

治疗：钩活术疗法。

表 6-4-2　痹证型肌筋膜炎钩活术治疗 2

	选穴	钩鍉针	钩法与钩度	手法与钩角
主穴	C_1'穴 +C_2'穴	微类内板 2.5 型	单软 1 分	钩提法 45°
配穴	陶道 + 身柱	微类内板 2.5 型	单软 1 分	钩提法 90°

按照《中医钩活术技术操作规范》完成钩活术操作。

随访：2017 年 6 月 8 日电话随访，双下肢稍有无力感，双下肢肌肉萎缩较前有缓解。病情较稳定。

【按语】此病例系风寒侵袭，经络不通所致，患者有受风着凉病史，10 日前由于坐车感受风寒，颈肩背部筋脉受阻，经络不通，不通则痛，采用新夹脊 C_1+C_2 穴，辅配阿是穴、陶道、身柱，平补平泻，直达病灶，筋脉畅通，故 2 次治愈。此患者在今后的日常生活中需避风寒，慎劳作，强体质，防复发。

6. 其他疗法　热疗、按摩、针灸、冷疗、药物、封闭、小针刀、拨针、腹针、平衡针。

附方：

风寒湿邪　侵袭经络

羌活灵仙汤加味［《中医筋伤学》］：羌活 10g，威灵仙 10g，香附 10g，牛膝 15g，赤芍 9g，薏苡仁 12g，乳香 5g，没药 5g，地龙 6g，鸡血藤 9g，牡丹皮 6g，千年健 4.5g，土鳖虫 5g，生姜 5g，甘草 5g，五加皮 9g。

二、劳损瘀滞型

有颈背部劳损史或久坐史，或长期固定姿势病史，日久天长，局部呈疼痛或不适感，按揉后缓解，时好时坏，每遇劳累后加重，背部有压敏点（激发点），未发现其他原因引起的局部症状，称之为劳损瘀滞型颈背部肌筋膜炎。

1. 诊断

（1）症状：颈背部发生疼痛，项背部及肩部为最常见的好发部位。疼痛发生与时间变化甚不一致，有时为持续性钝痛，也可为突然性锐痛，常发生颈背部肌肉痉挛，软组织肿胀、增厚，活动受限。颈背部患处可有特定压痛点，即“激发点”，触压时剧痛，有时可激惹远处，形成传导性疼痛，但并不符合周围神经根的解剖分布。一般无神经症状。

（2）舌脉：舌淡，有瘀点或斑，苔薄白或薄黄，脉浮弦无力。

（3）体征：颈背部活动往往受限，有僵硬感。长期发作性肌痉挛可使关节处于失衡状态而影响关节功能。颈背后可触及皮下结节、条索肿块，痛性结节往往在颈后的风池穴，或菱形肌的筋膜或肌肉的起止点处。背部有固定压痛点，一般无传电样神经放射痛。压痛点用 1% 利多卡因 5 ～ 8mL 封闭后，疼痛可消失。

（4）影像学检查：X 线照片检查无特殊发现。

（5）排除其他病：综合判断，排除其他原因引起的以上症状。

符合以上 5 条并排除其他疾病，即可确诊为劳损瘀滞型颈背部肌筋膜炎。

包括现代医学的颈背部急、慢性肌筋膜炎。

诊断要点：在影像学检查结果否定其他病的前提下，颈背部有劳损史，疼痛僵硬不适，劳累后加重，休息按揉后减轻，固定工作后加重，颈背部有明显的“激发点”。

2. 鉴别诊断　除与颈部软组织劳伤、颈型颈椎病、颈胸椎间盘突出症相鉴别外，还应与痹证型肌筋膜炎和外伤瘀血型肌筋膜炎相鉴别。

3. 钩活术选穴　劳损瘀滞型肌筋膜炎要根据损伤的部位之不同和影像学检查的结果进行选穴。

主穴：新（魏氏）夹脊穴。

配穴：循经取穴或阿是穴，根据具体情况，取双侧穴或单侧穴，单侧取患侧腧穴。

4. 钩活术治疗　劳损瘀滞型肌筋膜炎钩活术治疗应以平补平泻或泻法为主，利用微类内板或内刃钩鍉针进行轻、中、重单软常规九步钩活。

5. 病案举例

[久坐劳损，背部瘀滞]

耿某，女，50 岁，工人，河北邯郸人。

初诊：2015 年 1 月 28 日

主诉：背部疼痛酸胀 10 年，加重 1 个月。

现病史：患者 10 年前不明原因出现背部疼痛、酸胀不适，劳累后加重，按揉捶打后减轻，时发时止，缠绵难愈，曾行针灸、拔罐、热疗等各种方法治疗效果不佳，近 1 个月上述症状加重，偶有胸闷、心慌、气短等，于 2015 年 1 月 28 日来我院就诊。

检查：两侧肩胛骨脊柱缘压痛，$T_{3、4、5}$ 椎旁压痛，$T_{3、4}$ 之间有一激发点，局部捶击痛，可触及条索状物。胸椎后伸试验（+）、胸椎椎间孔挤压试验（+）、胸椎前屈试验（+）、抬头试验（+），低头试验（+），臂丛神经牵拉试验（–）。双手握力Ⅴ级。心肺膈未见异常，血压 120/70mmHg。舌淡红，苔薄黄，脉弦紧。

辅助检查：血尿常规、心电图检查无异常。

影像学检查：胸背部X线、CT、MRI检查发现有胸椎病。

诊断：劳损瘀滞型肌筋膜炎（中医）。

胸背部肌筋膜炎（西医）。

分析：久坐伤筋，背部劳伤，有背肌筋膜炎发作史，劳累后加重，按揉捶击后症状缓解，并且有局部激发点，符合背部肌筋膜炎的诊断，病久胸椎开始退变，影响交感神经而出现胸闷、心慌、气短等。

治则：理气活血，散结止痛。

治法：钩活术疗法

表 6-4-3　劳损瘀滞型肌筋膜炎钩活术治疗 1

	选穴	钩鍉针	钩法与钩度	手法与钩角
主穴	T_9穴+T_{10}穴	微类内板 2.5 型	浅单软 1 分	钩提法 55°
配穴	双魄户	微类内板 2.5 型	单软 1 分	钩提法 90°

按照《中医钩活术技术操作规范》完成钩活术操作。

随访：2016年1月28日电话随访，1年间，背部疼痛酸胀症状未见反复。

【按语】此病例系久坐劳损，背部瘀滞所致。患者由于长期从事体力劳动，固定姿势过久，而致背部肌肉劳损，筋脉受阻，经络不通。采用新夹脊T_9+T_{10}穴，辅以魄户穴平补平泻之法，直达病灶，使筋脉畅通，故1次治愈。

此患者在今后的日常生活中需劳逸结合，纠正姿势，调整体位，防复发。

6. 其他疗法　热疗、按摩、针灸、蜡疗、封闭、药物、手术。

附方：

气血虚弱　气滞血瘀

八珍汤加味[《外科发挥》]：茯苓12g，党参12g，白术9g，当归12g，川芎6g，白芍12g，熟地黄12g，羌活9g，香附9g，鸡血藤12g，伸筋草12g。

三、外伤瘀血型

有颈背部外伤史或挫伤史，或有受暴力史，日久未愈，局部仍有疼痛或不适感，颈背部有固定压痛点（激发点），按揉后缓解，时作时止，未发现其他原因引起的局部症状，称之为外伤瘀血型颈背部肌筋膜炎。

1. 诊断

（1）症状：颈背部疼痛，项背部及肩部为最常见的好发部位。疼痛发生的性质与时间变化甚不一致，有时持续性钝痛，也可为突然性锐痛，颈背部肌肉常发生痉挛，软组织肿胀、增厚，活动受限。颈背部患处可有特定压痛点，即“激发点”，触压时剧痛，有时可激惹远处出现传导性疼痛，但并不符合周围神经根的解剖分布。一般无神经症状。

（2）舌脉：舌淡，有瘀点或斑，苔薄白或薄黄，脉浮弦有力。

（3）体征：颈背部活动往往受限，有僵硬感。长期发作性肌痉挛可使关节处于失衡状态而影响关节功能。颈背后可触及皮下结节、条索肿块，背部有固定压痛点，一般无传电样神经放射痛。压痛点用1%利多卡因5～8mL封闭后，疼痛可消失。

（4）影像学检查：X线照片检查无特殊发现。

（5）排除其他病：综合判断，排除其他原因引起的以上症状。

符合以上5条并排除其他疾病，即可确诊为外伤瘀血型颈背部肌筋膜炎。

包括现代医学的颈背部急、慢性肌筋膜炎。

诊断要点：在影像学检查结果的支持下，排除其他病。颈背部有外伤史，或挫伤史，或受暴力史，颈背部疼痛僵硬不适，颈背部有明显的“激发点”。

2. 鉴别诊断　除与颈部软组织劳伤、颈型颈椎病、颈胸椎间盘突出症相鉴别外，还应与痹证型肌筋膜炎和劳损瘀滞型肌筋膜炎相鉴别。

3. 钩活术选穴　外伤瘀血型肌筋膜炎要根据损伤的部位之不同和影像学检查的结果进行选穴。

主穴：新（魏氏）夹脊穴。

配穴：循经取穴或阿是穴，根据具体情况，取双侧穴或单侧穴，单侧取患侧腧穴。

4. 钩活术治疗　外伤瘀血型肌筋膜炎钩活术治疗应以泻法为主，利用微类内板或内刃钩鍉针进行轻、中、重单软常规九步钩活。

5. 病案举例

[外伤瘀血，背部疼痛]

魏某，男，52岁，北京人。

初诊：2017年5月11日

主诉：背部疼痛2个月。

现病史：2个月前因车祸伤于背部，当时背部青紫，肿胀疼痛，不能活动，经当地医院治疗（治疗方案不详），局部肿胀消失，但外伤部位的疼痛时作时止，活动稍有受限，于2017年5月11日来院就诊。

检查：$T_{4、5、6}$椎旁压痛，局部叩击痛，$T_{4、5}$椎旁压痛有一激发点。可触及条索状物。胸椎后伸试验（+）、胸椎椎间孔挤压试验（+）、胸椎前屈试验（+）。心、肺、腹未见异常，血压120/70mmHg。舌淡红兼有瘀斑，苔薄白，脉弦滑。

辅助检查：血尿常规、心电图检查无异常。

影像学检查：胸椎X线、CT、MRI检查。未发现胸椎病、胸椎骨折和胸椎错位。

诊断：外伤瘀血型肌筋膜炎（中医）。

　　　胸段肌筋膜炎（西医）。

分析：有明显外伤史，疼痛部位固定不移，有明显的激发点，活动按揉后减轻，而且颈背部疼痛僵硬不适，符合背部筋膜炎的诊断。

治则：活血化瘀，舒筋活络。

治法：钩活术疗法。

表 6-4-4　外伤瘀血型肌筋膜炎钩活术治疗 1

	选穴	钩鍉针	钩法与钩度	手法与钩角
主穴	T_8 穴 +T_9 穴	微类内板 2.5 型	浅单软 1 分	钩提法 55°
配穴	无	–	–	–

按照《中医钩活术技术操作规范》完成钩活术操作。

二诊：2017 年 5 月 18 日

背部疼痛症状消失，未作处理。

随访：2018 年 5 月 18 日电话随访，1 年间，背部疼痛症状未见反复。

【按语】此患者系外伤瘀血所致的背部疼痛。外伤日久，背部瘀血，筋脉受阻，经络不通，不通则痛，采用新夹脊 T_8+T_9 穴，平补平泻、直达病灶，使筋脉畅通故一次治愈。

此患者在今后的日常生活中需注意防跌伤，适当锻炼，防止复发。

6. 其他疗法　冷疗（48 小时内）、热疗（120 小时后，酌情）、针灸、按摩、封闭、药物、手术。

附方：

颈背受挫，气血瘀阻

桃红四物汤加减［《医宗金鉴》］：熟地黄 12g，葛根 15g，川芎 9g，白芍 10g，当归 12g，桃仁 6g，红花 6g，桂枝 9g，防风 9g，羌活 9g，牛膝 4.5g。

第五节　康复与预防

一、康复

肌筋膜炎急性期过后的康复治疗是非常必要的，按摩、针灸、热疗、浴疗、运动疗、调养疗，都可以帮助肌筋膜炎的恢复。

二、预防

1. 未病先防

（1）防止肌筋膜炎，形体锻炼重在颈背腰肌，尽量就地进行一些体育活动，如跑步、武术及各种球类活动等。锻炼时的运动量要因人而宜，既不可过量，也不能不足，适可而止，但应持之以恒。

（2）长期伏案工作，或弯腰用力的人，要定时改变坐位、站立位的姿势。如站立或坐位时进行一些颈背腰部的活动，自我按摩颈背腰部，避免长期持久的疲劳性损伤。在工作劳动中，要尽量避免非生理性体位活动，注意劳动保护，及时改变各种环境和条件，注意劳逸结合，劳力适度，在每日工作前后进行一些工间操、颈保健操、太极拳或其他简易的形体锻炼。

2. 既病防变

（1）早期诊断，早期治疗：肌筋膜炎的早期诊断，无论对于临床疗效还是预后都至关重要，一旦延期诊断，未能及时治疗，肌纤维炎加重，患处出现结节状或条索状物，则疗效较差。当肌筋膜炎早期明确诊断之后，及早予以科学、合理的钩活治疗是促进疾病疗效和预后的决定因素。

（2）当发生颈背腰部软组织损伤，或感受外邪出现症状后，应及时钩活治疗，以防演变为本病。

第七章　项韧带钙化症

项韧带钙化系指颈后项韧带由于外伤或劳损使韧带撕裂，广泛出血，日久韧带变性、钙化，有些患者只有钙化而毫无临床症状，是退变老化的表现。通常会出现颈项酸、沉、痛、凉、不适、僵硬和板紧感，有时可伴有眩晕、耳鸣、视物不清等症状，应与颈椎病相鉴别。

项韧带钙化在中医学中没有相应的病名，根据其临床表现、病因病理，本病属中医学"筋痹"范畴。

第一节　病因病机

本病主要是由于颈项部积累性劳损，韧带发生变性、钙化，也就是韧带发生退行性变所致。劳损、外伤日久，肝肾衰亏，项韧带反复损伤，局部瘀血，粘连成块，筋脉不舒，是其病机。

一、气血虚衰

先天不足，肾气本虚，肾精不能滋养肝血，血亏则筋骨失去正常精血的濡养，发育不良。如颈椎的发育先天性不良，造成颈椎失稳，增加项韧带的负荷和受伤机会，也可发生钙化或骨化。

久病气血亏损，精血衰亏，使筋脉失去后天气血的充养和培育，从而加剧筋肉的退行性变化。若久病气血虚弱，肌肤失养，卫阳不固，腠理不密，易为风寒湿邪侵袭，致发本病。

二、颈部劳损

主要是由于工作姿势不良，睡眠姿势不良，不良的生活习惯及不适当的体育锻炼等，在屈颈状态下，使项韧带被牵拉，极易造成项韧带的劳损；枕头过高，一些不适当的体育锻炼，可造成椎旁肌肉、韧带及关节的平衡失调，加速退变过程。

三、跌仆损伤

交通事故，运动损伤，生活或工作中的意外事故，或由于医源性的不正确推拿手法以及不得当的牵引方法，也可造成项韧带损伤。若肾气本虚，项韧带有退行性变，更易因外伤造成项韧带损伤。颈项部韧带受伤后，因失治、误治，使瘀血留滞经脉，气血运行不畅，筋脉失于濡养，日久粘连，再次或反复多次损伤后使瘀血加重，粘连加重，进而发生项韧带钙化。此时气血瘀阻和肾虚并存，瘀血为标，肾虚为本。项韧带钙化的产生为患者积累性损伤或急性外伤迁延不愈而导致。

第二节　西医学病因病理与诊断

由 C_7 棘突向上，棘上韧带移行于项韧带。项韧带为三角形弹力纤维膜。底部向上，附着于枕外隆凸和枕外嵴；尖向下，附着于寰椎后结节及 $C_{2\sim7}$ 棘突的尖部；后缘游离而肥厚，斜方肌附着其上，作为两侧颈肌的纤维隔。人类项韧带的弹性远较四足动物为小，属于退化结构，支持颈部肌肉的作用也较小。

项韧带主要由弹性纤维组成，可含纤维软骨小结，X 线片显示项韧带内有致密体，女性占 3.5%，男性占 11.3%，年龄越大则致密体约多。项韧带内钙化纤维软骨小结可为籽骨、骨化性肌炎或小骨，一般不引起症状，有时感不适。项韧带钙化可呈分节、棒状、条状或小斑点状，其粗细、长短不等，最长可达 3 ～ 4cm，多发生于退变椎间盘后方 1 ～ 2cm 处，且常在 $C_{5\sim6}$ 棘突后方。项韧带钙化是颈椎病临床标志之一。

项韧带两侧有头夹肌、颈夹肌等多块肌肉附着其上，对维持颈部姿势、协助颈部后伸、对抗颈部屈曲有很大作用。头左右旋转，由于其他肌肉的作用，使项韧带被牵拉，所以极易劳损，后期表现为项韧带钙化。

一、病因病理

头的过度前屈，长时间高枕，仰卧或持续低头工作（前屈），易使项韧带疲劳而产生积累性损伤。韧带在被牵拉状态下，其附着点处是应力最集中的地方，容易出现牵拉伤，韧带少量轻微撕裂、断裂、出血，在不断损伤和修复过程中，韧带本身、韧带和其他组织之间发生粘连、结疤。人体颈项部在不断劳损的状况下，为了加强韧带以及韧带和附着点处的力度、强度，在病理变化中，应激性出现大量的钙、磷集中，无机盐不断沉积，形成项韧带钙化。因此，在下位颈椎、枕骨粗隆下缘附着点处，或在项韧带两侧肌肉的附丽处，持续反复的牵拉性损伤常使这些部位出现韧带变性、变硬甚至钙化，拇指触诊常有弹响声。

项韧带因外伤引起急性损伤，项韧带出现撕裂或断裂，导致广泛出血、血肿，韧带弹性纤维变性、粘连，最终也会发生钙化。

若患者有颈椎病，在颈椎间盘及颈椎关节退行性病变后，颈椎失稳，增加项韧带的负荷和受伤机会，变可发生钙化或骨化。

二、临床诊断

1. 症状

（1）患者起病缓慢，病程长，反复发作。

（2）有颈位屈曲急慢性受伤史，头过度前屈，长时间高枕，仰卧或持续低头工作（前屈）史，有颈椎病史。

（3）颈后部酸、胀、痛，当颈部活动，颈项部有板紧感，左右转动出现“咯咯”

声响，颈后发僵、不适、慢性痛。若患者有颈椎病，则以颈椎病的症状为主，如根性神经痛或头部症状。

2. 体征

（1）颈部僵硬，活动不适，自主转动受限，过度过屈或后伸引起颈项部疼痛加剧。

（2）项韧带分布区域附着点有压痛，触诊拇指下韧带变硬，甚至有钙化点，常有弹响声。

（3）注意神经征象，以排除颈椎骨关节损伤。

（4）若患者有颈椎病，则会出现颈椎病体征。

3. 影像学检查 在诊断过程中，X 线平片的侧位片能充分显示出项韧带的钙化斑，可以说是诊断的金标准。

4. 排除其他病 进行综合判断和鉴别与之相关症状的其他疾病。

符合 1、2、3、4 可明确诊断。

三、鉴别诊断

1. 颈椎病 由于人体随着年龄增长，过度的活动及超负荷的承载，使人体椎间盘的退变过程加快，出现纤维环弹力减退，椎间隙狭窄，椎体边缘骨质增生，椎关节不稳定，黄韧带肥厚、变性，钩突关节增生及小关节的继发性改变，致使椎体内、外平衡系统失调而失稳，若在外力及其他因素的影响下，导致纤维环破裂，髓核突出（或脱出），压迫神经根、脊髓及椎动脉，同时由椎间盘的退变而引起结构上的变化，必然导致颈椎椎管或椎间孔的变形而刺激、影响颈部脊神经根、脊髓、椎动脉、交感神经，发生功能或结构上的损害，并引起相应的临床表现。由于颈椎病也可以出现项韧带钙化，故应鉴别。

其鉴别主要靠影像学检查：颈椎病者，MRI 检查可清晰显示髓核后突的部位及形态、深度；X 线平片显示椎体后缘有骨赘形成，或正位上显示钩椎增生明显，斜位片除显示骨质增生外，还可见椎间孔矢径与上下径减小。而本病无颈椎骨关节的影像学改变。

2. 颈棘间韧带和项韧带损伤 由于颈部受到前屈位损伤，造成棘间韧带和项韧带损伤，颈部不稳而发生颈后疼痛和压痛。其鉴别要点如下。

（1）病史：颈棘间韧带和项韧带损伤有颈屈位受伤史，特别是颈部“挥鞭”样损伤，颈后疼痛剧烈而持久，颈项常固定于某一位置，颈后常有固定压痛点。

（2）影像学检查：颈棘间韧带和项韧带损伤，临床可分急性和慢性。急性者为直接暴力或间接暴力，韧带超过负荷时发生断裂，可为闭合或开放伤，可合并棘突、椎骨的骨折。慢性损伤主要为慢性牵拉、劳损，受损伤主要表现为退变及小的纤维破坏、断裂。

本病是一个慢性发病过程，X 线可见颈后的项韧带钙化点。这是与颈棘间韧带和项韧带损伤的主要鉴别。

第三节　辨病与辨证

项韧带钙化是一个病理表现，如果影响其正常功能，或出现临床症状，为疾病，其临床症状与颈椎病的症状和其他内科病的症状有相同之处，所以在辨病辨证方面是非常重要的。尤其是辨病更为重要。

一、辨病

通过X侧位平片能观察到项韧带的钙化情况，在影像学方面是诊断的金标准，但是必须有相关的症状和体征，并进行类似疾病的鉴别诊断，排除其他疾病。尤其是颈椎病，在某些症状上极为相似，也可能颈椎病和项韧带钙化同时存在。

二、辨证

1. 病因病机辨证

（1）肝肾气血不足，兼受外邪（退变劳损）：颈项疼痛日久不愈，或不痛反觉项强不适，头晕目眩，少寝多梦，五心烦热，遗精，颈项强而不温，恶风或恶寒，头痛，身痛，双上肢麻木，手足拘急，关节酸痛重着，屈伸不利。舌红少苔，脉细数等。

（2）外伤瘀血：颈项刺痛，痛处固定不移，拒按，或向一侧上肢放射，局部肿胀，皮色青暗，舌质暗或有瘀斑，脉细涩或弦细。

2. 分型辨证

（1）痹证型：项韧带或有外伤史，或有劳损史，或气血两亏、肝肾不足等造成项韧带钙化，已经钙化了的项韧带局部免疫功能降低，风寒湿瘀等邪气滞留于项韧带，使项韧带的局部经络受阻，瘀血内停，出现韧带的功能障碍和局部僵硬、疼痛、酸沉、冷凉为主症的临床表现。根据风寒湿邪的入侵程度不同，在临床有不同的表现，临床症状与天气变化有关。舌淡，苔薄白，脉弦紧或浮滑。

（2）劳损瘀滞型：由于年龄增长，或久坐、久站、久视等固定姿势时间太长，使项韧带长期处于一种紧张状态，而产生疲劳性劳损。年龄增长，肝肾阴亏，使局部韧带处于缺血、缺氧、瘀滞状态，进一步劳损，使韧带撕裂，韧带纤维之间广泛出血、水肿，日久韧带变性钙化，出现韧带的功能障碍和局部僵硬、疼痛、酸沉为主症的临床表现，劳损程度和年龄不同，临床症状也随之不同。此型项韧带钙化症的预防非常重要。舌淡，苔薄白，脉沉迟或弦滑。

（3）外伤瘀血型：由于外力作用，使项韧带及其功能受到损伤，韧带内部水肿、出血，既而变性钙化，出现项韧带的功能障碍和局部僵硬、疼痛、酸沉为主症的临床表现。舌淡，或有瘀斑，苔薄白，脉弦滑。

3. 分度辨证　X线摄片为本病的确诊提供了主要的依据，由于钙化程度不同，可表现密度不同的团块状的阴影。阴影多出现在颈后部，棘突游离缘之外，在颈椎侧位片上呈现出不同的形状，如点状、片状、点片状。钙化易发于$C_{5\sim6}$棘突的后游离缘之外，根据钙化的程度可分为3度。

1度：点状钙化，钙化面积较小，有散在的点状钙化斑，在两棘突之间的范围内。

2度：片状钙化，钙化面积较大，由点状发展为片状融合，但也在两棘突之间的范围内。

3度：点片状钙化，钙化面积最大，在片状钙化的基础上，其上下又有扩散性的点状钙化，已超越两棘突之间的范围。

第四节　中医分型钩活术治疗

近年来在临床治疗项韧带钙化的各种方法中，传统应用药物内治、外治、推拿、针灸治疗方法，推拿疗法有一定疗效，但有时推拿不当还可加重病情，加大钙化面积。另外，与现代科学相结合而创造出来的中药药物离子导入、小针刀疗法等，在临床上也取得了一定的疗效。手术是把钙化的项韧带清除，试图改善症状，因破坏性太强，既不能改善临床症状，又给患者带来极大痛苦，临床极少使用。钩活术疗法治疗项韧带钙化症是中西医结合现代中医的产物，既有传统的针法，又结合现代影像学检查，已受到许多专业医师青睐，从而使项韧带钙化症的临床疗效显著提高。按照中医理论，通常把项韧带钙化分为痹证型、劳损瘀滞型、外伤瘀血型三型，根据中医分型的证候特点选用相应的腧穴，运用钩活术的各种手法进行综合治疗。

项韧带钙化症是钩活术的适应证，要排除禁忌证，同时进行相关的各种检查，检查的结果符合项韧带钙化症的诊断，未发现其他疾病引起的相关症状，综合辨证分析后确定所选腧穴。

1. 选穴原则　颈胸段的新（魏氏）夹脊穴、阿是穴。

2. 选穴注意　主穴为颈段的新（魏氏）夹脊穴，配穴为阿是穴。

3. 选钩原则　根据疾病轻重辨证选择巨类、中类、微类钩鍉针，根据补泻法辨证选择内板、内刃型一次性使用钩活术钩鍉针钩针。

“巨颈胸型”代表巨类颈型钩鍉针；下面出现的“中内板2.5双或单”代表中类内板2.5cm型钩鍉针双软或单软钩法；“补或泻”代表补法或泻法，依此类推。

4. 钩深（深度）　进入皮肤，深达病灶为钩深，因患者胖瘦差异的不同其深度也不同。通常进入深度为1.00～1.50cm；垂直深度为0.71～1.06cm。

5. 钩角（钩进角）　钩活术操作过程中，钩针与所钩治腧穴表面形成的角度为钩进角度，简称钩进角。颈段，45°。

一定要注意安全，防止损伤软组织、脊髓、神经，造成事故。

6. 手法与钩法

手法：新（魏氏）夹脊穴倒八字钩提法。

阿是穴钩提法。

钩法：新（魏氏）夹脊穴颈椎单软。

阿是穴单软。

7. 钩度　1～3分为准，严格执行“宁可不及，不可太过”的原则。

一、痹证型

此型为项后部有受风着凉史，或无受风着凉史而遇冷加重，或有或无外伤史，颈部僵硬、沉重、酸困、活动受限，与天气变化有密切关系，恶风恶湿，遇冷加重，得热则缓，晨僵明显，反复发作，常因受风着凉而发作，局部疼痛或不适僵硬，X线片发现项韧带钙化点，未发现其他原因引起的局部症状，称之为痹证型项韧带钙化症。

1. 诊断

（1）症状：颈项部疼痛、僵硬、酸沉，有局部压痛，晨僵，得热则减，得风寒则急，与天气变化有关，或有头目不清。

（2）舌脉：舌淡，苔薄白，脉弦紧或濡。

（3）体征：颈项部活动受限，局部压痛。

（4）影像学检查：X线照片检查项韧带钙化。

（5）排除其他病：综合判断排除风湿、类风湿病，以及其他原因引起的以上症状。

符合以上5条并排除其他疾病，即可确诊为痹证型项韧带钙化症。

包括现代医学的项韧带钙化。

诊断要点：影像学检查结果显示项韧带钙化，颈项部有受风着凉史，颈背正中部疼痛僵硬不适与天气变化有关，遇热减轻，活动按揉后减轻，固定休息后加重。

2. 鉴别诊断 除应与颈椎病、棘上韧带和项韧带劳伤、颈后部肌纤维组织炎、颈项部筋膜炎、颈椎部风湿与类风湿等相鉴别外，还应与劳损瘀滞型及外伤瘀血型项韧带钙化症相鉴别，同时注意排除其他病。

3. 钩活术选穴 痹证型项韧带钙化症要根据痹阻的部位之不同和影像学检查的结果进行选穴。

主穴：新（魏氏）夹脊穴。

配穴：循经取穴或阿是穴，根据具体情况，取双侧穴或单侧穴，单侧取患侧腧穴。

方义提要：主穴为颈部新（魏氏）夹脊穴，配穴循经取穴，旨在疏通经络气血，调和营卫，使风寒湿邪无所依附而痹痛随解。针对痹证的性质，随症配以不同腧穴。如行痹为风胜，取风池、大椎祛风散寒，膈俞、血海活血养血，含“治风先治血，血行风自灭”之意。寒胜为痛痹，痛痹日久，可致阳气衰惫，取肾俞、关元温阳散寒，理气止痛，大椎振奋阳气，祛散寒邪，风门专攻散风。湿胜为痹，取大椎祛风散寒，膈俞活血以通络，阴陵泉、足三里、脾俞健脾除湿，通络止痛。

4. 钩活术治疗 痹证型项韧带钙化症的钩活术治疗应以平补平泻为主，利用巨、中、微类内板或内刃钩鍉针进行轻、中、重双软或单软常规九步钩活。

5. 病案举例

［风寒湿痹，颈后酸痛］

周某，男，42岁，农民，吉林通化人。

初诊：2015年7月8日

主诉：颈部僵硬不适3个月。

现病史：10年前脾破裂，经手术治疗而挽救生命，近3个月自感抗寒能力下降，出现后颈部僵硬不适、活动受限，有板紧感，逐渐加重，晨起加重，遇冷加重，遇热减轻，于2015年7月8日来院就诊。

检查：颈4/5、颈5/6椎旁压痛，按揉后稍有缓解，颈5/6棘上有条索状物。抬头试验（+），低头试验（+），心、肺、腹未见异常，血压120/70mmHg。舌淡，苔薄白，脉弦滑无力。

辅助检查：血尿常规、心电图检查无异常。

影像学检查：X线（图7–4–1、图7–4–2、图7–4–3、图7–4–4）。

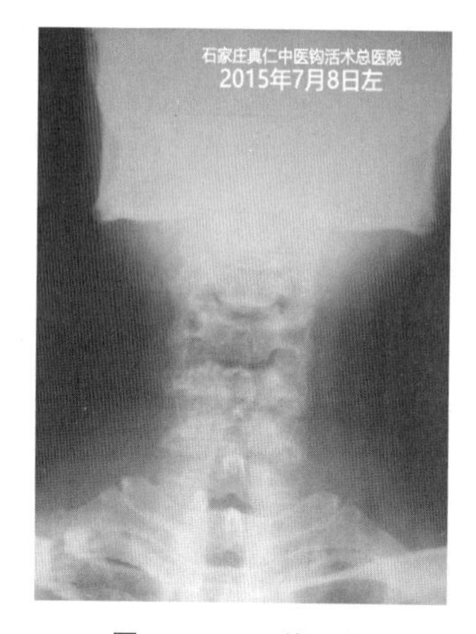

图7–4–1　X线正位

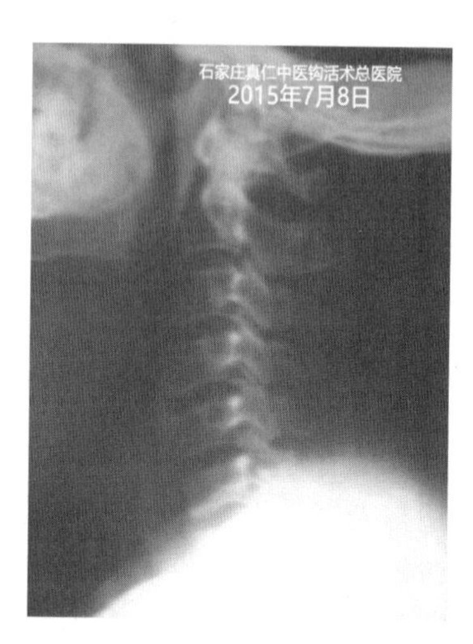

图7–4–2　X线侧位

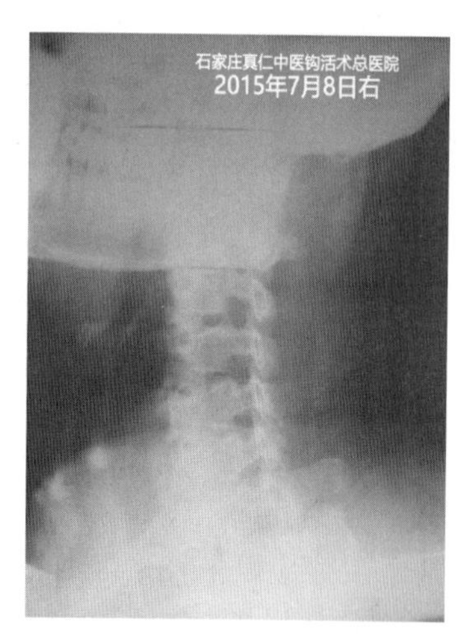

图7–4–3　X线右斜位

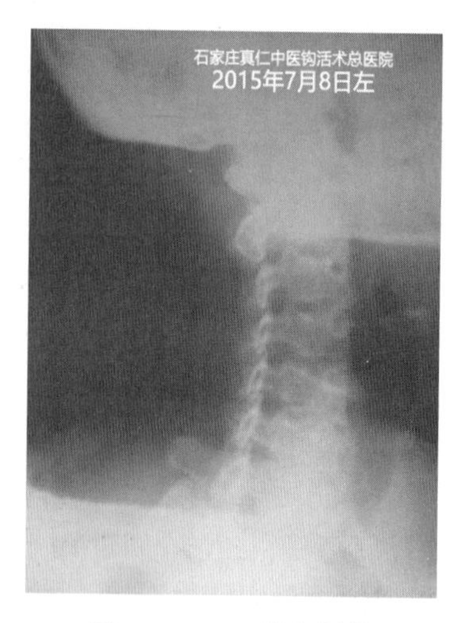

图7–4–4　X线左斜位

X线表现：颈椎顺列尚整齐，生理前突平直，各椎间隙未见变窄，左右两侧椎间孔未见明显狭窄、变小。$C_{4、5、6}$椎体唇样骨质增生，$C_{4\sim5}$前方前纵韧带钙化。$C_{4、5}$椎可见双边双突影。项后软组织内可见长条钙化影。

印象：项韧带钙化。

诊断：痹证型项韧带钙化症（中医）。

项韧带钙化症（西医）。

分析：10年前脾破裂，经手术治疗而挽救生命，当时因出血过多，体质逐渐虚弱，抗寒能力降低，近3个月出现颈部僵硬、酸困、活动受限，有板紧感，逐渐加重，此症状与天气变化有关，遇冷加重，遇热减轻，晨僵明显。正气虚，邪气乘虚而入。

治则：祛风除湿，活血止痛。

治法：钩活术疗法。

表7–4–1　痹证型项韧带钙化症钩活术治疗1

	选穴	钩鍉针	钩法与钩度	手法与钩角
主穴	C_3穴+C_2穴	中类内板2.5型	单软3分	钩提法45°
配穴	大椎	微类内板2.5型	单软1分	钩提法90°

按照《中医钩活术技术操作规范》完成钩活术操作。

随访：2016年7月8日电话随访，上述症状无反复。嘱其避风寒，慎劳作，注意保养。

【按语】此病例系风寒侵袭，经络不通所致，患者有失血手术史，抗寒能力下降，阳气不足，风寒湿邪乘虚而入，后颈部筋脉受阻，经络不通，不通则僵，采用新夹脊C_3穴+C_2穴，辅配大椎穴平补平泻，直达病灶，筋脉畅通，故1次治愈。此患者在今后的日常生活中需避风寒，慎劳作，强体质，防复发。

6. 其他疗法　热疗、按摩、针灸、药物、熏蒸、封闭、锋勾针。

附方：

气血虚弱，风寒湿邪侵袭

壮筋补血汤[《林如高正骨经验》]：白人参5g，何首乌30g，羌活10g，黄芪15g，续断15g，木瓜20g，熟地黄20g，杜仲15g，三七10g，五加皮10g，枸杞10g，当归9g，沉香15g，红花9g，独活10g。

二、劳损瘀滞型

有久坐史、颈椎病史、劳损史或长期固定姿势病史，日久天长，局部僵硬不适，按揉后缓解，时好时坏，每遇劳累后加重，颈项部有板紧、沉重感，颈X线检查发现韧带明显钙化，未发现其他原因引起的局部症状，称之为劳损瘀滞型项韧带钙化症。以中老年患者居多，男女均常见。

1. 诊断

（1）症状：颈后部酸沉胀痛，活动颈项部有板紧感，左右转动出现“咯咯”声响，颈后发僵，不适，慢性痛。

（2）舌脉：舌淡，或舌干红，或有瘀点，苔薄白，或无苔、少苔，脉弦滑无力。

（3）体征：颈部有僵硬，活动不适，转动颈部则僵硬板紧加重。局部压痛弹响，重则可触及条索状钙化斑。

（4）影像学检查：X线平片可见项韧带钙化斑。

（5）排除其他病：综合判断，排除其他原因引起的颈部僵硬疼痛等症状。

符合以上5条并排除其他疾病，即可确诊为劳损瘀滞型项韧带钙化症。

包括现代医学项韧带钙化。

诊断要点：影像学检查结果有项韧带的钙化斑，可以说是诊断的金标准。颈背部有劳损史，疼痛僵硬不适，自主转动后加重，按揉后减轻，固定工作后加重，颈背部有压痛。

2. 鉴别诊断

（1）除与颈椎病、颈棘间韧带和项韧带损伤鉴别外，还应与外伤瘀血型、痹症型项韧带钙化症相鉴别。

（2）颈后肌群肌纤维组织炎：同样有颈部僵硬不适，活动受限，遇热减轻，遇冷加重，板紧感，但影像学检查无项韧带钙化斑。某种情况下二者都存在，但颈后肌群肌纤维组织炎疼痛僵硬的面积和范围较大，易于鉴别诊断。

（3）风湿及类风湿关节炎：此疾病也可出现颈椎部的局部症状，如疼痛僵硬，活动受限，但是必然有其他关节的炎症疼痛，ESR、RF、ASO有相应的阳性反应。

3. 钩活术选穴 劳损瘀滞型项韧带钙化症要根据劳损的部位之不同和影像学检查的结果进行选穴。

主穴：新（魏氏）夹脊穴。

配穴：循经取穴或阿是穴，根据具体情况，取双侧穴或单侧穴，单侧取患侧腧穴。

方义提要：主穴为颈部新（魏氏）夹脊穴，配穴循经取穴，旨在活血化瘀、调理气机、疏通筋脉。

4. 钩活术治疗 劳损瘀滞型项韧带钙化症钩活术治疗应以平补平泻或泻法为主，利用巨、中、微类内板或内刃钩鍉针进行轻、中、重双软或单软常规九步钩活。

5. 病案举例

[久坐劳损，颈部瘀滞]

周某，男，48岁，职业司机，山西沁水人。

初诊：2016年2月28日

主诉：后颈部僵硬憋胀10年，加重1个月。

现病史：颈后部酸困僵硬10年，活动受限，有板紧感，按揉后减轻，劳累后加重，时作时止，近期由于工作繁忙，连续驾车，症状加重1个月，时有眩晕，记忆力减退。

检查：颈4/5颈5/6棘间稍有压痛，局部按揉后症状缓解，自感颈部“舒适”，可触及条索状物，颈部活动稍有受限，抬头试验（+），低头试验（+），心、肺、腹未见异常，血压120/90mmHg。舌干红，有瘀点，苔薄白，脉弦滑无力。

辅助检查：血尿常规、心电图无异常。

影像检查：X线（图7-4-5、图7-4-6、图7-4-7、图7-4-8）。

X线表现：颈椎顺列欠佳，曲度变直，$C_{4/5}$、$C_{5/6}$椎间隙变窄，项后软组织内可见斑点状钙化影。

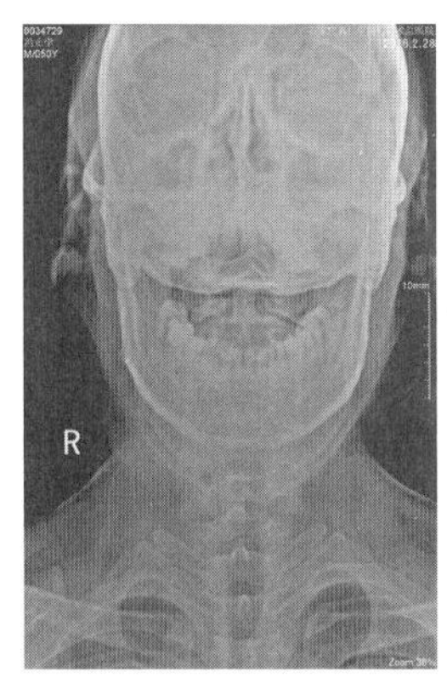

图 7-4-5　X 线正位

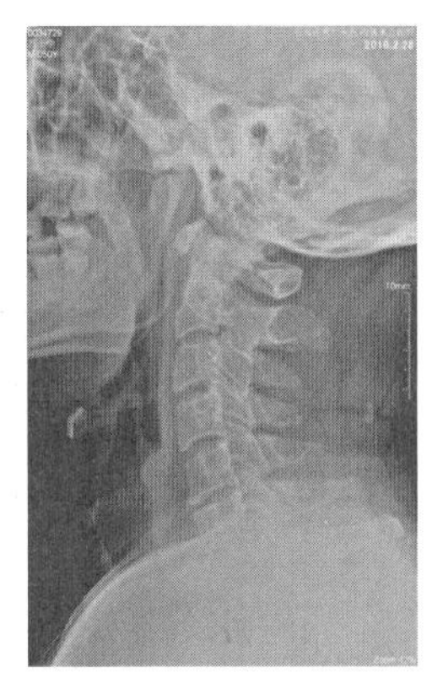

图 7-4-6　X 线侧位

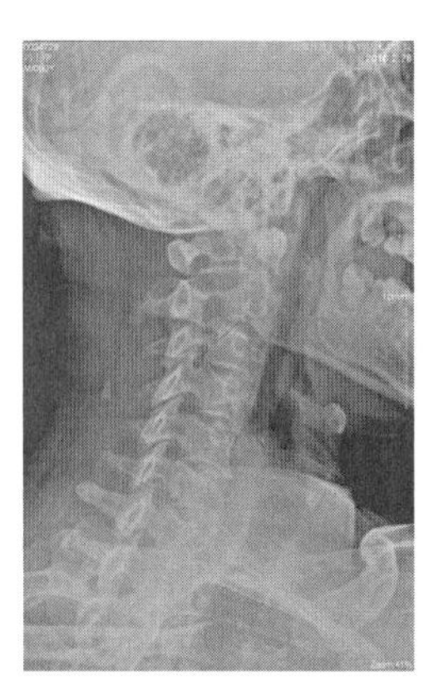

图 7-4-7　X 线右斜位

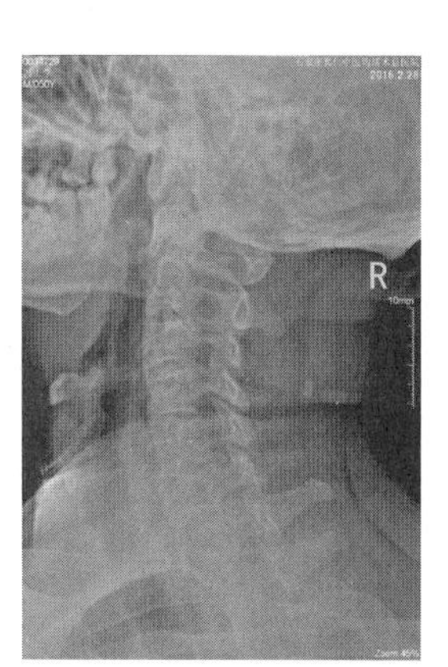

图 7-4-8　X 线左斜位

印象：项韧带钙化。

诊断：劳损瘀滞型项韧带钙化症（中医）。

项韧带钙化症（西医）

分析：患者职业司机，长期颈部劳损而出现颈部酸困僵硬不适，经按揉后症状缓解，未能得到彻底缓解，又进入工作状态，所以数年难愈，劳损时的项韧带局部水肿充血，甚至出血，由于自身的向愈能力，开始吸收水肿和瘀血，吸收的过程使劳损部位的钙离子开始沉积，形成钙化点，又劳损再吸收，形成钙化斑，进而影响项韧带的功能，形成疾病。

治则：舒筋活络，软坚散瘀。

治法：钩活术疗法。

表 7-4-2　劳损瘀滞型项韧带钙化症钩活术治疗 1

	选穴	钩鍉针	钩法与钩度	手法与钩角
主穴	C_3 穴 +C_2 穴	中类内板 2.5 型	单软 3 分	钩提法 45°
配穴	双肩髃	微类内板 2.5 型	单软 1 分	钩提法 90°

按照《中医钩活术技术操作规范》完成钩活术操作。

随访：2017 年 2 月 28 日电话随访，1 年间，颈背部疼痛酸胀症状反弹一次，经理疗后症状缓解。

【按语】此病例系久坐驾车劳损，后颈部瘀滞所致。患者由于长期从事司机工作，固定姿势过久，而致项部韧带劳损，筋脉受阻，经络不通，瘀斑逐渐形成，成为项韧带钙化症。采用新夹脊 C_3 穴 +C_2 穴，辅以肩髃穴平补平泻之法，直达病灶，使筋脉畅通，故一次治愈。此患者在今后的日常生活中需劳逸结合，自我调整，经常做颈保健操保健，强体质，防复发。

6. 其他疗法　针灸、推拿、理疗、熏蒸、电疗、局部封闭、药物内服、小针刀、锋勾针。

附方：

劳损瘀滞

壮筋养血汤加味［《伤科补要》］：白芍 9g，当归 12g，川芎 9g，续断 15g，红花 9g，生地黄 9g，牛膝 9g，牡丹皮 12g，杜仲 12g，乳香 9g，没药 9g，郁金 12g，赤芍 12g。

三、外伤瘀血型

有颈部外伤史或挫伤史，或有受暴力史，日久未愈，或局部疼痛消失，过时出现颈部僵硬、酸困、板紧感和功能受限，颈后部有固定压痛点，按揉后缓解，时作时止，经 X 线摄片发现韧带钙化，未发现其他原因引起的局部症状，称之为外伤瘀血型项韧带钙化症。起病缓慢，病程长，反复发作。

1. 诊断

（1）症状：颈后部酸胀、痛困，当颈部活动时有板紧感，左右转动会出现“咯咯”声响。

（2）舌脉：舌淡，或有瘀点，苔薄白，或无苔、少苔，脉弦滑。

（3）体征：颈部僵硬，活动不适，自主转动受限，过度过屈或后伸可引起颈项部疼痛加剧。项韧带分布区域附着点有压痛点。触诊拇指下韧带有变硬，甚至钙化点，常有弹响声。若患者有颈椎病，则会出现颈椎病体征。

（4）影像学检查：X 线平片可见项韧带钙化。

（5）排除其他病：综合判断，排除其他原因引起的以上症状，尤其是颈椎病。

符合以上 5 条并排除其他疾病，即可确诊为外伤瘀血型项韧带钙化症。

包括现代医学项韧带钙化。

诊断要点：影像学检查见项韧带的钙化斑可以说是诊断的金标准。颈后部有外伤史，或挫伤史，或受暴力史。颈背部疼痛僵硬不适，有板紧感，局部压痛。

2. 鉴别诊断 除应与颈椎病、棘上韧带和项韧带劳伤、颈后部肌纤维组织炎、颈项部筋膜炎、颈椎部风湿及类风湿等相鉴别外，还应与劳损瘀滞型及痹证型项韧带钙化症相鉴别，同时注意排除其他病。

3. 钩活术选穴 外伤瘀血型项韧带钙化症要根据瘀血的部位之不同和影像学检查的结果进行选穴。

主穴：新（魏氏）夹脊穴。

配穴：循经取穴或阿是穴，根据具体情况，取双侧穴或单侧穴，单侧取患侧腧穴。

方义提要：主穴为颈部新（魏氏）夹脊穴，配穴循经取穴，旨在使之经络畅通、调理气机、疏通筋脉。

4. 钩活术治疗 外伤瘀血型项韧带钙化症钩活术治疗应以泻法为主，利用巨、中、微类内板或内刃钩鍉针进行轻、中、重双软或单软常规九步钩活。

5. 病案举例

［外伤瘀血，颈后疼痛］

王某，男，41 岁，天津宁津人。

初诊：2016 年 6 月 11 日

主诉：后颈部板紧感 2 年，加重 1 年。

现病史：3 年前，因车祸外伤，颈背部局部青紫数天，经治疗后局部瘀斑消失，颈后部疼痛时作时止，近 1 年颈部在左右旋转时有明显的“咯咯”声，颈部酸沉、僵硬、板紧感。

检查：$C_{4/5}$、$C_{5/6}$、$C_{6/7}$ 棘间压痛，按揉后稍有缓解，$C_{6/7}$ 棘上触及条索状物。抬头试验（+），低头试验（+），心、肺、腹未见异常，血压 120/90mmHg。舌淡红、有瘀点，苔薄少，脉弦滑有力。

辅助检查：血尿常规、心电图无异常。

影像学检查：X 线（图 7–4–9、图 7–4–10、图 7–4–11、图 7–4–12）。

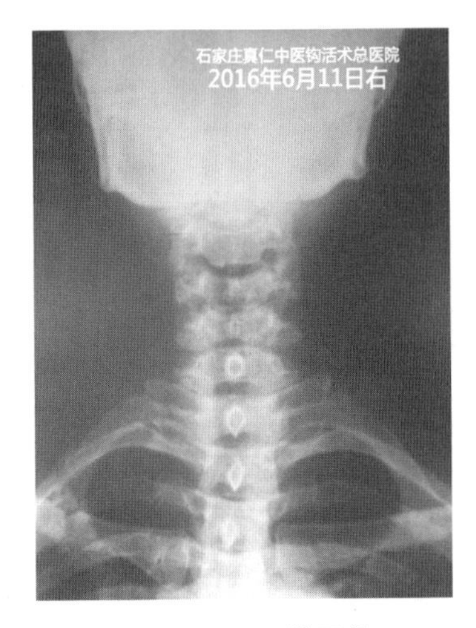

图 7–4–9　X 线正位

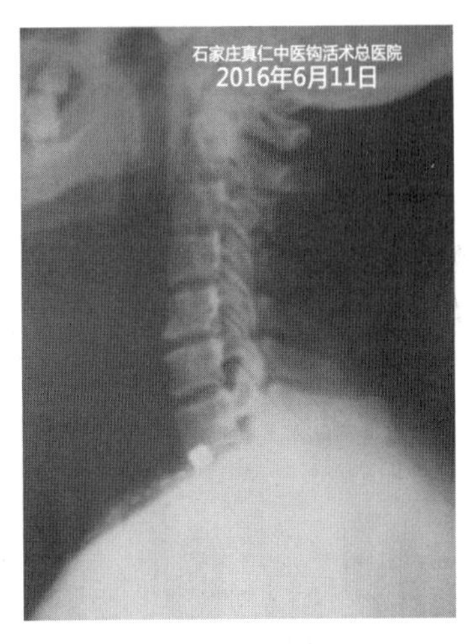

图 7–4–10　X 线侧位

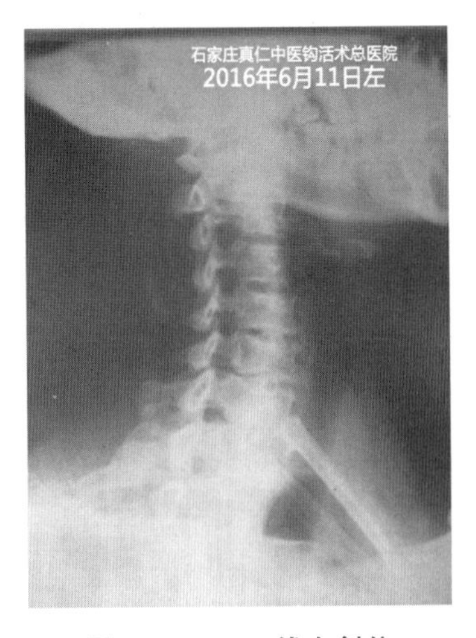

图 7–4–11　X 线左斜位

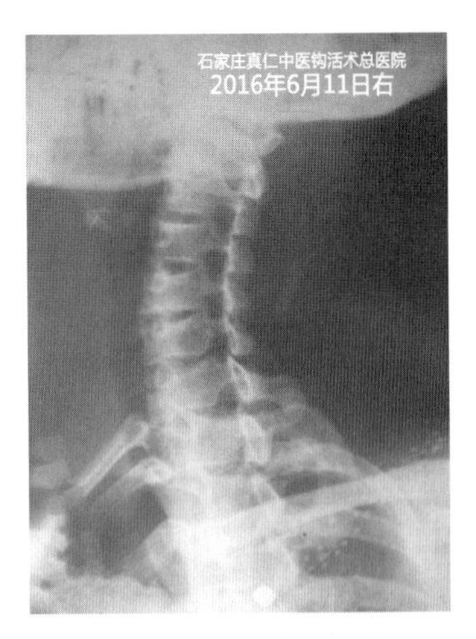

图 7–4–12　X 线右斜位

X 线表现：颈椎顺列欠佳，$C_{5、6、7}$ 棘突左偏，$C_{6\sim7}$ 钩突关节间隙两侧不对称。生理前突弧顶上移，中下段平直。$C_{4\sim6}$ 椎间隙前部轻度变窄，左右两侧椎间孔未见变小。

$C_{5、6}$椎体缘唇样骨质增生。$C_{4、5、6}$椎小关节可见双边双突征。项后软组织内可见斑点状钙化影。

印象：项韧带钙化。

诊断：外伤瘀血型项韧带钙化症（中医）。

项韧带钙化症（西医）。

分析：患者，男，41岁，由于3年前的外伤，项韧带和棘上韧带损伤而遗留颈背疼痛，1年后局部疼痛消失，开始有颈部僵硬、板紧感。

治则：活血化瘀，舒筋止痛。

治法：钩活术疗法。

表7-4-3　外伤瘀血型项韧带钙化症钩活术治疗1

	选穴	钩鍉针	钩法与钩度	手法与钩角
主穴	C_1穴+C_2穴	中类内板2.5型	单软3分	钩提法45°
配穴	左后溪	微类内板2.5型	单软1分	直刺90°

按照《中医钩活术技术操作规范》完成钩活术操作。

随访：2017年6月11日电话随访，上述症状无反复，病情较稳定。

【按语】此病例乃外伤后局部瘀血形成，经络不通所致。患者有外伤史，3年前由于车祸而颈背部筋脉受伤，必然形成瘀血，经络不通，钙化斑形成，采用钩活术疗法，活血化瘀，畅通经络，部位准确，所以1次告愈。应严防再次外伤，避风寒，并进行功能锻炼。

6. 其他疗法　热疗、按摩、针灸、封闭、锋勾针、药物、手术。

附方：

外伤瘀血

身痛逐瘀汤加味［《医林改错》］：桃仁9g，红花9g，川芎9g，羌活6g，没药9g，当归9g，五灵脂9g，香附6g，牛膝9g，地龙9g，秦艽9g，甘草6g。

第五节　康复与预防

一、康复

康复包括药物、针灸、推拿、运动疗法、泉浴疗法、离子导入疗法、局部热敷疗法、红外线疗法、神灯疗法等。以上疗法根据个体情况，可单独使用或联合使用、交替使用。

二、预防

1. 未病先防　项韧带钙化，多为颈部前屈而导致。可为急性损伤，亦可为慢性劳损和退行性变化而导致韧带损伤。在劳作上应当注意劳动保护，不要疲劳过度，不要损伤筋骨，注意劳逸结合。脑力劳动者应避免过度劳思，注意锻炼身体，同时应节制性生活，防止房劳太过。保持适当的运动锻炼是人体健康的一个重要因素。颈部筋脉若失养，则易痿软、退变，加之外邪痹阻经脉，气血失畅，更易引起本病的发作。适当的运动锻炼可以促进全身的气血运行，尤其是对于颈背部肌群的锻炼可以加强和维护其正常的生理功能，防止损伤和退变。

预防颈胸段周围韧带劳伤可以按照颈椎病的预防方法进行运动锻炼，重点在于颈背肌群的锻炼，魏氏颈保健操便是很好的预防方法。

2. 既病防变 做好项韧带钙化症的早期诊断，无论对于提高临床疗效，还是改善预后都是至关重要的。病程和疗效间有着密切的关系，病程越短，疗效越好。项韧带钙化症早期明确诊断之后，及早、科学、合理进行治疗是影响疗效和预后的决定因素。钩活术为首选治疗方法。

第八章　颈胸段韧带骨化症

本病是由于韧带的骨化而影响周围组织、器官、神经、血管、脊髓等功能，使固有的管腔变小，压迫管腔内的正常组织，所引起的一系列症状。颈胸段韧带骨化主要包括后纵韧带、黄韧带、前纵韧带骨化。

只有影像学的韧带骨化表现而没有临床症状者，为退变老化的表现。既有明显的影像学表现，又有因韧带骨化造成的功能障碍而产生相应的临床症状，为韧带骨化症，包括前纵韧带、后纵韧带、黄韧带骨化症。本章节只讨论后纵韧带骨化和黄韧带骨化。

后纵韧带、黄韧带骨化症是由于后纵韧带及黄韧带的骨化，影响到脊椎管内脊髓和神经的一种疾病，是近 30 多年来才被逐渐认识的，也是脊髓性瘫痪的病因之一。以往诊断本病主要依靠 X 线平片和断层摄影。自 CT 扫描和 MRI 问世后，对后纵韧带、黄韧带骨化灶的部位、大小、形态和面积均能清晰显示，故 CT 和 MRI 为本病的明确诊断和有效治疗创造了极为有利的条件。

本病在中医学没有相应的病名，根据其临床表现病因病理，可归属于中医学痹证、痿证、项痛等范畴。

第一节　病因病机

本病的病因，主要是由于颈胸部积累性劳损，韧带发生变性、骨化的退行性变。

人体若“肾气平均，筋骨强劲”，“肌肉满壮”，气血畅通，精血充盛，筋骨强壮，则“正气存内，邪不可干”，若精血不足，肝肾素亏，“肾气衰”则筋肉失养、萎弱，若颈部活动过度，易致筋肉和脊柱劳损，引起筋脉不舒，气血凝滞致痛。过劳则气伤，气伤则虚，加之肝肾不足，精血虚弱，肌肤失养，卫阳不固，易感风寒湿等外邪，产生筋肉痹证，使疼痛加重，外伤日久不愈或筋肉反复损伤，局部瘀血，粘连成块，则韧带钙化、骨化。

上述病因病机中，以肝肾不足为本病的基础内因，也是关键因素。

一、正气虚衰，精血亏损

先天不足，肾气本虚，肾精衰不能滋养肝血，使肝血亏，从而筋骨失去正常精血的濡养，发育不良。如颈胸椎的发育先天性不良，造成颈胸椎失稳，增加后纵韧带和黄韧带的负荷和受伤机会，也可发生钙化或骨化。

久病气血亏损，精血衰亏，使筋脉失去后天气血的充养和培育，从而加剧筋肉的退行性变化。若久病气血虚弱，肌肤失养，卫阳不固，腠理不密，则易为风寒湿邪侵袭，致发本病。

劳损主要是由于工作姿势的不良，睡眠姿势不良，不良的生活习惯及不适当的体育锻炼等造成。如各种伏案低头工作的人，极易出现韧带的劳损；一些不适当的体育锻炼，可造成椎旁肌肉、韧带及关节的平衡失调，加速退变过程。

二、外邪侵袭

外邪侵袭发病，主要是因正气不足，内因是外邪致病的基础。由于居处潮湿、涉水冒雨、气候剧变、冷热交错等原因，加之人体肝肾素亏，久病气血虚弱，正气不足，致使风寒邪乘虚侵袭人体，行于筋脉，留于颈项，气血痹阻。一方面加剧了颈胸椎韧带的退变，一方面进一步影响了颈胸椎的稳定平衡而诱发本病。

由于感受风寒湿邪偏盛之不同，临床有行痹、痛痹、着痹之分。

三、跌仆损伤

跌打损伤多因外力作用，或因自身姿势不正确的情况下用力过猛而造成。颈胸椎因跌仆、撞击、闪压、殴打、倾轧、坠堕等原因造成损伤，必然导致瘀血内停，经络阻滞，气血不畅，久之形成韧带骨化的病理产物，临床出现颈部不适、颈部僵硬，若骨化严重则会导致脊神经或脊髓受压，出现手足麻木、上肢肌力下降、足底踩棉感，甚至肌肉萎缩，二便功能障碍。

第二节　西医学病因病理与诊断

后纵韧带骨化的确切病因尚未明了。以往认为间断型后纵韧带骨化与椎间盘变性、纤维环膨出、髓核突出和骨刺形成有关，其原因是在椎间盘受伤突出后，促使后纵韧带的微血管变性，经反复损伤加重后遂造成韧带骨化。但有人反对此说，认为颈部创伤多在下颈段，而骨化灶多在上颈段，上述说法难以解释。也有人认为本病起源于上呼吸道的感染，通过韧带前面的静脉丛波及后纵韧带，使其产生慢性炎症，反复加重，使之变性骨化。此后日本人山浦提出椎体后上、下缘的骨嵴才是后纵韧带骨化的起源，这一看法得到多数学者的赞同。

一、病因病理

黄韧带骨化的病因多数人认为是退行性变所致。颈胸部的黄韧带骨化以下胸段最为多见，骨化的程度也重，发生于颈椎的相对较少，即使在颈椎也是以下颈段容易发生。胸椎下段是人体屈伸动作和负重的主要部位，由于长久的脊柱运动和机械性的刺激逐渐产生退行性变，最终造成黄韧带骨化。还因椎间隙变窄后促使黄韧带皱缩，以及外伤后的韧带纤维化，终致黄韧带肥厚和骨化。但有不少学者认为黄韧带骨化是全身骨化因素或生长激素分泌异常所造成的，因为在黄韧带骨化的同时，常伴发前纵韧带、后纵韧带、棘上韧带或项韧带骨化。

后纵韧带、黄韧带骨化后，由于骨化韧带的扩展，使脊椎管的矢状径缩短变窄，遂造成脊髓受压现象。严重者可使脊髓变形、变扁，组织遭受破坏，神经细胞消失，髓鞘变性、软化和坏死。除较大的骨化灶直接压迫脊髓引起脊髓损害征外，还可因脊髓供血障碍而出现脊髓损害，尤其是静脉环流受阻所造成的脊髓损害更不可低估。

此外，还可因骨化灶的制动作用引起脊髓损害，使椎体间活动度减小，而邻近骨化灶的椎间活动（亦即骨化区与非骨化区交界的椎间隙的活动度）代偿性增加，并很容易在受伤的同时使椎间盘突出，因而造成脊髓受压，出现损害征。

二、临床诊断

1. 症状

（1）颈部活动受限和疼痛：约有 64% 的患者出现颈项部疼痛，呈自发性，这种疼痛是因骨化处僵直引起非骨化区代偿性超负荷所致椎间关系不稳定、变性造成的，并非压迫颈神经根所致。

（2）黄韧带骨化症胸背部和腰部疼痛：胸背部痛呈持续性或间歇性钝痛，或腰背部灼热感。

（3）运动障碍：四肢瘫痪是本病的特征性表现。有的可呈向下肢放射性痛，两足有针刺感，小腿有捆扎感。以后出现下肢麻木无力，走路困难。走路呈痉挛性步态。

（4）感觉障碍：感觉麻木、疼痛、灼热、发凉、沉重等，一般程度较轻，很少剧烈者。如灼热、捆扎的感觉出现在躯干部、骨盆带或股部周围，呈条带状分布者，有可能是伴发胸段后纵韧带骨化的多元性损害。

（5）括约肌障碍：可出现排尿困难、尿频、尿闭、遗尿等，一般不明显。括约肌障碍多出现在晚期或重症病例。少数患者伴发性功能障碍。个别病例有眩晕、耳鸣、呼吸困难等症状。

总之，本病临床表现是以四肢感觉、运动障碍为主的脊髓不完全横断性损害，钙化、骨化的节段不同，压迫神经脊髓的位置也不同，所产生的临床症状也随节段的不同而不同。或者是不典型的脊髓半横切综合征，或因外伤而发病，或症状突然加重的中心型瘫痪。80% 的病例可见下肢不等程度的瘫痪，仅有神经根症状出现局部疼痛者比较少见。

2. 体征

（1）颈部屈伸活动受限，感觉障碍分布弥漫而不规律。

（2）胸椎后突多无叩压痛。

（3）四肢不完全性痉挛性瘫痪。

（4）下肢肌力减弱，膝踝反射亢进及脊髓和神经受压损害的病理征阳性。

3. 影像学检查　主要依靠 X 线、CT 扫描、MRI 检查。

（1）X 线检查：在颈椎 X 线侧位片上可见颈椎上段椎体后缘有条索状骨化影，较大和成熟的黄韧带骨化灶在 X 线脊椎侧位片或斜位片上皆可获得显影，在斜位片上可见骨化韧带相应水平节段的椎间孔变窄。

（2）CT 扫描：CT 扫描可清晰显示相应平面骨化灶的形态、大小、位置及椎管狭窄的程度。

（3）MRI 检查：在 T_2 加权像上更能清晰地显示出骨化韧带肥厚的程度、范围和对脊髓、硬脊膜囊压迫的征象。在相应的横断面图像上可以完整显示韧带骨化的全貌。

4. 排除其他病　进行综合判断排除其他病。

符合 1、2、3、4 条可明确诊断。

三、鉴别诊断

1. 脊髓型颈椎病　好发于中老年人，有颈部疼痛，并向肩臂部放射，伴上肢感觉减退和肌腱反射减低，霍夫曼征（+）。双下肢出现椎体束损害，踩棉感，随意运动障碍，重则瘫痪。X 线片见椎间隙变窄，椎体有骨质增生，由于椎间盘的突出、黄韧带的肥厚、椎体的退变而使硬膜外间隙消失，硬膜囊和脊髓受压，而无后纵韧带、黄韧带骨化影。因颈椎后纵韧带、黄韧带骨化经常并发韧带骨化症，如两者鉴别确有困难时，应做 CT 扫描以助确诊。

2. 脊髓肿瘤　发病年龄较轻。常以神经根性疼痛为始发症状，病情进展一般较快。感觉改变明显，且与肿瘤所在节段水平一致。脑脊液蛋白含量增高明显。颈椎 X 线片有骨质破坏，椎间孔扩大，椎弓根变薄，椎体后缘向前凹陷，不见韧带骨化灶影。

3. 运动神经元病　多于中年后起病，较为隐袭，进展缓慢。主要临床表现为不对称的肢体运动不灵活，肌力减弱，肌肉颤动和肌肉萎缩，肌腱反射亢进，病理征阳性。无感觉改变，不出现大小便障碍。颈椎 X 线片无改变。肌电图检查呈纤颤电位。

4. 椎间盘突出症　一般起病较急，或有或无外伤史，相应棘突及椎旁有压痛和叩击痛。在脊椎 X 线侧位片上可见生理曲度消失，受累椎间隙变窄。CT 扫描可显示髓核突出的位置及神经、脊髓受压情况。椎体后缘有钙化，或有腐骨碎片出现，对明确诊断有较大帮助。

5. 强直性脊柱炎　起病年龄在 10 ～ 25 岁，有自发性脊柱痛和胸背部或腰臀部诱发性疼痛。脊柱前屈、后伸活动明显受限，深呼吸时肋间无活动。红细胞沉降率增高，HLA-B_{27} 阳性，X 线检查脊柱从骶椎向上逐渐形成骨性融合，并呈竹节状。如服用保泰松类药物状态明显好转，则为强直性脊柱炎。

第三节　辨证辨病

后纵韧带、黄韧带骨化症在临床上应将辨病和辨证相结合，做到明确诊断、明确辨证，这样有利于选钩、选穴、定位、选手法，准确钩活对症治疗。

本病病位在颈背部，多以脊髓、神经根损害症状为主。表现为颈胸部活动受限和疼痛，运动功能障碍，感觉功能障碍和括约肌功能障碍。腰部硬膜囊受压、马尾神经损害为主要临床表现。

一、辨病

首先符合后纵韧带、黄韧带骨化症的病史、症状、体征、影像学检查表现，其次是排除其他病，即鉴别诊断，应注意与脊髓肿瘤、脊髓型颈椎病、运动神经元病、颈胸间盘突出症、强直性脊柱炎等鉴别。

二、辨证

1. 病因病机辨证 肝肾阴亏，气血不足，外伤劳损，外感六淫，造成肝肾气血功能失常，经络阻滞，瘀血内停，痰湿凝结，粘连、钙化、骨化，进一步影响其功能，造成痹证、痿证，为其病因病机。

（1）肝肾气血不足，兼受外邪（退变劳损）：肝肾阴亏，先天不足，气血失养，劳累过度，复感外邪，使邪气瘀滞于韧带，日久不能消散，恶性循环，造成四肢痿软，颈项背沉痛，或不痛反觉项强不适，腰膝软弱无力，头晕目眩，少寝多梦，五心烦热，遗精，颈项强而不温，恶风或恶寒发热，身痛，双上肢麻木，手足拘急，关节酸痛重着，屈伸不利，重则瘫痪。舌红少苔，脉细数或细涩或弦细。

（2）外伤瘀血：外伤瘀血，日久天长，局部缺血缺氧，经络不能畅通，瘀结于韧带，产生钙化、骨化。影响周围的脊髓、神经、血管，恶性循环，造成脊髓、神经、血管功能障碍，局部疼痛麻木，感觉异常，痿软无力，二便失常。舌质暗或有瘀斑，苔薄白或薄黄，脉细滑。

2. 分型辨证

（1）痹证型：各种原因引起的正气不足，使风寒湿瘀等邪气侵犯而滞留于韧带，使韧带的局部经络受阻，瘀血内停，出现韧带的钙化、骨化，功能障碍，恶性循环使钙化、骨化逐渐增加。影响其周围的神经血管和脊髓，出现四肢僵硬、疼痛、酸沉、冷凉、功能障碍为主症的临床表现，根据风寒湿邪的入侵程度不同，在临床有不同的表现，此类症状遇冷加重，遇热减轻，与天气变化有关。舌淡，苔薄白，脉弦紧或浮滑。

（2）痿证型：是由于年龄增长，或久坐、久站、久视等固定姿势时间太长，使韧带长期处于一种紧张状态，而产生疲劳性劳损，年龄增长，肝肾阴亏，使局部韧带处于缺血、缺氧、瘀滞状态，日久韧带变性钙化，出现因韧带钙化、骨化而影响脊髓神经、血管的正常功能，根据骨化压迫的程度和年龄不同，临床症状也随之不同。主要影响四肢功能，产生四肢痿软，重则萎废不用而瘫痪。舌淡，苔薄白，脉沉迟或弦滑。

（3）亏损瘀滞型：是由于外力作用于脊柱韧带，使韧带及其功能受到损伤，韧带内部水肿出血，既而变性钙化，压迫周围的神经脊髓，出现四肢活动受限、无力，重则肌痿，甚则瘫痪。舌淡，或有瘀斑，苔薄白，脉弦滑。

3. 后纵韧带骨化外形辨证 颈部后纵韧带骨化症的外形辨证（以颈椎矢状面为基准）：①连续型：骨化灶呈棒状或条索状，跨越数个椎体，多在上颈段。②间断型：骨化灶呈片状或桥状，在椎间隙处有中断现象。③孤立型：骨化灶较短，局限于椎间盘部，多在下颈段，易引起脊髓受压。④混合型：上颈段为连续型，下颈段为间断型。

两型交界处椎间隙活动度代偿性增大，常是引起脊髓受压的主要部位（图 8–3–1）。

4. 黄韧带骨化外形辨证 韧带骨化灶的外形如同棘状、板块状、结节状和唇舌状。韧带骨化形成后可增厚，如厚达 6mm 以上即可引起椎管狭窄，或直接对脊髓的侧后方造成机械性压迫，产生脊髓压迫症状。临床经验证明，引起脊髓压迫的原因不是黄韧带肥厚本身，而是黄韧带隆凸。另外，棘间韧带的向内折突也构成了对脊髓的损害。

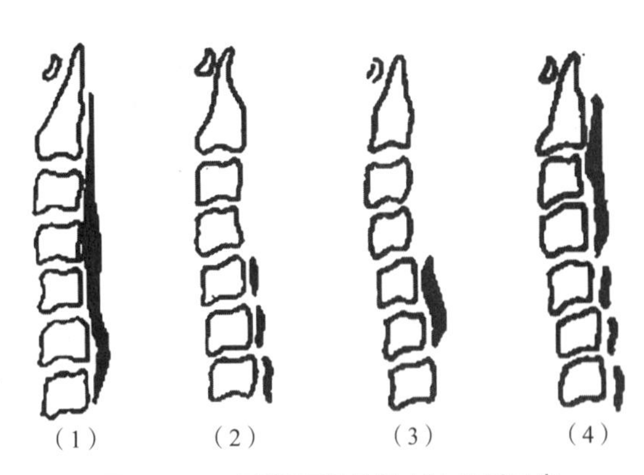

图 8–3–1 后纵韧带骨化症的分型示意

（1）连续型；（2）间断性；（3）孤立型；（4）混合型

5. 黄韧带分度辨证（CTM） 在 CTM 检查中能清晰地显示相应平面骨化灶的形态、大小、位置及其椎管狭窄的程度。根据 CTM 检查和病理特征可将黄韧带骨化肥厚分为 4 度。

Ⅰ度：黄韧带不超过 4mm，硬脊膜外脂肪减少但无压迫征象，造影检查阴性。

Ⅱ度：黄韧带厚 5 ～ 7mm，硬脊膜外脂肪减少，硬脊膜囊受压，硬脊膜囊背外侧有压迹，不超过 1mm。

Ⅲ度：黄韧带厚 8 ～ 10mm，硬脊膜外脂肪消失，硬脊膜囊背外侧压迹厚度 2 ～ 4mm，可有硬脊膜囊后方轻度压迹。

Ⅳ度：黄韧带厚≥ 11mm，或黄韧带骨化与硬脊膜囊粘连。硬脊膜囊背侧及背外侧均见明显压迹。

在腰段手术中可见黄韧带厚达 16 ～ 30mm。黄韧带的厚度及宽窄在脊柱的各部不同，于颈椎部薄而较宽，胸椎部窄而略厚，以腰椎部最厚，Spurling 报道腰部黄韧带正常厚度中线为 4mm，侧方为 2mm。

第四节 中医分型钩活术治疗

颈胸段韧带骨化症（本章节主要讨论后纵韧带和黄韧带的骨化）主要发生在颈胸段的椎体旁，多数是在数月或一两年内缓慢进展，病程长者可达数十年，但也有进展较快，在出现瘫痪一两年内即陷于走路困难、行动不便者。约有 30% 的患者是因理发、推拿颈部、撞击头部甚至伸懒腰等轻微动作而突然导致发病，或使原有的病情骤然加重的。

对颈胸段韧带骨化症的治疗可根据患者的年龄、骨化灶的大小、椎管狭窄率以及脊髓受压的严重程度而进行手术（手术的方式有前路固定术、前路减压术、后路减压术和前路加后路减压术，临床效果也不尽人意）或非手术治疗（物理康复治疗、中医中药治疗、安静卧床休息治疗）。

Tsayama 认为 70% 的患者经非手术治疗可以奏效，但限于骨化灶较薄、椎管矢状径大于 12mm，症状轻，体征不明显，椎管狭窄率小于 30%，脊椎管造影通畅者可不做手术治疗。

对仅有颈肩部疼痛及限于神经根症状者，可进行物理康复治疗，或用颈围、支架固定以制动为主，并辅以清热、镇静、活血祛瘀之药物，改善微循环，以及服用肌肉松弛剂等以缓解症状。目前尚缺乏能阻止骨化进展的有效药物，钩活术治疗韧带骨化症显示出其独特性和优越性，一能对其骨化的进展有一定的阻止作用（通过 20 例患者，观察 5 年，结果显示：钩活后的患者其病情发展速度明显低于未钩活的患者），二是对其临床症状有不同程度的改善作用，使众多患者免去了手术之苦。根据中医理论可把此病分为痹证型、痿证型、亏损血瘀型三型，根据中医分型的证候特点选用相应的腧穴，运用钩活术的各种手法进行综合治疗。

颈胸段韧带骨化症是钩活术的适应证，要排除禁忌证，同时进行相关的各种检查，检查的结果符合颈胸段韧带骨化症的诊断，未发现其他疾病引起的相关症状，综合辨证分析后确定所选腧穴。

1. 选穴原则 根据影像学检查韧带骨化的结果进行选穴，并结合临床症状，二者相符，确定病位，准确选取腧穴。取穴基本公式如下。

局部取穴

［颈脊穴］

颈$_1$穴 + 颈$_2$穴 =C_1穴 +C_2穴，

颈$_2$穴 + 颈$_3$穴 =C_2穴 +C_3穴，

颈$_3$穴 + 颈$_4$穴 =C_3穴 +C_4穴，

颈$_4$穴 + 颈$_5$穴 =C_4穴 +C_5穴，

颈$_5$穴 + 颈$_6$穴 =C_5穴 +C_6穴，

颈$_6$穴 + 颈$_7$穴 =C_6穴 +C_7穴，

［颈脊撇穴］

颈$_1'$穴 + 颈$_2'$穴 =C_1'穴 +C_2'穴，

颈$_2'$穴 + 颈$_3'$穴 =C_2'穴 +C_3'穴，

颈$_3'$穴 + 颈$_4'$穴 =C_3'穴 +C_4'穴，

颈$_4'$穴 + 颈$_5'$穴 =C_4'穴 +C_5'穴，

颈$_5'$穴 + 颈$_6'$穴 =C_5'穴 +C_6'穴，

颈$_6'$穴 + 颈$_7'$穴 =C_6'穴 +C_7'穴，

［胸脊穴］

胸$_1$穴 + 胸$_2$穴 =T_1穴 +T_2穴，

胸$_2$穴 + 胸$_3$穴 =T_2穴 +T_3穴，

胸$_3$穴 + 胸$_4$穴 =T_3穴 +T_4穴，

胸$_4$穴 + 胸$_5$穴 =T_4穴 +T_5穴，

胸$_5$穴 + 胸$_6$穴 =T_5穴 +T_6穴，

胸$_6$穴 + 胸$_7$穴 =T_6穴 +T_7穴，

胸$_7$穴 + 胸$_8$穴 =T_7穴 +T_8穴，

胸$_8$穴 + 胸$_9$穴 =T_8穴 +T_9穴，

胸$_9$穴 + 胸$_{10}$穴 =T_9穴 +T_{10}穴，

胸$_{10}$穴 + 胸$_{11}$穴 =T_{10}穴 +T_{11}穴，
胸$_{11}$穴 + 胸$_{12}$穴 =T_{11}穴 +T_{12}穴，
［胸脊撇穴］
胸$_{1}'$穴 + 胸$_{2}'$穴 =T_{1}'穴 +T_{2}'穴，
胸$_{2}'$穴 + 胸$_{3}'$穴 =T_{2}'穴 +T_{3}'穴，
胸$_{3}'$穴 + 胸$_{4}'$穴 =T_{3}'穴 +T_{4}'穴，
胸$_{4}'$穴 + 胸$_{5}'$穴 =T_{4}'穴 +T_{5}'穴，
胸$_{5}'$穴 + 胸$_{6}'$穴 =T_{5}'穴 +T_{6}'穴，
胸$_{6}'$穴 + 胸$_{7}'$穴 =T_{6}'穴 +T_{7}'穴，
胸$_{7}'$穴 + 胸$_{8}'$穴 =T_{7}'穴 +T_{8}'穴，
胸$_{8}'$穴 + 胸$_{9}'$穴 =T_{8}'穴 +T_{9}'穴，
胸$_{9}'$穴 + 胸$_{10}'$穴 =T_{9}'穴 +T_{10}'穴，
胸$_{10}'$穴 + 胸$_{11}'$穴 =T_{10}'穴 +T_{11}'穴，
胸$_{11}'$穴 + 胸$_{12}'$穴 =T_{11}'穴 +T_{12}'穴
特定取穴
风府穴
风池穴

2. 选穴注意 根据影像和临床表现，综合辨证选取相应腧穴组合，两次钩活术应选取对应的撇穴组合。根据临床情况，如需辅以配穴，选 1 ～ 2 穴为宜，也可不选。

3. 选钩原则 根据疾病轻重辨证选择巨类、中类、微类钩鍉针，根据补泻法辨证选择内板、内刃型一次性使用钩活术钩鍉针钩针。

（1）“巨颈胸型”代表巨类颈胸型钩鍉针；下面出现的“中内板 2.5 双或单”代表中类内板 2.5cm 型钩鍉针双软或单软钩法；“补或泻”代表补法或泻法，依此类推。

（2）颈胸椎韧带骨化症有虚实之分，根据具体情况，采用平补平泻，或用补法而使用内刃钩鍉针，或用泻法使用内板钩鍉针。

4. 钩深（深度） 进入皮肤，深达病灶为钩深，患者胖瘦差异不同，其深度也不同。

颈椎进入深度为 1.00 ～ 1.50cm，垂直深度为 0.71 ～ 1.06cm。

胸椎进入深度为 1.00 ～ 1.50cm，垂直深度为 0.82 ～ 1.23cm。

5. 钩角（钩进角） 钩活术操作过程中，钩针与所钩治腧穴表面形成的角度为钩进角度，简称钩进角。颈段，45°；胸段，55°。

一定注意安全，防止损伤软组织、脊髓、神经，造成事故。

6. 手法与钩法

手法：新（魏氏）夹脊穴倒八字钩提法。

阿是穴钩提法。

钩法：新（魏氏）夹脊穴颈椎单软或双软；胸椎浅单软。

阿是穴单软。

7. 钩度 颈椎 4 ～ 7 分为准，胸椎 3 分为准，严格执行“宁可不及，不可太过”的原则。

一、痹证型韧带骨化症

韧带骨化症，通过中医病因病机辨证为痹证：外邪侵袭人体，闭阻经络，气血运行不畅所，导致肌肉、筋骨、关节发生酸痛、麻木、重着、屈伸不利，甚则功能下降、感觉异常。通过现代医学检查手段，可综合判断（图 8-4-1、图 8-4-2）。

1. 诊断

（1）症状：本病多以脊髓、神经根损害症状为主。早期神经根受压，可出现双手麻、胀、酸、沉、冷凉，手指屈伸活动不灵，下肢放射痛，两足针刺感。有的伴有颈肩部疼痛、胸背痛，此后出现双下肢酸胀麻木，上肢逐渐无力，下肢僵硬，步履艰难。此症状与天气变化有关，遇冷加重，晨僵明显。

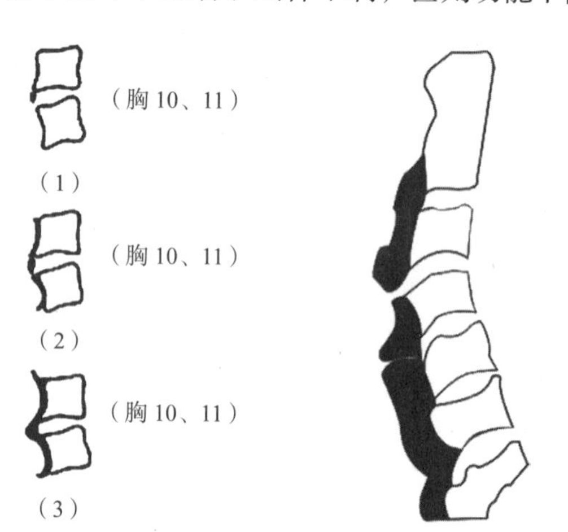

图 8-4-1　前纵韧带骨化的三个阶段　**图 8-4-2　前纵韧带骨化症颈椎 X 线侧位象**

（2）舌脉：舌淡，苔薄白或薄黄，脉弦紧。

（3）体征：颈部屈伸活动受限，感觉障碍分布弥漫而不规律。四肢冷凉麻木。下肢肌力减弱，膝踝反射亢进及脊髓和神经受压损害的病理征阳性。局部按揉、理疗、热疗、得热缓解。

（4）影像学检查：通过 X 线、CT、MRI 检查发现，后纵韧带和黄韧带钙化骨化压迫硬膜囊，压迫脊髓，重则与硬脊膜粘连。

（5）排除其他病：综合判断，排除其他原因引起的以上症状。

符合以上 5 条并排除其他疾病，即可确诊为痹证型韧带骨化症。

包括现代医学的后纵韧带骨化症和黄韧带骨化症。

诊断要点：影像学检查发现明显的韧带骨化影，疼痛僵硬不适与天气变化有关，遇冷加重，遇热减轻，活动按揉后减轻，四肢功能障碍，有相应的病理征，排除风湿、类风湿及其他原因引起的以上症状。

2. 鉴别诊断

（1）单纯性痹证：包括顽痹和脊痹，西医的风湿病、风湿热、类风湿、强直性脊柱炎等，有各关节的疼痛和变形、各关节功能的受限等等。

（2）肩周炎：肩部活动不利，功能不到位，一般发生在 50 岁左右的人群，仍有晨僵、遇热减轻、遇冷加重的特点，自愈率比较高，肌力不减，上举困难，没有颈部症状，与颈肩综合征区别。

（3）颈部肿瘤、神经元疾病、脊髓空洞、脊髓炎症等：有上述症状，并且出现痿证表现，通过影像学检查和综合判断可以鉴别。

3. 钩活术选穴　痹证型韧带骨化症要根据痹阻的部位之不同和影像学检查的结果进行选穴。

主穴：新（魏氏）夹脊穴。

配穴：循经取穴或阿是穴，根据具体情况，取双侧穴或单侧穴，单侧取患侧腧穴。

方义提要：主穴为颈背新（魏氏）夹脊穴，配穴循经取穴，旨在疏通经络气血，调和营卫，使风寒湿邪无所依附而痹痛随解。针对痹证的性质，随症配以不同腧穴，如行痹为风胜，取风池、大椎祛风散寒，膈俞、血海活血养血，含“治风先治血，血行风自灭”之意。寒胜为痛痹，痛痹日久，可致阳气衰惫，取肾俞、关元温阳散寒、理气止痛，大椎振奋阳气、祛散寒邪，风门专攻散风。湿胜为痹，取大椎祛风散寒，膈俞活血以通络，阴陵泉、足三里、脾俞健脾除湿、通络止痛。

4. 钩活术治疗　痹证型韧带骨化症钩活术治疗应以平补平泻为主，利用巨、中、微类内板或内刃钩鍉针进行轻、中、重双软或单软常规九步钩活。

5. 病案举例

［风寒湿阻，韧带骨化］

邹某，男，51岁，煤矿工人，山西太原人。

初诊：2019年3月1日

主诉：颈部僵硬5年，四肢麻木、加重1年。

现病史：煤矿工人，井下工作25年，颈部僵硬不适、活动稍有受限5年，近1年不明原因出现四肢麻木冷凉，逐渐加重，晨僵，遇冷加重，与天气变化有关，遇热减轻，按揉和理疗后减轻。

检查：颈部屈伸活动受限，感觉障碍分布弥漫而不规律。双手双足皮温下降。下肢肌力减弱，膝腱、跟腱反射亢进。霍夫曼征（-），巴宾斯基征（-），抬头试验（+），低头试验（+），心、肺、腹未见异常，血压120/90mmHg。舌干红，有瘀点，苔薄白，脉弦无力。

辅助检查：血尿常规、心电图检查无异常。

影像学检查：X线（图8-4-3、图8-4-4、图8-4-5、图8-4-6、图8-4-7、图8-4-8）。

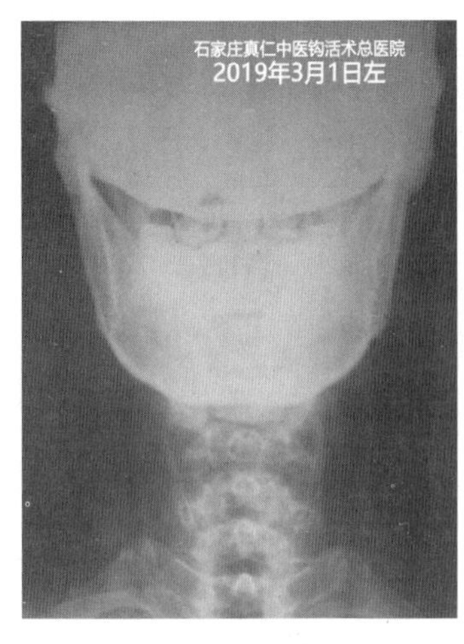

图8-4-3　X线正位

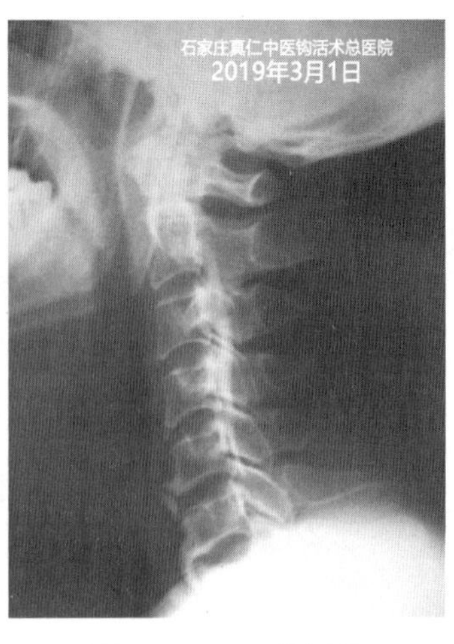

图8-4-4　X线侧位

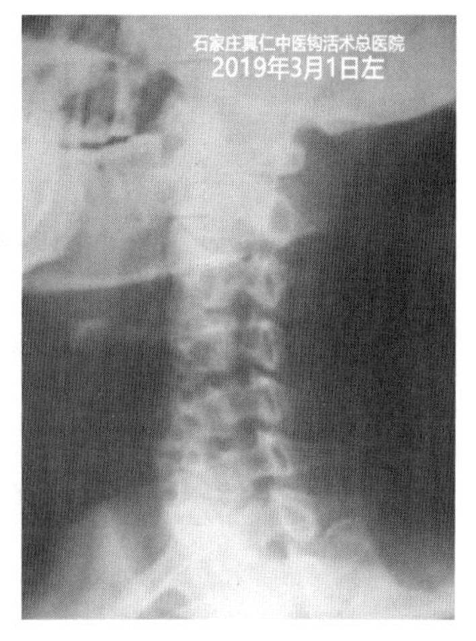

图8-4-5　X线左斜位

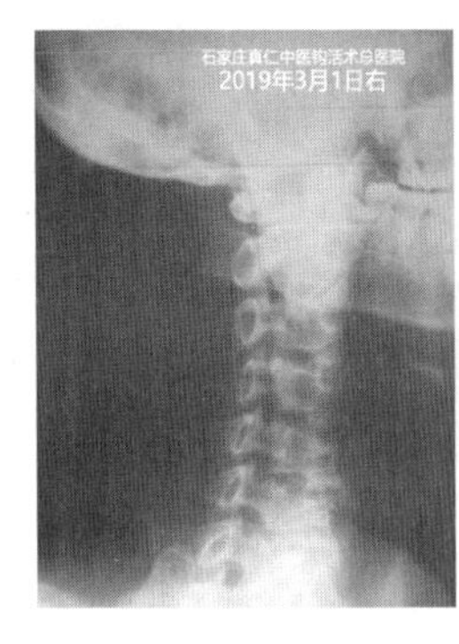

图 8-4-6　X 线右斜位

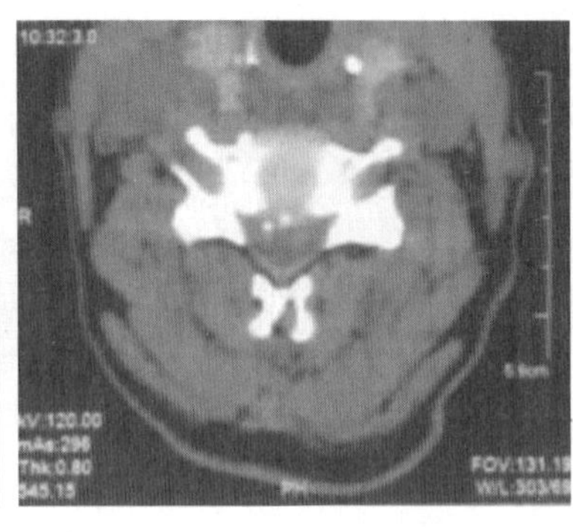

图 8-4-7　CT 平扫

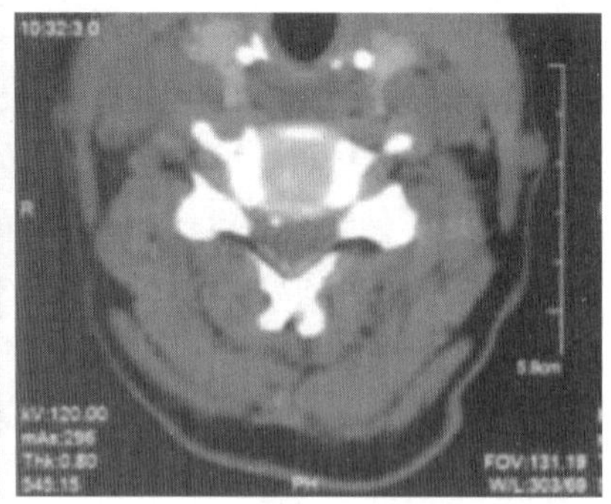

图 8-4-8　CT 平扫

X 线表现：颈椎顺列尚整齐，生理前凸平直。各椎间隙未见变窄，左侧 $C_{3/4}$、$C_{4/5}$、$C_{5/6}$，右侧 $C_{3/4}$、$C_{4/5}$ 椎间孔变小，$C_{3、4、5、6、7}$ 椎体缘骨质增生，$C_{4\sim7}$ 椎间隙前方长条状钙化。$C_{3\sim4}$ 椎小关节可见双边双突征。项后软组织内未见异常密度影。寰枢关节间隙两侧对称，未见异常影。

CT 表现：相对应于 $C_{2\sim3}$、$C_{3\sim4}$ 椎间盘层面见椎体后缘突出的丘状骨化影，硬膜囊受压改变，诸椎体及钩椎关节骨质未见明显异常影像。其余未见明显异常。

印象：后纵韧带骨化症。

诊断：痹证型韧带骨化症（中医）。

韧带骨化症（西医）。

分析：患者，男性，51 岁，煤矿工人，井下工作 25 年，有长期潮湿寒冷环境工作史和固定姿势工作史，随着工作年龄的增加，自身免疫力逐渐下降，抗寒能力降低，近 5 年出现颈部僵硬、酸困、活动受限，不明原因出现四肢麻木冷凉，逐渐加重，此症状与天气变化有关，遇冷加重，遇热减轻，晨僵明显，符合风湿痹证的发病过程。

治则：祛风除湿，活血通络。

治法：钩活术疗法。

表 8-4-1　痹证型韧带骨化症钩活术治疗 1

	选穴	钩鍉针	钩法与钩度	手法与钩角
主穴	C_3 穴 +C_2 穴	巨类颈胸型	双软 7 分	钩提法 45°
配穴	双肾俞 + 双肩髃	微类内板 3.5 型	单软 1 分	钩提法 90°

按照《中医钩活术技术操作规范》完成钩活术操作。

二诊：2019 年 3 月 8 日

四肢颈部灵活度增加，四肢冷凉好转，麻木缓解不明显。

治疗：钩活术疗法。

表 8-4-2　痹证型韧带骨化症钩活术治疗 2

	选穴	钩鍉针	钩法与钩度	手法与钩角
主穴	C_3'穴 +C_2'穴	巨类颈胸型	单软 5 分	钩提法 45°
配穴	双足三里	微类内板 3.5 型	单软 1 分	直刺 90°

按照《中医钩活术技术操作规范》完成钩活术操作。

三诊：2019 年 3 月 23 日

四肢颈部灵敏度增加，四肢麻木冷凉明显好转，基本不影响正常工作，仍有轻度晨僵，嘱患者口服中药善后。

随访：2020 年 3 月 23 日电话随访，上述症状无反复。嘱其避风寒，慎劳作，注意保养。

【按语】此病例系长期在风寒湿的环境中工作，风寒湿邪侵袭经络，气血不畅，经络不通，致颈部筋脉受阻，经络不通，不通则僵，气虚则麻，血虚则木，风寒湿痹则遇冷加重，遇热减轻。采用新夹脊 C_3 穴 $+C_2$ 穴，辅配肾俞、后溪、肩髃、足三里穴平补平泻，直达病灶，筋脉畅通，故两次治愈。此患者在今后的日常生活中需避风寒，慎劳作，脱离原工作环境，强体质，防复发。

6. 其他疗法　药物内服、中药外用、针灸、熏蒸、小针刀疗法、硬膜外药物疗法、电疗、封闭、手术。

附方：

风寒湿痹

独活寄生汤加减［《备急千金要方》］化裁：鹿角霜 15g，羌活 9g，川芎 9g，葛根 15g，秦艽 15g，桑寄生 15g，杜仲 12g，桂枝 9g，细辛 3g，防风 9g，当归 9g，川芎 9g，赤芍 9g，熟地黄 18g，党参 9g，茯苓 9g，伸筋草 15g，透骨草 15g，甘草 6g。

二、痿证型韧带骨化症

韧带骨化症，通过中医病因病机辨证属痿证：肢体筋脉弛缓，软弱无力，不能随意运动，或伴有肌肉萎缩、二便失常。通过现代医学诊断技术可综合判断。

1. 诊断

（1）症状：韧带骨化症史，继而出现肢体筋脉弛缓不收，下肢或上肢，一侧或双侧，软弱无力，甚则瘫痪，部分患者伴有肌肉萎缩。由于肌肉痿软无力，可有睑废、视歧、声嘶低喑、抬头无力等症状，甚则影响二便、呼吸、吞咽，局部皮温异常，灵敏度下降，各种生理反射下降或消失。与天气变化无关，局部偶有疼痛或不适感，夜晚、白昼无明显变化，偶有头痛，头目不清。

（2）舌脉：舌淡，苔薄白，脉沉迟无力。

（3）体征：四肢活动不灵活，感觉障碍分布弥漫而不规律，肌肉萎缩，四肢麻木。下肢肌力减弱，膝踝反射亢进及脊髓和神经受压损害的病理征阳性。局部功能下降，局部皮温偶有下降，肌肉外形异常。

（4）影像学检查：通过 X 线、CT、MRI 检查发现，后纵韧带和黄韧带钙化、骨化，压迫硬膜囊，压迫脊髓，重则与硬脊膜粘连。

（5）排除其他病：综合判断，排除其他原因引起的以上症状，如周围神经病变、脊髓病变、肌肉萎缩侧索硬化、周期性麻痹、脑血管意外后遗症、脑外伤后遗症、脑肿瘤、脑萎缩等。

符合以上5条并排除其他疾病，即可确诊为痿证型韧带骨化症。

包括现代医学的后纵韧带骨化症和黄韧带骨化症。

诊断要点：在影像学检查发现明显的韧带骨化影的前提下，并见软弱无力、功能下降，与天气变化无关，排除与之相关的其他原因引起的痿证。

2. 鉴别诊断

（1）痹证：包括顽痹和脊痹，西医的风湿、类风湿、强直性脊柱炎等，晨僵明显，遇热减轻，遇冷加重，各关节的疼痛和变形，各关节功能的受限等等，活动后症状减轻与天气变化有关，而痿证疼痛不明显，功能下降，痿废不用，与天气变化无关。

（2）周期性麻痹和周围神经病变：一般情况是对称性肌肉萎缩，功能下降，伴有麻木，无颈部神经根受压和颈髓受压的韧带骨化症病史，影像学检查可以鉴别。

（3）颈胸部肿瘤、神经元疾病、脊髓空洞、脊髓炎症等：有上述症状，并且出现痿证表现，通过影像学检查和综合判断可以鉴别。

（4）同时应与痹证型韧带骨化症（与天气变化有关）和亏损瘀滞型韧带骨化症（外伤史或间断性发作）相鉴别。

3. 钩活术选穴 痿证型韧带骨化症根据影像学检查的结果进行选穴。

主穴：新（魏氏）夹脊穴。

配穴："补其荥"，根据不同的位置，选用不同正经五输"荥穴"。

[阳经五输"荥穴"]

手阳明大肠经　　二间
手少阳三焦经　　液门
手太阳小肠经　　前谷
足阳明胃经　　内庭
足少阳胆经　　侠溪
足太阳膀胱经　　足通谷

[阴经五输"荥穴"]

手太阴肺经　　鱼际
手厥阴心包经　　劳宫
手少阴心经　　少府
足太阴脾经　　大都
足少阴肾经　　然谷
足厥阴肝经　　行间

根据"治痿独取阳明"的法则，配穴中多选用阳明经腧穴。

上肢：肩髃、曲池、合谷、阳溪

下肢：髀关、梁丘、足三里、解溪

以上配穴根据具体情况，取双侧穴或单侧穴，单侧取患侧腧穴。

方义提要：以新（魏氏）夹脊穴颈背部腧穴为主穴。配穴采用痿证的取穴原则进行取穴。如《素问·痿论》所云："各补其荥而通其俞，调其虚实，和其逆顺。""补其荥"，选择内刃针具和补法；"通其俞"，循经取穴和"五输穴"取穴；局部症状明显者取阿是穴。

4. 钩活术治疗 痿证型韧带骨化症钩活术治疗应以补法为主，利用巨、中、微类内板或内刃钩鍉针进行轻、中、重双软或单软常规九步钩活。

5. 病案举例

［肝肾阴亏，韧带骨化］

赵某，女，78岁，退休干部，河北秦皇岛人。

初诊：2016年12月2日

主诉：双下肢肌肉萎缩10年，加重10日。

现病史：10年前不明原因开始出现双下肢痿软无力，逐年加重，2015年5月检查发现颈椎后纵韧带韧带骨化，确诊为韧带骨化症。各种方法治疗效果不明显，2016年11月症状加重，双下肢肌肉萎缩，冷凉麻木，无法行走，基本卧床，时有遗尿，大便干，排便无力，坐轮椅就诊。

检查：双下肢活动不利，不能站立，不能行走，触觉减退，痛觉、温觉存在，双手握力Ⅳ级，双小腿肌肉萎缩，肌力减弱，膝腱、跟腱反射亢进，双霍夫曼征（+），心、肺、腹未见异常，血压150/90mmHg。舌干红，有瘀点，苔薄白，脉细无力。

辅助检查：血常规、尿常规检查无异常，心电图T波低平，心脏二级杂音，高脂血症。

影像学检查：X线、CT（图8-4-9、图8-4-10、图8-4-11、图8-4-12、图8-4-13、图8-4-14、图8-4-15、图8-4-16）。

X线表现：颈椎顺列欠佳，$C_{2、3、4}$棘突左偏。生理曲度变直。各椎间隙未见变窄。左侧$C_{2\sim7}$右侧$C_{2\sim5}$椎间孔狭窄变小，$C_{4、5、6}$椎体缘唇样骨质增生，$C_{4\sim7}$间隙前方可见前纵韧带点状钙化，$C_{3、4、5}$椎体后条状密度增高影。项后软组织内可见长条状钙化影。

CT表现：颈椎各椎体排列欠整齐，生理曲度变直，各椎体边缘增生；横断面示自C_3下缘至C_7水平各椎体及椎间盘后方可见不规则骨样密度影。椎管明显变窄，双侧黄韧带无增厚，椎旁软组织未见异常。

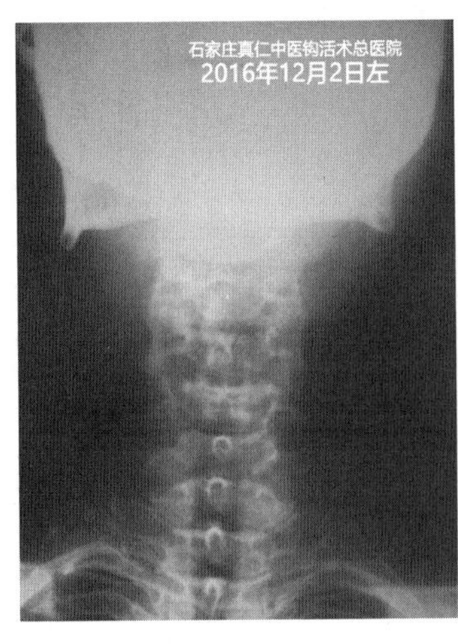

图8-4-9 X线正位

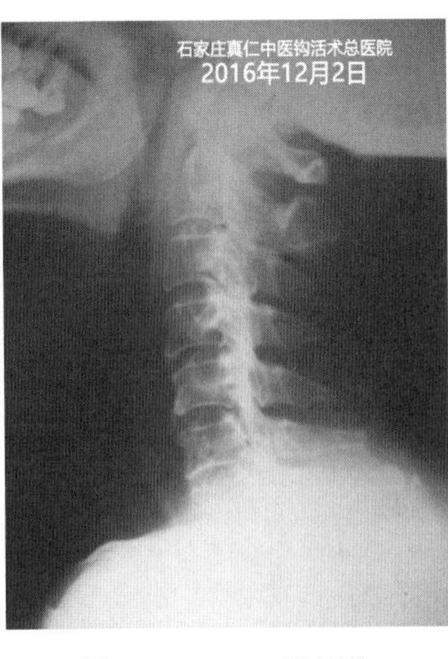

图8-4-10 X线侧位

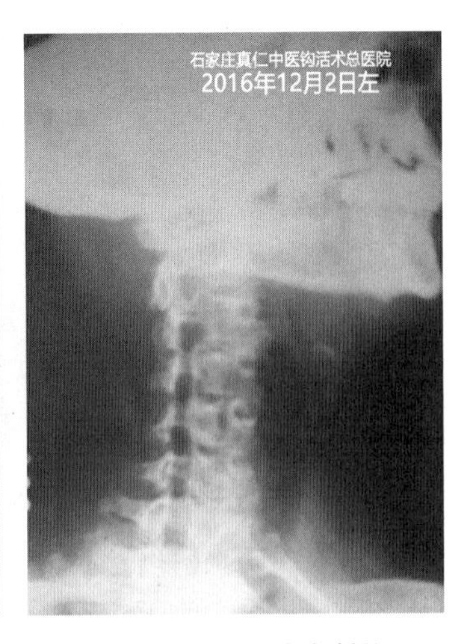

图8-4-11 X线左斜位

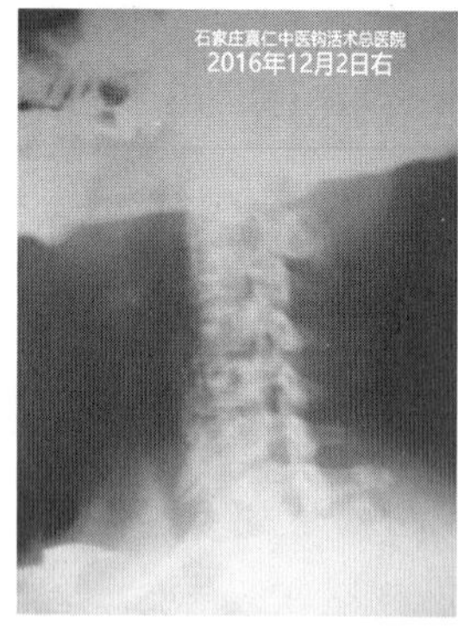

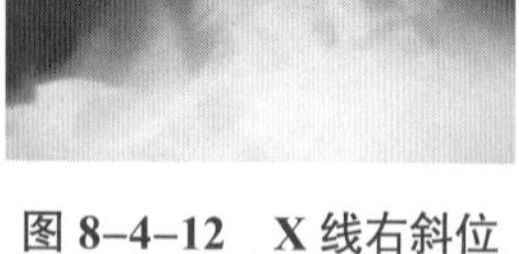

图 8-4-12　X 线右斜位

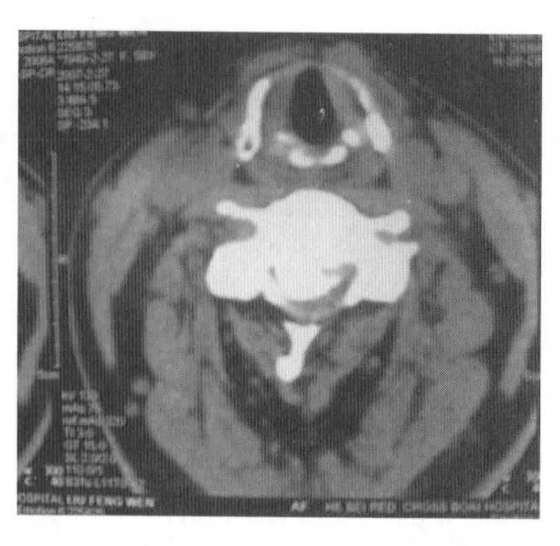

图 8-4-13　CT 平扫

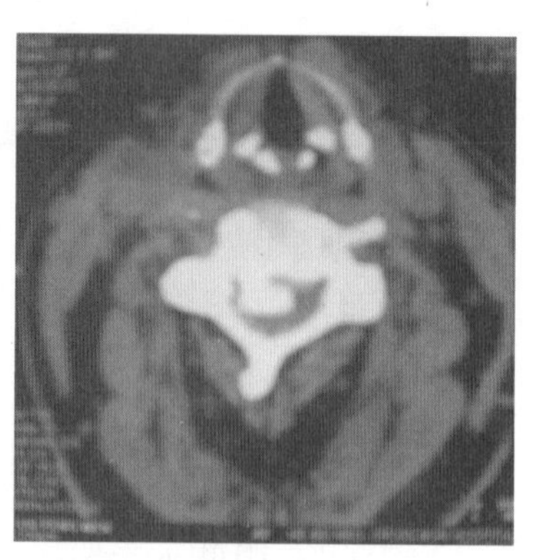

图 8-4-14　CT 平扫

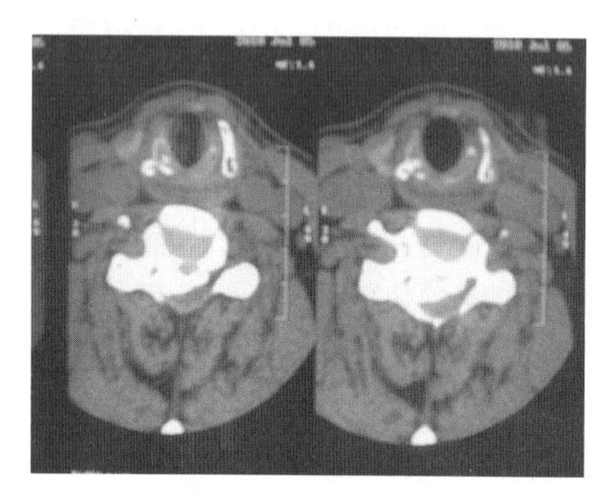

图 8-4-15　CT 平扫

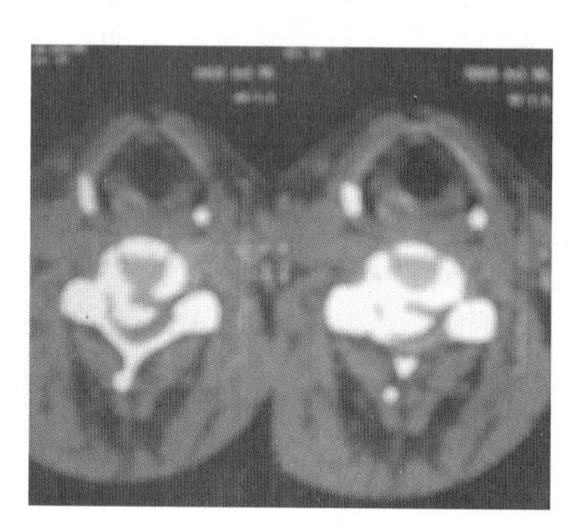

图 8-4-16　CT 平扫

印象：$C_{3\sim7}$段后纵韧带骨化，致椎管明显狭窄。

诊断：痿证型韧带骨化症（中医）。

韧带骨化症（西医）。

分析：患者年迈之体，正气不足，筋脉失养，双下肢肌肉逐渐萎缩，呈逐渐加重的趋势，符合韧带骨化症的发展过程。2015 年 5 月已确诊为颈椎后纵韧带骨化症，其症状与天气变化无关，病程较长逐渐发展，肌肉萎缩，符合痿证型韧带骨化症的诊断。

治则：补肾活血，益气治痿。

治法：钩活术疗法。

表 8-4-3　痿证型韧带骨化症钩活术治疗 1

	选穴	钩鍉针	钩法与钩度	手法与钩角
主穴	C_2 穴 +C_3 穴	巨类颈胸型	双软 7 分	钩提法 45°
配穴	双梁丘 + 双足三里	微类内刃 2.5 型	单软 1 分	钩提法 90°

按照《中医钩活术技术操作规范》完成钩活术操作。

二诊：2016 年 12 月 9 日

双下肢无力改善不明显。

治疗：钩活术疗法。

表 8-4-4　痿证型韧带骨化症钩活术治疗 2

	选穴	钩鍉针	钩法与钩度	手法与钩角
主穴	C_2'穴 +C_3'穴	巨类颈胸型	单软 6 分	钩提法 45°
配穴	双委中 + 双承山	微类内刃 2.5 型	单软 1 分	钩提法 90°

按照《中医钩活术技术操作规范》完成钩活术操作。

三诊：2016 年 12 月 16 日

双下肢无力感好转 50% 左右，已能扶杖行走，二便功能稍有改善。

治疗：钩活术治疗。

表 8-4-5　痿证型韧带骨化症钩活术治疗 3

	选穴	钩鍉针	钩法与钩度	手法与钩角
主穴	C_3 穴 +C_4 穴	巨类颈胸型	单软 5 分	钩提法 45°
配穴	双承扶 + 双足三里	微类内刃 3.5 型	单软 1 分	钩提法 90°

按照《中医钩活术技术操作规范》完成钩活术操作。

四诊：2016 年 12 月 23 日

双膝腱反射亢进较前好转，患者走路的稳定性明显增强，小便已能自控，口服中药康复治疗。

随访：2017 年 12 月 23 日，间断口服补肾活血药，双下肢无力未见反复，肌肉萎缩无发展，生活基本自理，二便基本正常。

【按语】此病例属肝肾阴亏为主的痿证型韧带骨化症，病因与年迈体弱有关。采用根部（C_1 穴 +C_2 穴 +C_3 穴）+ 局部（循经取穴）+ 荥穴 + 阳明经腧穴的取穴方式，直达病所，畅通气机，滋补肝肾，益气通络，因病久而三次钩活。本痿证型韧带骨化症复发率高，属瘫痪的高危证型。

6. 其他疗法　药物内服法、中药外用法、针灸、熏蒸疗法、小针刀疗法、电疗、封闭、手术疗法。

附方：

气血双虚，痿废不用

补阳还五汤 [《医林改错》]：黄芪 30g，当归尾 10g，地龙 10g，赤芍 15g，川芎 15g，桃仁 10g，红花 10g。

三、亏损瘀滞型

本病为符合中医亏损瘀滞诊断的韧带钙化症。或有外伤史、久坐史、劳损史或长期固定姿势病史，因肝肾阴亏、气血不足而不能滋养受瘀的韧带，外伤或劳损造成韧带的瘀血不能消散，日久天长，韧带钙化、骨化，压迫神经脊髓，缺氧缺血进一步加重韧带的钙化、骨化，恶性循环逐渐加重，临床出现相应的神经受损、脊髓受压的临床症状。常见症状为四肢麻木、酸沉、活动受限、肌肉萎缩，甚者生活不能自理、大小便失禁、瘫痪。经影像学检查有明显的后纵韧带和黄韧带钙化、骨化，通过现代医学检查综合判断，符合韧带骨化症的诊断，为亏损瘀滞型韧带骨化症。

1. 诊断

（1）症状：以中老年多见，患者平素体质较差，肝肾阴亏、气血不足，可能有外伤史、慢性劳损史，病程长，黄韧带、后纵韧带钙化、骨化，症状反复发作，逐渐加重，四肢活动受限呈渐进性加重的趋势，重者肌肉萎缩、瘫痪、二便异常，或颈背部有僵硬疼痛。与天气变化无关。

（2）舌脉：舌淡，苔薄白，脉沉迟无力。

（3）体征：四肢活动受限、不协调、僵硬，感觉障碍分布弥漫而不规律。四肢麻木，肌力减弱，膝踝反射亢进，脊髓和神经受压损害的病理征阳性。局部功能下降，肌肉外形异常。

（4）影像学检查：后纵韧带和黄韧带钙化、骨化，压迫硬膜囊、脊髓，重则与硬脊膜粘连。

（5）排除其他病：综合判断，排除其他原因引起的以上症状，如外伤性截瘫、陈旧性关节脱位、陈旧性椎体压缩性骨折、陈旧性脊柱关节骨折、周围神经病变、脊髓病变、肌肉萎缩侧索硬化、周期性麻痹、脑部疾患等。

符合以上 5 条并排除其他疾病，即可确诊为亏损瘀滞型韧带骨化症。

包括现代医学的后纵韧带骨化症和黄韧带骨化症。

诊断要点：在影像学检查发现明显韧带骨化影的前提下，结合外伤史、颈胸段劳损史、体质较差、逐渐加重的四肢软弱无力、功能下降，与天气变化无关等，排除其他原因引起的以上症状。

2. 鉴别诊断

（1）外伤性截瘫：外伤后由于外力的作用使椎体脊髓受损，局部出血、水肿，瞬时间患者瘫痪，随着出血的停止、水肿的消退，瘫痪症状开始逐渐恢复。韧带骨化症与之相反，由无症状性韧带骨化，渐进性、间歇性发展，到四肢功能障碍甚至瘫痪。脊柱外伤，韧带随之受损，是韧带骨化症形成的基础。外伤性截瘫，逐渐恢复，几年过后，症状又重新出现，而且呈发展的趋势，影像学检查结果发现外伤愈合好，相应节段的后纵韧带、黄韧带明显骨化、钙化。

（2）脊柱肿瘤、脑部疾患、脊髓性炎症、周围神经炎症等通过影像和化验检查都可以作出鉴别诊断。本病是一个慢性发病过程，CTM（CT+ 脊髓造影）是诊断韧带骨化症的一个重要指标，对功能下降的四肢关节病，应综合分析，作出正确判断。

（3）同时应与痹证型韧带骨化症（与天气变化有关）和痿证型韧带骨化症（与天气变化无关）相鉴别。

3. 钩活术选穴 亏损瘀滞型韧带骨化症要根据劳损的部位之不同和影像学检查的结果选穴。

主穴：新（魏氏）夹脊穴。

配穴：循经取穴或阿是穴，根据具体情况，取双侧穴或单侧穴，单侧取患侧腧穴。

方义提要：以颈背部新（魏氏）夹脊穴为主穴。配穴循经取穴，主要根据疾病所在的经络循行部位选穴，旨在疏通经络气血，调和营卫，活血化瘀。并针对亏损瘀滞的性质，随症配以不同腧穴。

4. 钩活术治疗 亏损瘀滞型韧带骨化症钩活术治疗应以补法为主，利用巨、中、微类内板或内刃钩鍉针进行轻、中、重双软或单软常规九步钩活。

5. 病案举例

［亏损血瘀，韧带骨化］

封某，女，45 岁，公务员，山东邹城人。

初诊：2018 年 10 月 5 日

主诉：四肢麻木，生活不能自理 1 年。

现病史：5 年前，因车祸外伤，颈背部局部青紫数天，经治疗后局部瘀斑消失，颈后部疼痛时作时止，1 年后局部症状消失，出现四肢麻木，动作笨拙，四肢肌肉萎缩，并呈渐进性、间歇性发展，至 2018 年 10 月 5 日，患者生活基本不能自理，二便尚可，坐轮椅就诊。CTM 诊断报告颈部后纵韧带骨化。

检查：四肢僵硬，肱二头肌、肱三头肌反射亢进，膝腱、跟腱反射亢进，双手小鱼际肌肉萎缩，双下肢肌肉萎缩，下肢肌力减弱，霍夫曼征（+），心、肺、腹未见异常，血压 120/80mmHg，舌淡红，兼有瘀斑，苔薄黄，脉沉迟。

辅助检查：血尿常规、心电图无异常。

影像学检查：X 线、CT（图 8-4-17、图 8-4-18、图 8-4-19、图 8-4-20、图 8-4-21、图 8-4-22）。

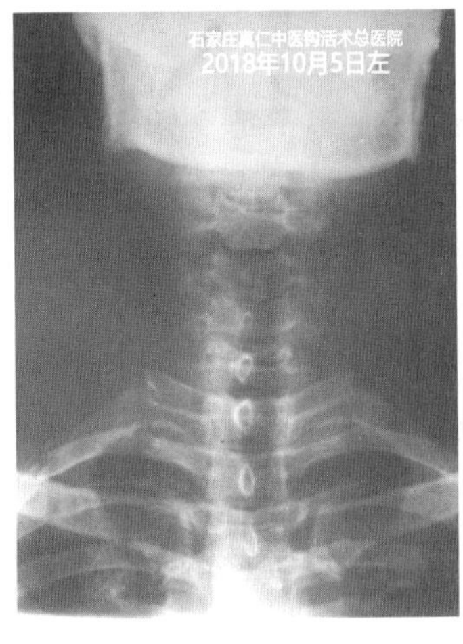

图 8-4-17 X 线正位

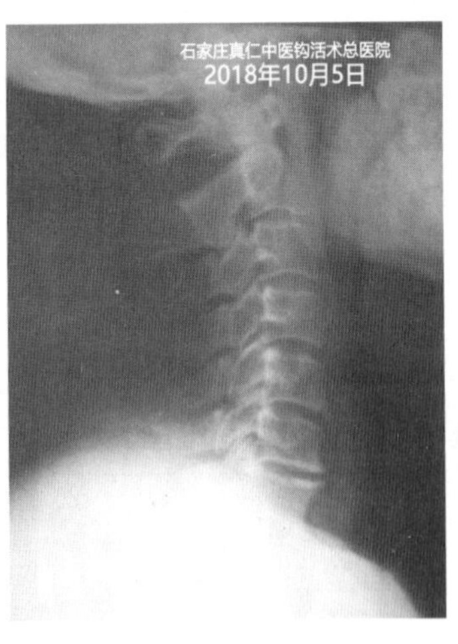

图 8-4-18 X 线侧位

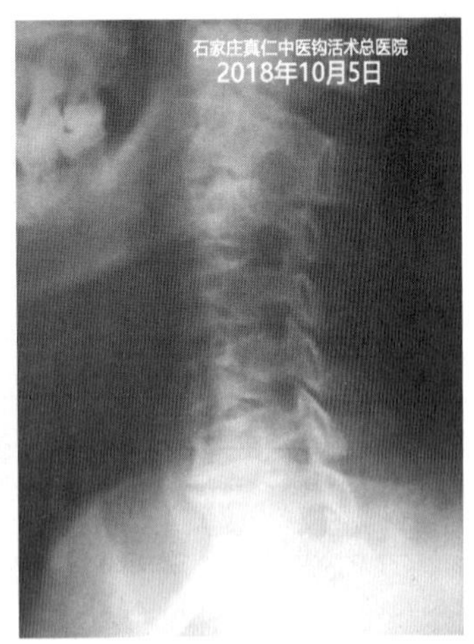

图 8-4-19 X 线左斜位

X 线表现：颈椎顺列欠佳，棘突不正。生理曲度变直。$C_{6/7}$ 椎间隙变窄，左侧 $C_{3\sim4}$、$C_{5\sim7}$，右侧 $C_{5\sim7}$ 椎间孔变小。$C_{3\sim4}$、$C_{6\sim7}$ 椎小关节可见双边双突征，$C_{5、6、7}$ 椎体缘轻度唇样变，$C_{5\sim6}$ 间隙前可见韧带钙化影。项后软组织未见异常密度影。

CT 表现：相对应于 $C_{5\sim6}$、$C_{6\sim7}$ 椎间盘层面见椎体后缘突出的丘状骨化影，硬膜囊受压改变，诸椎体及钩椎关节骨质未见明显异常影像。其余未见明显异常。

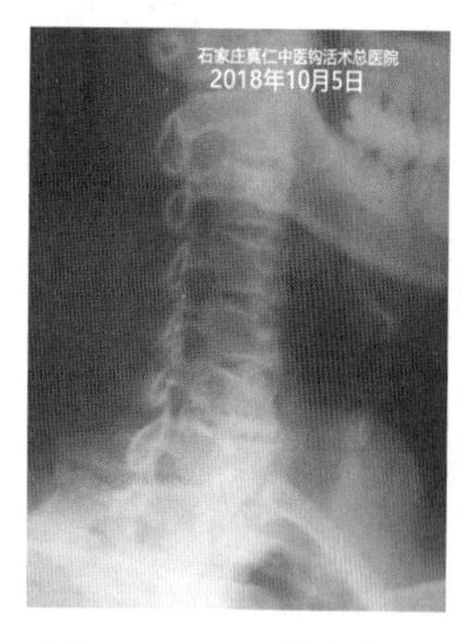

图 8-4-20　X 线右斜位

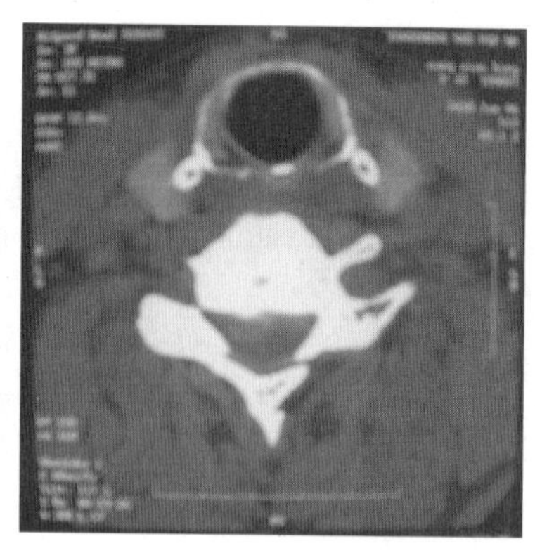

图 8-4-21　CT 平扫

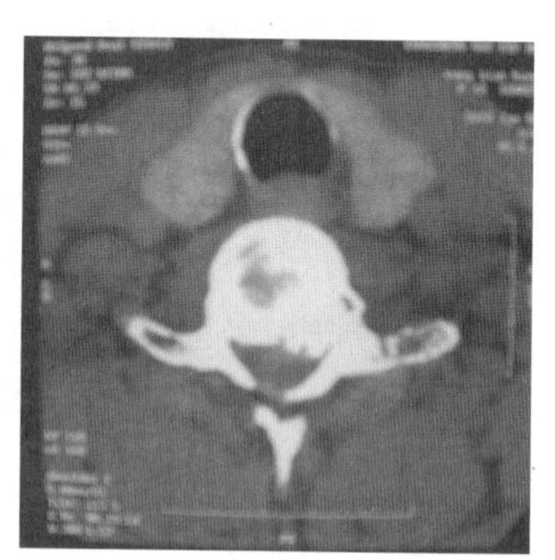

图 8-4-22　CT 平扫

印象：$C_{5\sim6}$、$C_{6\sim7}$ 相应节段韧带骨化。

诊断：亏损瘀滞型韧带骨化症（中医）。

韧带骨化症（西医）。

分析：患者 45 岁，中年，由于 5 年前的外伤，大量失血，气血亏损，抵抗力下降，1 年后局部疼痛消失，开始出现四肢麻木并逐渐加重。有外伤史，严重失血，又年龄较轻，所以此患者属亏损瘀滞型韧带骨化症。

治法：钩活术疗法。

表 8-4-6　亏损瘀滞型韧带骨化症钩活术治疗 1

	选穴	钩鍉针	钩法与钩度	手法与钩角
主穴	C_2 穴 +C_3 穴	巨类颈胸型	双软 7 分	钩提法 45°
配穴	双曲池 + 双足三里	微类内刃 2.5 型	单软 1 分	钩提法 90°

按照《中医钩活术技术操作规范》完成钩活术操作。

二诊：2018 年 10 月 12 日

四肢麻木好转 30%。

治疗：钩活术治疗。

表 8-4-7　亏损瘀滞型韧带骨化症钩活术治疗 2

	选穴	钩鍉针	钩法钩法与钩度	手法与钩角
主穴	C_2'穴 +C_3'穴	巨类颈胸型	单软 6 分	钩提法 45°
配穴	双委中 + 双承山	微类内刃 3.5 型	单软 1 分	钩提法 90°

按照《中医钩活术技术操作规范》完成钩活术操作。

随访：2019 年 10 月 12 日电话随访，上述症状无反复，生活全部自理。

【按语】此病例属外伤后局部瘀血形成，失血过多而血虚，血虚血瘀同时存在，经络不通，筋脉失养，患者有外伤史，5 年前由于车祸而颈背部筋脉受伤，必然形成瘀血，瘀血凝滞，钙化斑形成，采用钩活术疗法，活血化瘀，畅通经络，部位准确。应严防再次外伤，避风寒，并进行功能锻炼。

6. 其他疗法 针灸、理疗、熏蒸、电疗、局部封闭、药物内服、小针刀、锋勾针，手术。

附方：

亏损血瘀痿废不用

黄芪桂枝五物汤［《金匮要略》］合桃红四物汤［《中国医学大辞典》］加减：黄芪30g，当归尾10g，地龙10g，赤芍15g，川芎15g，桃仁10g，红花10g，鹿角霜15g，丹参15g，熟地黄20g，牡丹皮10g，甘草6g。

第五节　康复与预防

韧带骨化症是个慢性、渐进性、间歇性、老年性功能障碍性疾病，与劳损外伤有直接关系，在目前医学领域尚没有一个特效的办法，所以治疗后的康复和疾病的预防显得更为重要。

一、康复

1. 根据中医学的理论，本病是因先天不足，肝肾阴亏，加之外伤、后天失养、姿势不端、体位不正、劳损伤筋等所致，所以本病的康复治疗，主要方法是中药内治法，补益肝肾，强筋壮骨，以治其本。

康复时期可用本方：炙黄芪、川杜仲、金毛狗脊、川续断、伸筋草、鸡血藤、葛根、当归、桑寄生。

若有风寒湿邪未尽者，可酌加防风、威灵仙、防己、制川乌、苍术等；若久病有邪伏络脉，可酌加全蝎、地龙等；若久病气血不足者，可酌加党参、白术、茯苓等。

2. 中医针灸、理疗、热疗、推拿、按摩、水疗、药物外贴、药浴、熏蒸、电疗、运动疗等都有一定的康复作用，但因人制宜，可单独使用，也可联合使用。

推拿和按摩只适用于四肢关节部位，不宜用于背部脊柱中央，因在此处推按后会加重和加速黄韧带的钙化和骨化，增加了脊柱的外周压力，加速了椎管狭窄的恶化。如果用力不当会造成截瘫、二便失禁，重则危及生命。

另外，韧带骨化症禁用牵引疗法，因为牵引可致钙化的周围未钙化韧带组织因牵拉而撕裂、出血、水肿，使钙化进一步扩散，病情加重，所以韧带骨化症禁牵引、禁推按脊柱、慎推按四肢、酌情使用激素类药物。

二、预防

1. 未病先防 本病的发生与肝肾阴亏有关，与外伤和劳损尤其是脊柱外伤有直接关系，所以防病应防外伤、防劳损、补肝肾、益气血和保健颈背部肌肉。

2. 既病防变 本病发病以后，临床治疗效果和预后在很大程度上取决于早期的明确诊断及合理的治疗。许多患者因未能及时明确诊断而致病情延误，失去最佳治疗时机，病情日益加重，脊髓长期受压而损害变性。合理的治疗是本病预后的关键，一旦诊断明确后，应及时进行钩活综合治疗。中西医保守疗法未能及时缓解症状，或脊髓受压症状日趋严重，必要时可行开放性手术治疗，解除压迫。

参考文献

［1］王国强．中医医疗技术手册［S］．北京：国家中医药管理局，2013

［2］于文明．中医临床基层适宜技术手册［S］．长春：吉林科学技术出版社，2009

［3］于文明．中医临床基层适宜技术［M］．北京：国家中医药管理局，2009

［4］王国强．基层中医药适宜技术手册［M］．北京：国家中医药管理局，2010

［5］魏玉锁．中华钩活术基础理论与专用钩鍉针［M］．北京：中国中医药出版社，2022

［6］魏玉锁．中医微创钩活术（钩针）技术诊疗方案和临床路径［S］．北京：中国中医药出版社，2020

［7］魏玉锁．中医钩活术技术操作规范（脊柱类疾病）［S］．北京：中医古籍出版社，2019

［8］魏玉锁．中华钩活术99问［M］．2版．北京：中医古籍出版社，2017

［9］魏玉锁．自定颈三穴“钩针”治疗颈椎病［J］．中国临床医生，2003，31（11）：44–46

［10］魏玉锁．颈部软组织劳损行钩活术32例报道［J］．中国临床医生，2005，33（4）：35–37

［11］魏玉锁．钩活术治疗神经根型颈椎病［J］．中国民间疗法，2008，16（1）：15–16

［12］魏玉锁．中华钩活术［M］．北京：中国中医药出版社，2009．11

［13］魏玉锁．中华钩活术治疗颈胸椎退变性及软组织疾病［M］．北京：中医古籍出版社，2012

［14］伊智雄．实用中医脊柱病学［M］．北京：人民卫生出版社，2002

［15］周振东．颈肩部慢性疼痛治疗学［M］．北京：人民军医出版社，2003

［16］郑丕舜．脊椎脊髓关连病与脊髓病诊断治疗学［M］．北京：北京科学技术出版社，2002

［17］马奎云．颈源性疾病诊断治疗学［M］．郑州：河南科学技术出版社，2005

［18］徐恒泽．针灸学［M］．北京：人民卫生出版社，2002

［19］周仲瑛．中医内科学［M］．北京：中国中医药出版社，2003

［20］王和鸣．中医骨伤科学［M］．北京：中医中医药出版社，2007

[21] 陈廷明，刘怀清，闵苏. 颈肩腰背痛非手术治疗 [M]. 北京：人民卫生出版社，2006
[22] 邵福元，邵华磊，薛爱荣. 颈肩腰腿痛应用解剖学 [M]. 郑州：河南科学技术出版社，2000
[23] 谢进，管东辉，于波. 骨科软组织损伤诊疗 [M]. 济南：山东科学技术出版社，[M] 2008
[24] 李曰庆. 中医外科学 [M]. 北京：中国中医药出版社，2002
[25] 黄贤忠. 壮医针挑疗法 [M]. 南宁：广西人民出版社，1986
[26] 孙树椿，孙之镐. 临床骨伤科学 [M]. 北京：人民卫生出版社，2006
[27] 伦新，易玮. 经络腧穴学 [M]. 北京：科学技术文献出版社，2006

附录1　特殊检查索引

一、风府穴按压试验

方法：取坐位，用医者的左手固定于前额，右手的大拇指按揉风府穴，然后猛然松开，可重复两次，患者如果出现眼睛发亮、眼目清晰为之阳性，否则为之阴性。

机制：风府穴是基底动脉的根部，反复按压后瞬间改善了小脑和大脑后三分之一的供血，眼底是其供血最敏感的器官，在脑供血不足的情况下，感觉较灵敏。

意义：可作为椎动脉型、交感型颈椎病选用风府穴的依据。

二、风池穴按压试验

方法：取坐位，用医者的左手固定于前额，右手的大拇指和食指按揉双风池穴，然后猛然松开，可重复两次，患者如果出现头脑清晰，或头痛缓解、头脑较前舒适，为阳性，否则为阴性。

机制：双侧风池穴为枕大神经和枕小神经的根部，反复按压后瞬间解除了枕大神经和枕小神经的痉挛状态，故患者头痛缓解或头脑较前舒适。

意义：可作为钩治风池穴的依据。

三、抬头试验

方法：取站位或坐位，让患者头慢慢仰伸至最大幅度，同时观察患者的局部和四肢反应，如果头在仰伸过程中颈部或四肢症状加重者为阳性，否则为阴性。

机制：头慢慢仰伸时，椎间隙就会变为前宽后窄位，棘突间隙变窄，后关节呈挤压状态，刺激压迫神经根脊髓。

意义：可作为诊断神经根型、脊髓型颈椎病的体征之一。

四、低头试验

方法：让患者慢慢低头至最大幅度，同时观察患者的局部和四肢症状，如果头部在低下过程中症状加重者为阳性，否则为阴性。

机制：低头过程中，退变的钩突关节刺激或压迫神经根、交感神经、脊髓而使原有症状加重，或使已消失的症状出现，或引发新的症状。

意义：可作为诊断神经根型、交感型、脊髓型颈椎病的体征之一。

五、胸椎前屈试验

方法：患者站立位，使胸椎尽量前屈到最大限度，引起或加重背部疼痛，或引起两胁胀痛、放射痛，或胸腹不适等，为阳性，否则为阴性。

机制：胸椎椎间盘最大限度受压，突出的椎间盘或肥厚钙化的后纵韧带刺激椎管内的脊髓、神经根而出现神经放射痛，考虑管内病变。

意义：用于检查胸椎椎间盘突出症、胸椎后纵韧带退变和胸椎管内病变。

六、胸椎后伸试验

方法：患者站立位，使胸椎尽量后伸到最大限度，引起或加重背部疼痛，或两胁胀痛、放射痛，或胸腹不适等，为阳性，否则为阴性。

机制：胸椎最大限度后伸时，黄韧带处于松弛皱褶状态，此时椎管容积相对减小，退变的黄韧带进一步刺激，压迫脊髓及神经根而出现相应的神经传导症状。

意义：用于检查胸椎黄韧带退变和胸椎管内病变。

七、胸椎椎间孔挤压试验

方法：患者站立位，嘱其向左或向右最大限度侧屈，引起或加重背部疼痛，两胁痛、放射痛或腰腹部不适，为阳性，否则为阴性。

机制：胸椎向左或向右最大限度侧屈时，胸椎椎间孔变小，压迫胸椎脊神经根而出现背痛及神经放射痛。

意义：用于检查胸椎病、肋横突关节和肋头关节病变。

附录 2　新（魏氏）夹脊穴的定位和主治

1. 骶一脊穴（S_1 穴）

［定位］第四骶椎棘突下引一条平行于两侧第四骶后孔的直线，与两侧骶中间嵴的交点，在骶后体表的投影。

［解剖］在臀大肌起始部；布有骶外侧动、静脉后支，第四骶神经后支。

［主治］中医腰骶疼痛、白带、腹痛、泄泻、遗尿、痔疾、遗精。

西医遗尿、妇科慢性炎症、精神性遗精、内外混合痔、脊柱相关疾病等。

注： 微类钩鍉针慎钩治。距第四骶神经后支及动、静脉后支很近。

2. 骶一脊撇撇穴（S_1''穴）

［定位］骶一穴与同侧尾骨角体表连线的中点。

［解剖］在臀大肌起始部；布有骶外侧动、静脉后支，第四骶神经后支。

［主治］中医同骶一穴主治，是局部穴位注射时使用的穴位点。

西医骶一穴主治疾病的再治疗或巩固治疗。

注： 只注药，不钩治。距第四骶神经后支及动、静脉后支很近，容易误伤。

3. 骶二脊穴（S_2 穴）

［定位］第三骶椎棘突下引一条平行于两侧第三骶后孔的直线，与两侧骶中间嵴的交点，在骶后体表的投影。

［解剖］在臀大肌起始部；布有骶外侧动、静脉后支，布有第三骶神经后支。

［主治］中医腰骶疼痛、痛经、泄泻、遗尿。

西医遗尿、经前期综合征、前列腺炎、脊柱相关疾病等。

注： 微类钩鍉针慎钩治。距第三骶神经后支及动、静脉后支很近。

4. 骶二脊撇撇穴（S_2''穴）

［定位］骶二穴与同侧骶一穴体表连线的中点。

［解剖］在臀大肌起始部；布有骶外侧动、静脉后支，第三骶神经后支。

［主治］中医同骶二穴主治，是局部穴位注射时使用的穴位点。

西医骶二穴主治疾病的再治疗或巩固治疗。

注： 只注药，不钩治。距第三骶神经后支及动、静脉后支很近，容易误伤。

5. 骶三脊穴（S_3 穴）

［定位］第二骶椎棘突下引一条平行于两侧第二骶后孔的直线，与两侧骶中间嵴的交点，在骶后体表的投影。

［解剖］在臀大肌起始部；布有骶外侧动、静脉后支，第二骶神经后支。

［主治］中医腰骶疼痛、小便不利、遗尿、泄泻。

西医遗尿、慢性结肠炎、骶尾韧带炎、脊柱相关疾病等。

注：微类钩鍉针慎钩治。距第二骶神经后支及动、静脉后支很近。

6. 骶三脊撇撇穴（S_3''穴）

［定位］骶三穴与同侧骶二穴体表连线的中点。

［解剖］在臀大肌起始部；布有骶外侧动、静脉后支，第二骶神经后支。

［主治］中医同骶三穴主治，是局部穴位注射时使用的穴位点。

西医骶三穴主治疾病的再治疗或巩固治疗。

注：只注药，不钩治。距第二骶神经后支及动、静脉后支很近，容易误伤。

7. 骶四脊穴（S_4穴）

［定位］第一骶椎棘突下引一条平行于两侧第一骶后孔的直线，与两侧骶中间嵴的交点，在骶后体表的投影。

［解剖］在竖脊肌、臀大肌起始部；布有骶外侧动、静脉后支，第一骶神经后支。

［主治］中医腰骶疼痛、遗尿、遗精、月经不调、白带。

西医腰椎间盘突出症、遗尿、骶髂融合（强直性脊柱炎）、骶髂退变性疾病。

注：微类钩鍉针慎钩治。距第一骶神经后支及动、静脉后支很近。

8. 骶四脊撇撇穴（S_4''穴）

［定位］骶四穴与同侧骶三穴体表连线的中点。

［解剖］在竖脊肌、臀大肌起始部；布有骶外侧动、静脉后支，第一骶神经后支。

［主治］中医同骶四穴主治，是局部穴位注射时使用的穴位点。

西医骶四穴主治疾病的再治疗或巩固治疗。

注：只注药，不钩治。距第一骶神经后支及动、静脉后支很近，容易误伤。

9. 腰一脊穴（L_1穴）

［定位］第五腰椎棘突旁，两侧下关节突在腰后的体表投影点。

［解剖］在竖脊肌起始部；布有腰最下动、静脉后支的内侧支，第五腰神经后内侧支。

［主治］中医下肢小腿外侧冷、麻、凉、胀、痛、痹、痿；腰痛、腿痛，放射痛。

西医腰椎间盘突出症、腰椎退变性疾病、腰椎管狭窄症、强直性脊柱炎、脊柱相关疾病等（骶髂腰段）。

10. 腰一脊撇穴（L_1'穴）

［定位］骶一棘突旁，两侧椎板中央点在腰后的体表投影点。

［解剖］同腰一穴解剖位置。

［主治］同腰一穴主治，用于腰一穴主治疾病的再治疗或巩固治疗。

11. 腰一脊撇撇穴（L_1''穴）

［定位］腰一穴与腰一撇穴体表连线的中点。

［解剖］同腰一穴解剖位置。

［主治］中医同腰一穴主治，是局部穴位注射时使用的穴位点。

西医腰一穴主治疾病的再治疗或巩固治疗。

注：只注药，不钩治，防止损伤关节囊或神经、血管。

12. 腰二脊穴（L_2 穴）

［定位］第四腰椎棘突旁，两侧下关节突在腰后的体表投影点。

［解剖］有腰背筋膜、竖脊肌；布有第四腰动、静脉后支，第四腰神经后内侧支。

［主治］中医下肢痛、下肢痿痹、腰痛。

西医腰椎间盘突出症、腰椎退变性疾病、腰椎管狭窄症、强直性脊柱炎、脊柱相关疾病等（骶髂腰段）。

13. 腰二脊撇穴（L_2'穴）

［定位］第五腰椎棘突旁，两侧椎板中央点在腰后的体表投影点。

［解剖］同腰二穴解剖位置。

［主治］同腰二穴主治，用于腰二穴主治疾病的再治疗或巩固治疗。

14. 腰二脊撇撇穴（L_2''穴）

［定位］腰二穴与腰二撇穴体表连线的中点。

［解剖］同腰二穴解剖位置。

［主治］中医同腰二穴主治，是局部穴位注射时使用的穴位点。

西医腰二穴主治疾病的再治疗或巩固治疗。

注：只注药，不钩治，防止损伤关节囊或神经、血管。

15. 腰三脊穴（L_3 穴）

［定位］第三腰椎棘突旁，两侧下关节突在腰后的体表投影点。

［解剖］有腰背筋膜、竖脊肌；布有第三腰动、静脉后支，第三腰神经后内侧支，深层为腰丛。

［主治］中医腰痛、下肢痛、下肢痿痹。

西医腰椎间盘突出症、腰椎退变性疾病、腰椎管狭窄症、腰段强直性脊柱炎、脊柱相关疾病等。

16. 腰三脊撇穴（L_3'穴）

［定位］第四腰椎棘突旁，两侧椎板中央点在腰后的体表投影点。

［解剖］同腰三穴解剖位置。

［主治］同腰三穴主治，用于腰三穴主治疾病的再治疗或巩固治疗。

17. 腰三脊撇撇穴（L_3''穴）

［定位］腰三穴与腰三撇穴体表连线的中点。

［解剖］同腰三穴解剖位置。

［主治］中医同腰三穴主治，是局部穴位注射时使用的穴位点。

西医腰三穴主治疾病的再治疗或巩固治疗。

注：只注药，不钩治，防止损伤关节囊或神经、血管。

18. 腰四脊穴（L_4 穴）

［定位］第二腰椎棘突旁，两侧下关节突在腰后的体表投影点。

［解剖］有腰背筋膜、竖脊肌；布有第二腰动、静脉后支，第二腰神经后内侧支，深层为腰丛。

［主治］中医腰痛、腰酸、腰部不适。

西医腰椎间盘突出症、腰椎退变性疾病、腰椎管狭窄症、腰段强直性脊柱炎、脊柱相关疾病等。

19. 腰四脊撇穴（L_4'穴）

［定位］第三腰椎棘突旁，两侧椎板中央点在腰后的体表投影点。

［解剖］同腰四穴解剖位置。

［主治］同腰四穴主治，用于腰三穴主治疾病的再治疗或巩固治疗。

20. 腰四脊撇撇穴（L_4''穴）

［定位］腰四穴与腰四撇穴体表连线的中点。

［解剖］同腰四穴解剖位置。

［主治］中医同腰四穴主治，是局部穴位注射时使用的穴位点。

西医腰四穴主治疾病的再治疗或巩固治疗。

注：只注药，不钩治，防止损伤关节囊或神经、血管。

21. 腰五脊穴（L_5穴）

［定位］第一腰椎棘突旁，两侧下关节突在腰后的体表投影点。

［解剖］有腰背筋膜、竖脊肌；布有第一腰动、静脉后支，深层为第一腰神经后内侧支。

［主治］中医腰背强痛、腹胀、泄泻、便秘、水肿。

西医腰椎间盘突出症、腰椎退变性疾病、腰椎管狭窄症、腰段强直性脊柱炎、神经性腹泻、神经性便秘。

22. 腰五脊撇穴（L_5'穴）

［定位］第二腰椎棘突旁，两侧椎板中央点在腰后的体表投影点。

［解剖］同腰五穴解剖位置。

［主治］同腰五穴主治，用于腰五穴主治疾病的再治疗或巩固治疗。

23. 腰五脊撇撇穴（L_5''穴）

［定位］腰五穴与腰五撇穴体表连线的中点。

［解剖］同腰五穴解剖位置。

［主治］中医同腰五穴主治，是局部穴位注射时使用的穴位点。

西医腰五穴主治疾病的再治疗或巩固治疗。

注：只注药，不钩治，防止损伤关节囊或神经、血管。

24. 胸一脊穴（T_1穴）

［定位］第十二胸椎棘突旁，两侧下关节突在背后的体表投影点。

［解剖］有腰背筋膜、竖脊肌：布有肋下动、静脉后支，深层为第十二胸神经后内侧支。

［主治］中医胸胁痛、胃脘痛、呕吐、腹胀、肠鸣。

西医胸椎退变性疾病（胸椎脊神经受累）、脊源性慢性结肠炎、胸段强直性脊柱炎、脊柱相关疾病等。

25. 胸一脊撇穴（T_1'穴）

［定位］第一腰椎棘突旁，两侧椎板中央点在背后的体表投影点。

［解剖］同胸一穴解剖位置。

［主治］同胸一穴主治，用于胸一穴主治疾病的再治疗或巩固治疗。

26. 胸一脊撇撇穴（T_1''穴）

［定位］在胸一穴与胸一撇穴体表连线的中点。

［解剖］同胸一穴解剖位置。

［主治］中医同胸一穴主治，是局部穴位注射时使用的穴位点。

西医胸一穴主治疾病的再治疗或巩固治疗。

注：只注药，不钩治，防止损伤关节囊或神经、血管。

27. 胸二脊穴（T_2穴）

［定位］第十一胸椎棘突旁，两侧下关节突在背后的体表投影点。

［解剖］有背阔肌、竖脊肌；布有第十一肋间动、静脉后支，深层为第十一胸神经后内侧支。

［主治］中医胸胁痛、腹胀、黄疸、呕吐、泄泻。

西医胸椎退变性疾病（胸椎脊神经受累）、脊源性慢性结肠炎、脊源性慢性胆囊炎、胸段强直性脊柱炎、脊柱相关疾病等。

28. 胸二脊撇穴（T_2'穴）

［定位］第十二胸椎棘突旁，两侧椎板中央点在背后的体表投影点。

［解剖］同胸二穴解剖位置。

［主治］同胸二穴主治，用于胸二穴主治疾病的再治疗或巩固治疗。

29. 胸二脊撇撇穴（T_2''穴）

［定位］在胸二穴与胸二撇穴体表连线的中点。

［解剖］同胸二穴解剖位置。

［主治］中医同胸二穴主治，是局部穴位注射时使用的穴位点。

西医胸二穴主治疾病的再治疗或巩固治疗。

注：只注药，不钩治，防止损伤关节囊或神经、血管。

30. 胸三脊穴（T_3穴）

［定位］第十胸椎棘突旁，两侧下关节突在背后的体表投影点。

［解剖］有下后锯肌、竖脊肌；布有第十肋间动、静脉后支，深层为第十胸神经后内侧支。

［主治］中医胸胁痛、黄疸、口苦。

西医胸椎病退变性疾病（胸椎脊神经受累）、脊源性慢性胆囊炎、胸段强直性脊柱炎、脊柱相关疾病等。

31. 胸三脊撇穴（T_3'穴）

［定位］第十一胸椎棘突旁，两侧椎板中央点在背后的体表投影点。

［解剖］同胸三穴解剖位置。

［主治］同胸三穴主治，用于胸三穴主治疾病的再治疗或巩固治疗。

32. 胸三脊撇撇穴（T_3''穴）

［定位］胸三穴与胸三撇穴体表连线的中点。

［解剖］同胸三穴解剖位置。

［主治］中医同胸三穴主治，是局部穴位注射时使用的穴位点。

西医胸三穴主治疾病的再治疗或巩固治疗。

注：只注药，不钩治，防止损伤关节囊或神经、血管。

33. 胸四脊穴（T_4 穴）

［定位］第九胸椎棘突旁，两侧下关节突在背后的体表投影点。

［解剖］有下后锯肌、竖脊肌；布有第九肋间动、静脉后支，深层为第九胸神经后内侧支。

［主治］中医脊背痛、胁痛、黄疸、呕血。

西医胸椎退变性疾病（胸椎脊神经受累）、脊源性慢性胆囊炎、脊源性慢性胃炎、脊源性慢性胰腺炎、胸段强直性脊柱炎、脊柱相关疾病等。

34. 胸四脊撇穴（T_4'穴）

［定位］第十胸椎棘突旁，两侧椎板中央点在背后的体表投影点。

［解剖］同胸四穴解剖位置。

［主治］同胸四穴主治，用于胸四穴主治疾病的再治疗或巩固治疗。

35. 胸四脊撇撇穴（T_4''穴）

［定位］在胸四穴与胸四撇穴体表连线的中点。

［解剖］同胸四穴解剖位置。

［主治］中医同胸四穴主治，是局部穴位注射时使用的穴位点。

西医胸四穴主治疾病的再治疗或巩固治疗。

注：只注药，不钩治，防止损伤关节囊或神经、血管。

36. 胸五脊穴（T_5 穴）

［定位］第八胸椎棘突旁，两侧下关节突在背后的体表投影点。

［解剖］有竖脊肌；布有第八肋间动、静脉后支，深层为第八胸神经后内侧支。

［主治］中医脊背痛、胁痛、黄疸、呕血、胃痛、腹胀、腹泻。

西医胸椎退变性疾病（胸椎脊神经受累）、脊源性慢性胆囊炎、脊源性慢性胃炎、脊源性慢性胰腺炎、胸椎强直性脊柱炎、脊柱相关疾病等。

37. 胸五脊撇穴（T_5'穴）

［定位］第九胸椎棘突旁，两侧椎板中央点在背后的体表投影点。

［解剖］同胸五穴解剖位置。

［主治］同胸五穴主治，用于胸五穴主治疾病的再治疗或巩固治疗。

38. 胸五脊撇撇穴（T_5''穴）

［定位］在胸五穴与胸五撇穴体表连线的中点。

［解剖］同胸五穴解剖位置。

［主治］中医同胸五穴主治，是局部穴位注射时使用的穴位点。

西医胸五穴主治疾病的再治疗或巩固治疗。

注：只注药，不钩治，防止损伤关节囊或神经、血管。

39. 胸六脊穴（T_6 穴）

［定位］第七胸椎棘突旁，两侧下关节突在背后的体表投影点。

［解剖］有竖脊肌；布有第七肋间动、静脉后支，深层为第七胸神经后内侧支。

［主治］中医胁痛、胸痛、腹胀、腹泻。

西医胸椎退变性疾病（胸椎脊神经受累）、脊源性结肠炎、胸椎强直性脊柱炎、脊柱相关疾病等。

40. 胸六脊撇穴（T_6'穴）

［定位］第八胸椎棘突旁，两侧椎板中央点在背后的体表投影点。

［解剖］同胸六穴解剖位置。

［主治］同胸六穴主治，用于胸六穴主治疾病的再治疗或巩固治疗。

41. 胸六脊撇撇穴（T_6''穴）

［定位］在胸六穴与胸六撇穴体表连线的中点。

［解剖］同胸六穴解剖位置。

［主治］中医同胸六穴主治，是局部穴位注射时使用的穴位点。

西医胸六穴主治疾病的再治疗或巩固治疗。

注：只注药，不钩治，防止损伤关节囊或神经、血管。

42. 胸七脊穴（T_7穴）

［定位］第六胸椎棘突旁，两侧下关节突在背后的体表投影点。

［解剖］有斜方肌、竖脊肌；布有第六肋间动、静脉后支，深层为第六胸神经后内侧支。

［主治］中医胁痛、脊背痛、胃痛、腹胀。

西医胸椎退变性疾病（胸椎脊神经受累）、脊源性胃病、脊源性肠炎、胸椎强直性脊柱炎、脊柱相关疾病等。

43. 胸七脊撇穴（T_7'穴）

［定位］第七胸椎棘突旁，两侧椎板中央点在背后的体表投影点。

［解剖］同胸七穴解剖位置。

［主治］同胸七穴主治，用于胸七穴主治疾病的再治疗或巩固治疗。

44. 胸七脊撇撇穴（T_7''穴）

［定位］在胸七穴与胸七撇穴体表连线的中点。

［解剖］同胸七穴解剖位置。

［主治］中医同胸七穴主治，是局部穴位注射时使用的穴位点。

西医胸七穴主治疾病的再治疗或巩固治疗。

注：只注药，不钩治，防止损伤关节囊或神经、血管。

45. 胸八脊穴（T_8穴）

［定位］第五胸椎棘突旁，两侧下关节突在背后的体表投影点。

［解剖］有斜方肌、菱形肌，深层为竖脊肌；布有第五肋间动、静脉后支，深层为第五胸神经后内侧支。

［主治］中医背痛、心痛、惊悸。

西医胸椎退变性疾病（胸椎脊神经受累）、脊源性心绞痛、脊源性冠心病、胸椎强直性脊柱炎、脊柱相关疾病等。

46. 胸八脊撇穴（T_8'穴）

［定位］第六胸椎棘突旁，两侧椎板中央点在背后的体表投影点。

［解剖］同胸八穴解剖位置。

［主治］同胸八穴主治，用于胸八穴主治疾病的再治疗或巩固治疗。

47. 胸八脊撇撇穴（T_8''穴）

［定位］在胸八穴与胸八撇穴体表连线的中点。

［解剖］同胸八穴解剖位置。

［主治］中医同胸八穴主治，是局部穴位注射时使用的穴位点。

西医胸八穴主治疾病的再治疗或巩固治疗。

注：只注药，不钩治，防止损伤关节囊或神经、血管。

48. 胸九脊穴（T_9穴）

［定位］第四胸椎棘突旁，两侧下关节突在背后的体表投影点。

［解剖］有斜方肌、菱形肌，深层为竖脊肌；布有第四肋间动、静脉后支，深层为第四胸神经后内侧支。

［主治］中医背痛、乳房胀痛、乳房肿块、乳房硬结、心痛、胸闷。

西医胸椎退变性疾病（胸椎脊神经受累）、脊源性乳腺增生症、脊源性冠心病、胸椎强直性脊柱炎、脊柱相关疾病等。

49. 胸九脊撇穴（T_9'穴）

［定位］第五胸椎棘突旁，两侧椎板中央点在背后的体表投影点。

［解剖］同胸九穴解剖位置。

［主治］同胸九穴主治，用于胸九穴主治疾病的再治疗或巩固治疗。

50. 胸九脊撇撇穴（T_9''穴）

［定位］在胸九穴与胸九撇穴体表连线的中点。

［解剖］同胸九穴解剖位置。

［主治］中医同胸九穴主治，是局部穴位注射时使用的穴位点。

西医胸九穴主治疾病的再治疗或巩固治疗。

注：只注药，不钩治，防止损伤关节囊或神经、血管。

51. 胸十脊穴（T_{10}穴）

［定位］第三胸椎棘突旁，两侧下关节突在背后的体表投影点。

［解剖］有斜方肌、菱形肌，深层为竖脊肌；布有第三肋间动、静脉后支，深层为第三胸神经后内侧支。

［主治］中医肩背痛、鼻塞、流涕、头痛、咳嗽、气喘。

西医胸椎退变性疾病（胸椎脊神经受累）、脊源性鼻炎、脊源性支气管炎、胸椎强直性脊柱炎、脊柱相关疾病等。

52. 胸十脊撇穴（T_{10}'穴）

［定位］第四胸椎棘突旁，两侧椎板中央点在背后的体表投影点。

［解剖］同胸十穴解剖位置。

［主治］同胸十穴主治，用于胸十穴主治疾病的再治疗或巩固治疗。

53. 胸十脊撇撇穴（T_{10}''穴）

［定位］在胸十穴与胸十撇穴体表连线的中点。

［解剖］同胸十穴解剖位置。

［主治］中医同胸十穴主治，是局部穴位注射时使用的穴位点。

西医胸十穴主治疾病的再治疗或巩固治疗。

注：只注药，不钩治，防止损伤关节囊或神经、血管。

54. 胸十一脊穴（T_{11} 穴）

［定位］第二胸椎棘突旁，两侧下关节突在背后的体表投影点。

［解剖］有斜方肌、菱形肌、上后锯肌，深层为竖脊肌；布有第二肋间动、静脉后支，深层为第二胸神经后内侧支。

［主治］中医胸背痛、咳嗽、发热、喘憋、头痛。

西医胸椎退变性疾病（胸椎脊神经受累）、脊源性支气管炎、脊源性哮喘、胸段强直性脊柱炎、脊柱相关疾病等。

55. 胸十一脊撇穴（T_{11}'穴）

［定位］第三胸椎棘突旁，两侧椎板中央点在背后的体表投影点。

［解剖］同胸十一穴解剖位置。

［主治］同胸十一穴主治，用于胸十一穴主治疾病的再治疗或巩固治疗。

56. 胸十一脊撇撇穴（T_{11}''穴）

［定位］在胸十一穴与胸十一撇穴体表连线的中点。

［解剖］同胸十一穴解剖位置。

［主治］中医同胸十一穴主治，是局部穴位注射时使用的穴位点。

西医胸十一穴主治疾病的再治疗或巩固治疗。

注：只注药，不钩治，防止损伤关节囊或神经、血管。

57. 胸十二脊穴（T_{12} 穴）

［定位］第一胸椎棘突旁，两侧下关节突在背后的体表投影点。

［解剖］有斜方肌、菱形肌、上后锯肌，深层为竖脊肌；布有第一肋间动、静脉后支，深层为第一胸神经后内侧支。

［主治］中医肩背痛、臂痛、指麻、咳嗽、痰多、气短、鼻塞、发热。

西医颈椎病（臂丛神经受累）、胸椎退变性疾病（胸椎脊神经受累）、脊源性支气管炎、脊源性鼻炎、胸段强直性脊柱炎、脊柱相关疾病等。

58. 胸十二脊撇穴（T_{12}'穴）

［定位］第二胸椎棘突旁，两侧椎板中央点在背后的体表投影点。

［解剖］同胸十二穴解剖位置。

［主治］同胸十二穴主治，用于胸十二穴主治疾病的再治疗或巩固治疗。

59. 胸十二脊撇撇穴（T_{12}''穴）

［定位］在胸十二穴与胸十二撇穴体表连线的中点。

［解剖］同胸十二穴解剖位置。

［主治］中医同胸十二穴主治，是局部穴位注射时使用的穴位点。

西医胸十二穴主治疾病的再治疗或巩固治疗。

注：只注药，不钩治，防止损伤关节囊或神经、血管。

60. 颈一脊穴（C_1穴）

［定位］第七颈椎棘突旁，两侧下关节突在颈后体表的投影点。

［解剖］有斜方肌、头夹肌、颈夹肌，深层为竖脊肌、头半棘肌；布有椎动脉、椎静脉，深层为第八颈神经后内侧支。

［主治］中医上肢痛、肩背痛、指痛、咳嗽、气喘、发热、头痛、项强、外感、鼻塞、流涕。

西医颈椎病（以臂丛神经受累为主）、颈段强直性脊柱炎、脊柱相关疾病等。

61. 颈一脊撇穴（C_1'穴）

［定位］第一胸椎棘突旁，两侧椎板中央点在颈后的体表投影点。

［解剖］同颈一脊穴解剖位置。

［主治］同颈一脊穴主治，用于颈一脊穴主治疾病的再治疗或巩固治疗。

62. 颈一脊撇撇穴（C_1''穴）

［定位］在颈一脊穴与颈一脊撇穴体表连线的中点。

［解剖］同颈一脊穴解剖位置。

［主治］中医同颈一脊穴主治，是局部穴位注射时使用的穴位点。

西医颈一脊穴主治疾病的再治疗或巩固治疗。

注：只注药，不钩治，防止损伤关节囊或神经、血管。

63. 颈二脊穴（C_2穴）

［定位］第六颈椎棘突旁，两侧下关节突在颈后体表的投影点。

［解剖］有斜方肌、头夹肌、颈夹肌，深层为竖脊肌、头半棘肌；布有椎动脉、椎静脉，深层为第七颈神经后内侧支。

［主治］中医上肢痛、肩背痛、指痛、头晕、头痛、恶心、呕吐、项强、咽部异物感、咳喘、心悸。

西医颈椎病（以臂丛神经、交感神经受累为主）、颈段强直性脊柱炎、脊柱相关疾病等。

64. 颈二脊撇穴（C_2'穴）

［定位］第七颈椎棘突旁，两侧椎板中央点在颈后的体表投影点。

［解剖］同颈二脊穴解剖位置。

［主治］同颈二脊穴主治，用于颈二脊穴主治疾病的再治疗或巩固治疗。

65. 颈二脊撇撇穴（C_2''穴）

［定位］颈二脊穴与颈二撇穴体表连线的中点。

［解剖］同颈二脊穴解剖位置。

［主治］中医同颈二脊穴主治，是局部穴位注射时使用的穴位点。

西医颈二脊穴主治疾病的再治疗或巩固治疗。

注：只注药，不钩治，防止损伤关节囊或神经、血管。

66. 颈三脊穴（C_3穴）

［定位］第五颈椎棘突旁，两侧下关节突在颈后体表的投影点。

［解剖］有斜方肌、头夹肌、颈夹肌，深层为竖脊肌、头半棘肌；有椎动脉的横突部与该部椎静脉的丛环，深层为第六颈神经后内侧支。

［主治］中医臂痛、肩背痛、指痛、颈痛、颈僵、项强、头晕、头痛、失眠、健忘、不寐。

西医颈椎病（以臂丛神经、交感神经受累为主）、颈段强直性脊柱炎、脊柱相关疾病等。

67. 颈三脊撇穴（C_3'穴）

［定位］第六颈椎棘突旁，两侧椎板中央点在颈后的体表投影点。

［解剖］同颈三脊穴解剖位置。

［主治］同颈三脊穴主治，用于颈三脊穴主治疾病的再治疗或巩固治疗。

68. 颈三脊撇撇穴（C_3''穴）

［定位］在颈三脊穴与颈三撇穴体表连线的中点。

［解剖］同颈三脊穴解剖位置。

［主治］中医同颈三脊穴主治，是局部穴位注射时使用的穴位点。

西医颈三脊穴主治疾病的再治疗或巩固治疗。

注：只注药，不钩治，防止损伤关节囊或神经、血管。

69. 颈四脊穴（C_4 穴）

［定位］第四颈椎棘突旁，两侧下关节突在颈后体表的投影点。

［解剖］有斜方肌，深层为竖脊肌、头半棘肌；有椎动脉的横突部与该部椎静脉的丛环，深层为第五颈神经后内侧支。

［主治］中医项强、项痛、头晕、头痛、呕吐、鼻塞、流涕、胸闷、失眠。

西医颈椎病（以颈丛神经、交感神经受累为主）、颈段强直性脊柱炎、脊柱相关疾病等。

70. 颈四脊撇穴（C_4'穴）

［定位］第五颈椎棘突旁，两侧椎板中央点在颈后的体表投影点。

［解剖］同颈四脊穴解剖位置。

［主治］同颈四脊穴主治，用于颈四脊穴主治疾病的再治疗或巩固治疗。

71. 颈四脊撇撇穴（C_4''穴）

［定位］颈四脊穴与颈四撇穴体表连线的中点。

［解剖］同颈四脊穴解剖位置。

［主治］中医同颈四脊穴主治，是局部穴位注射时使用的穴位点。

西医颈四脊穴主治疾病的再治疗或巩固治疗。

注：只注药，不钩治，防止损伤关节囊或神经血管。

72. 颈五脊穴（C_5 穴）

［定位］第三颈椎棘突旁，两侧下关节突在颈后体表的投影点。

［解剖］有斜方肌，深层为竖脊肌、头半棘肌；有椎动脉的横突部与该部椎静脉的丛环，深层为第四颈神经后内侧支。

［主治］中医头项痛、项强、眩晕、耳鸣、目痛、鼻塞。

西医颈椎病（以颈丛神经受累为主）、颈段强直性脊柱炎、脊柱相关疾病等。

73. 颈五脊撇穴（C_5'穴）

［定位］第四颈椎棘突旁，两侧椎板中央点在颈后的体表投影点。

［解剖］同颈五脊穴解剖位置。

［主治］同颈五脊穴主治，用于颈五脊穴主治疾病的再治疗或巩固治疗。

74. 颈五脊撇撇穴（C_5''穴）

［定位］颈五脊穴与颈五撇穴体表连线的中点。

［解剖］同颈五脊穴解剖位置。

［主治］中医同颈五脊穴主治，是局部穴位注射时使用的穴位点。

西医颈五脊穴主治疾病的再治疗或巩固治疗。

注：只注药，不钩治，防止损伤关节囊或神经、血管。

75. 颈六脊穴（C_6穴）

［定位］第二颈椎棘突旁，两侧下关节突在颈后体表的投影点。

［解剖］有斜方肌，深层为竖脊肌、头半棘肌；有椎动脉的横突部与该部椎静脉的丛环，深层为第三颈神经后内侧支。

［主治］中医颈痛、头项痛、项强、眩晕、耳鸣、目痛、鼻塞。

西医颈椎病（以颈丛神经受累为主）、颈段强直性脊柱炎、脊柱相关疾病等。

76. 颈六脊撇穴（C_6'穴）

［定位］第三颈椎棘突旁，两侧椎板中央点在颈后的体表投影点。

［解剖］同颈六脊穴解剖位置。

［主治］同颈六脊穴主治，用于颈六脊穴主治疾病的再治疗或巩固治疗。

77. 颈六脊撇撇穴（C_6''穴）

［定位］颈六脊穴与颈六撇穴体表连线的中点。

［解剖］同颈六脊穴解剖位置。

［主治］中医同颈六脊穴主治，是局部穴位注射时使用的穴位点。

西医颈六脊穴主治疾病的再治疗或巩固治疗。

注：只注药，不钩治，防止损伤关节囊或神经、血管。

78. 颈七脊穴（C_7穴）

［定位］寰椎后结节旁，两侧下关节面后缘在颈后体表的投影点。

［解剖］有斜方肌，深层为竖脊肌、椎枕肌；有椎动脉的横突部与该部椎静脉的丛环，深层为第二颈神经。

［主治］中医头项痛、项强、眩晕、耳鸣、目痛、鼻塞、癫、狂、痫、热病。

西医颈椎病（以颈丛神经受累为主）、颈段强直性脊柱炎、脊柱相关疾病等。

注：慎钩治，因没有椎弓下椎间孔，第二颈神经裸露在寰椎后结节旁，如进行钩治，只选用微类内板 1.2 型钩鍉针。此部位最好不钩。

79. 颈七脊撇穴（C_7'穴）

［定位］枢椎棘突旁，两侧上关节面后缘在颈后体表的投影点。

［解剖］同颈七脊穴解剖位置。

［主治］同颈七脊穴主治，用于颈七脊穴主治疾病的再治疗或巩固治疗。

注：只注药，不钩治（两侧寰枢关节囊后缘下方有椎动脉第二颈神经通过，如果钩治容易误伤椎动脉、脊神经或关节囊）。

80. 颈七脊撇撇穴（C_7''穴）

［定位］颈七脊穴与颈七脊撇穴体表连线的中点。

［解剖］同颈七脊穴解剖位置。

［主治］中医同颈七脊穴主治，是局部穴位注射时使用的穴位点。

西医颈七脊穴主治疾病的再治疗或巩固治疗。

注：只注药，不钩治（两侧寰枢关节囊后缘下方有椎动脉第二颈神经通过，如果钩治容易误伤椎动脉、脊神经或关节囊）。

81. 颈八脊穴（C_8 穴）

［定位］寰椎后结节旁，两侧枕骨髁后缘在枕后部投影。

［解剖］有斜方肌，深层为竖脊肌止点、椎枕肌；布有椎内静脉丛和来自颈深部的小静脉，深层为第一颈神经。

［主治］中医头晕、目眩、耳鸣、头痛、失眠、多梦、心悸、健忘、精神抑郁、胆怯、烦躁、热病、癫、狂、痫。

西医颈椎病（以椎动脉受累为主）、寰枢关节紊乱综合征、脊柱相关疾病等。

注：慎钩治，因没有椎弓下椎间孔，第一颈神经裸露在寰椎后结节旁，如进行钩治，只选微类内板 1.2 型钩鍉针。最好不钩。

82. 颈八脊撇穴（C_8'穴）

［定位］寰椎后结节旁，寰椎两侧上关节凹后缘在颈后部体表投影点。

［解剖］同颈八脊穴解剖位置。

［主治］同颈八脊穴主治，用于颈八脊穴主治疾病的再治疗或巩固治疗。

注：只注药，不钩治（寰椎后结节两侧上关节面后缘下方有椎动脉、第一颈神经通过，如果钩治容易误伤椎动脉、脊神经）。

83. 颈八脊撇撇穴（C_8''穴）

［定位］颈八脊穴与颈八撇穴体表连线的中点。

［解剖］同颈八脊穴解剖位置。

［主治］中医同颈八脊穴主治，是局部穴位注射时使用的穴位点。

西医颈八脊穴主治疾病的再治疗或巩固治疗。

注：只注药，不钩治（两侧寰枕关节囊后缘下方有椎动脉、第一颈神经通过，如果钩治容易误伤椎动脉、脊神经或关节囊）。

【按语】

①位：按骶、腰、胸、颈椎椎骨的序数呈倒序排列。

②穴：脊柱两侧枕骨髁后缘、寰椎下关节面后缘、C_2 至 L_5 椎骨的下关节突、骶骨各棘突下与两侧中间嵴交点在正后部的体表投影点，称脊穴。共 29 个穴位。

③脊撇穴：脊柱两侧寰椎上关节凹后缘、枢椎上关节面后缘、C_2 至 L_5 椎下一个椎骨椎板的中央点，骶椎各棘突上与两侧中间嵴交点在正后部的体表投影点，称脊撇穴。共 25 个穴位。

④脊撇撇穴：脊柱两侧同一序数脊穴与撇穴在体表连线的中点，为同一序数的脊撇撇穴（只注药，不钩治，防止损伤关节囊或神经、血管）。共 29 个穴位。

⑤同一序数的脊穴、脊撇穴、脊撇撇穴在同一条竖线上（附图 2-1）。

⑥新夹脊穴椎骨侧摆、旋转，脊柱侧弯按坐标定位法定位。

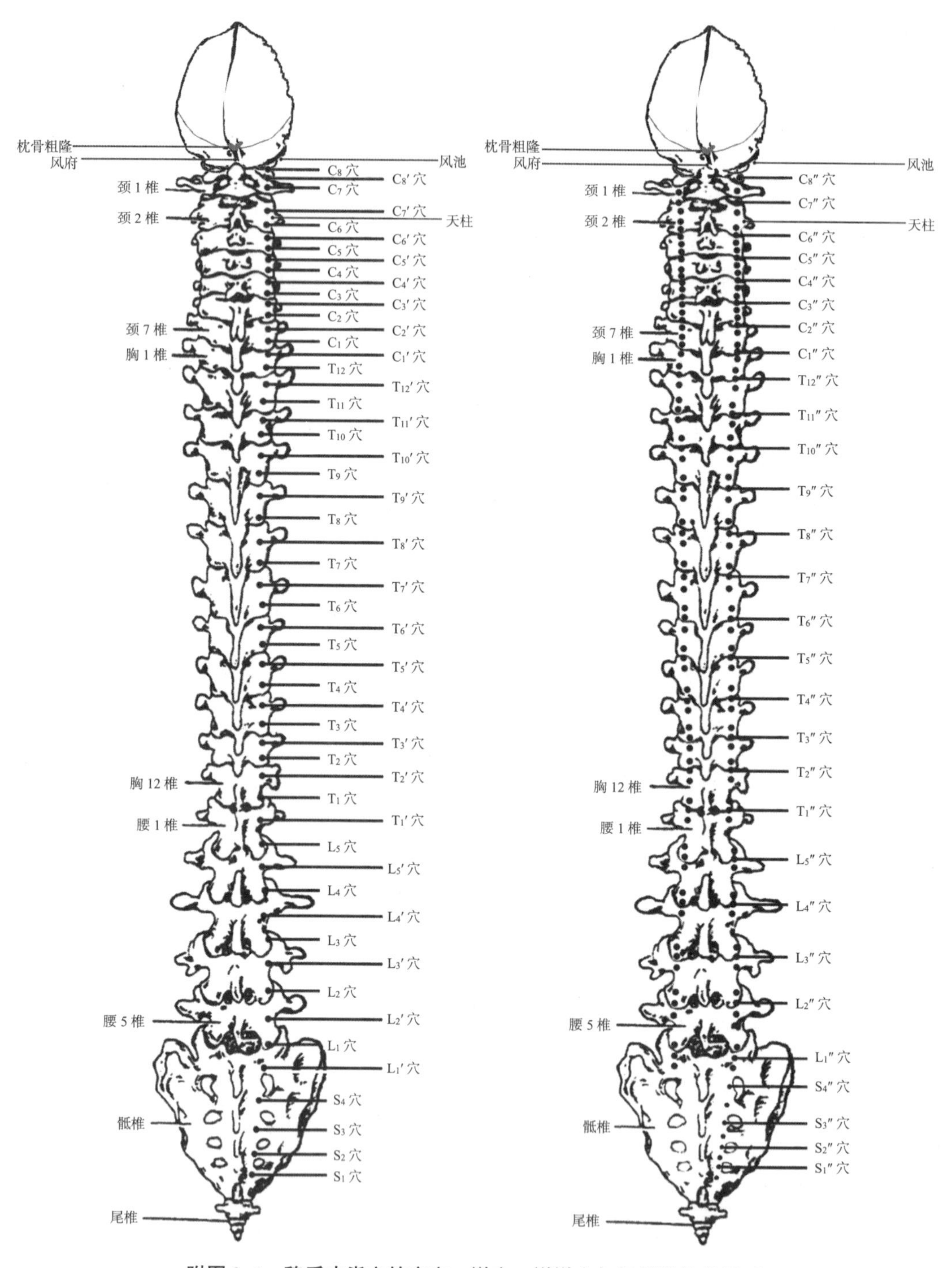

附图 2-1　魏氏夹脊穴的主穴、撇穴、撇撇穴与相邻椎体的关系

C：颈　T：胸　L：腰　S：骶

C_1穴：颈 1 穴　C_1' 穴：颈 1 撇穴　C_1'' ：颈 1 撇撇穴

附录 3　十二正经所取腧穴的定位与主治

1. 风府

【定位】后发际正中直上 1 寸，枕外隆凸直下凹陷中

【解剖】在枕骨和第 1 颈椎之间；有枕动、静脉的分支及棘突间静脉丛；布有第 3 枕神经和枕大神之分支。

【主治】头痛，眩晕，项强，咽喉肿痛，中风，癫狂，失音。

2. 肩贞

【定位】在肩关节后下方，臂内收时，腋后纹头上 1 寸（指寸）。

【解剖】皮肤→皮下组织→三角肌后部→肱三头肌长头→大圆肌→背阔肌腱。浅层有第二肋间神经的外侧皮支和臂外侧上皮神经分布。深层有桡神经。

【主治】肩臂麻痛，耳鸣，耳聋，瘰疬。

3. 肩髃

【定位】在肩部，三角肌上，臂外展，或向前平伸时，当肩峰前下方凹陷处。

【解剖】皮肤→皮下组织→三角肌→三角肌下囊→冈上肌腱。浅层有锁骨上外侧神经，臂外侧上皮神经分布。深层有旋肱后动、静脉和腋神经的分支。

【主治】肩臂疼痛，半身不遂，瘾疹，瘰疬，瘿气。

4. 肩髎

【定位】正坐或俯卧、侧卧位。在肩髃后方，当臂外展时，于肩峰后下方呈现凹陷处。

【解剖】皮肤→皮下组织→三头肌→小圆肌→大圆肌→背阔肌腱。浅层布有锁骨下外侧神经。深层有腋神经和旋肱后动、静脉。

【主治】肩臂挛痛不遂。

5. 曲池

【定位】屈肘成直角，在肘横纹外侧端与肱骨外上髁连线中点。完全屈肘时，当肘横纹外侧端处。

【解剖】皮肤→皮下组织→桡侧腕长伸肌和桡侧腕短伸肌→肱桡肌，浅层布有头静脉的属支和前臂后皮神经。深层有桡神经，桡侧返动、静脉和桡侧副动、静脉间的吻合支。

【主治】热病，咽喉肿痛，齿痛，瘰疬，瘾疹，手臂肿痛，上肢不遂，腹痛，吐泻，痢疾，高血压，癫狂。

6. 列缺

【定位】微屈肘，侧腕掌心相对。在前臂桡侧缘，桡骨茎突上。

【解剖】皮肤→皮下组织→桡侧腕长伸肌和桡侧腕短伸肌→肱桡肌，浅层布有头静脉的属支和前臂后皮神经。深层有桡神经，桡侧返动、静脉和桡侧副动、静脉间的吻合支。

【主治】咳嗽，气喘，咽喉肿痛，口眼㖞斜，偏正头痛，项强，牙痛。

7. 合谷

【定位】侧腕对掌，自然半握拳。在手背，第一、二掌骨间，第二掌骨桡侧的中点处。以一手的拇指指骨关节横纹，放在另一手拇、食指之间的指蹼缘上，当拇指尖下是穴。

【解剖】皮肤→皮下组织→第一骨间背侧肌→拇收肌。浅层布有桡神经经浅支，手背静脉网的桡侧部和第一掌背动、静脉的分支或属支。深层有尺神经深支的分支等结构。

【主治】头痛，眩晕，鼻衄，齿痛，面肿，口眼㖞斜，痄腮，指臂痛，上肢不遂，腹痛，便秘，发热，无汗，瘾疹，滞产。

8. 后溪

【定位】在手掌尺侧，微握拳，当小指本节（第五掌指关节）后的远侧掌横纹头赤白肉际。

【解剖】皮肤→皮下组织→小指展肌→小指短屈肌。浅层布有尺神经手背支，尺神经掌支和皮下浅静脉等。深层有小指尺掌侧固有动、静脉和指掌侧固有神经。

【主治】手指及肘臂挛急，头项强痛，耳聋，目赤目翳，咽喉肿痛，腰背痛，疟疾，癫狂，痫证。

9. 风池

【定位】在项部，当枕骨之下，与风府相平，胸锁乳突肌与斜方肌上端之间的凹陷处。

【解剖】皮肤→皮下组织→斜方肌和胸锁乳突肌之间→头夹肌→头半棘肌→头后大直肌与头上斜肌之间。深层布有枕小神经和枕动、静脉的分支或属支。深层有枕下神经。

【主治】头痛，眩晕，颈项强痛，目赤肿痛，鼻渊，耳鸣，中风，口眼㖞斜，疟疾，感冒，瘿气，热病。

10. 大椎

【主治】在后正中线上，第七颈椎棘突下凹陷中。

【解剖】皮肤→皮下组织→棘上韧带→棘间韧带。浅层主要分布着第八颈神经后支的内侧支和棘突间皮下静脉丛，深层有棘突间的椎外（后）静脉丛和第八颈神经后支的分支。

【主治】热病，疟疾，头痛，颈项强痛，感冒，咳嗽，气喘，骨蒸潮热，风疹，癫痫。

11. 膈俞

【定位】在背部，当第七胸椎棘突下，旁开 1.5 寸。

【解剖】皮肤→皮下组织→斜方肌→背阔肌→竖脊肌。浅层布有第七、八胸神经后支的内侧皮支和伴行的动、静脉。深层有第七、八胸神经后支的肌支和相应肋间后动、静脉背侧支的分支或属支。

【主治】背痛，脊强，胃痛，呕吐，呃逆，气喘，吐血，炒热，盗汗。

12. 血海

【定位】在大腿内侧，髌底内侧端上2寸。简便取法：患者屈膝，医者以左手掌心按在患者右膝髌骨上缘，二至五指向上伸直，拇指约成45°斜置，拇指尖下是穴。对侧取法仿此。

【解剖】皮肤→皮下组织→骨内侧肌。浅层布有股神经前皮支，大隐静脉的属支。深层有股动、静脉的肌支和股神经的肌支。

【主治】月经不调，经闭，崩漏，湿疹，瘾疹，丹毒，股内侧痛。

13. 肾俞

【定位】在腰部，当第二腰椎棘突下，旁开1.5寸。

【解剖】皮肤→皮下组织→斜方肌→背阔肌腱膜和胸腰筋膜浅层→竖脊肌。浅层布有第二、三腰神经后支的皮支和伴行的动、静脉。深层有第二、三腰神经后支的肌支和相应腰动、静脉背侧支的分支或属支。

【主治】腰痛，耳鸣，耳聋，遗精，阳痿，遗尿，月经不调，白带，咳喘少气。

14. 关元

【定位】仰卧位。在下腹部，前正中线上，当脐下3寸。

【解剖】皮肤→皮下组织→腹白线→腹横筋膜→腹膜外脂肪→壁腹膜。浅层主要有十二胸神经前支的前皮支和腹壁浅动、静脉的分支或属支。深层有十二胸神经前支的分支。

【主治】少腹疼痛，呕吐，泄泻，疝气，遗精，阳痿，遗尿，尿闭，尿频，月经不调，痛经，带下，不孕，中风脱证，虚劳羸瘦。

15. 风门

【定位】在背部，当第二胸椎棘突下，旁开1.5寸。

【解剖】皮肤→皮下组织→斜方肌→菱形肌→上后锯肌→颈夹肌→竖脊肌。浅层布有第二、三胸神经后支的内侧皮支和伴行的肋间后动、静脉背侧支的内侧皮支。深层有第二、三胸神经后支的肌支和相应的肋间后动、静脉背侧支的分支等。

【主治】咳嗽，胸背痛，发热，头痛，项强。

16. 温溜

【定位】屈肘，在前臂背面桡侧，当阳溪与曲池的连线上，腕横纹上5寸。

【解剖】皮肤→皮下组织→桡侧丸长伸肌腱→桡侧腕短伸肌。浅层布有头静脉、前臂外侧皮神经和前臂后皮神经。深层，在桡侧腕长伸肌和桡侧腕短伸肌腱之前有桡神经浅支。

【主治】头痛，面肿，口舌肿痛，喉咙肿痛，肠鸣腹痛，肩臂痛，癫痫。

17. 四渎

【定位】屈肘，在前臂背侧，当阳池与肘尖的连线上，肘尖下5寸，尺骨与桡骨之间。

【解剖】皮肤→皮下组织→小指伸肌与尺侧腕伸肌→拇长展肌和拇长伸肌。浅层布有前臂后皮神经，头静脉和贵要静脉的属支。深层有骨间后动、静脉和骨间后神经。

【主治】前臂痛，喉咙肿痛，暴暗，暴聋，齿痛。

18. 脾俞

【定位】在背部，当第十一胸椎棘突下，旁开 1.5 寸

【解剖】皮肤→皮下组织→背阔肌→下后锯肌→竖脊肌。浅层布有第十一、十二胸神经后支的皮支和伴行各动、静脉。深层有第十一、十二胸神经后支的肌支和相应的肋间、肋下动、静脉的分支或属支。

【主治】背痛，腹胀，呕吐，泄泻，完谷不化，黄疸，水肿。

19. 足三里

【定位】在小腿前外侧，当犊鼻下 3 寸，距胫骨前缘一横指。

【解剖】皮肤→皮下组织→胫骨前肌→小腿骨间膜→胫骨后肌。浅层布有腓肠外侧皮神经。深层有胫前动、静脉的分支或属支。

【主治】膝胫痠痛，下肢不遂，胃痛，呕吐，腹胀，肠鸣，泄泻，便秘，痢疾，水肿，咳喘痰多，乳痈，头晕，耳鸣，心悸，癫狂，中风，疳疾，体虚羸瘦。

20. 阴陵泉

【定位】在消退内侧，当胫骨内侧髁后下方凹陷处。

【解剖】皮肤→皮下组织→半腱肌腱→腓肠肌内侧头。浅层布有隐神经的小腿内侧皮支，大隐静脉和膝降动脉分支。深层有膝下内侧动、静脉。

【主治】膝痛，腹胀，泻泄，黄疸，水肿，小便不利或失禁。

21. 臂中

【定位】在前臂内侧，当腕掌横纹与肘横纹中点，两筋（掌长肌与桡侧腕屈肌）之间；伸臂仰掌取之。

【解剖】皮肤→皮下组织→掌长肌，桡侧腕屈肌之间，有屈指浅肌、屈指深肌；有前臂正中动、静脉；布有前臂内侧皮神经，前臂掌侧骨间神经和正中神经。

【主治】癔病，狂痫哭泣，前臂疼痛，上肢麻痹或痉挛，腓肠肌痉挛，胸胁疼痛，风湿性心脏病，不安腿综合征，催乳。

22. 二间

【定位】在手食指本节（第二掌指关节）桡侧前缘，当赤白肉际凹陷处；微握拳取之。

【解剖】皮肤→皮下组织→第一蚓状肌腱→食指近节指骨基底部。布有桡神经的指背神经，正中神经的指掌侧固有神经，桡动、静脉的指背及指掌侧固有动、静脉，血管有第一掌背动、静脉的分支和桡侧动、静脉的分支。深层有正中神经的肌支。

【主治】目痛，鼻衄，齿痛，口眼㖞斜，喉痹，食指屈伸不利，热病。

23. 液门

【定位】在手背部，第四、五指间，指蹼缘后方赤白肉际处。

【解剖】皮肤→皮下组织→第四与第五指近节指骨基底部之间→第四骨间背侧肌和第四蚯状肌。前层布有尺神经的指背神经，手背静脉网。深层有指背动、静脉。

【主治】手背痛，喉痹，头痛，目赤，耳鸣，齿龈肿痛，疟疾，热病。

24. 前谷

【定位】在手尺侧，微握拳，当小指本节（第五掌指关节）前的掌指横纹头赤白肉际。

【解剖】皮肤→皮下组织→小指近节指骨基底部。有尺神经的指背神经，尺神经的指掌侧固有神经和小指尺掌侧动、静脉。

【主治】手指麻木，头痛，目痛，目翳，耳鸣，咽喉肿痛，热病。产后无乳，癫痫。

25. 内庭

【定位】足背第二、三趾蹼缘后方赤白肉际处。

【解剖】皮肤→皮下组织→在第二与第三趾的趾长、短伸肌腱之间→第二、第三跖骨骨头之间。浅层布有足背内侧皮神经的趾骨背神经和足背静脉网。深层有趾骨背动、静脉。

【主治】足背肿痛，齿痛，口喎，喉痹，鼻衄，胃痛，腹胀，泄泻，痢疾，热病。

26. 侠溪

【定位】第四、五趾间，趾蹼缘后方赤白肉际处。

【解剖】皮肤→皮下组织→第四趾的趾长、短伸肌腱与第五趾的趾长、短伸肌腱之间→第四与第五趾的近节趾骨底之间。布有足背中间皮神经的趾背神经和趾背动、静脉。

【主治】足跗肿痛，头痛，目赤痛，耳鸣，耳聋，胁痛，乳痈。

27. 足通谷

【定位】在足外侧部，足小趾本节（第五跖趾关节）的前方，赤白肉际处。

【解剖】皮肤→皮下组织→小趾近节趾骨底的跖侧面。布有足背外侧皮神经，足背静脉弓的属支，趾骨足底固有动、静脉。

【主治】头痛，项强，目眩，鼻衄，癫狂。

28. 鱼际

【定位】在手拇指本节（第一掌指关节）后凹陷处，约当第一掌骨中点桡侧，赤白肉际处。

【解剖】皮肤→皮下组织→拇短展肌→拇对握肌→拇短屈肌。浅层有正中神经掌皮支及桡神经浅支等分布。深层有正中神经肌支和尺神经肌支。

【主治】咳嗽，咳血，失音，喉痹，咽干，发热。

29. 劳宫

【定位】在手掌心，当第二、三掌骨之间偏于第三掌骨，握拳屈指时中指尖处。

【解剖】皮肤→皮下组织→掌腱膜→分别在桡侧两根指前浅、深屈肌腱之间→第二蚓状肌桡侧→第一骨间掌侧肌和第二骨间背侧肌。浅层布有正中神经的掌支和手掌侧静脉网。深层有指掌层总动脉，正中神经的指掌侧固有神经。

【主治】心痛，中风昏迷，癫狂，中暑，鹅掌风，口疮，口臭。

30. 大都

【定位】在足内侧缘，当足大趾本节（第一跖趾关节）前下方赤白肉际凹陷处。

【解剖】皮肤→皮下组织→第一趾骨基底部。布有足底内侧神经的趾底固有神经。浅静脉网，足底内侧动、静脉的分支或属支。

【主治】腹胀，胃痛，呕吐，泄泻，便秘，热病，心烦，体重肢肿。

31. 然谷

【定位】在足内侧缘，足舟骨粗隆下方，赤白肉际。

【解剖】皮肤→皮下组织→第一趾骨基底部。布有足底内侧神经的趾底固有神经。浅静脉网，足底内侧动、静脉的分支或属支。

【主治】腹胀，胃痛，呕吐，泄泻，便秘，热病，心烦，体重肢肿。

32. 行间

【定位】在足背侧，当第一、二趾间，趾蹼缘的后方赤白肉际处。

【解剖】皮肤→皮下组织→踇趾近节趾骨基底部与第二跖骨头之间。布有腓深神经的趾背神经和趾背动、静脉。

【主治】足跗肿痛，疝气，痛经，胸胁痛，目赤肿痛，头痛，眩晕；中风，崩漏，口㖞，下肢痿痹。

33. 阳溪

【定位】在腕背横纹桡侧，手拇指上翘起时，当拇短伸肌健与拇长伸肌腱之间的凹陷中。

【解剖】皮肤→皮下组织→拇短伸肌腱与拇长伸肌腱之间→桡侧腕长伸肌腱前方。浅层布有头静脉和桡神经浅支等。深层有桡动、静脉的分支或属支。

【主治】头痛，目赤，耳鸣，耳聋，咽喉肿痛，齿痛，腕痛。

34. 髀关

【定位】在大腿前面，髂前上棘与髌底外侧端的连线上，屈股时，平会阴，居缝匠肌外侧凹陷处。

【解剖】皮肤→皮下组织→阔筋膜张肌与缝匠肌之间→股直肌→股外侧肌。浅层布有股外侧皮神经。深层有旋股外侧动、静脉的升支，股神经的肌支。

【主治】髀股痿痹，足麻不仁，腰腿疼痛，筋急不得屈伸。

35. 梁丘

【定位】屈膝，在大腿前面，当髂前上棘与髌底外侧端的连线上，髌底上 2 寸。

【解剖】皮肤→皮下组织→股直股腱与股外侧肌之间→股中间肌腱的外侧。浅层布有股神经的前皮支和股外侧皮神经。深层有旋股外侧动、静脉的降支和股神经的肌支。

【主治】膝肿痛，胃痛，乳痈，下肢不遂。

36. 解溪

【定位】足背与小腿交界处的横纹中央凹陷处，当踇长伸肌腱与趾长伸肌腱之间。

【解剖】皮肤→皮下组织→踇长伸肌腱与趾长伸肌腱之间→距骨。浅层布有足背内侧皮神经及足背皮下静脉。

【主治】下肢痿痹、踝部肿痛，头痛，眩晕，腹胀，便秘，癫疾。

37. 环跳

【定位】在股外侧部，侧卧屈股，当股骨大转子最凸点与骶骨裂孔连线的外 1/3 与中 1/3 交点处。

【解剖】皮肤→皮下组织→臀大肌→坐骨神经→股方肌。浅层布有臀上皮神经。深层有坐骨神经、臀下神经、股后皮神经和臀下动、静脉等。

【主治】腰腿胯疼痛，下肢痿痹，半身不遂，遍身风疹。

38. 承扶

【定位】在大腿后面，臀下横纹的中点。

【解剖】皮肤→皮下组织→臀大肌→股二头肌长头及半腱肌。因浅层布有股后皮神经及臀下皮神经的分支。深层有股后皮神经本干，坐骨神经及并行动、静脉。

【主治】腰、骶、臀、股部疼痛，痔疾，下肢瘫痪。

39. 殷门

【定位】在大腿后面，当承扶与委中连线上，承扶下 6 寸。

【解剖】皮肤→皮下组织→股二头肌长头及半腱肌。浅层布有股后皮神经。深层有坐骨神经及并行动、静脉，股深动脉穿支等。

【主治】腰痛，下肢痿痹。

40. 委中

【定位】在腘横纹中点，当股二头肌腱与半腱肌肌腱的中间。

【解剖】皮肤→皮下组织→腓肠肌内、外侧头之间。浅层布有股后皮神经和小隐静脉。深层有胫神经，腘动、静脉和腓肠动脉等。

【主治】背痛，胸胁肿痛，饮食不下，呕吐，泄泻。

41. 承山

【定位】在小腿后面正中，委中与昆仑之间，当伸直小腿或足跟上提时，腓肠肌肌腹下出现尖角凹陷处。

【解剖】皮肤→皮下组织→腓肠肌→比目鱼肌。浅层布有小隐静脉和腓肠内皮神经。深层有胫神经和胫后动、静脉。

【主治】腰腿拘急、疼痛，痔疾，便秘，脚气。

42. 风市

【定位】在大腿外侧部的中线上，当腘横纹上 7 寸，或直立垂手时，中指尖处。

【解剖】皮肤→皮下组织→髂胫束→股外侧肌→股中间肌。浅层布有股外侧皮神经。深层有旋股外侧动脉降支的肌支和股神经的肌支。

【主治】下肢痿痹、麻木，半身不遂，遍身瘙痒，脚气。

43. 下巨虚

【定位】在小腿前外侧，当犊鼻下 9 寸，距胫骨前缘一横指（中指）。

【解剖】皮肤→皮下组织→胫骨前肌→小腿骨间膜→胫骨后肌。浅层布有腓骨肠外侧皮神经。深层有胫前动、静脉和腓深神经。

【主治】下肢痿痹，小腹痛，腰脊痛引睾丸，泄泻，痢疾，乳痈。

44. 上脘

【定位】在上腹部，前正中线上，当脐中上 5 寸。

【解剖】皮肤→皮下组织→腹白线→腹横筋膜→腹膜外脂肪→壁腹膜。浅层主要布有第七胸神经前支的前皮支和腹壁浅静脉属支。深层主要有第七胸神经前支的分支。

【主治】胃痛，呕吐，反胃，腹胀，泄泻，癫痫。

45. 中脘

【定位】在上腹部，前正中线上，当脐中上4寸。

【解剖】皮肤→皮下组织→腹白线→腹横筋膜→腹膜外脂肪→壁腹膜。浅层主要布有第八胸神经前支的前皮支和腹壁浅静脉的属支。深层有第八胸神经前支的分支。

【主治】胃痛，呕吐，呃逆，吞酸，腹胀，肠鸣，泄泻，黄疸，癫痫。

46. 下脘

【定位】在上腹部，前正中线上，当脐中上2寸。

【解剖】皮肤→皮下组织→腹白线→腹横筋膜→腹膜外脂肪→壁腹膜。浅层主要布有第九胸神经前支的前皮支和腹壁浅静脉的属支。深层有第九胸神经前支的分支。

【主治】腹胀，腹痛，肠鸣，泄泻，呕吐，食谷不化，痞块。

47. 太乙

【定位】在上腹部，当脐中上2寸，距前正中线2寸。

【解剖】皮肤→皮下组织→腹直肌鞘前壁→腹直肌。浅层布有第八、九、十胸神经前支的外侧皮支和前皮支，腹壁浅静脉。深层有腹壁上动、静脉的分支或属支，第八、九、十胸神经前支的肌支。

【主治】胃痛，消化不良，癫狂，心烦。

48. 百会

【定位】在头部，当前发际正中直上5寸，或两耳尖连线的中点处。

【解剖】皮肤→皮下组织→帽状腱膜→腱膜下疏松组织。额神经的分支和左、右颞浅动、静脉及枕动、静脉吻合网。

【主治】头痛，眩晕，不寐，健忘，中风失语，偏瘫，泄泻，痢疾，脱肛，痔漏，阴挺，尸厥，癫狂痫。

49. 胃俞

【定位】在背部，当第12胸椎棘突下，旁开1.5寸。

【解剖】皮肤→皮下组织→胸腰筋膜浅层和背阔肌腱膜→竖脊肌。浅层布有第十二胸神经和第一腰神经后支的皮支和伴行的动、静脉。深层有第十二胸神经和第一要神经后支的肌支和相应动、静脉的分支或属支。

【主治】胸胁痛，胃脘痛，反胃呕吐，肠鸣，完谷不化。

50. 气海

【定位】在下腹部，前正中线上，当脐中下1.5寸。

【解剖】皮肤→皮下组织→腹白线→腹横筋膜→腹膜外脂肪→壁腹膜。浅层主要布有第十一胸神经前支的前皮支和脐周静脉网。深层主要有第十一胸神经前支的分支。

【主治】腹痛，便秘，泄泻，癃闭，遗尿，疝气，阳痿，月经不调，经闭，不孕，阴挺，中风脱证。

51. 太溪

【定位】在足内侧，内踝后方，当内踝尖与跟腱之间的凹陷处。

【解剖】皮肤→皮下组织→胫骨后肌腱→趾长屈肌腱与跟腱→跖肌腱之间→跗长屈肌。浅层布有隐神经的小腿内侧皮支，大隐静脉的属支。深层有胫神经和胫后动、静脉。

【主治】内踝肿痛，足跟痛，腰痛，头痛，眩晕，咽喉肿痛，齿痛，耳鸣，耳聋，咳嗽，气喘，月经不调，失眠，遗精，阳痿，小便频数，消渴。

52. 照海

【定位】在足内侧，内踝尖下方凹陷处。

【解剖】皮肤→皮下组织→胫骨后肌腱。浅层布有隐神经的小腿内侧皮支，大隐静脉的属支。深层有跗内侧动、静脉的分支或属支。

【主治】月经不调，痛经，带下，阴挺，小便频数，癃闭，便秘，咽喉干痛，失眠，癫痫，脚气。

53. 悬钟

【定位】小腿外侧部，外踝尖上 3 寸，腓骨前缘。

【解剖】皮肤→皮下组织→趾长伸肌→小腿骨间膜。浅层布有腓肠外侧皮神经。深层有腓深神经的分支。如针刺穿透小腿骨间膜可刺中腓动、静脉。

【主治】颈项强痛，胸胁疼痛，半身不遂，足胫挛痛，高血压。

54. 丰隆

【定位】在小腿前外侧，外踝尖上 8 寸，条口外，距胫骨前缘二横指。

【解剖】皮肤→皮下组织→趾长伸肌→长伸肌→小腿骨间膜→胫骨后肌。浅层布有腓肠外侧皮神经。深层有胫动、静脉的分支或属支，腓深神经的分支。

【主治】下肢痿痹，痰多，哮喘，咳嗽，胸痛，头痛，眩晕，癫狂，痫证。

55. 内关

【定位】当曲泽与大陵的连线上，腕横纹上 2 寸，掌长肌腱与桡侧腕屈肌腱之间。

【解剖】皮肤→皮下组织→指浅屈肌→桡侧腕屈肌腱与掌长伸肌腱→指浅屈肌→指深屈肌→旋前方肌。浅层布有前臂内侧皮神经，前臂外侧皮神经的分支和前臂正中静脉。深层在指浅屈肌肉、拇长屈肌和指深屈肌三折之间有正中神经伴行动、静脉。在前臂骨间膜的前方有骨间前动、静脉和骨间前神经。

【主治】心痛，心悸，胸痛，胃痛，呕吐，呃逆，失眠，头痛，癫狂，痫证，癔病，热病，肘臂挛痛。

56. 头维

【定位】在头侧部，当额角发际上 0.5 寸，头正中线旁 4.5 寸。

【解剖】皮肤→皮下组织→颞肌上缘的帽状腱膜→腱膜疏松结缔组织→颅骨外膜。布有耳颞神经的分支，面神经的颞支，颞浅动、静脉的额支等。

【主治】头痛，眼痛，目眩，迎风流泪，眼瞤动。

57. 太阳

【定位】在颞部，当眉梢与目外眦之间，向后约一横指的凹陷处。

【解剖】皮肤→皮下组织→眼轮匝肌→颞筋膜→颞肌。布有颧神经的分支颧面神经，面神经的颞支和颞支，下颌神经的颞神经和颞浅动、静脉的分支或属支。

【主治】头痛，目赤肿痛，目眩，目涩，口眼㖞斜，牙痛。

58. 太冲

【定位】在足背侧，当第一、二跖骨间隙的后方凹陷处。

【解剖】皮肤→皮下组织→䠸长伸肌腱与趾骨长伸肌腱之间→䠸短伸肌腱的外侧→第一骨间背侧肌。浅层布有足背静脉网、足背内侧皮神经等。深层有腓深神经和第一趾骨背动、静脉。

【主治】足跗肿，下肢痿痹，头痛，疝气，月经不调，小儿惊风，胁痛，呕逆，目赤肿痛，眩晕，瘛瘲，癫痫。

59. 三阴交

【定位】在小腿内侧，当足内踝尖上 3 寸，胫骨内侧缘后方。

【解剖】皮肤→皮下组织→趾长屈肌→胫骨后肌→长屈肌。浅层布有隐神经的小腿内侧皮支，大隐静脉的属支。深层有胫神经和胫后动、静脉。

【主治】下肢痿痹，脚气，肠鸣腹胀，泄泻，月经不调，带下，经闭，痛经，阴挺，不孕，滞产，小便不利，遗尿，遗精，阳痿，疝气，失眠。

60. 天枢

【定位】在腹中部，距脐中 2 寸。

【解剖】皮肤→皮下组织→腹直肌鞘前缘→腹直肌。浅层布有第九、十、十一胸神经前支的外侧皮支和前皮支及脐周围静脉网。深层有腹壁上、下动、静脉的吻合支，第九、十、十一胸神经前支的肌支。

【主治】绕脐腹痛，腹胀，肠鸣，肠痈，痢疾，泄泻，便秘，癥瘕，痛经，月经不调。

61. 上巨虚

【定位】在小腿前外侧，当犊鼻下 6 寸，距胫骨前缘一横指。

【解剖】皮肤→皮下组织→胫骨前肌→小腿骨间膜→胫骨后肌。浅层布有腓肠外侧皮神经。深层有胫前动、静脉和腓深神经。如深刺可能刺中胫后动、静脉和胫神经。

【主治】下肢痿痹，脚气，腹痛，肠鸣，痢疾，泄泻，便秘，肠痈。

62. 心俞

【定位】在背部，当第五胸椎棘突下，旁开 1.5 寸。

【解剖】皮肤→皮下组织→斜方肌→菱形肌下缘→竖脊肌。浅层布有第五、六胸神经后支的内侧皮支及伴行的动、静脉。深层有第五、六胸神经后支的肌支和相应肋间后动、静脉背侧支的分支或属支。

【主治】胸痛，心痛，惊悸，咳嗽，盗汗，健忘，失眠，梦遗，癫狂，痫证。

63. 通天

【定位】在头部，当前发际正中直上 4 寸，旁开 1.5 寸。

【解剖】皮肤→皮下组织→帽状腱膜。浅层布有眶上神经，眶下动、静脉和枕大神经，枕动、静脉与耳颞神经，颞浅动、静脉的神经间吻合和血管间的吻合网。深层为腱膜上疏松组织和颅骨外膜。

【主治】头痛，眩晕，鼻塞，鼻衄，鼻渊。

64. 四神聪

【定位】在头顶部，当百会前后左右各 1 寸，共 4 个腧穴。

【解剖】皮肤→皮下组织→帽状腱膜→腱膜下疏松结缔组织。布有枕动、静脉，颞浅动、静脉顶支和眶上动、静脉的吻合网。

【主治】头痛，眩晕，失眠，健忘，偏瘫，癫狂，痫证。

65. 神门

【定位】在腕部，腕掌侧横纹尺侧端，尺侧腕屈肌腱的桡侧凹陷处。

【解剖】皮肤→皮下组织→尺侧腕屈肌腱桡侧缘。浅层有前臂内侧皮神经，贵要静脉属支和尺神经掌支等。深层有尺动静脉和尺神经。

【主治】心痛，心烦，心悸怔忡，健忘失眠，胸胁痛，痴呆，癫狂，癫证，腕痛。

66. 大陵

【定位】在腕横纹的中点，当掌长肌腱与桡侧腕屈肌腱之间。

【解剖】皮肤→皮下组织→掌长肌腱与桡侧腕屈肌膊之间→踇长屈肌腱与指浅屈肌腱、指深屈肌腱之间→桡腕关节前方。浅层布有前臂内、外侧皮神经，正中神经掌支，腕掌侧静脉网。深层在掌长肌与桡侧腕屈肌之间的深面可能刺正中神经。

【主治】心痛，心悸，胸胁痛，胃痛，呕吐，癫狂，癫证，手腕臂痛，腕下垂。

67. 肝俞

【定位】当第九胸椎棘突下，旁开 1.5 寸。

【解剖】穴下为皮肤→皮下组织→斜方肌→背阔肌→竖脊肌。浅层布有第九、十胸神经后支的皮支及伴行的动、静脉。深层有第九、十胸神经后支的肌支和相应的肋间后动、静脉的分支或属支。

【主治】脊背痛，胁痛，目赤，目视不明，夜盲，眩晕，吐血，癫狂，痫证。

68. 通里

【定位】在前臂掌侧，当尺侧腕屈肌腱的桡侧缘，腕横纹上 1 寸。

【解剖】皮肤→皮下组织→尺侧腕屈肌与指浅屈肌之间→指深屈肌→旋前方肌。浅层有前臂内侧皮神经，贵要静脉属支等分布。深层有尺动、静脉和尺神经分布。

【主治】暴喑，舌强不语，心悸怔忡，头痛目眩，腕臂内后侧痛。

69. 厥阴俞

【定位】在背部，当第四胸椎棘突下，旁开 1.5 寸。

【解剖】皮肤→皮下组织→斜方肌→菱形肌→竖脊肌。浅层布有第四、五胸神经后支的内侧皮支和伴行的肋间后动、静脉背侧支。深层有第四、五胸神经后支的肌支和相应的肋间后动、静脉背侧支的分支或属支。

【主治】胸满，心痛，心悸，咳嗽，呕吐。

70. 巨阙

【定位】在上腹部，前正中线上，当脐中上 6 寸。

【解剖】皮肤→皮下组织→腹白线→腹横筋膜→腹膜外脂肪→壁腹膜。浅层主要布有第七胸神经前支的前皮支和腹壁浅静脉。深层主要有第七胸神经前支的分支。

【主治】胸痛，心悸，呕吐，吞酸，噎膈，癫狂痫。

71. 膻中

【定位】在胸部，当前正中线上，平第四肋间，两乳头连线的中点。

【解剖】皮肤→皮下组织→胸骨体。主要布有第四肋间神经前皮支和胸廓内动、静脉的穿支。

【主治】胸闷，胸痛，咳嗽，气喘，心悸，呕吐，噎膈，产妇乳少，乳痈。

72. 肩髃

【定位】在肩部，三角肌上，臂外展，或向前平伸时，当肩峰前下方凹陷处。

【解剖】皮肤→皮下组织→三角肌→三角肌下囊→冈上肌腱。浅层有锁骨上外侧神经，臂外侧上皮神经分布。深层有旋肱后动、静脉和腋神经的分支。

【主治】肩臂疼痛，半身不遂，瘾疹，瘰疬，瘿气。

73. 外关

【定位】在前臂背侧，当阳池与肘尖的连线上，腕背横纹上 2 寸，尺骨与桡骨之间。

【解剖】皮肤→皮下组织→小指伸肌和指伸肌→踇长伸肌和食指伸肌。浅层布有前臂后皮神经，头静脉和贵要静脉属支，深层有骨间后动、静脉和骨间后神经。

【主治】手指疼痛，肘臂屈伸不利，肩痛，头痛，目赤肿痛，耳鸣，耳聋，热病，胸胁痛。

74. 光明

【定位】在小腿外侧，当外踝尖上 5 寸，腓骨前缘。

【解剖】皮肤→皮下组织→腓骨短肌→前肌间隔→趾长伸肌→踇长伸肌→小腿骨间膜→胫骨后肌。浅层布有腓浅神经和腓肠外侧皮神经。深层有腓深神经和胫前动、静脉。

【主治】下肢痿痹。目痛，夜盲，乳胀痛。

75. 水沟

【定位】在面部，当人中沟的上 1/3 与中 1/3 交点处。

【解剖】皮肤→皮下组织→口轮匝肌。布有眶下神经的分支和上唇动、静脉。

【主治】中风，口㖞，面肿，腰背强痛，昏迷，晕厥，癫狂痫。

76. 鸠尾

【定位】在上腹部，前正中线上，当胸剑结合部下 1 寸。

【解剖】皮肤→皮下组织→腹白线→腹横筋膜→腹膜外脂肪→壁腹膜。浅层主要布有第七胸神经前支的前皮支。深层主要有第七胸神经前支的分支。

【主治】胸痛，腹胀，癫狂痫。

77. 秩边

【定位】在臀部，平第四骶后孔，骶正中嵴旁开 3 寸。

【解剖】皮肤→皮下组织→臀大肌→臀中肌→臀小肌。浅层布有臀中皮神经和臀下皮神经。深层有臀上、下动、静脉和臀上、下神经。

【主治】腰骶痛，便秘，小便不利，下肢痿痹，痔疾。

78. 昆仑

【定位】在足部踝后方，当外踝尖与跟腱之间的凹陷处。

【解剖】皮肤→皮下组织→跟腱前方的疏松结缔组织中。浅层布有腓肠神经和小隐静脉。深层有腓动、静脉的分支或属支。

【主治】脚跟肿痛，腰骶疼痛，头痛，项强，目眩，鼻衄，惊痫，难产。

79. 跗阳

【定位】在小腿后面，外踝后，昆仑穴直上 3 寸。

【解剖】皮肤→皮下组织→腓骨短肌→长屈肌。浅层布有腓肠神经和小隐静脉。深层有胫神经的分支和胫后动、静脉的肌支。

【主治】下肢痿痹，外踝红肿，腰腿疼痛，头痛。

80. 膝关

【定位】在胫骨内侧踝后下方，阴陵泉后 1 寸，腓肠肌内侧头的上部。

【解剖】皮肤→皮下组织→腓肠肌。浅层布有隐神经的小腿内侧皮支，大隐静脉的属支。深层有腘动、静脉，胫神经等。

【主治】膝膑肿痛，下肢痿痹，历节风痛。

81. 督俞

【定位】在背部，第六胸椎棘突下，旁开 1.5 寸。

【解剖】皮肤→皮下组织→斜方肌→竖脊肌。浅层布有第六、七胸神经后支的内侧皮支及伴行的动静脉。深层有第六、七胸神经后支的肌支和相应的肋间后动、静脉背侧支的分支或属支。

【主治】胸痛，心痛，惊悸，咳嗽，盗汗，健忘，失眠，梦遗，癫狂，痫证。

82. 附分

【定位】在背部，当第二胸椎棘突下，旁开 3 寸。

【解剖】皮肤→皮下组织→斜方肌→菱形肌→上后锯肌→竖脊肌。浅层布有第二、三胸神经后支的皮支和伴行的动、静脉。深层有肩胛背神经，肩胛背动、静脉，第二、三胸神经后支的肌支和相应的肋间后动、静脉背侧支的分支或属支。

【主治】肩背拘急，颈项强痛，肘臂麻木不仁。

83. 魄户

【定位】在背部，当第二胸椎棘突下，旁开 3 寸。

【解剖】皮肤→皮下组织→斜方肌→菱形肌→上后锯肌→竖脊肌。浅层布有第三、四胸神经后支的皮支和伴行的动、静脉。深层有肩胛背神经，肩胛背动、静脉，第三、四胸神经后支的肌支和相应的肋间后动、静脉背侧支的分支或属支。

【主治】肺痨，咳嗽，气喘，项强，肩背痛。

84. 膏肓

【定位】在背部，当第四胸椎棘突下，旁开 3 寸。

【解剖】皮肤→皮下组织→斜方肌→菱形肌→上后锯肌→竖脊肌。浅层布有第四、五胸神经后支的皮支和伴行的动、静脉。深层有肩胛背神经，肩胛背动、静脉，第四、五胸神经后支的肌支和相应的肋间后动、静脉背侧支的分支或属支。

【主治】肺痨，咳嗽，气喘，肩胛背痛，咯血，盗汗，健忘，遗精，完谷不化。

85. 天髎

【定位】在肩胛部，肩井与曲垣的中间，当肩胛骨上角处。

【解剖】皮肤→皮下组织→斜方肌→冈上肌。浅层布有锁骨上神经和第一胸神经后支外侧皮支。深层有肩胛背动、静脉的分支或属支，肩胛上动、静脉的分支和属支以及肩胛上神经。

【主治】肩臂痛，颈项强痛。

86. 大杼

【定位】在背部，当第一胸椎棘突下，旁开 1.5 寸。

【解剖】皮肤→皮下组织→斜方肌→菱形肌→上后锯肌→颈夹肌→竖脊肌。浅层布有第一、二胸神经后支的内侧皮支和伴行的肋间后动、静脉背侧支的内侧皮支。深层有第一、二胸神经后支的肌支和相应的肋间后动、静脉背侧支的分支等。

【主治】咳嗽，肩背痛，颈项强急。

87. 天宗

【定位】在肩胛部，当冈下窝中央凹陷处，与第四胸椎相平。

【解剖】皮肤→皮下组织→斜方肌→冈下肌。浅层有第四胸神经后支的皮支和伴行的动、静脉。深层布有肩胛上神经的分支和旋肩胛动、静脉的分支或属支。

【主治】肩胛疼痛，肘臂外后侧痛，气喘，乳痈。

88. 神堂

【定位】在背部，当第五胸椎棘突下，旁开 3 寸。

【解剖】皮肤→皮下组织→斜方肌→菱形肌→竖直肌。浅层布有第五、六胸神经后支的皮支和伴行的动、静脉。深层有肩胛背神经，肩胛背动、静脉，第五、六胸神经后支的肌支和相应的肋间后动、静脉背侧支的分支或属支。

【主治】咳嗽，气喘，胸闷，脊背急强。

89. 肩中俞

【定位】在背部，当第七颈椎棘突下，旁开 3 寸。

【解剖】皮肤→皮下组织→斜方肌→菱形肌→竖直肌。浅层布有第八颈神经后支，第一胸神经后支的皮支分布。深层有副神经，肩胛背神经的分支和颈横动、静脉。

【主治】肩背疼痛，咳嗽，气喘，目视不明，落枕。

90. 肩外俞

【定位】在背部，当第一胸椎棘突下，旁开 3 寸。

【解剖】皮肤→皮下组织→斜方肌→菱形肌。浅层有第一、二胸神经后支的皮支和伴行的动、静脉。深层分布有颈横动、静脉的分支或属支和肩胛背神经的肌支。

【主治】肩背疫痛，颈项强直。

91. 少府

【定位】在手掌面，第四、五掌骨之间，握拳时，当小指尖处。

【解剖】皮肤→皮下组织→掌腱膜→无名指的浅、深屈肌腱与小指的浅、深屈肌腱之间→第四蚓状肌→第四骨间背侧肌。浅层有尺神经掌支分布。深层布有指掌层总动、静脉，指掌侧固有神经（尺神经分支）。

【主治】心悸，胸痛，阴痒，阴痛，掌中热，手小指挛痛。

附录 4　软组织钩鍉针的分类和分型

巨　类：JL—01；JL—02；JL—03；JL—04；JL—05；JL—06；JL—07；JL—08；JL—09；JL—10；JL—11；JL—12；JL—13；JL—14；JL—15；JL—16；JL—17；JL—18；JL—19；JL—20；JL—21。

中　类：ZL—01；ZL—02；ZL—03；ZL—04；ZL—05；ZL—06；ZL—07；ZL—08；ZL—09；ZL—10；ZL—11；ZL—12；ZL—13；ZL—14；ZL—15；ZL—16；ZL—17；ZL—18；ZL—19；ZL—20；ZL—21；ZL—22；ZL—23；ZL—24；ZL—25；ZL—26；ZL—27；ZL—28；ZL—29；ZL—30；ZL—31。

微　类：WL—01；WL—02；WL—03；WL—04；WL—05；WL—06；WL—07；WL—08；WL—09；WL—10；WL—11；WL—12；WL—13；WL—14；WL—15；WL—16；WL—17；WL—18；WL—19；WL—20；WL—21；WL—22；WL—23；WL—24；WL—25；WL—26。

超微类：CW—01；CW—02；CW—03；CW—04；CW—05；CW—06；CW—07；CW—08。

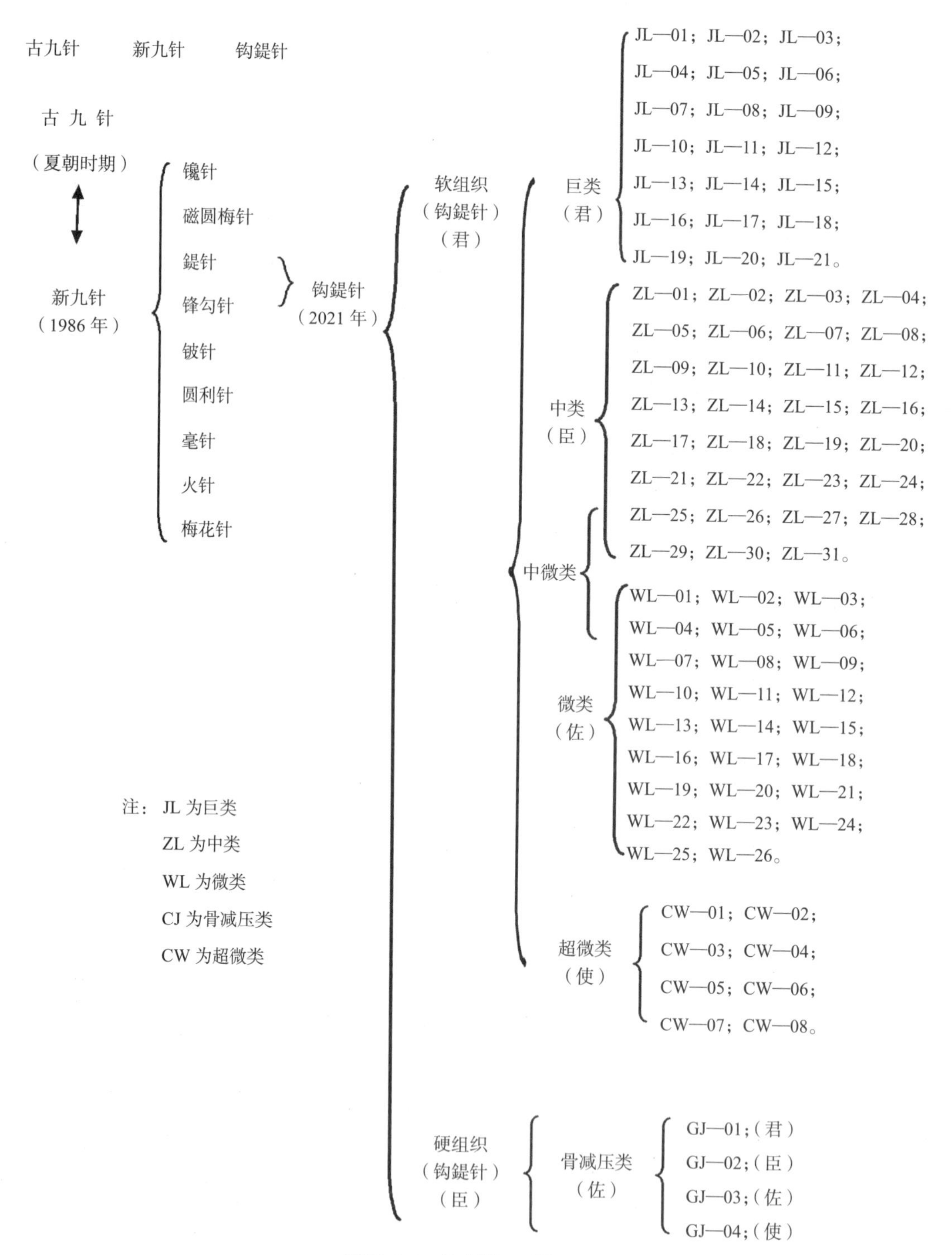
中华钩活术流派技术一次性使用钩鍉针
（分类图）
古九针 新九针 钩鍉针
古九针
（夏朝时期）
新九针
（1986年）
镵针
磁圆梅针
鍉针
锋勾针
铍针
圆利针
毫针
火针
梅花针
钩鍉针
（2021年）
软组织
（钩鍉针）
（君）
巨类
（君）
JL—01；JL—02；JL—03；
JL—04；JL—05；JL—06；
JL—07；JL—08；JL—09；
JL—10；JL—11；JL—12；
JL—13；JL—14；JL—15；
JL—16；JL—17；JL—18；
JL—19；JL—20；JL—21。
中类
（臣）
ZL—01；ZL—02；ZL—03；ZL—04；
ZL—05；ZL—06；ZL—07；ZL—08；
ZL—09；ZL—10；ZL—11；ZL—12；
ZL—13；ZL—14；ZL—15；ZL—16；
ZL—17；ZL—18；ZL—19；ZL—20；
ZL—21；ZL—22；ZL—23；ZL—24；
ZL—25；ZL—26；ZL—27；ZL—28；
ZL—29；ZL—30；ZL—31。
中微类
微类
（佐）
WL—01；WL—02；WL—03；
WL—04；WL—05；WL—06；
WL—07；WL—08；WL—09；
WL—10；WL—11；WL—12；
WL—13；WL—14；WL—15；
WL—16；WL—17；WL—18；
WL—19；WL—20；WL—21；
WL—22；WL—23；WL—24；
WL—25；WL—26。
超微类
（使）
CW—01；CW—02；
CW—03；CW—04；
CW—05；CW—06；
CW—07；CW—08。
硬组织
（钩鍉针）
（臣）
骨减压类
（佐）
GJ—01；（君）
GJ—02；（臣）
GJ—03；（佐）
GJ—04；（使）
注：JL 为巨类
ZL 为中类
WL 为微类
CJ 为骨减压类
CW 为超微类

附图 4-1　钩鍉针 90 型

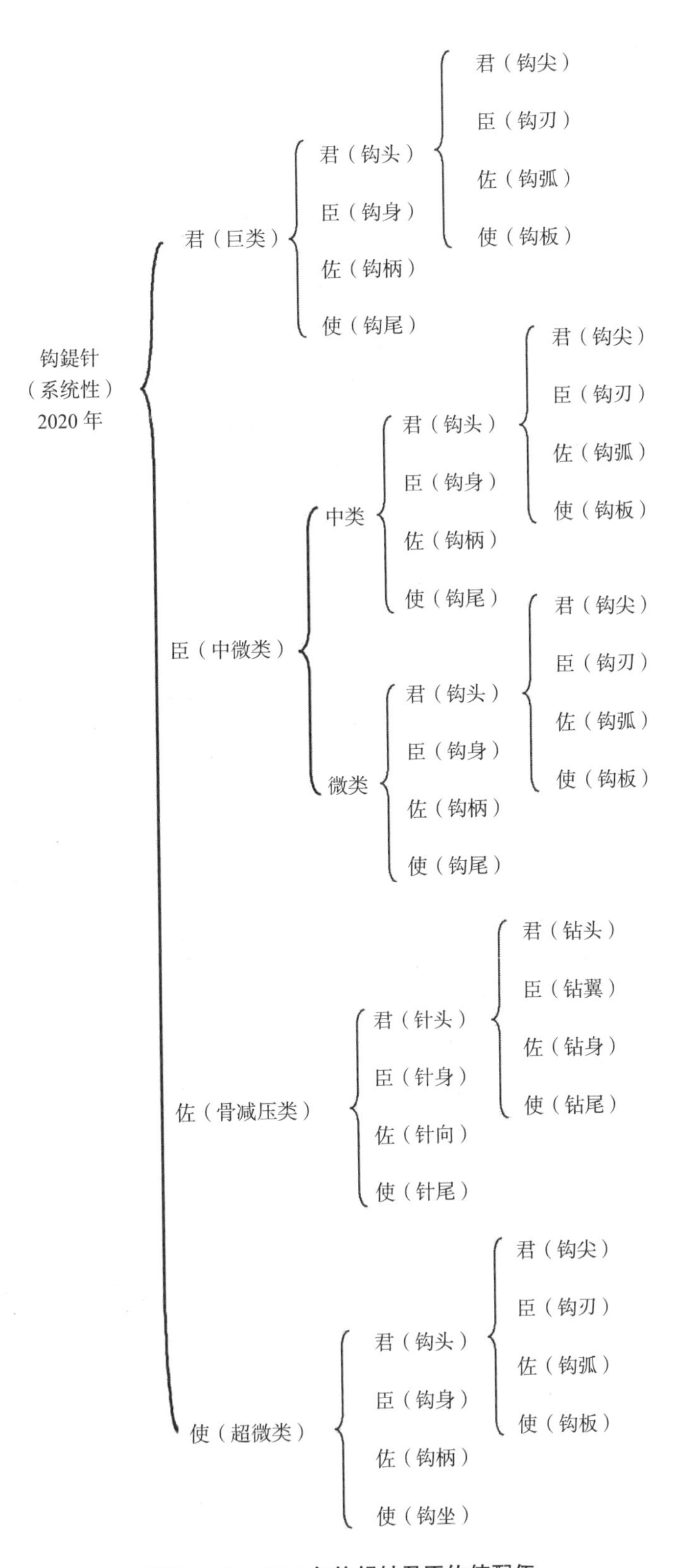

附图 4–2　2020 年钩鍉针君臣佐使配伍

附录5　督脉、华佗夹脊穴、魏氏夹脊穴与膀胱经背部腧穴的关系

魏氏夹脊83穴分布于脊柱的两侧，在华佗夹脊穴和膀胱经的背部腧穴之间，在督脉的两侧。督脉、华佗夹脊穴、膀胱经背部腧穴与魏氏夹脊穴是相邻关系，督脉、足太阳膀胱经、华佗夹脊穴和魏氏夹脊83穴四者之间，具有相互协调、互为因果的关系，从不同的角度、不同的经络、不同的部位调节脊柱的功能、十二正经的功能和五脏六腑的功能。

四者的位置关系如附图5–1所示。

一、位置的区别与联系

督脉和膀胱经脉是两条大的经脉，督脉贯穿脊柱上下，居于脊柱的中央，为阳脉之首，属奇经八脉之一。膀胱经脉属十二正经中穴位最多的经脉，也是背部腧穴最多的经脉，同时又是十二正经“腧穴”所在经脉，其两条支脉都贯穿于脊柱的两侧，就像督脉的两条护卫线，保护督脉，保护脊柱：华佗夹脊穴和魏氏夹脊穴都属于经外奇穴，不在十二正经和奇经八脉之列，依然分布于脊柱的两侧，魏氏夹脊穴的纵行连线，从上而下顶天立地，与脊柱并行，是督脉脊柱自始至终的“随从”，华佗夹脊穴的纵行连线，紧贴脊柱，就像脊柱的两个“背翼”，装饰保护脊柱。脊柱左右各两条膀胱经脉线、左右各一条魏氏夹脊线、左右各一条华佗夹脊线，左右共八条线，中间是督脉线，八条线中央是脊柱。

二、经脉腧穴的区别与联系

手太阳经腧穴后溪通于督脉；督脉之别，名曰长强，挟脊上项，散头上，下行肩胛左右，别走太阳，入贯膂。实，则脊强；虚，则头重，高摇之。挟脊之有过者，取之所别也。别络进入脊旁的肌肉组织，督之络脉上行路线，即是魏氏夹脊穴的连线，魏氏夹脊穴全部腧穴都在这条督脉上行的络脉路线上。四者之间的腧穴逐层向外扩展，形成层层腧穴，层层哨兵、层层保护的网络体系。

三、所治疾病的区别与联系

四者腧穴所治疾病都属于同系统疾病，但每个腧穴都有各自所治特长，腧穴和腧穴之间互相联系，互为因果，在治疗方面也同样是互相为用，互相补充。如腰一穴治疗小腿痛，同时又治疗腰痛和遗尿，与之相邻的关元俞主治遗尿和腰痛，又治腿痛等。

附录 5
督脉、华佗夹脊穴、魏氏夹脊穴与膀胱经背部腧穴的关系

魏氏夹脊穴在椎体的正位X线片的边沿部分形成一条线，左右对称。

华佗夹脊穴在椎体的正位X线片的椎板部分形成一条线，左右各一。

督脉经络线在椎体的正位X线片的棘突部分形成一条线，位于棘突与棘突的连线上。

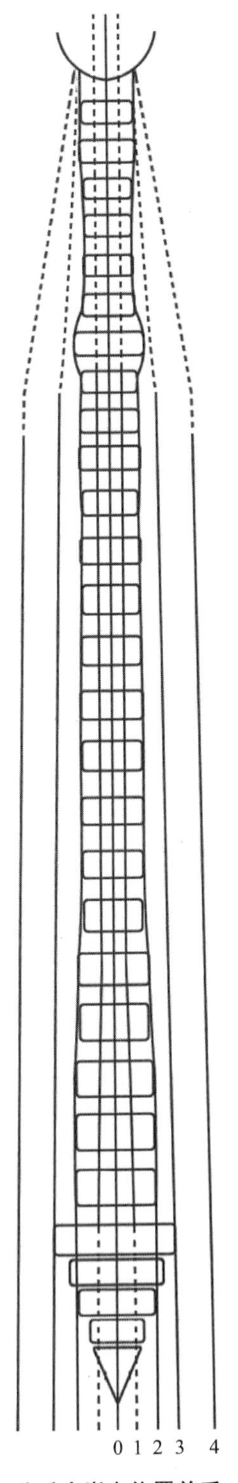

0.5 寸 0.5 寸 1 寸

标尺示意图

0. 督脉经络线
1. 华佗夹脊线
2. 魏氏夹脊线
3. 膀胱经经络线
4. 膀胱经支脉线

附图 5–1　魏氏夹脊穴位置关系

附录6　常用方药

1. 独活寄生汤（《备急千金要方》）化裁　羌活9g，川芎9g，葛根15g，秦艽15g，桑寄生15g，杜仲12g，桂枝9g，细辛3g，防风9g，当归9g，川芎9g，赤芍9g，熟地黄18g，党参9g，茯苓9g，炙甘草6g。

2. 左归丸（《景岳全书》）　熟地黄20g，山药20g，山萸肉10g，菟丝子30g，枸杞子10g，川牛膝20g，鹿角胶15g。

3. 归脾汤（《济生方》）　人参10g，黄芪20g，白术20g，当归10g，茯神木20g，远志10g，炙甘草10g，木香3g。

4. 补阳还五汤（《医林改错》）　黄芪30g，当归尾10g，地龙10g，赤芍15g，川芎15g，桃仁10g，红花10g。

5. 左归丸（《景岳全书》）　熟地黄20g，山药20g，山萸肉10g，菟丝子30g，枸杞子10g，川牛膝20g，鹿角胶15g。

6. 归脾汤（《济生方》）　人参10g，黄芪20g，白术20g，当归10g，茯神木20g，远志10g，炙甘草10g，木香3g。

7. 补阳还五汤（《医林改错》）　黄芪30g，当归尾10g，地龙10g，赤芍15g，川芎15g，桃仁10g，红花10g。

8. 川芎茶调散（《太平惠民和剂局方》）加减　川芎20g，白芷10g，藁本10g，羌活10g，细辛3g，荆芥10g，防风15g，菊花15g，薄荷12g，蔓荆子10g，败僵蚕15g。

9. 天麻钩藤饮（《杂病证治新义》）加减　天麻10g，钩藤20g，石决明20g，山栀子10g，黄芩10g，牡丹皮10g，桑寄生20g，杜仲15g，牛膝20g，益母草15g，白芍15g，夜交藤10g，龙骨30g，牡蛎30g。

10. 四物汤（《太平惠民和剂局方》）加减　生地黄15g，白芍10g，当归10g，川芎15g，炙首乌20g，菊花15g，蔓荆子15g，远志15g，生酸枣仁20g，党参10g，黄芪20g，白术20g，天麻10g，石决明20g，熟地黄20g，女贞子10g，杜仲20g，川断15g，山药20g。

11. 半夏白术天麻汤（《医学心悟》）加减　半夏10g，陈皮10g，白术15g，天麻10g，茯苓20g，白蒺藜10g，川芎20g，赤芍15g，桃仁10g，益母草20g，白芷10g，蔓荆子10g。

12. 黄连温胆汤（《备急千金要方》）加减　半夏6g，陈皮10g，茯苓15g，枳实10g，黄连10g，竹茹15g，龙齿30g，珍珠母30g，磁石30g，神曲10g，焦山楂10g，莱菔子10g。

13. 血府逐瘀汤（《医林改错》）加减 柴胡10g，郁金10g，香附10g，枳壳15g，川芎15g，桃仁15g，红花10g，赤芍15g，桔梗10g，牛膝15g，当归15g，生地黄15g，降香10g。

14. 栝蒌薤白半夏汤（《金匮要略》）加减 瓜蒌15g，薤白10g，半夏6g，胆南星10g，桂枝10g，竹茹15g，人参6g，茯苓20g，石菖蒲10g，陈皮10g，枳实10g，川芎15g，桃仁10g，香附10g，甘草6g。

15. 人身养荣汤（《太平惠民和剂局方》）加减 人参10g，黄芪20g，炙甘草10g，麦冬10g，玉竹10g，五味子10g，丹参20g，当归10g，川芎15g，郁金10g，茯苓20g，白术20g，白蔻仁10g，远志10g，柏子仁20g，酸枣仁20g。

16. 天麻钩藤饮（《杂病证治新义》）加减 天麻10g，钩藤20g，珍珠母20g，石决明20g，桑叶15g，菊花15g，黄芩15g，山栀子15g，牛膝20g，胆南星10g，郁金10g，羚羊角（代）10g，夏枯头15g，伸筋草15g，透骨草15g，桑寄生15g。

17. 柴胡疏肝散（《景岳全书》）加减 柴胡10g，郁金10g，香附10g，天竺黄15g，云茯苓20g，白术15g，人参6g，甘草10g，菊花15g，赤芍15g，丹参20g。

18. 血府逐瘀汤（《医林改错》）加减 桃仁10g，红花10g，葛根15g，枳壳10g，川芎15g，当归15g，丹参20g，防风20g，甘草10g，生地黄10g，赤芍10g。

19. 柴胡疏肝散（《景岳全书》）加减 柴胡10g，白芍15g，川芎10g，郁金10g，香附10g，陈皮10g，枳壳15g，佛手10g，川楝子15g，延胡索15g，木香5g，当归10g，甘草5g。

20. 黄芪建中汤（《金匮要略》）加减 黄芪15g，桂枝10g，生姜3片，芍药20g，炙甘草10g，饴糖10g，干姜10g，制半夏10g，陈皮10g，茯苓20g，海螵蛸（乌贼骨）20g，煅瓦楞子20g。

21. 肾着汤（《金匮要略》）化裁 云茯苓24g，生白术24g，薏苡仁24g，桂枝9g，北苍术15g，杜仲12g，桑寄生15g，宣木瓜15g，当归9g，海桐皮12g，防风9g，羌活9g，制川乌3g。

22. 独活寄生汤（《备急千金要方》）化裁 羌活9g，川芎9g，葛根15g，秦艽15g，桑寄生15g，杜仲12g，桂枝9g，细辛3g，防风9g，当归9g，赤芍9g，熟地黄18g，党参9g，茯苓9g，炙甘草6g。

23. 血府逐瘀汤（《医林改错》）化裁 柴胡9g，枳壳6g，桃仁6g，红花6g，当归9g，赤芍9g，川芎9g，葛根15g，牛膝9g，炙甘草6g，羌活9g，桂枝6g，黄芪15g，白术15g。

24. 左归丸（《景岳全书》）加减 熟地黄20g，山药20g，山萸肉10g，菟丝子30g，枸杞子10g，川牛膝20g，鹿角胶15g，黄芪15g，白术15g，甘草5g，狗脊15g。

25. 归脾汤（《济生方》）加减 人参10g，黄芪20g，白术20g，当归10g，茯神20g，远志10g，炙甘草10g，木香3g，熟地黄10g，鹿角霜15g，川芎10g，当归10g。

26. 补阳还五汤（《医林改错》）加减 黄芪30g，当归尾10g，地龙10g，赤芍15g，川芎15g，桃仁10g，红花10g，当归10g，鸡血藤20g，伸筋草15g，透骨草15g，苏木15g。

27. 越鞠丸、金铃子散加味（《丹溪心法》《太平圣惠方》） 柴胡 24g，枳壳 12g，陈皮 9g，栀子 9g，苍术 9g，香附 9g，川芎 9g，神曲 12g，川楝子（金铃子）12g，延胡索 10g。

28. 柴胡疏肝散加减（《景岳全书》） 柴胡 12g，郁金 12g，白芍 15g，枳实 10g，葛根 15g，羌活 10g，鸡血藤 15g，三棱 10g，莪术 10g，甘草 6g，川芎 15g，当归 10g，陈皮 10g，香附 10g。

29. 独活寄生汤加减（《备急千金要方》）化裁 鹿角霜 15g，羌活 9g，川芎 9g，葛根 15g，秦艽 15g，桑寄生 15g，杜仲 12g，桂枝 9g，细辛 3g，防风 9g，当归 9g，川芎 9g，赤芍 9g，熟地黄 18g，党参 9g，茯苓 9g，伸筋草 15g，透骨草 15g，炙甘草 6g。

30. 左归丸（《景岳全书》）化裁 熟地黄 30g，山药 30g，山茱萸 10g，菟丝子 30g，枸杞子 10g，川牛膝 10g，鹿角胶 10g，龟甲胶 10g，黄芪 30g，桂枝 10g，鸡血藤 20g，伸筋草 15g，透骨草 15g，秦艽 15g。

31. 血府逐瘀汤加减（《医林改错》） 葛根 15g，桃仁 12g，红花 10g，当归 9g，川芎 9g，赤芍 9g，生地黄 10g，枳壳 6g，柴胡 3g，甘草 3g，桔梗 4.5g，牛膝 9g，伸筋草 15g。

32. 八珍汤加味（《外科发挥》） 茯苓 12、党参 12g，白术 9g，当归 12g，川芎 6g，白芍 12g，熟地黄 12g，羌活 9g，香附 9g，鸡血藤 12g，伸筋草 12g。

33. 羌活灵仙汤加味（《中医筋伤学》） 羌活 9g，威灵仙 9g，香附 9g，牛膝 9g，赤芍 9g，薏苡仁 12g，乳香 6g，没药 6g，地龙 6g，鸡血藤 9g，牡丹皮 6g，千年健 4.5g，土鳖虫 4.5g，生姜 4.5g，甘草 4.5g，五加皮 9g。

34. 桃仁四物汤（《中国医学大辞典》） 桃仁 12g，川芎 10g，当归 10g，赤芍 15g，生地黄 12g，牡丹皮 10g，制香附 10g，延胡索 10g，伸筋草 15g，鸡血藤 15g，地龙 6g。

35. 羌活灵仙汤加味（《中医筋伤学》） 羌活 10g，威灵仙 10g，香附 10g，牛膝 15g，赤芍 9g，薏苡仁 12g，乳香 5g，没药 5g，地龙 6g，鸡血藤 9g，牡丹皮 6g，千年健 4.5g，土鳖虫 5g，生姜 5g，甘草 5g，五加皮 9g。

36. 八珍汤加味（《外科发挥》） 茯苓 12g，党参 12g，白术 9g，当归 12g，川芎 6g，白芍 12g，熟地黄 12g，羌活 9g，香附 9g，鸡血藤 12g，伸筋草 12g。

37. 桃红四物汤加减（《医宗金鉴》） 熟地黄 12g，葛根 15g，川芎 9g，白芍 10g，当归 12g，桃仁 6g，红花 6g，桂枝 9g，防风 9g，羌活 9g，牛膝 4.5g。

38. 壮筋补血汤（《林如高正骨经验》） 白人参 5g，何首乌 30g，羌活 10g，黄芪 15g，续断 15g，木瓜 20g，熟地黄 20g，杜仲 15g，三七 10g，五加皮 10g，枸杞 10g，当归 9g，沉香 15g，红花 9g，独活 10g。

39. 壮筋养血汤加味（《伤科补要》） 白芍 9g，当归 12g，川芎 9g，续断 15g，红花 9g，生地黄 9g，牛膝 9g，牡丹皮 12g，杜仲 12g，乳香 9g，没药 9g，郁金 12g，赤芍 12g。

40. 身痛逐瘀汤加味（《医林改错》） 桃仁 9g，红花 9g，川芎 9g，羌活 6g，没药

9g，当归 9g，五灵脂 9g，香附 6g，牛膝 9g，地龙 9g，秦艽 9g，甘草 6g。

41. 独活寄生汤加减（《备急千金要方》）化裁 鹿角霜 15g，羌活 9g，川芎 9g，葛根 15g，秦艽 15g，桑寄生 15g，杜仲 12g，桂枝 9g，细辛 3g，防风 9g，当归 9g，川芎 9g，赤芍 9g，熟地黄 18g，党参 9g，茯苓 9g，伸筋草 15g，透骨草 15g，甘草 6g。

42. 补阳还五汤（《医林改错》） 黄芪 30g，当归尾 10g，地龙 10g，赤芍 15g，川芎 15g，桃仁 10g，红花 10g。

43. 黄芪桂枝五物汤（《金匮要略》）合桃红四物汤（《中国医学大辞典》）加减 黄芪 30g，当归尾 10g，地龙 10g，赤芍 15g，川芎 15g，桃仁 10g，红花 10g，鹿角霜 15g，丹参 15g，熟地黄 20g，牡丹皮 10g，甘草 6g。

附录 7　中华钩活术度量图（2020）

椎体

枕骨粗隆

风府

风池

颈①　颈②　颈③　颈④　颈⑤　颈⑥　颈⑦

胸①　胸②　胸③　胸④　胸⑤　胸⑥　胸⑦　胸⑧　胸⑨　胸⑩　胸⑪　胸⑫

腰①　腰②　腰③　腰④　腰⑤

骶①　骶②　骶③　骶④

尾椎

倾斜深度 c=b/sina cm	垂直深度 b=c/sina cm	下关节突间距 cm	定位旁开 cm
1.20	0.60	2.80（寰椎后结节下关节面后正中点）	0.60
1.15	0.61	3.00	0.70
1.17	0.75	3.00	0.80
1.18	0.78	3.00	0.90
1.24	0.88	3.00	1.00
1.25	0.89	3.00	1.00
1.49	1.07	2.80	1.10
1.37	1.00	3.00	1.10
1.49	1.10	2.50	1.00
1.47	1.10	2.20	1.00
1.43	1.10	2.50	1.00
1.34	1.10	2.50	1.00
1.15	1.00	2.50	1.10
1.00	0.91	2.50	1.10
1.01	0.95	2.50	1.10
1.00	0.95	3.00	1.20
1.13	1.10	2.50	1.20
1.38	1.35	2.20	1.20
1.53	1.50	1.80	1.00
1.77	1.75	2.00	1.10
1.82	1.80	2.20	1.20
1.82	1.82	2.50	1.30
2.10	2.10	3.50	1.60
2.20	2.20	4.00	1.80
髂嵴缘	骨减压		
1.80	1.80	3.00	1.40
1.60	1.60	2.50	1.20
1.40	1.40	2.20	1.00
1.20	1.20	2.00	0.90

新夹脊脊穴	新夹脊撇穴	定位平均上移 cm	钩进角 a 角度°
C_8穴	C_8'穴		
C_7穴	C_7'穴	0.08	30°
C_6穴	C_6'穴	0.10	32°
C_5穴	C_5'穴	0.10	40°
C_4穴	C_4'穴	0.10	41°
C_3穴	C_3'穴	0.11	45°
C_2穴	C_2'穴	0.11	45°
C_1穴	C_1'穴	0.10	46°
T_{12}穴	T_{12}'穴	0.10	47°
T_{11}穴	T_{11}'穴	0.20	48°
T_{10}穴	T_{10}'穴	0.40	49°
T_9穴	T_9'穴	0.50	50°
T_8穴	T_8'穴	0.80	55°
T_7穴	T_7'穴	1.00	60°
T_6穴	T_6'穴	1.10	65°
T_5穴	T_5'穴	1.10	70°
T_4穴	T_4'穴	1.00	72°
T_3穴	T_3'穴	0.70	75°
T_2穴	T_2'穴	0.50	78°
T_1穴	T_1'穴	0.20	80°
L_5穴	L_5'穴	0.10	82°
L_4穴	L_4'穴	0.00	84°
L_3穴	L_3'穴	0.00	86°
L_2穴	L_2'穴	0.00	88°
L_1穴	L_1'穴	0.00	90°
S_4穴		0.00	90°
S_3穴		0.00	90°
S_2穴		0.00	90°
S_1穴		0.00	90°

附录 8　腧穴组合

［颈脊穴］

颈$_1$穴 + 颈$_2$穴 =C_1穴 +C_2穴

颈$_2$穴 + 颈$_3$穴 =C_2穴 +C_3穴

颈$_3$穴 + 颈$_4$穴 =C_3穴 +C_4穴

颈$_4$穴 + 颈$_5$穴 =C_4穴 +C_5穴

颈$_5$穴 + 颈$_6$穴 =C_5穴 +C_6穴

颈$_6$穴 + 颈$_7$穴 =C_6穴 +C_7穴

［颈脊撇穴］

颈$_1'$穴 + 颈$_2'$穴 =C_1'穴 +C_2'穴

颈$_2'$穴 + 颈$_3'$穴 =C_2'穴 +C_3'穴

颈$_3'$穴 + 颈$_4'$穴 =C_3'穴 +C_4'穴

颈$_4'$穴 + 颈$_5'$穴 =C_4'穴 +C_5'穴

颈$_5'$穴 + 颈$_6'$穴 =C_5'穴 +C_6'穴

颈$_6'$穴 + 颈$_7'$穴 =C_6'穴 +C_7'穴

［特定取穴］

风府穴（微内板 2.5、2.5）头面部症状者

风池穴（微内板 2.5、2.5）头面部症状者

［胸脊穴］

胸$_1$穴 + 胸$_2$穴 =T_1穴 +T_2穴

胸$_2$穴 + 胸$_3$穴 =T_2穴 +T_3穴

胸$_3$穴 + 胸$_4$穴 =T_3穴 +T_4穴

胸$_4$穴 + 胸$_5$穴 =T_4穴 +T_5穴

胸$_5$穴 + 胸$_6$穴 =T_5穴 +T_6穴

胸$_6$穴 + 胸$_7$穴 =T_6穴 +T_7穴

胸$_7$穴 + 胸$_8$穴 =T_7穴 +T_8穴

胸$_8$穴 + 胸$_9$穴 =T_8穴 +T_9穴

胸$_9$穴 + 胸$_{10}$穴 =T_9穴 +T_{10}穴

胸$_{10}$穴 + 胸$_{11}$穴 =T_{10}穴 +T_{11}穴

胸$_{11}$穴 + 胸$_{12}$穴 =T_{11}穴 +T_{12}穴

［胸脊撇穴］

胸$_1'$穴 + 胸$_2'$穴 =T_1'穴 +T_2'穴

胸$_2$'穴+胸$_3$'穴=T_2'穴+T_3'穴
胸$_3$'穴+胸$_4$'穴=T_3'穴+T_4'穴
胸$_4$'穴+胸$_5$'穴=T_4'穴+T_5'穴
胸$_5$'穴+胸$_6$'穴=T_5'穴+T_6'穴
胸$_6$'穴+胸$_7$'穴=T_6'穴+T_7'穴
胸$_7$'穴+胸$_8$'穴=T_7'穴+T_8'穴
胸$_8$'穴+胸$_9$'穴=T_8'穴+T_9'穴
胸$_9$'穴+胸$_{10}$'穴=T_9'穴+T_{10}'穴
胸$_{10}$'穴+胸$_{11}$'穴=T_{10}'穴+T_{11}'穴
胸$_{11}$'穴+胸$_{12}$'穴=T_{11}'穴+T_{12}'穴